MANUAL PRÁCTICO DE LA TERAPIA DE LAS ZONAS REFLEJAS DE LOS PIES

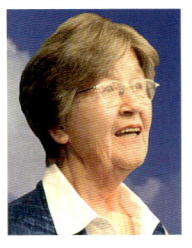
Hanne Marquardt
Nacida en 1933. De 1951 a 1954, estudios de enfermería (SRN) en Inglaterra. En 1955 examen estatal de masajista. Entre 1956 y 1957, profesora en la Escuela de Masajes de Boppard/Rhein. En 1958, formación como terapeuta respiratoria. En 1961 examen de naturópata (Heilpraktiker). Entre 1958 y 1967, experiencia con el tratamiento de las zonas reflejas de los pies en su propia consulta. Desde entonces, adicionalmente, intensa labor de formación de especialistas en medicina terapéutica en el Centro de Formación de Königsfeld-Burgberg. Desde 1973, fundación de una serie de centros independientes de terapia de las zonas reflejas de los pies en Alemania y en el extranjero. Múltiples conferencias, publicaciones y traducciones acerca de este tema.

Hanne Marquardt

Manual práctico de la terapia de las zonas reflejas de los pies

7ª edición corregida y aumentada

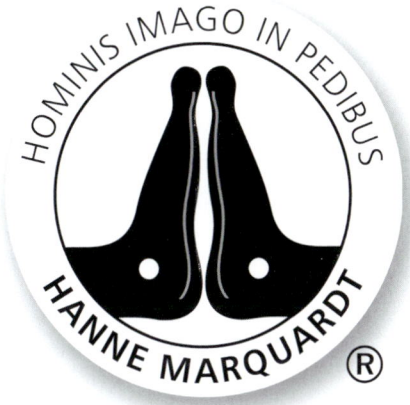

88 ilustraciones

URANO

Argentina - Chile - Colombia - España
Estados Unidos - México - Perú - Uruguay - Venezuela

Título original: *Praktisches Lehrbuch der*
Reflexzonentherapie am Fuss
7., überarbeitete und erweiterte Auflage
Editor original: Karl F. Haug Verlag, Stuttgart.
Traducción de la 1ª, 2ª y 3ª edición: Ana Tortajada
Traducción de los añadidos y cambios de la 4º edición:
    José Antonio Bravo
Traducción de los añadidos y cambios de la 5ª y 6ª edición:
    Ediciones Urano, S.A.U.
Traducción de los añadidos y cambios de la 7ª edición:
    Núria Ventosa
Revisión de la 7ª edición corregida y aumentada:
    Jan Repsold Carrillo, fisioterapeuta

1.ª edición: 1993
2.ª edición: 1994
3.ª edición: 1996
4.ª edición: 1999
5.ª edición: 2001
6.ª edición: 2005
7.ª edición: Junio 2015
1.ª edición en Vintage: Junio 2015

Reservados todos los derechos. Queda rigurosamente prohibida, sin la autorización escrita de los titulares del *copyright*, bajo las sanciones establecidas en las leyes, la reproducción parcial o total de esta obra por cualquier medio o procedimiento, incluidos la reprografía y el tratamiento informático, así como la distribución de ejemplares mediante alquiler o préstamo público.

© 2012 by Karl F. Haug Verlag in
MVS Medizinverlage Stuttgart GmbH & Co. KG
Oswald-Hesse-Str. 50, 70469 Stuttgart
© 2015 de la traducción de la 7ª edición by Núria Ventosa
© 2015 by EDICIONES URANO, S.A.U.
    Aribau, 142, pral. - 08036 Barcelona
    www.mundourano.com
    www.edicionesurano.com

ISBN: 978-84-7953-849-1
Depósito legal: B-12.251-2015

Fotocomposición: Montserrat Gómez Lao
Impreso por Liberdúplex S.L. – Ctra. BV 2249 Km 7,4
Polígono Industrial Torrentfondo 08791
Sant Llorenç d'Hortons (Barcelona)

Impreso en España - *Printed in Spain*

Nota importante: Como cualquier ciencia, la medicina está sujeta a constantes cambios. La investigación y la experiencia clínica amplían nuestros conocimientos, especialmente en lo relativo al tratamiento y a la terapia medicamentosa. Siempre que en esta obra se mencione una dosis o una aplicación, el lector puede confiar en que los autores y editores han procurado que tales indicaciones se correspondan con el estado actual de la ciencia en el momento de la publicación de la obra.

No obstante, la editorial no puede asumir la responsabilidad derivada de las indicaciones de dosificación y formas de aplicación. Mediante la comprobación cuidadosa del prospecto de los preparados empleados y, si procede, mediante la consulta a un especialista, cada usuario deberá cerciorarse de que la dosis recomendada allí indicada o los efectos adversos consignados no difieran de las indicaciones incluidas en este libro. Dicha comprobación reviste especial importancia en los preparados poco habituales o en aquellos de nueva comercialización. Toda dosis o aplicación se realizará bajo la responsabilidad única del usuario. Los autores y editores apelan a los usuarios a notificar las posibles imprecisiones que detecten.

Los nombres de marca protegidos (marcas comerciales) no se han destacado de forma especial. La ausencia de tal indicación no presupone que se trate de un nombre de marca libre.

Agradecemos encarecidamente a Jan Repsold Carrillo la revisión técnica de la presente edición.

Mi especial agradecimiento

es para los y las terapeutas docentes que, con sus múltiples experiencias en sus propias consultas y en su actividad docente, han contribuido y continúan contribuyendo al estado actual de la ciencia de la terapia de las zonas reflejas de los pies. Esto permite que la reflexoterapia podal esté actualizada y sea cercana al paciente.

No puedo enumerar a todos y cada uno de los docentes, pero la recopilación conjunta durante semanas de ideas espontáneas sobre el tema «¿Qué son las zonas reflejas de los pies?» me ha ayudado a arrojar luz a nuestra terapia, para lo que las sugerencias especializadas de nuestros terapeutas docentes, la Dra. Montserrat Noguera y la Dra. Heidrun Schmidt, fueron de gran valor, al igual que las múltiples revisiones del texto del Dr. Jochen Gledisch, amigo y compañero de viaje durante años en el ámbito de los métodos de tratamiento complementarios.

En especial quiero dar las gracias a Reinhard von Neipperg, que desde hace más de 12 años dirige el Centro de Formación de Burgberg de tal manera que se sigue produciendo un intercambio satisfactorio y vivo de ideas y pensamientos, que también se ve reflejado en este libro.

Pero sobre todo mi agradecimiento se remonta a los muchos años durante los cuales miles de terapeutas han integrado los conocimientos sobre la reflexo podal en su trabajo práctico diario con gran entusiasmo. Sin ellos, la evolución de esta disciplina no habría pasado de la gris teoría en muchos aspectos. En este sentido, para mí es importante dar especialmente las gracias a aquellos que desde hace muchos años escriben con precisión informes de tratamiento sobre la reflexoterapia podal. No solo por eso, pero también en atención a ellos esta 7ª edición incorpora el capítulo «De la práctica para la práctica».

Christiane Schott también merece mi reconocimiento y agradecimiento en esta edición por el cuidado diseño gráfico de las nuevas ilustraciones y las correcciones de las existentes.

Estoy agradecida a la editorial y a sus empleados por la excelente colaboración a lo largo de los años, que siempre ha sido constructiva. Sé que este manual está en buenas manos.

Como dice un proverbio chino, «Piensa en la fuente cuando bebas», así que doy las gracias al destino que, con mis más de 60 años de actividad profesional, me ha permitido llevar una vida muy independiente, que me ha dado múltiples oportunidades de desarrollo y realización personal.

Hanne Marquardt

Prólogo de la versión española del libro

Es para mí un motivo de especial satisfacción acompañar con unas palabras la nueva traducción española de mi libro *Reflexoterapia Podal*.

Los motivos:
- Esta traducción parte de la séptima edición del original alemán (2012), por lo que resulta totalmente actual.
- Contiene, complementando la información básica sobre reflexoterapia podal, todos los avances y especializaciones de los últimos decenios. Esto se manifiesta particularmente en los contenidos de los capítulos que tratan los temas de los cursos avanzados: zonas del sistema linfático, de las cicatrices, de los ligamentos pélvicos, entre otras muchas más.
- Por primera vez se exponen las ideas básicas en torno a la pregunta ¿Qué son las zonas reflejas del pie? Así como una enumeración de los estudios y publicaciones aparecidos desde 1977.
- Nuevo es también un capítulo propio dedicado a informes de tratamientos practicados por los participantes en nuestros cursos, desglosados en 25 campos de aplicación. El lema es: «De la práctica – para la práctica».
- Las múltiples relaciones con otros métodos complementarios y su empleo dentro de la reflexoterapia se explican detalladamente. Por ejemplo, con los meridianos, la odontología neurofocal y el nivel emocional de los pacientes.
- Las nuevas ilustraciones y fotografías que se incluyen son una buena ayuda para la mejor comprensión del texto.

Quiero expresar mi especial agradecimiento a Jan B. Repsold Carrillo, profesor y fisioterapeuta, que se encargó de revisar a fondo la terminología científica y profesional. Con ello, el nuevo y extenso manual servirá para apoyar mejor aún la labor de nuestros centros de formación en Salamanca y Granollers/Barcelona en su alto nivel formativo.

También a esta traducción le deseo una amplia difusión, pues estoy más convencida que nunca de la importancia de la terapia manual de orientación integral. Hago votos porque el trabajo en el pie, al que yo misma me he dedicado en cuerpo y alma durante más de 56 años, sirva, en su nivel actual, para abrir a muchos el camino para conseguir la salud interior y exterior.

Hanne Marquardt
Verano de 2014

Prólogo de la 7ª edición

La recopilación y ampliación de los temas relacionados con las zonas reflejas de los pies para la 7ª edición del manual me ha llenado de satisfacción, puesto que por primera vez se publican en forma de libro los principales **desarrollos** de las últimas décadas.

En esta edición, son una **novedad** los temas siguientes:
- Una aproximación a la pregunta ¿Qué son las zonas reflejas de los pies?
- Zonas reflejas del sistema linfático
- Zonas dentales y sus relaciones energéticas
- Zonas reflejas de los ligamentos pélvicos
- Zonas faciales y sus relaciones terapéuticas
- La relación entre zonas de los pies y meridianos
- Informes «Desde la práctica – para la práctica»
- Estudios y publicaciones sobre la terapia de las zonas reflejas de los pies
- Nuevas ilustraciones de técnicas de movimientos y semejanzas de formas
- Gráficos a modo de «estrellas», que presentan los temas de cada curso de forma más clara

Además, se han **actualizado** varios capítulos:
- La evolución histórica de la TZR se ha ampliado mediante detalles e ilustraciones interesantes.
- El **capítulo 6** incluye más maniobras de regulación y movimientos eutónicos, así como el tratamiento de esfínteres mediante la TZR.
- El **capítulo 22** «Ejemplos de tratamientos» se ha redactado de nuevo y se ha ampliado con indicaciones importantes.
- El **capítulo 24.2** «Asistencia a pacientes en estado terminal» se ha reformulado.

Para facilitar la lectura, en adelante los términos «terapeuta», «paciente», «médico», etc. se utilizarán únicamente con su forma masculina. Evidentemente, en todos los casos me refiero tanto a hombres como a mujeres.

Espero que el libro continúe contribuyendo a la valoración de la terapia de las zonas reflejas de los pies, y que la implementación práctica de su contenido ayude a muchas personas.

Königsfeld-Burgberg, marzo de 2012
Hanne Marquardt

Del prólogo de la 1ª edición

De entrada fue una cuestión de valor elegir para un libro terapéutico-profesional este tipo de estilo personal en cuanto al lenguaje y a la ejecución formal. Quiero manifestar mi agradecimiento a todos los que me han aconsejado y apoyado en mi decisión, y deseo que las experiencias que en él se recogen, fruto de décadas de vida y de práctica, sirvan de ayuda a muchas personas.

Como hilo conductor con el que quisiera acompañar al lector en su trabajo práctico, elegí la comprensión de las íntimas interrelaciones vitales —tal y como pueden percibirse y tratarse terapéuticamente en la TZR— en su expresión y desarrollo específico.

A pesar de lo fascinantes que puedan ser las reflexiones teóricas, las hipótesis y los modelos de trabajo encaminados a la justificación de la TZR, hay que tener en cuenta que en la práctica cotidiana, efectiva y «verdadera», tenemos siempre que vérnoslas con la persona en su totalidad, en su situación actual e individual.

Viktor Frankl: «La persona, considerada como un todo, escapa al método científico».

El libro está pensado
- para los **principiantes**, como una guía fiable en su trabajo práctico con los pacientes,
- para los que ya están **practicando** esta terapia, a fin de que puedan utilizarlo como libro de consulta y punto de comparación respecto de sus propias experiencias terapéuticas,
- para **ambos**, como un desafío que los lleve a verificar en la práctica diaria la validez y aplicabilidad de cualquier tipo de afirmaciones aquí expresadas, también las de las «grandes autoridades», con el objeto de que sean capaces de desarrollar, en el tratamiento de cada caso individual, su propia diligencia y creatividad personal.

La experiencia me demuestra que en lo que se refiere a ámbitos aparentemente tan contradictorios como lo son la salud y la enfermedad, debemos tener mucho más en cuenta lo que tienen en común que aquello que los separa, ya que **ambos** son manifestaciones del mismo principio vital; están en constante flujo y mantienen entre sí una interrelación diferenciada y a muchos niveles. Precisamente en la actualidad nos enfrentamos, por un lado, al doble peligro de encasillar la enfermedad en conceptos preestablecidos e institucionalizar ese estado, y por otro, a contemplar la salud como una «mercancía» adquirible, a la que tuviéramos derecho sin tener que poner nada de nuestra parte.

Tal y como yo veo dichas interrelaciones, ni la enfermedad ni la salud existen en un sentido puramente abstracto. No es gracias a la **perfección**, como ideal inalcanzable, sino a través de la **integridad de las distintas partes** como el ser humano podrá aceptar también sus cargas, ya que lo hará de acuerdo a su propia personalidad y estando dispuesto a convivir con ellas. El punto principal reside en «la ruptura de estructuras mentales rígidas, ya que solo así puede hacerse realidad el cambio» (J. Krishnamurti).

A pesar de que en este libro se ha dado preferencia al aspecto **terapéutico** de los pies, haremos bien en no perder de vista lo que podríamos llamar el «denominador común menor». Efectivamente, a cada persona se le han dado los pies para que pueda recorrer el camino de su vida de forma individual, y la manera cómo cada persona anda o se mantiene de pie muestra su relación personal con el mundo.

De este modo, los pies complementan otras formas de expresión del ser humano y pueden —sin pasar por el filtro de la razón— aportar información más auténtica que por ejemplo el lenguaje. Los pies son, en el sentido más amplio, expresión de la movilidad y, en muchas ocasiones, también son reflejo de nuestro estado de ánimo actual, lo que puede traducirse en:
- caminar majestuosamente
- saltar con brío
- andar con impaciencia
- correr con prisa
- bailar alegremente
- marcha militar
- andar con recogimiento interior
- pasos dubitativos y temerosos
- golpear los pies con ira
- hacer equilibrios de forma divertida

Pero el lenguaje también aporta múltiples indicios sobre el significado básico de los pies en la vida de las personas:
- no dar pie con bola
- dar un paso adelante y otro atrás
- seguir los pasos de alguien
- creer algo a pie juntillas
- cojear del mismo pie
- levantarse con el pie izquierdo
- tener la cabeza caliente y los pies fríos
- no tener pies ni cabeza
- andarse con pies de plomo
- estar con un pie dentro y otro fuera, y un largo etcétera

Además, existen muchas relaciones rituales y religiosas con los pies, que hallan su expresión individual en distintas culturas. En el modelo de vida cristiana, el lavatorio de los pies está estrechamente ligado a profundas manifestaciones de fe, que de modo simbólico indican la importancia y el valor de que gozan los pies.

A pesar de la especialización terapéutica debemos mantener de modo consciente, en cada tratamiento, la visión global del amplio espectro de expresión que tienen los pies, para que podamos conservar la alegría en el trabajo terapéutico y la admiración por la gran variedad de la vida.

Königsfeld-Burgberg, agosto de 1993
Hanne Marquardt

Prefacio de la 1ª edición

He aceptado con sumo gusto escribir el prefacio de este libro por dos motivos. En primer lugar, hace años que me dedico, como acupuntor, a los fenómenos relacionados con las proyecciones integrales del cuerpo humano, en el sentido de las zonas reflejas y las somatotopías. Por otro lado, hace ya mucho tiempo que conozco a Hanne Marquardt personalmente y he podido experimentar en mi propio cuerpo el profundo y convincente efecto de la terapia de las zonas reflejas de los pies.

En las últimas décadas se han ido descubriendo nuevos campos de proyección holográficos del organismo en áreas localizadas del cuerpo humano, como por ejemplo en la oreja, el cráneo, la nariz, la mano y la cavidad bucal. En todo el mundo, estos microsistemas son de enorme utilidad a un gran número de terapeutas a la hora de ejercer su profesión en beneficio de los pacientes. El tratamiento aplicado en el microsistema que representa el pie puede considerarse como el más antiguo, el de mayor difusión y, también, el más efectivo en la experiencia terapéutica de la reflexología; en ese sentido, no necesita ninguna recomendación más.

Sin embargo, la demostración científica del modus operandi todavía deja abiertos algunos interrogantes: los resultados terapéuticos obtenidos a diario, trabajando en ese microsistema, van más allá de lo que se podría deducir a partir de los mecanismos reflejos nerviosos conocidos.

Sin tener en cuenta su carácter fundamentalmente fenomenológico, los microsistemas no pueden ni comprenderse ni clasificarse. De acuerdo con su esencia y su función, los microsistemas son autorretratos del todo —del macrosistema—, y en cada caso de una manera muy individual y específica. Su importancia radica en las interrelaciones sistémicas que mantienen con el todo, y viceversa: formaciones reticulares del tipo de un circuito regulador, que tienen como objetivo la homeostasis y la armonización.

La física moderna empieza a orientarse con respecto a un universo holográfico (David Bohm). La investigación del caos y de los objetos fractales ofrece una visión en la ilimitada expansión de los sistemas no lineales, que en definitiva permite entrever una ordenada imagen del todo, que se repite constantemente. Procedente de China, el país originario de la acupuntura, llega a una nueva teoría que explica de un modo embrional los fenómenos holográficos en plantas, animales y personas, y de la cual se derivan sorprendentes aplicaciones prácticas, tanto en la agricultura como en la medicina.

En este contexto encaja también la siguiente observación de J. W. von Goethe: «Ningún fenómeno se explica en y por sí mismo; solo abarcando juntos muchos de ellos, ordenándolos metódicamente, dan como resultado algo que pudiera ser válido como teoría».

Más importante que el efecto acumulativo es el aspecto cualitativo, el cual lleva a la cohesión de todas las partes. Estas garantizan el todo, ya que atesoran en sí mismas la información del conjunto. El mensaje de ese todo, ¿cómo podría ser otro que la totalidad a su vez?

El miedo a que la base de nuestra propia comprensión humana pudiera tambalearse como consecuencia del reconocimiento de analogías y autorreflejos, de vinculaciones no causales y finales, es fruto todavía de la vieja imagen material del mundo y del ser humano. Pero los tiempos avanzan, y pasarán sin dejar huella en nosotros si no tenemos el valor de reconocer y aceptar todo aquello que en nosotros mismos y en nuestro entorno se pone de manifiesto de diversas y distintas maneras.

Desde 1958, Hanne Marquardt se dedica al tema de los pies. Su nombre va ligado de un modo inseparable a este método: con razón es considerada la persona que más ha contribuido a que la terapia de las zonas reflejas de los pies se propagara y se aceptara más allá de las fronteras de Alemania, en los círculos médicos especializados, mediante el desarrollo de un modelo de clases estrechamente ligado a la práctica. En la actualidad, se atribuye a este método una probada eficacia en su aplicación terapéutica; no solo Hanne Marquardt, sino también paralela y posteriormente a ella, innumerables terapeutas han comprobado, en su consulta diaria, cada una de las zonas y han visto confirmarse su eficacia en los propios pacientes. Este libro, reescrito por completo por Hanne Marquardt, abarca toda la obra profesional de su vida, en cuanto a experiencia y conocimientos consolidados.

El manejo de fenomenologías y analogías requiere una concepción clara y ordenada. Hanne Marquardt no solo es una terapeuta dotada de intuición y sensibilidad, sino que destaca precisamente por la precisión de sus argumentos y la manera de exponerlos, por su objetividad y su exactitud. Dicha capacidad profesional le ha permitido hallar el modo de transmitir y enseñar el método exacto de la terapia de las zonas reflejas de los pies a no pocos alumnos y alumnas. Su carisma, sin embargo, no es sino el fruto de su dedicación a los seres humanos. Hanne Marquardt enseña a sus alumnos, con convincente naturalidad, que mediante el contacto y el tratamiento afectuoso de los pies, también puede aumentar y hacerse perceptible el respeto interior por el destino y la vida de cada paciente.

Las muchas indicaciones prácticas que Hanne Marquardt muestra acerca de cómo pueden los terapeutas acoger a sus pacientes, acompañándolos y conduciéndolos a través de situaciones dolorosas, confieren al presente texto un cariz singular, lo cual le convierte en algo más que un mero libro especializado.

Jochen Gleditsch

La efectividad de lo invisible en lo visible

Treinta radios convergen en el cubo de la rueda;
pero es del espacio en el que nada hay
del que depende su utilidad como tal rueda.

La arcilla amasada moldea las vasijas;
pero es su cavidad, en la que nada hay,
la que permite utilizarlas como vasijas.

Abrimos puertas y ventanas en las paredes de una casa;
pero solo gracias al vacío de dichos espacios,
podemos utilizarla como tal casa.

De igual forma, nuestra vida halla beneficio en el material,
pero solo lo que es inmaterial le otorga sentido.

Lao Tse

Índice

Mi especial agradecimiento vii
Prólogo de la versión española del libro ix
Prólogo de la 7ª edición x
Del prólogo de la 1ª edición xi
Prefacio de la 1ª edición xii

Parte I
Principios básicos 1

1	**Evolución histórica del tratamiento de los pies**	2
1.1	**Primeras referencias históricas**	2
1.2	**Evolución en la Edad Moderna**	2
1.3	**De la reflexología a la terapia de las zonas reflejas de los pies**	3
1.4	**¿Qué son las zonas reflejas de los pies? Una aproximación desde la comprensión actual de los procesos vitales**	4
1.4.1	Relaciones conocidas en la medicina ortodoxa	4
1.4.2	Nuevos caminos en la investigación y la ciencia en general	5
1.4.3	Nuevos caminos en el área médico-terapéutica	5
1.4.4	Las zonas reflejas como microsistemas y portadoras de información	5
1.4.5	Indicaciones sobre la existencia y la eficacia de las zonas reflejas de los pies	6
1.4.6	Modelos de trabajo prácticos para encontrar las zonas reflejas de los pies	6
1.4.7	Resumen	7
1.4.8	Forma abreviada para el trabajo práctico diario	7
2	**Dos modelos de trabajo para la aproximación práctica a la TZR**	8
2.1	**La imagen reticular de William FitzGerald**	8
2.1.1	División en diez zonas verticales	8
2.1.2	División horizontal	8
2.2	**El ser humano como macrosistema, reconocible en sus distintos microsistemas**	10
2.2.1	Analogía formal entre el ser humano y el pie	11
2.2.2	Correspondencia anatómica de las zonas de los pies	11
3	**Las maniobras terapéuticas básicas, contacto y tratamiento**	14
3.1	**Contacto**	14
3.2	**Técnica de tratamiento**	14
3.2.1	Maniobra básica del pulgar	14
3.2.2	Maniobra básica del índice	16
3.2.3	Pases alternos	17
3.2.4	Exprimir	18
3.2.5	Maniobra sedante sostenida	18
3.2.6	Normas para la aplicación de las maniobras	19
3.2.7	Ayudas para el aprendizaje	20
3.3	**Resumen**	21

4	Características de las zonas afectadas	
	Dosificación adaptada a la situación	22
4.1	Indicios de alteración en las zonas reflejas	22
4.2	Señales indicadoras de una dosificación adaptada a la situación	22
4.3	Cómo actuar cuando se producen reacciones durante la sesión de tratamiento	23
5	Indicaciones y contraindicaciones	25
5.1	Indicaciones prácticas para empezar	25
5.2	Contraindicaciones	25
5.2.1	Contraindicaciones absolutas	25
5.2.2	Contraindicaciones relativas	25
6	Estabilización y armonización del sistema nervioso vegetativo	28
6.1	Maniobras de regulación para el físico y la psique	28
6.1.1	Generalidades	28
6.1.2	Maniobra de tracción de talones	28
6.1.3	«Capuchones energéticos»	29
6.1.4	Maniobra de regulación de la respiración	29
6.1.5	Maniobra de palmas contra plantas	30
6.1.6	Pases yin-yang	30
6.1.7	Maniobra del plexo solar	31
6.1.8	«Pequeño circuito de energía»	32
6.1.9	La lemniscata: el símbolo del infinito	32
6.1.10	«Abridor de la ingle»	33
6.1.11	Indicaciones prácticas	34
6.2	Movimientos eutónicos para regular la tensión	34
6.2.1	Maniobra para crear espacio	34
6.2.2	Maniobra de hombro-brazo	35
6.2.3	Maniobra de pelvis-pierna	35
6.2.4	Maniobra del hueso sacro	36
6.3	Tratamiento de esfínteres para la regulación vegetativa	37
6.3.1	Aplicación práctica	37
6.3.2	Otras posibilidades	37
6.3.3	¿Sedar o tonificar?	37
6.4	Resumen	38
7	Preparativos para la sesión de tratamiento	39
7.1	Relación entre el paciente y el terapeuta	39
7.2	Instruir a los pacientes	39
7.3	Elaboración de una anamnesis	39
7.4	Posición del paciente durante el tratamiento	40
7.4.1	Generalidades	40
7.4.2	Variaciones	40
7.5	Equilibrio del terapeuta	41
7.5.1	Adoptar una posición correcta al sentarnos	41
7.5.2	Prestar atención a la propia respiración	41

7.5.3	La distancia saludable	42
7.5.4	Resumen	42
8	**El dolor: su sentido y su significado**	43
8.1	**Salud — Enfermedad — Dolor**	43
8.2	**Las distintas sensaciones dolorosas en las zonas, procedimiento**	44
9	**Limitaciones a la hora de plasmar por escrito la situación de las zonas reflejas**	46
9.1	**Desviaciones dentro de la asignación de las zonas**	46
9.1.1	Desviaciones fisiológicas en la localización de las zonas	46
9.1.2	Desviaciones patológicas	46
9.1.3	Resumen	46
9.2	**Efectos recíprocos entre las alteraciones que sufren los pies y las que aparecen en el organismo**	47
9.2.1	Efectos de las alteraciones en el pie	47
9.2.2	Efectos de las alteraciones en el organismo	47
9.2.3	Otras interpretaciones del estado del pie	48
9.2.4	Resumen	48
10	**Los diferentes grupos de zonas reflejas**	53
10.1	**Introducción**	53
10.2	**Zonas reflejas de la cabeza y del cuello**	54
10.2.1	Indicaciones generales	54
10.2.2	Diagrama de las zonas	54
10.2.3	Localización anatómica de las zonas	54
10.2.4	Método de trabajo	57
10.3	**Zonas reflejas de la columna vertebral, del tórax y de la cintura escapular**	59
10.3.1	Indicaciones generales	59
10.3.2	Diagramas de las zonas	59
10.3.3	Localización anatómica de las zonas	59
10.3.4	Método de trabajo	62
10.4	**Zonas reflejas del sistema urinario, de los huesos y tejidos de la pelvis, hasta la rodilla**	63
10.4.1	Indicaciones generales	63
10.4.2	Diagrama de las zonas	64
10.4.3	Localización anatómica de las zonas	66
10.4.4	Método de trabajo	67
10.5	**Zonas reflejas de las glándulas endocrinas**	68
10.5.1	Indicaciones generales	68
10.5.2	Diagrama de las zonas	69
10.5.3	Localización anatómica de las zonas	71
10.5.4	Método de trabajo	71
10.6	**Zonas reflejas de los órganos respiratorios y del corazón**	72
10.6.1	Indicaciones generales	72
10.6.2	Diagrama de las zonas	73
10.6.3	Localización anatómica de las zonas	74
10.6.4	Método de trabajo	75
10.7	**Zonas reflejas del tracto digestivo**	76

10.7.1	Indicaciones generales	76
10.7.2	Diagrama de las zonas	76
10.7.3	Localización anatómica de las zonas	76
10.7.4	Método de trabajo	79
10.8	**Zonas reflejas del sistema linfático y del plexo solar**	80
10.8.1	Indicaciones generales	80
10.8.2	Diagrama de las zonas	80
10.8.3	Localización anatómica de las zonas	80
10.8.4	Método de trabajo	83

Parte II
Práctica 85

11	**La primera sesión como exploración inicial**	86
11.1	**Primera impresión**	86
11.2	**Exploración visual**	86
11.2.1	Estática del pie	86
11.2.2	Tejido del pie	87
11.2.3	Piel y uñas	88
11.2.4	Temperatura de los pies	90
11.3	**Exploración mediante palpación**	90
11.3.1	Establecer una referencia orientativa	90
11.3.2	Ejecución práctica de la exploración mediante palpación	91
11.3.3	Diferencia entre zonas sintomáticas y zonas relacionadas	91
11.3.4	Ejemplos de zonas sintomáticas idénticas, pero con distintas zonas relacionadas	92
11.3.5	Resumen	93
11.4	**Registrar las zonas en la ficha del paciente**	93
11.5	**Excepciones a la hora de realizar una exploración inicial**	96
11.6	**Fin de la sesión**	96
11.6.1	Reposo posterior	96
11.6.2	Observaciones de los propios pacientes y su *feedback*	97
11.7	**Resumen**	98
12	**Estructura de las sesiones posteriores y de la última sesión de tratamiento**	99
12.1	**Visión general**	99
12.1.1	Resumen	100
12.2	**Método de trabajo en las siguientes sesiones**	100
12.2.1	Tratamiento de las zonas alteradas	100
12.2.2	Determinación de los puntos prioritarios	100
12.3	**Última sesión de tratamiento**	101
12.3.1	Ejecución de la exploración final	101
12.3.2	Resumen	101

13	**Duración e intervalos de las sesiones**	102
13.1	Duración de la exploración inicial y de las sesiones posteriores	102
13.2	Frecuencia de las sesiones	102
13.3	Duración de una serie de sesiones	102
14	**Reacciones entre sesión y sesión**	103
14.1	Generalidades	103
14.2	Reacciones más frecuentes	103
14.3	Cómo actuar cuando se producen reacciones de carácter intenso	107
14.3.1	Generalidades	107
14.3.2	Asistencia al paciente durante los procesos de reacción intensos	107
14.3.3	Ejemplos de reacciones particularmente intensas	107
14.4	Reacciones negativas, enfermedades de nueva aparición	108
14.5	Resumen	108
15	**Intercambiabilidad derecha-izquierda de las zonas reflejas del pie**	109
15.1	Fundamentos	109
15.2	Ayudas prácticas para la decisión	109
15.3	Resumen	111
16	**Tratamiento para estados agudos**	112
16.1	Generalidades	112
16.2	Ejecución	112
16.2.1	Tratamiento de la zona sintomática mediante la maniobra sedante	112
16.2.2	Tratamiento simultáneo de otras zonas que se corresponden funcionalmente	113
16.2.3	Resumen	114
16.3	Tratamiento prudente de las zonas sintomáticas en determinados procesos patológicos	115
16.3.1	Ejemplos	115
16.3.2	Resumen	117
17	**Atención terapéutica en caso de reacciones marcadamente emocionales**	118
17.1	Indicaciones generales	118
17.2	Indicaciones prácticas	119
17.3	Experiencias diversas	120
17.4	Resumen	120
18	**Tratamientos combinados**	121
18.1	Generalidades	121
18.2	Posibilidades de combinación de probada eficacia	121
18.2.1	En la terapia física	121
18.2.2	En hospitales, clínicas y centros de rehabilitación	121
18.2.3	En la consulta médica	121
18.3	La TZR y la ingestión de medicamentos	122
18.4	Tratamiento de las extremidades	122
18.4.1	Tratamiento no específico de las zonas reflejas de las extremidades	122

18.4.2	Tratamiento específico de las extremidades in situ	122
18.4.3	Tratamiento colateral y contralateral trasladado a las zonas de los pies	123
18.5	**Medidas complementarias**	124
18.6	**Terapia de las zonas reflejas de la mano**	125
18.6.1	Manos y pies, una comparación	125
18.6.2	La terapia de las zonas de la mano	126
18.6.3	Ejecución de la terapia de la mano	126
18.6.4	Ámbitos de aplicación especiales	126
19	**Autotratamiento, «ayudas para los pies»**	127
19.1	**Autotratamiento**	127
19.1.1	Posibilidades	127
19.1.2	Limitaciones	127
19.1.3	Indicaciones de probada eficacia para el autotratamiento	127
19.1.4	Resumen	127
19.2	**«Ayudas para los pies»**	128
20	**Posibilidades y limitaciones del diagnóstico**	129
20.1	**Generalidades**	129
20.2	**Diagnóstico orientativo y diferencial**	129
20.3	**Otras indicaciones**	130
21	**Ejemplos de tratamientos**	131
21.1	**Generalidades**	131
21.1.1	Tonificar — Sedar	131
21.2	**Grupo de zonas de la cabeza y del cuello**	132
21.2.1	Generalidades	132
21.2.2	Sugerencias para el tratamiento	133
21.3	**Grupo de zonas de la columna vertebral, la cintura escapular y la cintura pelviana**	137
21.3.1	Generalidades	137
21.3.2	Sugerencias para el tratamiento de la columna vertebral	139
21.3.3	Generalidades sobre la cintura escapular y el tórax	139
21.3.4	Sugerencias para el tratamiento de la cintura escapular y del tórax	141
21.3.5	Generalidades sobre la cintura pelviana hasta la rodilla	142
21.3.6	Sugerencias para el tratamiento	144
21.4	**Grupo de zonas del aparato urinario**	145
21.4.1	Generalidades	145
21.4.2	Sugerencias para el tratamiento	145
21.5	**Grupo de zonas del sistema hormonal**	148
21.5.1	Generalidades	148
21.5.2	Sugerencias para el tratamiento	148
21.5.3	El timo	153
21.6	**Grupo de zonas de la respiración y del corazón**	154
21.6.1	Generalidades - Respiración	154
21.6.2	Sugerencias para el tratamiento de los órganos respiratorios	155
21.6.3	Generalidades - El corazón	155
21.6.4	Sugerencias para el tratamiento del corazón y del sistema circulatorio	157

21.7	**Grupo de zonas de los órganos digestivos**	159
21.7.1	Generalidades	159
21.7.2	Sugerencias para el tratamiento	160
21.8	**Grupo de zonas del sistema linfático**	162
21.8.1	Generalidades	162
21.8.2	Sugerencias para el tratamiento	163
22	**Acerca del embarazo y el parto**	166
22.1	**Indicaciones generales**	166
22.2	**Tratamiento durante el embarazo**	166
22.2.1	Tratamiento básico	166
22.2.2	Molestias frecuentes	167
22.3	**Molestias antes, durante y después del parto**	168
22.4	**Tratamiento de recién nacidos**	170
22.4.1	Resumen	171
23	**Tratamiento de lactantes y niños**	172
23.1	**Generalidades**	172
23.2	**Indicaciones para la dosificación**	172
23.3	**Indicaciones probadas**	173
23.4	**Resumen**	175

Parte III
Temas especiales y desarrollos posteriores 177

24	**Grupos especiales de pacientes**	178
24.1	**Enfermos crónicos y enfermos que deben guardar cama**	178
24.1.1	Indicaciones generales	178
24.1.2	Enfermedades crónicas especiales	178
24.1.3	Resumen	181
24.2	**Asistencia a pacientes en estado terminal**	181
24.2.1	Asistencia profesional llevada a cabo por personal sanitario	181
24.2.2	Asistencia por parte de personas próximas al paciente	182
24.3	**Trastornos del sueño**	182
24.4	**Anorexia nerviosa y bulimia nerviosa**	183
24.5	**Alergias**	184
25	**Tratamiento de cicatrices mediante TZR**	186
25.1	**Generalidades**	186
25.2	**Ejecución**	187
25.2.1	Elección de las cicatrices para la TZR	187
25.2.2	Localización de las zonas reflejas de las cicatrices	187
25.2.3	Técnica del tratamiento de las zonas de cicatrices	187
25.3	**Resumen**	189

26	Zonas de los dientes y sus correlaciones energéticas	190
26.1	Generalidades	190
26.2	El esquema dental	190
26.2.1	Aplicación práctica	191
26.3	Resumen	195
27	Zonas reflejas de los ligamentos pélvicos	196
27.1	Indicaciones	196
27.2	Contraindicaciones	196
27.3	Técnica de tratamiento	196
28	Zonas reflejas de la cara y del cuello	198
28.1	Generalidades	198
28.2	Las relaciones detalladas	198
29	Zonas reflejas del sistema linfático	202
29.1	Generalidades	202
29.2	Ventajas del tratamiento linfático mediante TZR	202
29.3	Indicaciones, contraindicaciones	202
29.4	Práctica del tratamiento linfático mediante TZR	203
29.5	Posibles reacciones	205
30	Correlaciones entre las zonas reflejas en los pies y los meridianos	207
30.1	Generalidades	207
30.2	¿Qué son los meridianos?	207
30.3	Aplicación práctica	207
30.4	Alteraciones de los meridianos in situ	208
31	De la práctica — para la práctica	211
31.1	Tratamientos para estados agudos	211
31.1.1	Íleo inminente	211
31.1.2	Limitación de movimiento del hombro izquierdo	211
31.1.3	Amigdalitis aguda	211
31.2	Enfermedades musculoesqueléticas	211
31.2.1	Ciática	211
31.2.2	Bursitis del codo izquierdo	212
31.2.3	Fuertes dolores en el muslo y la cadera derecha	212
31.3	Lesiones deportivas	212
31.3.1	Fractura de calcáneo tras un accidente	212
31.3.2	Caída en el Tour de Francia, fractura clavicular	212
31.4	Enfermedades del tracto digestivo	213
31.4.1	Diverticulitis	213
31.4.2	Hemorroides y estreñimiento	213
31.4.3	Molestias digestivas	213
31.5	Enfermedades de las vías urinarias	213
31.5.1	Cistitis recidivante, dolores de espalda	213

31.5.2	Cálculo en el uréter derecho	214
31.6	**Enfermedades de las vías respiratorias**	214
31.6.1	Estado tras una neumonía	214
31.6.2	Congestión nasal crónica	214
31.7	**Dolores de cabeza**	214
31.7.1	Dolores de cabeza desde la niñez	214
31.7.2	Migraña	215
31.8	**Ginecología**	215
31.8.1	Sofocos	215
31.8.2	Amenorrea	215
31.8.3	Quiste en el ovario izquierdo	215
31.9	**Acerca del embarazo y el parto**	215
31.9.1	Preparación al parto	215
31.9.2	Retención urinaria en la novena semana de embarazo	216
31.9.3	Provocación del parto a través de los pies	216
31.10	**Tratamiento de lactantes**	216
31.10.1	Experiencias en la unidad de neonatos	216
31.10.2	Cólicos intestinales, tortícolis congénita	217
31.10.3	Canal lagrimal obstruido	217
31.11	**Tratamiento de niños**	217
31.11.1	Tortícolis espástica, aguda	217
31.11.2	Tics que se traducen en parpadeos de ojos	218
31.11.3	Estreñimiento, peristaltismo insuficiente	218
31.12	**Tratamiento de personas de edad avanzada**	218
31.12.1	Sordera con 101 años	218
31.12.2	Estado tras una complicada fractura de radio y una mastectomía en el lado izquierdo	219
31.13	**Autotratamientos**	219
31.13.1	Exploración ginecológica positiva	219
31.13.2	Tratamiento de cicatrices, pasar del microsistema al macrosistema	219
31.13.3	Quiste de ovario derecho	219
31.14	**Alteraciones linfáticas**	220
31.14.1	Supuración crónica del oído medio, bronquitis, sinusitis	220
31.14.2	Fiebre ganglionar de Pfeiffer	220
31.14.3	Edema linfático de ambas piernas	220
31.15	**Alergias, enfermedades cutáneas**	221
31.15.1	Rinitis alérgica	221
31.15.2	Tos alérgica	221
31.15.3	Estado tras un herpes zóster, alergias	221
31.16	**Enfermedades neurológicas**	221
31.16.1	Ataque de apoplejía (ictus) con derrame cerebral	221
31.16.2	Piernas inquietas	222
31.16.3	Esclerosis múltiple, granuloma en maxilar superior derecho	222
31.17	**Cáncer**	222
31.17.1	Carcinoma de pulmón en fase terminal	222
31.17.2	Cistitis aguda tras una operación de cáncer de mama	222

31.17.3	Estado tras un carcinoma de mama en el lado izquierdo	223
31.18	**Asistencia paliativa, acompañamiento durante la fase terminal**	223
31.18.1	Una despedida especial	223
31.18.2	Experiencias con pacientes hospitalizados	223
31.19	**Los dientes como campos de interferencia**	224
31.19.1	Dolores en la articulación sacroilíaca/columna lumbar	224
31.19.2	Dolores de rodilla	224
31.20	**Las cicatrices como campos de interferencia**	224
31.20.1	Cicatriz clavicular como campo de interferencia en el caso de dolores en la columna lumbar y la articulación sacroilíaca	224
31.20.2	Estado tras una operación de vesícula biliar, diarreas	225
31.20.3	Operación de mioma	225
31.21	**Tratamientos postoperatorios**	225
31.21.1	Estado tras una endoprótesis total de la rodilla derecha	225
31.21.2	Estado tras una resección sigmoidea en 2007	226
31.22	**Tratamientos combinados**	226
31.22.1	Estado tras una operación por empiema y derrame pleural	226
31.22.2	TDA, hiperactividad	226
31.22.3	Miogelosis múltiple	226
31.23	**Otros y especiales**	227
31.23.1	«Espolón calcáneo», estreñimiento crónico	227
31.23.2	Ligamentos pélvicos y danza del vientre	227
31.23.3	Piercing	227
31.23.4	Astigmatismo, amígdalas inflamadas	227
31.23.5	Señales en el pie	227
32	**Resumen del método**	228

Parte IV
Anexo 229

33	**Estudios y publicaciones relativas a la terapia de las zonas reflejas de los pies**	230
34	**Centros de formación y perfeccionamiento autorizados de la Escuela Hanne Marquardt**	231
35	**Información adicional sobre las figuras**	233
36	**Bibliografía**	234
37	**Abreviaturas y términos técnicos**	236
38	**Índice temático**	237

Parte I
Principios básicos

1	Evolución histórica del tratamiento de los pies	2
2	Dos modelos de trabajo para la aproximación práctica a la TZR	8
3	Las maniobras terapéuticas básicas, contacto y tratamiento	14
4	Características de las zonas afectadas Dosificación adaptada a la situación	22
5	Indicaciones y contraindicaciones	25
6	Estabilización y armonización del sistema nervioso vegetativo	28
7	Preparativos para la sesión de tratamiento	39
8	El dolor: su sentido y su significado	43
9	Limitaciones a la hora de plasmar por escrito la situación de las zonas reflejas	46
10	Los diferentes grupos de zonas reflejas	53

1 Evolución histórica del tratamiento de los pies

1.1 Primeras referencias históricas

La evolución desde los comienzos hasta la terapia actual de las zonas reflejas de los pies (TZR) probablemente siguió un camino parecido a muchos otros métodos de tratamiento aceptados en la actualidad: en cada época hubo personas con talento especial que sabían de manera instintiva e intuitiva qué debía hacerse cuando surgían determinadas enfermedades, porque tenían más interiorizadas las relaciones de la naturaleza y las leyes cósmicas.

Por ejemplo, la sabiduría milenaria sobre el poder curativo de las hierbas se ha convertido con el paso de los siglos en la fitoterapia; pinchar determinados puntos del cuerpo con objetos simples y puntiagudos (algo que la bibliografía histórica demuestra que ya se practicaba en la antigüedad) ha desembocado en la acupuntura; o las piedras y los metales afilados con los que antiguamente se hacían intervenciones en el interior de las personas fueron el inicio de la cirugía.

En sus comienzos, el tratamiento de los pies que practicamos actualmente ya aparece en Oriente Próximo en **pictografías egipcias** (▶ Fig. 1.1) milenarias, las cuales muestran que los pies —y también las manos— resultan adecuados para realizar tratamientos. En el texto de un alto dignatario puede leerse algo como: «¡No me inflijas dolor!». La respuesta: «Actuaré de tal modo que me alabarás».

También se conocen símbolos de culto ritual a los pies en **Extremo Oriente**, a menudo situados en las plantas de las estatuas budistas, que servían más bien para la veneración religiosa. Sin embargo, desde hace décadas, en diferentes países de Extremo Oriente se practica un tratamiento sencillo (¡y a menudo muy doloroso!) de los pies como medicina popular; supuestamente, tiene su origen en modernos principios occidentales.

Además, desde el siglo pasado se conocen en el **mundo occidental** referencias de que los indígenas de Centroamérica y Norteamérica realizaban un tratamiento de puntos de los pies a sus enfermos. **Christine Issel**, EE. UU., investigó el tema a fondo y en 1990 recopiló testimonios interesantes en su libro *Reflexology: Art, Science and History*. Parece ser que los indios cherokee son la única tribu donde se puede acreditar el tratamiento de los pies hasta la Edad Moderna. Se cree que adquirieron sus conocimientos de los incas de Sudamérica.

En **Europa**, según fuentes antiguas, varios médicos ya practicaron una especie de terapia zonal en la Edad Media. **Henry B. Bressler**, en un libro de principios del siglo pasado, se remite a un escrito en el que alrededor de 1852 algunos médicos describen tratamientos de zonas de los pies y las manos, obteniendo sorprendentes resultados en los enfermos.

De todo lo descrito anteriormente se desprende que desde tiempos inmemoriales se ha conferido una importancia considerable y heterogénea a los pies en muchas culturas de la humanidad.

1.2 Evolución en la Edad Moderna

En la actualidad, todos aquellos que realizan tratamientos de los pies se remiten en primera instancia al **Dr. William FitzGerald**, un otorrino americano (1872-1942) que en 1917 publicó el libro *Zone Therapy* junto con el **Dr. Edwin Bowers**. Ni en sus documentos ni en las representaciones de sus antiguos colaboradores existen indicios directos sobre la fuente que empleó para el desarrollo de su «herramienta» más importante, la división del ser humano en 10 zonas corporales verticales. Puesto que FitzGerald también ejerció algunos años en Londres, París y Viena, se cree que fue allí donde tuvo acceso a antiguos documentos europeos. Otra suposición es que, durante sus estancias en Europa, conoció los principios básicos de la acupuntura y quizás estilizó los 12 meridianos principales conocidos de la acupuntura en 10 zonas corporales verticales.

La **idea básica** de su trabajo, que demostró empíricamente durante los muchos años de su actividad práctica, es que se puede incidir terapéuticamente en

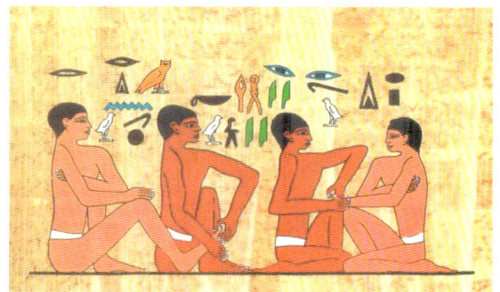

▶ Fig. 1.1 Pictografía egipcia (aprox. 4.500 años de antigüedad).

todas las sobrecargas y enfermedades de los órganos y tejidos, que se encuentran en una de las 10 zonas corporales verticales, dentro de esa zona vertical desde la cabeza hasta las manos y los pies. Independientemente de dónde obtuviera FitzGerald sus datos, independientemente de que sus propuestas de tratamiento a veces hagan suposiciones extravagantes —utilizó, entre otros, peines metálicos, pinzas para la ropa y palitos de madera—, hasta la actualidad esta imagen reticular de 10 zonas (▶ **Fig. 2.1**) constituye un modelo de trabajo fiable para nuestra terapia de los pies. Además, en el libro de 1917 de FitzGerald encontré una primera representación de las zonas de los órganos en los pies.

De los documentos que nos han llegado se desprende que FitzGerald, a pesar del considerable hostigamiento, no solo trató con un elevado índice de éxito a sus pacientes basándose en esta probada imagen reticular, sino que durante muchos años instruyó a médicos y terapeutas de diferentes ramas mediante cursos prácticos. Uno de sus más estrechos colaboradores, el **Dr. Georg Starr White**, describe en un documento posterior que la terapia zonal era una de las formas terapéuticas más conocidas en EE. UU. hacia 1925.

A principios de la década de 1930, la masajista americana **Eunice Ingham** (1888-1974) entró en contacto con estas experiencias. Sin embargo, a diferencia de FitzGerald, no realizaba el tratamiento en diferentes lugares del cuerpo humano, sino que se concentraba en los pies, que también están atravesados por las 10 zonas corporales. Desarrolló una técnica de tratamiento especial a la que denominó *The Ingham Method of Compression Massage*. En 1938, bajo el título *Stories the Feet can Tell* [Lo que pueden contarnos los pies], publicó el primer compendio escrito de sus experiencias, al que posteriormente siguió su segundo libro *Stories the Feet have Told*.

Su trabajo bajo el término «Reflexología» encontró un público interesado, sobre todo en círculos ajenos a la profesión médica. Sus dos libros se difundieron más allá de EE. UU. y también llegaron a los países europeos. Hasta la actualidad, muchas personas preocupadas por su salud los utilizan como base para el autotratamiento y el mantenimiento de un organismo sano.

1.3 De la reflexología a la terapia de las zonas reflejas de los pies

En **1958**, siendo yo una joven masajista de 25 años, supe por primera vez de la existencia del tratamiento de los pies gracias al libro de E. Ingham (v. arriba). Puesto que había realizado mi formación como enfermera en Inglaterra, en primera instancia el libro despertó mi interés por el idioma, aunque su contenido me causó primero un gran asombro. Ante todo me pareció inverosímil que «presionando» determinados puntos de los pies se pudieran lograr mejoras del estado del ser humano en otros puntos alejados. No obstante, la curiosidad terapéutica me llevó a comprobar las áreas indicadas, que se correspondían con la sintomatología de los pacientes. Para mi sorpresa, estas áreas no solo eran dolorosas, sino que su tratamiento tenía como consecuencia que las molestias de los pacientes remitían considerablemente.

Pronto empecé a implementar este nuevo método casi en exclusiva. Gracias al hecho de que desde

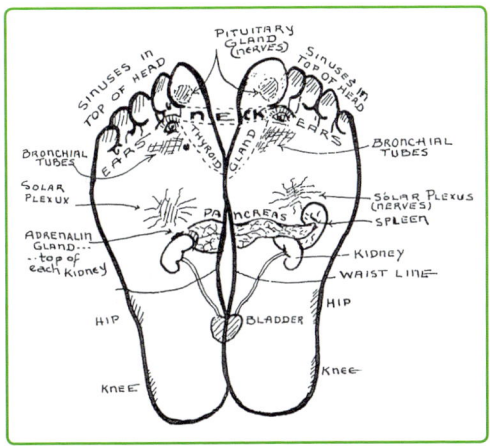

▶ **Fig. 1.2** Zonas de los pies 1917; FitzGerald: *Zone Therapy*.

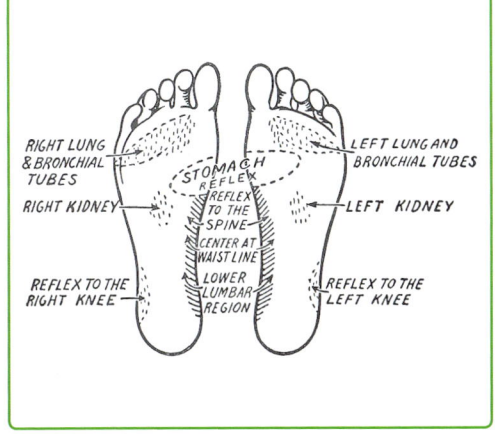

▶ **Fig. 1.3** Zonas de los pies 1938; Ingham: *Stories the Feet can Tell*.

el principio trabajé con **pacientes** —y no, como en EE. UU. y otros países, con **clientes**—, se pasó casi automáticamente del *wellness* y la prevención a la terapia.

En **1967** empecé con los cursos para profesionales y vi en esta formación una oferta adicional para personas interesadas de profesiones médico-terapéuticas. Hasta más tarde no me di cuenta de que esta diferenciación respecto al método tradicional hacía que la implementación de la TZR en consultas de terapia física, hospitales y centros de rehabilitación fuera relativamente fácil.

A partir de **1973**, gracias a la gran demanda por parte de terapeutas y pacientes, surgieron una serie de centros de formación y enseñanza en Alemania y el extranjero.

En **1975** apareció mi primer libro *Reflexzonenarbeit am Fuß* [Terapia de las zonas reflejas de los pies] [30], el cual continúa siendo interesante para iniciarse en la materia, habiendo llegado a las 24 ediciones. Ya entonces la experiencia práctica había arrojado nuevas zonas y se había precisado la ubicación anatómica en el pie de las existentes.

En **1993** Hippokrates Verlag publicó *Praktisches Lehrbuch für Reflexzonentherapie am Fuß* (*Manual práctico de la terapia de las zonas reflejas de los pies*, Ediciones Urano,1994) con un enfoque profesional, que hasta la fecha se ha traducido a 14 idiomas.

En **2008** celebramos el 50º aniversario de la terapia de las zonas reflejas de los pies con un gran evento festivo profesional, donde presentamos nuestro trabajo junto con las múltiples fases de desarrollo.

Puede leerse más sobre la evolución de la TZR en la autobiografía *Unterm Dach der Füße* (▶ pág. 243, [29]).

1.4
¿Qué son las zonas reflejas de los pies? Una aproximación desde la comprensión actual de los procesos vitales

Puesto que en las últimas décadas también han surgido nuevos modelos de pensamiento en la medicina, hoy en día resulta más plausible una aproximación a esta pregunta. Sobre todo los conocimientos de la neurobiología y la investigación cerebral contribuyen a una mayor aceptación de las terapias que se agrupan bajo los términos de medicina complementaria e integrativa.

La denominación «reflejo», que antes solo se utilizaba en el sentido de los sucesos nerviosos, también ha experimentado una apertura: actualmente es más común en relación con los campos de actuación, donde se ha demostrado empíricamente que existen uniones funcionales entre la parte y el todo en el sentido de «reflejar».

En la siguiente enumeración de correlaciones entre el ser humano y el pie, se detallan primero las cuestiones anatómicas conocidas en la medicina ortodoxa. A continuación, se otorga más importancia a los métodos que se ocupan de las múltiples investigaciones y descubrimientos modernos, y en los que también pueden basarse nuestras experiencias prácticas durante años con la terapia de las zonas reflejas de los pies (TZR).

1.4.1 Relaciones conocidas en la medicina ortodoxa

Partiendo de los pies, existen relaciones diferenciadas con la persona en general.
- El pie está repleto de muchos más receptores que otras regiones corporales, lo que podría indicar, entre otros, su papel especial como «microsistema» (unión y efecto entre la parte y el todo). A estos receptores tienen acceso los estímulos más diversos, que se transmiten a la médula espinal a través de fibras nerviosas aferentes y, bien se conectan de forma segmental, o se envían al cerebro.
- Desde la piel y los tejidos del pie, mediante estímulos manuales y de otra índole, se activan y conectan los receptores vegetativos y las fibras nerviosas, hasta las sinapsis preganglionares y postganglionares.
- Las fascias, que atraviesan todo el cuerpo —y por lo tanto también el pie— están preparadas

en todo momento para la comunicación entre sí. Su intercambio de información se puede activar mediante terapias correspondientes, entre ellas también la TZR.
- El potencial de desarrollo de todo el ser humano al principio existe en cada célula individual. Cada célula, como órgano de percepción y portadora de información, realiza intercambios con todas las demás células. Las últimas investigaciones del Prof. **Y. Zhang** *Embryo Containing Information of the Whole Organism* [53] así lo confirman.

1.4.2 Nuevos caminos en la investigación y la ciencia en general

Durante mucho tiempo, la ciencia occidental se ha fijado en los detalles, dejando de lado relaciones vitales básicas. En compensación, desde el siglo pasado, se tiende a priorizar en muchos campos de la investigación el todo en relación a sus partes: Niels Bohr, Fritjof Capra, Benoît Mandelbrot, Bruce Lipton y muchos más son considerados precursores de este pensamiento más amplio, abierto y vivo.

Rupert Sheldrake, por ejemplo, investiga desde hace décadas los «campos morfogenéticos» (desarrollos inmateriales de estructuras y formas) y parte de la base de que las formas se crean mediante procesos oscilatorios. **David Bohm** se ocupó de las transformaciones y las correlaciones perpetuas de la vida, con lo que ha concebido una visión holográfica del mundo. Gracias a sus extensas investigaciones de los fenómenos del caos y del tiempo, **Ilya Prigogine** contribuyó en gran medida a una nueva interpretación de las leyes naturales y de la interconexión de todos los sistemas biológicos entre sí. **Masuru Emoto** se dedica a las cualidades sensibles del agua como portadora de información muy polifacética, que reviste una gran importancia para el futuro de la humanidad.

1.4.3 Nuevos caminos en el área médico-terapéutica

Para nombrar solo algunos: **Alfred Pischinger**, en la década de 1970, detalló en su sistema básico de regulación (*System der Grundregulation*), que los sistemas vivos están muy interconectados entre sí y que «intercambian energía de forma abierta con su entorno». Sus investigaciones sobre la matriz extracelular son muy relevantes para la comprensión de los microsistemas (v. abajo). Pero hace incluso más de 200 años, adelantándose a su tiempo, **Samuel Hahnemann** habló de transmisión inmaterial de información en el campo de actuación de la homeopatía. **Reinhold Voll** logró demostrar la fuerza energética invisible que fluye en los meridianos mediante mediciones de electroacupuntura. **Bernard Bricot** y otros han desarrollado formas de movimiento y estudios nuevos y dinámicos sobre el sistema postural humano, donde se otorga un «papel sustentador» a los pies. El soma y la psique también se reencuentran hoy en día en los métodos de tratamiento más diversos.

1.4.4 Las zonas reflejas como microsistemas y portadoras de información

Actualmente se denominan microsistemas las pequeñas «autorrepresentaciones a modo de pantalla» que están relacionadas con el macrosistema, el todo, en el sentido de «interconexiones parecidas a bucles». Mediante nuevos estudios se ha confirmado que las posibilidades de resonancia entre los macrosistemas y microsistemas siempre existen de forma neutral, pudiéndose activar mediante los tratamientos correspondientes.

Desde la segunda mitad del siglo pasado, y en parte también antes, los médicos y terapeutas hallaron una serie de microsistemas y zonas reflejas gracias a su afán de descubrir, traduciéndolos en innovadores métodos de tratamiento. Los más conocidos son: ojo (I. v. Peczely), nariz (W. Fliess, N. Krack), oreja (P. Nogier), dientes (R. Voll y otros), interior de la boca (J. Gleditsch), lengua (MTC y otros), cráneo (T. Yamamoto), mano y pie (W. FitzGerald, E. Ingham), pantorrilla (R. Siener), y un largo etcétera.

> No obstante, el pie es el microsistema que, debido a su clara analogía formal con una figura humana sentada, más exactamente reproduce la relación de la parte con el todo.

1.4.5 Indicaciones sobre la existencia y la eficacia de las zonas reflejas de los pies

Estudios clínicos y publicaciones
- Estudio sobre el dolor de cabeza, 1990, Universitat Autònoma de Barcelona
- Estudio sobre el deporte, 1998, Universidad Johannes-Gutenberg de Maguncia
- Estudio sobre el riego sanguíneo renal, 1999, Clínica Universitaria de Innsbruck
- Estudio sobre el riego sanguíneo gastrointestinal, 2001, Clínica Universitaria de Innsbruck
- Estudio en pacientes con gonartrosis, 2006, Universidad Friedrich-Schiller de Jena
- En el anexo (▶ pág. 229) se indican otros estudios y publicaciones

Experiencias empíricas
- En **enfermos**, en las zonas correspondientes en el pie, se muestra sensibilidad al dolor de diferente índole y/o signos del sistema nervioso vegetativo que no aparecen en el tratamiento de **personas sanas**.
- Los dolores agudos o crónicos, las enfermedades funcionales del aparato locomotor, de los órganos internos, del sistema nervioso motor y vegetativo, del sistema inmunológico y hormonal, así como las alteraciones emocionales, se pueden mejorar y curar mediante la TZR, siempre en el marco de las capacidades regenerativas de cada paciente.
- La TZR influye en funciones básicas de las personas que no se pueden expresar verbalmente, por ejemplo, en el caso de lactantes, personas con pérdida de conocimiento o con discapacidades múltiples graves. Se ha observado entre otros: una mejor función gastrointestinal y renal, una mejora de la respiración y de la actividad cardiocirculatoria (observada en el monitor), la estabilización de los estados de inquietud, todo ello siempre dentro de los límites de la enfermedad existente. La TZR también ha demostrado su eficacia en animales.
- La matriz extracelular (v. arriba) también actúa en personas tetrapléjicas y parapléjicas, así como en diabéticos de larga duración. Por este motivo, también podemos lograr mejoras parciales de diferentes funciones de los órganos en estos pacientes, aunque los efectos no se puedan demostrar directamente a través del sistema nervioso autónomo.

Otras características y observaciones
- Como terapia de ordenamiento y regulación, la TZR estimula la capacidad autocurativa del ser humano, y tiene efecto tanto en niveles materiales como inmateriales. Mediante el contacto interpersonal se transmite la medicina más importante (la «Arzeney» de Paracelsus) para el ser humano.
- En la TZR también cabe tener en cuenta que las demostraciones y los resultados de tratamiento, independientemente de cómo se realicen y quién los haga, nunca pueden ser totalmente objetivos, puesto que el ser humano como individuo es más que un «objeto». El hecho de que los pensamientos y los sentimientos —tanto del terapeuta como del paciente— modifican los valores de medición correspondientes se confirma en la actualidad mediante el descubrimiento de las neuronas espejo (**G. Rizzolatti**).
- El contacto con una parte del ser humano, por ejemplo el pie, siempre es un instrumento de comunicación con el todo y puede desencadenar reacciones y cambios específicos en puntos alejados, asignados funcional y/o energéticamente.

1.4.6 Modelos de trabajo prácticos para encontrar las zonas reflejas de los pies

1. La **imagen reticular de 10 zonas** con la que W. FitzGerald divide al ser humano en campos verticales dispuestos simétricamente de la cabeza a los pies. De este modo, pudo mostrar empíricamente la relación mutua entre el «macrosistema» (el todo) y el «microsistema» (la parte).
2. El principio de la **analogía formal** entre una persona sentada y sus pies. Con su genial sencillez, sirve como clave para una localización muy exacta de las diferentes zonas de los pies.

1.4.7 Resumen

En círculos terapéuticos, el término «reflexo podal» se ha consolidado como denominación abreviada del método. Para comprender mejor que no se trata de los reflejos en el sentido del sistema nervioso, el término «zonas reflejas» se puede considerar como la reproducción de un todo más grande en una superficie pequeña, como por ejemplo, en el caso de la cámara «réflex» con espejo. En la actividad cotidiana, normalmente las zonas reflejas simplemente se denominan zonas.

Partimos de la base de que los datos actuales sobre el tema se complementarán en el futuro mediante un número mayor y más diferenciado de conocimientos. No obstante, las bases actuales ya pueden contribuir a una profunda comprensión de los procesos vitales, también en la medicina y la terapia. La constatación de que cada vez más médicos están abiertos a incluir procesos de tratamiento basados en evidencias (basados en la experiencia) para el cuidado de los pacientes resulta alentadora.

Más allá de la comprensible necesidad por nuestra parte de demostrar la eficacia de la TZR, nuestros pacientes continúan siendo los defensores más importantes del método, puesto que nos confirman a diario su eficacia y cómo esta se articula.

1.4.8 Forma abreviada para el trabajo práctico diario

¿Qué es la «terapia de las zonas reflejas de los pies (TZR)»?

En las zonas reflejas de los pies, trabajamos en un denominado microsistema, una «autorrepresentación a modo de pantalla» en pequeño, que está relacionado de forma recíproca con el macrosistema, la persona en su totalidad. La TZR se incluye en el grupo de los métodos complementarios, que como terapia de regulación llega a la persona en todos sus niveles y pone orden, siempre en el marco de sus capacidades regenerativas. No combate ni oculta síntomas, sino que estimula la capacidad autocurativa, el «médico interior» del paciente.

Aunque las áreas de los pies no son reflejos en el sentido del sistema nervioso, durante las últimas décadas el término «reflejo» ha experimentado una apertura en el uso idiomático terapéutico. Se puede entender como el reflejo de una imagen grande en la superficie pequeña de una cámara «réflex» con espejo.

Como forma terapéutica manual, la TZR se encarga de transmitir el importante medicamento del contacto. Las diferentes reacciones del paciente al estímulo terapéutico permiten un tratamiento individual de los diferentes cuadros patológicos.

La división del ser humano en 10 zonas verticales que llegan hasta los pies (W. FitzGerald), así como la analogía formal entre la figura de una persona sentada y su pie (nuestro logotipo, ▶ pág. III), son modelos de trabajo probados y ayudas a la orientación para encontrar las diferentes zonas con fiabilidad.

Las experiencias empíricas acumuladas durante décadas también están avaladas mediante estudios clínicos y otras publicaciones.

2 Dos modelos de trabajo para la aproximación práctica a la TZR

2.1 La imagen reticular de William FitzGerald

W. FitzGerald partía de un modelo de trabajo sencillo, que permitía dividir el cuerpo humano en diez secciones, dispuestas simétricamente de la cabeza a los pies, las llamadas **zonas del cuerpo** (▶ Fig. 2.1 y ▶ Cap. 1.2).

2.1.1 División en diez zonas verticales

Las zonas longitudinales del cuerpo aparecen como campos verticales más o menos del mismo tamaño, de medial a lateral, colocadas una junta a otra desde la zona 1 a la 5. **W. FitzGerald** descubrió así una clave útil con la que podían evidenciarse las relaciones entre la persona y los pies de forma gráfica, práctica y reproducible.

Cada una de las zonas verticales que pasan por un órgano, tejido o sistema del cuerpo, posee también en los pies la correspondiente zona refleja, en la **misma trayectoria longitudinal** y proporcionalmente reducida. Los siguientes ejemplos así lo corroboran:

- Los ojos se encuentran en las zonas longitudinales 2 y 3, y tienen en el pie, en los dedos 2 y 3, su correspondiente zona refleja.
- Las articulaciones de la cadera se encuentran en la zona longitudinal 4 y también se localizan en los pies en esta zona longitudinal, es decir, cerca del maléolo lateral.

Todos los órganos y articulaciones que aparecen **por pares** en el cuerpo (como, por ejemplo, los riñones, los oídos, la articulación del hombro) están representados en el pie derecho **y** en el izquierdo.

Los órganos **individuales**, a su vez, poseen sus zonas reflejas en el pie **del mismo lado** que ocupan en el organismo (por ejemplo, el bazo, el apéndice, la vesícula biliar).

Los órganos que se hallan en el **centro del cuerpo** tienen su correspondiente zona refleja en la zona medial de ambos pies, es decir, al colocarlos uno junto a otro, en la correspondiente zona longitudinal en cada caso (por ejemplo, el corazón, el estómago, la vejiga).

2.1.2 División horizontal

A partir de 1967, mediante tres líneas de orientación horizontales, se hizo posible otra diferenciación, adicional a la división del cuerpo en diez zonas verticales:

- La primera línea transversal discurre, in situ, a derecha e izquierda del esternón, por encima de la clavícula, hasta la altura de los hombros, y delimita el área **de la cabeza y del cuello**. Esta línea, trasladada al pie, discurre a lo largo de las articulaciones metatarsofalángicas de los diez dedos e indica de esta manera que los dedos de los pies corresponden a la cabeza y al cuello.
- La segunda línea transversal se halla, in situ, más o menos en la línea de la cintura, y encuentra su correspondencia en los pies en la base de los metatarsianos, conocida como línea de Lisfranc. Tanto en el cuerpo como en los pies, entre la primera y la segunda marca transversal se localizan los órganos del **tórax** y del **epigastrio**.
- Una tercera línea transversal marca, in situ, la delimitación del tronco con respecto a las extremidades inferiores. Dicha línea está representada en los pies por la línea que une el maléolo externo con el interno, correspondiente a la articulación del tobillo. En el espacio así delimitado se encuentran las ZR de los órganos abdominales y **pelvianos**.

Teniendo en cuenta la correspondencia recíproca existente entre el macrosistema que constituye la persona y el microsistema del pie, merced al entramado longitudinal y transversal, pueden encontrarse con facilidad la localización o bien la proyección de cada uno de los órganos, de modo parecido a como se hallaría diseñado en un mosaico.

> La división figurada en campos lineales no debería contemplarse —ni en el cuerpo, ni en los pies— como una partición rígida, estrictamente delimitada, ya que en el sistema de «flujo energético del ser humano», todos los procesos vitales están ligados entre sí de un modo conductor.

En las clases prácticas, las zonas longitudinales y transversales se utilizan, en sentido literal, como líneas «de ayuda», cuya función es permitir el paso del pensamiento abstracto —que se orienta de acuerdo a

2.1 La imagen reticular de William FitzGerald

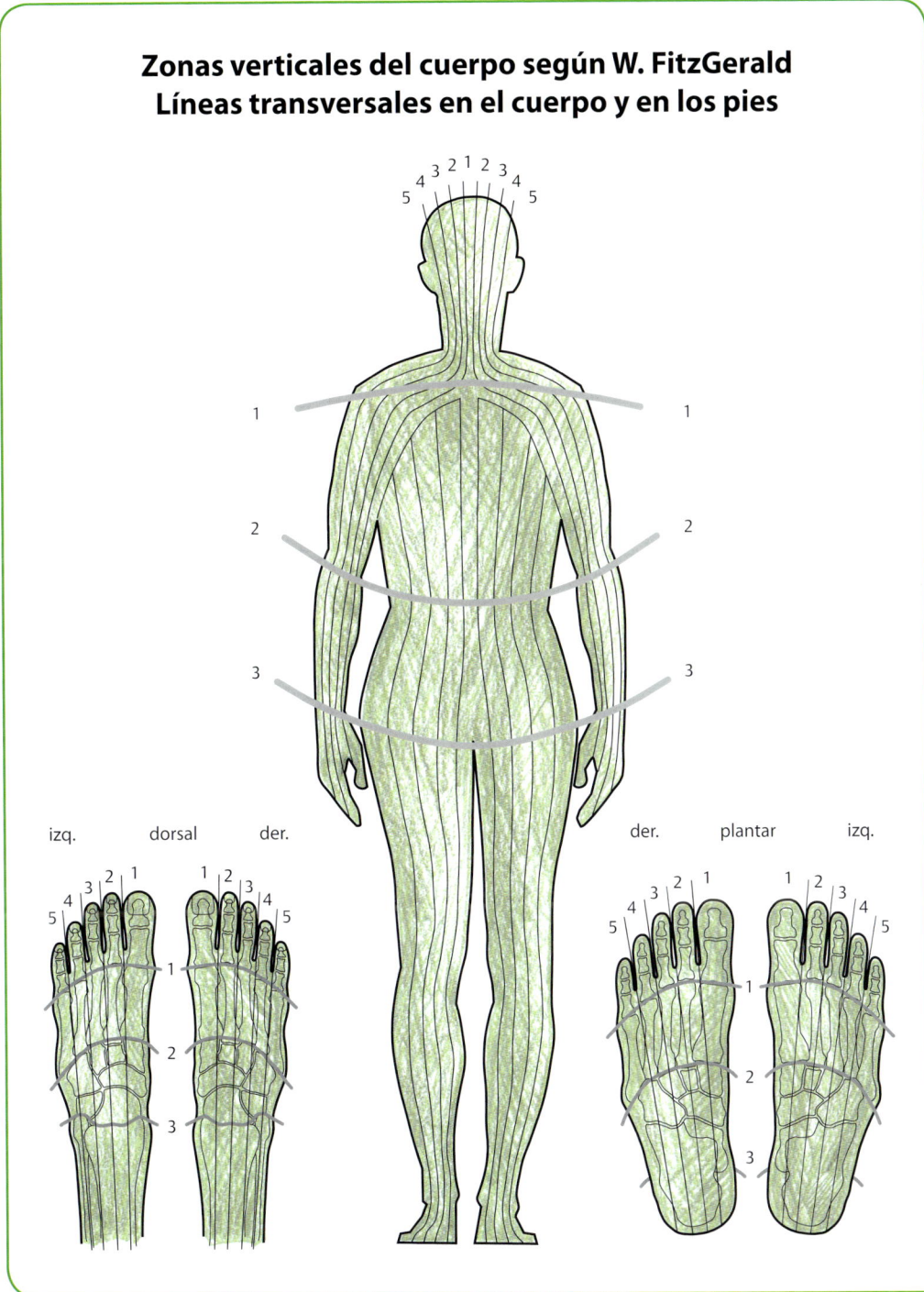

▶ **Fig. 2.1** Zonas longitudinales del cuerpo según W. FitzGerald. Líneas transversales en el cuerpo y en los pies.

un modelo— a la contemplación individualizada y viva del ser humano.

2.2 El ser humano como macrosistema, reconocible en sus distintos microsistemas

Filósofos de todos los tiempos han descubierto, a partir de la observación de los procesos vitales, que la información de la parte está contenida en el todo y viceversa. También se conoce esto en la medicina, merced a la omnipotencia de la primera célula humana, la cual contiene en sí misma todas las posibilidades de diferenciación capaces de configurar el posterior desarrollo de órganos, tejidos y sistemas.

Tras una era dedicada a la metodología científica unilateral tanto de la medicina como de la terapia, en las últimas décadas el movimiento pendular ha vuelto a equilibrarse, si bien parcialmente. Muchos profesionales de la terapia se han dado cuenta de que:

> «La medicina imperante en la actualidad es rica en técnica, pero pobre en imágenes.»

Este pensamiento más abierto se refleja en la confirmación o el redescubrimiento de distintos métodos de la **medicina complementaria**, en los que se valoran antes que nada las relaciones funcionales-terapéuticas como un complemento necesario al pensamiento analítico hasta ahora valorado en exceso.

El término médico originalmente estricto de «zonas reflejas» ha experimentado una extensión gracias a la aparición y el rescate de diferentes métodos de diagnóstico y terapia, que no son explicables solo a través de la estructura anatómica y la función del sistema nervioso. El concepto de «somatotopía», habitual en un principio para denominar el fenómeno de las proyecciones de todo el organismo, ha sido sustituido hoy por el concepto de «microsistema», aunque en realidad ambos son sinónimos.

En los últimos años, al igual que otros métodos de la medicina complementaria, la TZR es cada vez más verificable mediante estudios experimentales. Si se quiere uno abrir al pensamiento de la analogía (semejanza), esto requiere tomar en serio los rasgos fenomenológicos en su ambivalencia del «tanto como» y deshacerse del pensamiento exclusivamente lineal-causal en el enjuiciamiento de los procesos vivos que tienen lugar en las personas.

La **analogía de formas**, es decir, los perfiles anatómicos comparables dentro del cuerpo, incluso aunque estén muy distanciados entre sí, indican a menudo relaciones mutuas, internas y funcionales, ya que «el espíritu es el que da la forma» (Carl Huter). Se utilizan desde hace tiempo en diversas tendencias terapéuticas. La más conocida es la **auriculoterapia** de Nogier, que se basa en el hecho de que el pabellón auricular representa una forma análoga al estado embrionario del ser humano ([26], [34]).

J. Gleditsch y **J. Bossy** escriben extensamente acerca de somatotopías probadas ([14], [3]). **L. Mees** señala un gran número de convincentes analogías de formas y sus interrelaciones terapéuticas [31]. **A. Pischinger**, a su vez, parte de que los sistemas biológicos están interconectados, abiertos energéticamente, y sostiene que mantienen una interacción recíproca tanto entre sí como con respecto a su entorno [37].

Las investigaciones de este tipo vienen a confirmar mi aproximación al tema, ya que pueden servir también de base para la comprensión de los procesos funcionales dentro de la TZR.

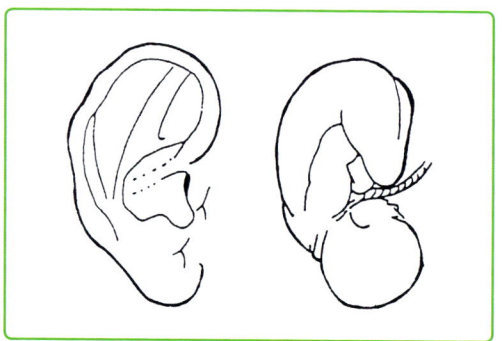

▶ **Fig. 2.2** Analogía formal entre la oreja y el embrión (P. Nogier: *Praktische Einführung in die Aurikulotherapie*).

2.2 El ser humano como macrosistema, reconocible en sus distintos microsistemas

Entre las **herramientas** necesarias para el ejercicio correcto de la TZR figuran:
- una dosis razonable de estabilidad física y psíquica,
- sólidos conocimientos médico-terapéuticos como base,
- actitud interior abierta, que permita comprobar la efectividad real de métodos desconocidos,
- algo de decisión, para elegir caminos no convencionales, a fin de que la mente, el corazón y la mano estén en consonancia a la hora de aplicar la terapia de los pies.

2.2.1 Analogía formal entre el ser humano y el pie

La ▶ **Fig. 2.3** pone de manifiesto que existe una evidente semejanza entre la forma del pie y la de una persona sentada. La estructura básica trazada en la figura perfila en el pie, colocado hacia arriba, la imagen de una persona sentada, y viceversa: en el perfil de una persona sentada se ve representado el pie.

2.2.2 Correspondencia anatómica de las zonas de los pies

En **general**, es válido afirmar que:
- Las zonas de la cara anterior de la persona se encuentran en el **dorso** del pie:
  ventral en la persona = dorsal en el pie.
- Las zonas de la cara posterior se encuentran en las **plantas** de los pies:
  dorsal en la persona = plantar en el pie

En el **plano horizontal** son válidas las siguientes correspondencias:
- Las zonas de la cabeza y del cuello corresponden a los dedos de los pies.
- Las zonas del tórax y del epigastrio corresponden más o menos al área del metatarso.
- Las zonas del abdomen y de la pelvis corresponden a los huesos del tarso, hasta los tobillos.
- Las zonas de las piernas corresponden a los extremos distales de las pantorrillas.

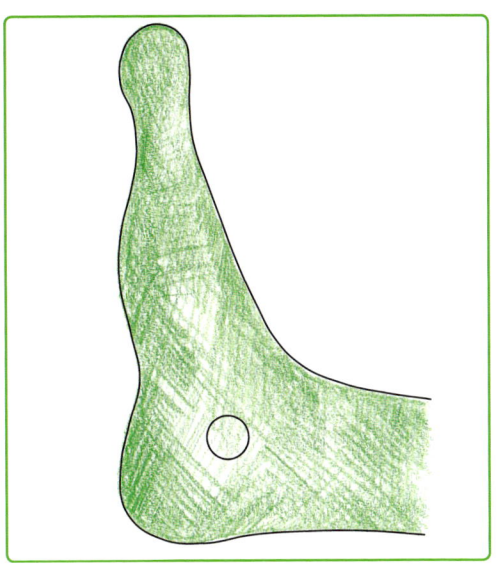

▶ **Fig. 2.3** Persona sentada en la silueta del pie.

La TZR que practicamos y enseñamos desde hace tiempo se basa en la aceptación de las interrelaciones, gráficamente representadas, entre los pies y la figura del ser humano sentado, tal y como se manifiesta en la semejanza de formas y como se ha demostrado eficazmente desde hace décadas al emplearlas como base de trabajo.

Para ofrecer una orientación anatómica, la ▶ **Fig. 2.4** y la ▶ **Fig. 2.5** muestran las caras dorsales, plantares, mediales y laterales de los **huesos de los pies**, con sus denominaciones en español y latín.

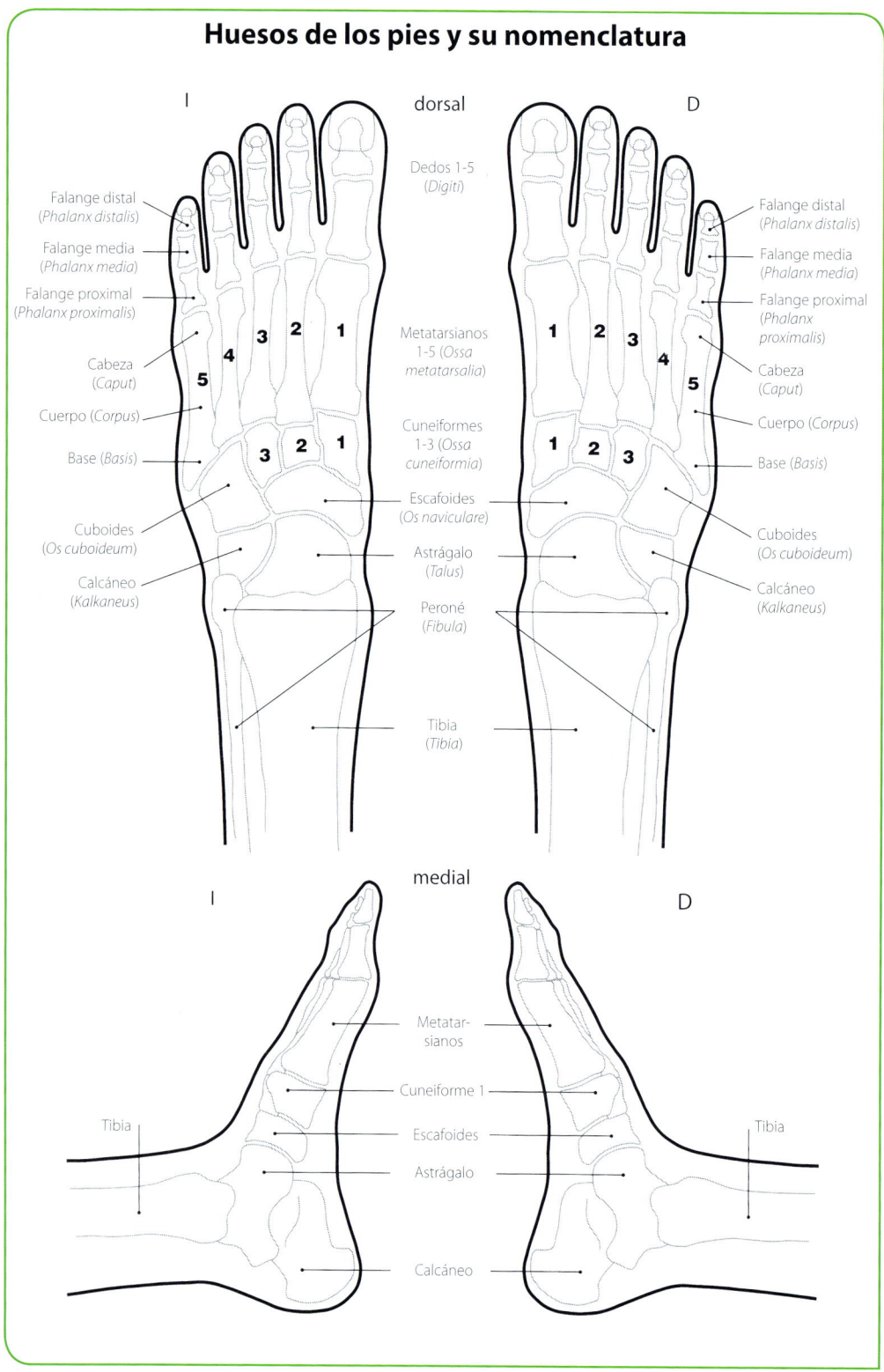

▶ **Fig. 2.4** Huesos de los pies y su nomenclatura (dorsal, medial).

2.2 El ser humano como macrosistema, reconocible en sus distintos microsistemas

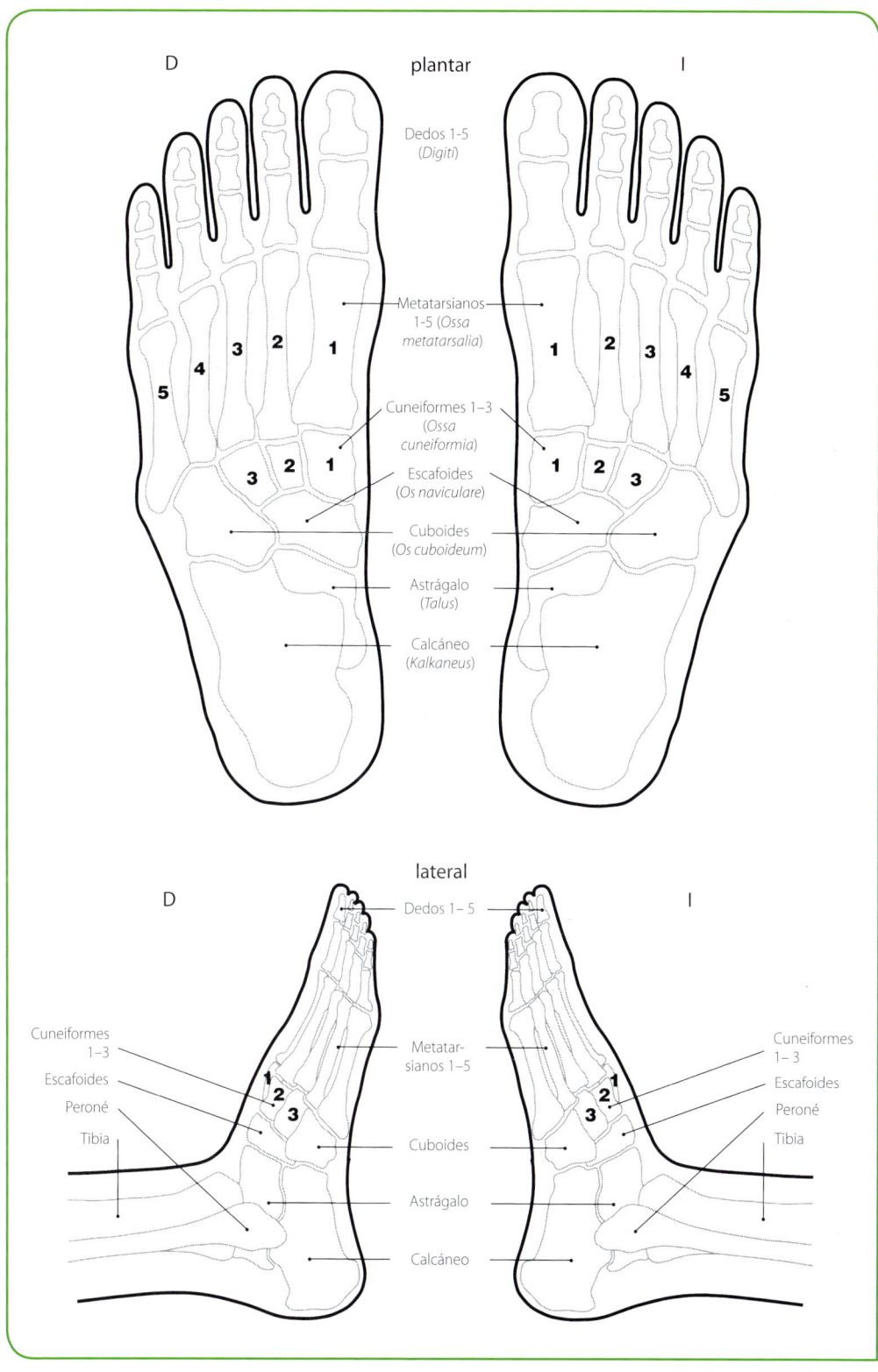

▶ **Fig. 2.5** Huesos de los pies y su nomenclatura (plantar, lateral).

3 Las maniobras terapéuticas básicas, contacto y tratamiento

3.1 Contacto

A pesar de que a priori sería posible aplicar la TZR con aparatos técnicos, me he decidido por el **trabajo manual**, ya que la necesidad de contacto físico entre las personas crece paralelamente a la tecnificación de las aplicaciones terapéuticas. Muchas personas acusan la limitación que supone la carencia de dicho contacto. Sienten, la mayoría de las veces de modo inconsciente, que la naturaleza de un tratamiento, su más profunda esencia, está relacionada con el misterio vital del contacto. En palabras de Antoine de Saint-Exupéry: «Solo se ve bien con el corazón; lo más importante es invisible para los ojos».

Todas las formas de terapia manual pueden ofrecer una rica vivencia de lo que son las relaciones humanas, ya que el hecho de «ser tocado» externamente y «sentirse tocado» interiormente están ligados y guardan entre sí un efecto recíproco.

Dicho de modo objetivo: mediante el contacto físico se crea un campo de tensión electromagnético que posee un carácter muy personal. Gracias al encuentro de dos «campos de fuerza abiertos» se tiende a una persistente homeostasis (mantenimiento de la función del sistema regulador en el cuerpo) [37]. En el sentido corriente de la inervación, por medio de dicho contacto físico se produce un estímulo en los receptores de las vías nerviosas sensitivas de los tejidos del pie.

En todo intento de explicar la noción de «contacto» hemos de tener en cuenta que este no se describe solo teóricamente, sino que es imprescindible percibirlo y vivirlo en la práctica.

3.2 Técnica de tratamiento

3.2.1 Maniobra básica del pulgar
(▶ Fig. 3.1, ▶ Fig. 3.2, ▶ Fig. 3.3)

La mano, en su calidad de instrumento sensible y personal, es la más adecuada para «comprender» el pie, si se emplea de acuerdo con su estructura anatómica. Por este motivo, aconsejo preferentemente el empleo del pulgar, ya que gracias a su particular posición y carácter dominante resulta más adecuado, sobre todo para los principiantes, a la hora de aplicar el estímulo terapéutico.

> De esa manera utilizamos nuestros músculos, articulaciones y tendones conforme a su función natural, sin riesgo de sobrecargas y lesiones.

Los otros cuatro dedos están también en contacto con el pie, pero, al contrario que el pulgar, la mayoría de las veces poseen un papel pasivo cuando aquel actúa.

Dada la situación de oposición que el pulgar ocupa, sobre todo con respecto al índice, se forma entre ellos un amplio espacio abierto en forma de herradura o de «U», lo cual permite libertad de movimiento.

La técnica de tratamiento que se emplea en la actualidad se ha desarrollado y comprobado en la práctica a lo largo de muchos años, a fin de otorgarle a la mano la mejor adecuación posible a la función que debe desempeñar. En los primeros años, muchos trabajábamos —incluso yo misma— con un exceso de presión mecánica, produciéndose innecesarios efectos adversos como inflamaciones articulares y musculares o daños posturales.

> La maniobra terapéutica se caracteriza por un movimiento rítmico, ascendente y descendente, con el que la mano puede trabajar, sin excesivo esfuerzo y durante largo tiempo, ya que se emplea el principio dinámico del efecto de la fuerza y el impulso, con lo que se evita la presión mecánica.

Los pulgares en sus fases de movimiento

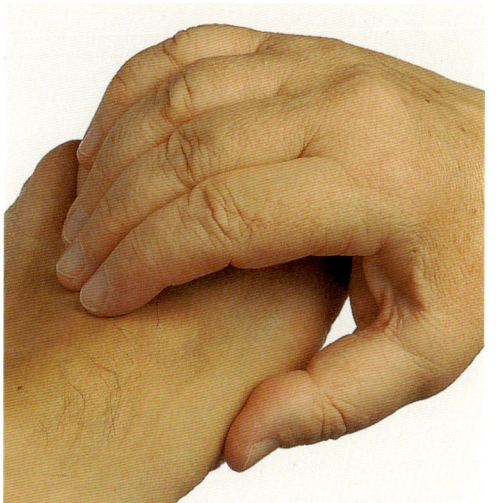

▶ **Fig. 3.1** Posición de partida: contacto, **sin** presión.

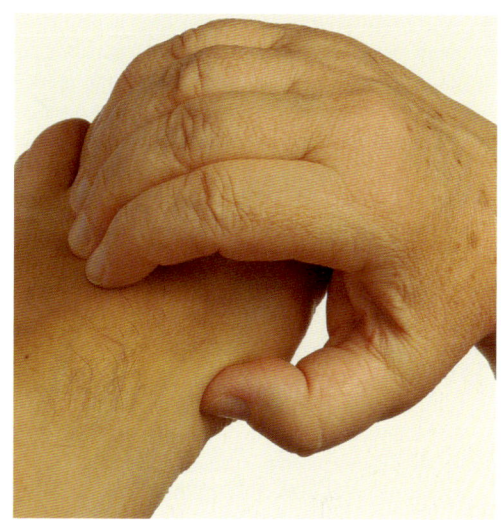

▶ **Fig. 3.3** Inicio de la actividad del pulgar.

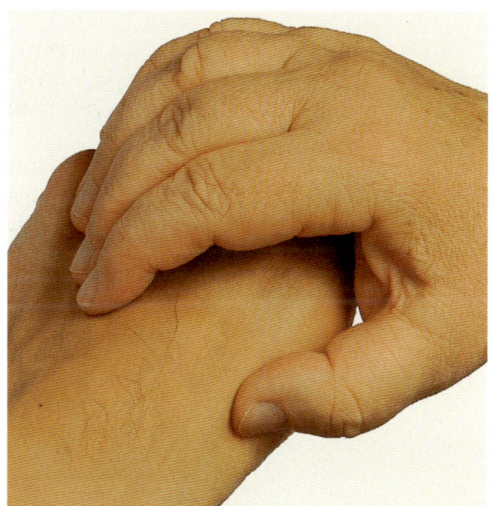

▶ **Fig. 3.2** Mediante la oscilación del brazo, se desplaza pasivamente la falange terminal del pulgar.

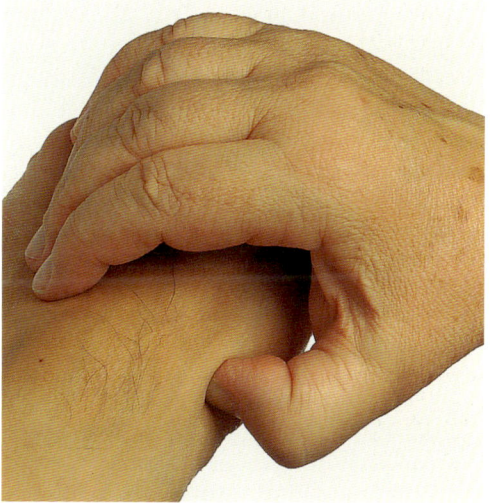

▶ **Fig. 3.4** Máxima actividad de la yema del pulgar, equivale a asentar el estímulo en la profundidad del tejido. A continuación, el pulgar oscila nuevamente a su posición de partida pasiva y empieza el paso siguiente.

El movimiento rítmico continúa actuando en los tejidos del pie y transmite, tanto a los pacientes como a los terapeutas, la experiencia de que los polos opuestos del movimiento y el reposo se unen para formar un todo armónico.

Cada movimiento consta pues de dos fases, una activa y otra pasiva, ambas de una duración aproximadamente igual.

Fase activa del pulgar

Consta de los siguientes elementos:
- Tras tocar suavemente la zona, llega la primera parte del estímulo del tratamiento a partir de la oscilación activa del brazo hacia delante, partiendo de la articulación del hombro. Es algo parecido al inicio de la oscilación de un péndulo o de un columpio (¡no debe haber ningún movimiento adicional de la muñeca, de arriba abajo!).
- El antebrazo, la muñeca y la mano se encuentran en una **posición intermedia** entre la supinación y la pronación y forman una línea horizontal natural. Gracias a la posición fisiológica del brazo y de la mano que se logra de este modo, el pulgar queda en una ligera **pronación** y puede ser utilizado sin excesivo esfuerzo. Cuando la yema del pulgar, en posición ligeramente radial, plana, relajada y **sin ejercer presión**, entra en contacto con los tejidos del pie, como consecuencia de la oscilación del brazo hacia delante, el extremo del pulgar se desliza con suavidad de un modo pasivo y se ve impulsado a realizar una clara flexión. La eminencia tenar está completamente relajada hasta este momento, y la yema del pulgar sigue como antes, sobre los tejidos del pie, con la misma suavidad que el peso de un sello sobre una carta.
- No es hasta este momento que la yema del pulgar asume activamente la dirección, aumentando la flexión hasta unos 90 grados. Al mismo tiempo, aumenta también de modo progresivo la tensión muscular en la **eminencia tenar**, y la falange distal del pulgar se dirige en perpendicular y de forma puntual a la profundidad de los tejidos.
- La falange distal del pulgar se encuentra ahora en su máxima flexión y en una tensión semejante a la del arquero cuando concentra todas sus fuerzas momentos antes de soltar la flecha. Este es el instante en que se desencadena el **estímulo terapéutico**.

Fase pasiva

Al **aflojarse de forma espontánea** la tensión en la eminencia tenar y en la parte delantera de la yema del pulgar, el brazo oscila pasivamente hacia atrás y el pulgar regresa a su posición de partida neutral. Otra vez, la yema del pulgar descansa con suavidad sobre los tejidos del pie y los dedos lo sostienen desde el otro lado.

Una nueva oscilación activa del brazo hacia delante indica el inicio del siguiente movimiento, de nuevo con sus dos fases, prosiguiendo el mismo proceso anterior. Mediante la alternancia entre las fases de tensión y de relajación, se origina un ritmo ondulante, que gracias al impulso del movimiento, recorre los tejidos del pie, milímetro a milímetro, sin excesivo esfuerzo, casi por sí solo.

3.2.2 Maniobra básica del índice
(▶ Fig. 3.5, ▶ Fig. 3.6)

La mayoría de las veces es más práctico, e incluso más cómodo para la mano, emplear el índice en la parte **dorsal** del pie. También en este caso se trabaja rítmicamente; pero es ahora el pulgar, en la cara opuesta del pie, el que ofrece un apoyo pasivo.

Sin embargo, en esta ocasión el ritmo de oscilación no se manifiesta en el movimiento pendular de todo el brazo, como sucedía en la maniobra básica del pulgar, sino que se traduce en un movimiento ascendente-descendente de la **muñeca**, de forma similar a la fluctuación de un puente colgante cuando alguien lo cruza.

Fase activa

Posee la siguiente estructura:
- El movimiento comienza con una clara extensión de la muñeca (el dorso de la mano mira hacia el antebrazo).
- Toda la yema del índice descansa suavemente sobre los tejidos del pie **sin presionar**, el pulgar apoya desde la cara opuesta a los dedos.
- La muñeca oscila suavemente hacia su posición de partida neutral, con lo que el índice se arquea algo más.
- Mientras la falange distal del índice, gracias al movimiento de oscilación de la muñeca, va trasladando despacio su superficie de contacto con el pie a la yema del dedo, esta adopta de modo creciente el impulso activo. Ello permite a la punta de la yema penetrar perpendicularmente, y con una intensidad cada vez mayor, en la profundidad de los tejidos, al objeto de desencadenar allí el estímulo terapéutico.

Fase pasiva

De modo parecido a como sucede en la maniobra básica del pulgar, a continuación se afloja la tensión creada; el índice regresa pasivamente a su posición de partida y la muñeca oscila con suavidad para recuperar la extensión, a fin de iniciar desde allí un nuevo movimiento.

La siguiente puntualización es válida para **todo tipo de uñas**: la flexión, tanto en la maniobra básica del pulgar como en la maniobra básica del índice, en-

3.2 Técnica de tratamiento

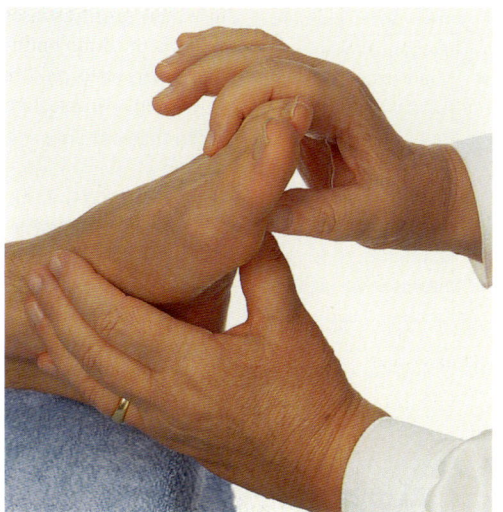

▶ **Fig. 3.5** Maniobra básica del índice en sus fases de movimiento. Posición de partida.

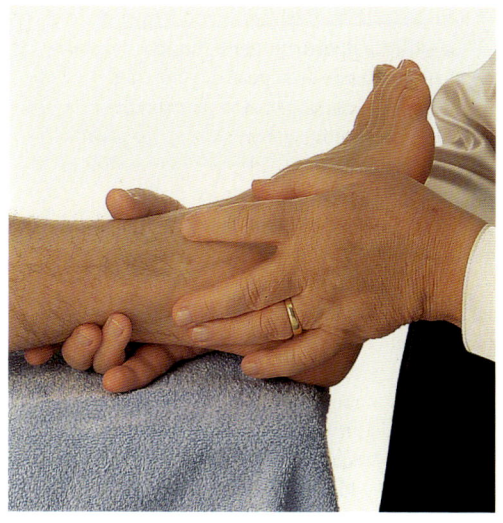

▶ **Fig. 3.7** Pases alternos con las yemas de los dedos 3 y 4.

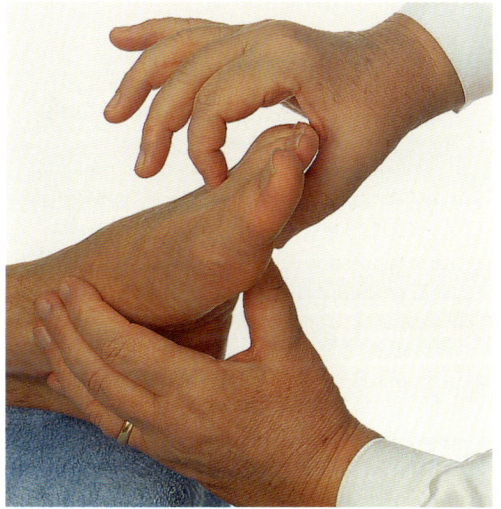

▶ **Fig. 3.6** Maniobra básica del índice en su momento de máxima actividad.

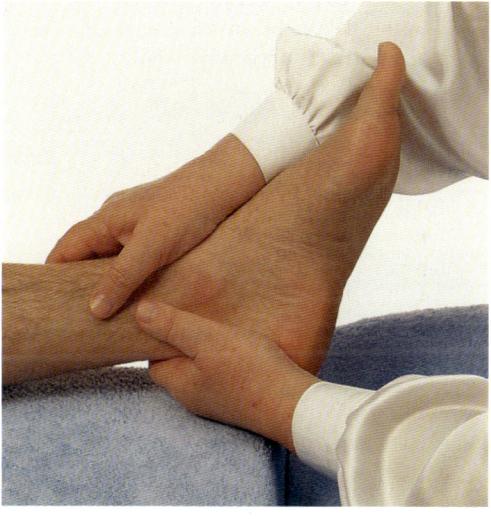

▶ **Fig. 3.8** Pases alternos con los pulgares.

cuentra su límite allí donde la irritación provocada por la uña, a pesar de haberla recortado y limado con antelación, es percibida por el paciente como molesta.

3.2.3 Pases alternos
(▶ Fig. 3.7, ▶ Fig. 3.8)

Su nombre se debe al modo en que se ejecuta este movimiento:
- Ambas manos, siguen alternativamente las correspondientes trayectorias por el tejido, con las yemas **planas** de los pulgares o de los dedos. Antes de que una mano haya terminado el movimiento, empieza la otra en la misma

trayectoria en el tejido, de modo que se establezca un movimiento fluido y constante.
- La longitud de cada pase dependerá del estado de los tejidos del pie: si se percibe un aglutinamiento o congestión de los mismos, se acortarán; si, por el contrario, su tensión es normal, podrán alargarse los pases.
- Si los dedos que trabajan son los índices, los pulgares sostienen el pie desde el lado opuesto al que actúan los dedos, y de esta manera lo mantienen en su posición. Si los pases alternos son ejecutados por el pulgar, son los otros dedos los que sostienen el pie.

Tal forma de proceder se aplica preferentemente en las zonas correspondientes a los **tejidos linfáticos**, para evitar en ellas cualquier tipo de estímulo puntual demasiado intenso de entrada, sobre todo en las zonas medial y lateral del tendón de Aquiles. En el transcurso de la formación global, se tratarán también otras zonas del sistema linfático con los pases alternos de presión.

3.2.4 Exprimir (▶ Fig. 3.9)

Este movimiento, mediante el cual los tejidos son literalmente exprimidos, se aplica sobre todo en los **espacios interdigitales**, ya que es la mejor manera de conseguir una buena irrigación sanguínea en dichas zonas:
- Las yemas del pulgar y del índice sostienen, desde una posición plantar y dorsal, los pliegues de tejido que aparecen entre los dedos de los pies y los exprimen, en dirección distal, hasta que ambas yemas se tocan.
- Mientras realiza esta operación, la mano que trabaja describe un ligero arqueamiento en su movimiento hacia la planta y/o hacia el dorso del pie.
- La intensidad del movimiento se mantendrá constante desde el principio al final, debiéndose adaptar en todo momento a la respiración del paciente (en la fase de inspiración es cuando mejor se puede realizar el estímulo). La otra mano sostiene el pie en una posición adecuada a la función y a la actividad, a ser posible desde el arco transversal. El movimiento debe repetirse varias veces.

3.2.5 Maniobra sedante sostenida

Su nombre hace referencia a la función de este movimiento: manteniendo tranquilamente una presión en la zona afectada se pretende reducir las molestias agudas de los pacientes.

Su ejecución es parecida a la del tratamiento básico:
- Ante todo, la zona afectada será palpada con suavidad con la yema del pulgar en posición ligeramente radial.
- Mediante la oscilación hacia delante del brazo, la falange distal del pulgar cambia de su posición horizontal a la vertical.
- En esta posición se aplica el estímulo terapéutico en la profundidad de los tejidos, adaptándose a la reacción vegetativa del paciente en cada momento.
- Al contrario de lo que sucede con el movimiento básico, esta posición del pulgar se mantendrá **sin movimiento** hasta que el dolor local en la zona haya remitido considerablemente.
- No es hasta entonces que el pulgar regresa a su posición de partida neutral, a partir de la cual puede iniciarse el siguiente movimiento sostenido, avanzando milímetro a milímetro por toda la zona.

El movimiento sostenido se puede realizar en las zonas correspondientes de los pies igualmente con el índice.

Aplicaciones de la maniobra sostenida

Por lo general, la maniobra sostenida se utiliza en:
- el **tratamiento del dolor** en la zona sintomática (▶ Cap. 16) y en
- el **tratamiento por TZR de los tejidos cicatriciales** (▶ Cap. 25).

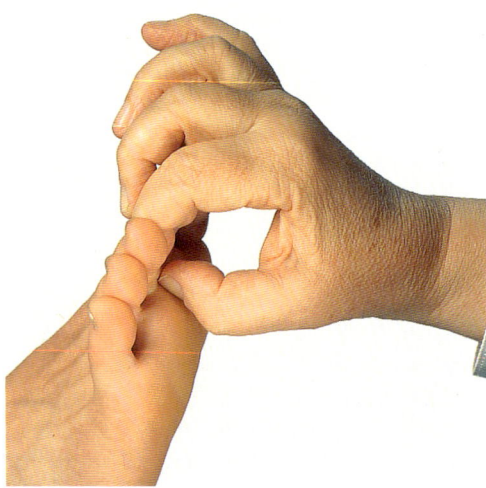

▶ **Fig. 3.9** Movimiento mediante el cual se exprimen las membranas interdigitales.

- Si durante el tratamiento se observa **inesperadamente un fuerte dolor** en determinadas zonas, tendremos la opción de aplicar también en estas la maniobra sostenida (▶ Cap. 12.2.1).

En el caso de un paciente con una situación inicial particularmente **irritada**, bastará a veces con un contacto suave y sostenido en la zona afectada, sin un estímulo puntual considerable en la profundidad de los tejidos.

Indicaciones prácticas

Los terapeutas cuyas articulaciones de los dedos y del pulgar sean débiles o bien hipermóviles, deberán realizar un movimiento de flexión de la falange distal que tienda con claridad a alcanzar un ángulo de 90 grados, procurando al hacerlo que el impulso activo en los tejidos se lleve a cabo con la falange distal del pulgar o del dedo en posición vertical. Gracias a esto, las articulaciones no aplican un esfuerzo exagerado y permanecen estables. En el caso de la maniobra básica del pulgar, es particularmente importante que la muñeca no se doble hacia arriba, ya que al hacerlo aumentaría la inestabilidad en la articulación metacarpofalángica del pulgar y le restaría eficacia.

En el caso de que las articulaciones del dedo índice estén debilitadas o sean hipermóviles, se optará por el deslizamiento de la yema del dedo, gracias a la oscilación de la muñeca. El arco de tensión derivado de tal operación concentra la fuerza de la yema de la falange distal y evita, de esta manera, que se doblen las articulaciones. Se ha mostrado útil que el dedo corazón sirva de apoyo al dedo índice débil.

Recordemos al *Guillermo Tell* de Schiller: «El arco solo muestra su fuerza cuando está tenso».

Sirvan las siguientes palabras de estímulo: a menudo, un contacto delicado, llevado a cabo con determinación e implicación interior, es más efectivo para conseguir un cambio en la tonicidad de los tejidos del pie que tomarlo con rudeza y aplicarle una presión exagerada.

> La **atención personal** y la concentración, con las que se realiza el movimiento terapéutico, determinan su calidad y eficacia en mayor medida de lo que normalmente se presupone.

3.2.6 Normas para la aplicación de las maniobras

Dirección del movimiento

Gracias al movimiento oscilatorio derivado de todo trabajo rítmico, se produce un «avance» espontáneo en la dirección del tratamiento, sea cual sea la posición de partida del pulgar o del dedo. Cuanto más natural resulte la manera en que las manos tomen los pies del paciente, mayor será la espontaneidad con que ellas podrán actuar, ya sea:
- de distal a proximal, o viceversa, o
- de medial a lateral, o viceversa.

Puesto que no todo el mundo posee esta naturalidad y se requiere cierto tiempo, paciencia y práctica hasta que podamos fiarnos de la «sensibilidad de las puntas de nuestros dedos», en las representaciones detalladas de todas y cada una de las zonas (v. ▶ Cap. 10 y ss.) se proponen algunas **direcciones de trabajo de probada eficacia**. Dichas direcciones aparecen indicadas mediante flechas.

En el caso de pacientes muy sensibles, no solo debemos determinar la dirección de trabajo en función del empleo más económico de nuestras manos, sino también en función de su cuadro clínico y de su sintomatología.

Un caso concreto tratado en mi consulta

Hace años, se presentó en mi consulta un paciente de 75 años, muy sensible, con ligeras molestias propias de una angina de pecho, y un fuerte resfriado, a quien cada vez le resultaba más difícil la expectoración de las mucosidades del tracto respiratorio. Al efectuar la primera exploración (▶ Cap. 11), me llamaron la atención, además de las zonas del corazón y del aparato respiratorio, las fuertes alteraciones halladas en el tracto digestivo, en las zonas del estómago y del intestino, en la región inguinal y en la parte inferior de la columna vertebral.

Para facilitarle la expectoración y el desprendimiento de las mucosidades de la zona de los bronquios, trabajé tonificando dichas zonas bronquiales, aplicando los movimientos de proximal a distal, es decir, de «abajo» hacia «arriba», en dirección a la zona de la cavidad nasofaríngea.

Tras tan solo un par de movimientos, el paciente se incorporó con brusquedad y evidenció náuseas y signos claros de estar a punto de vomitar. De un modo más intuitivo que racional, decidí cambiar la dirección del tratamiento y pasé a aplicar los movimientos de distal a proximal. Para sorpresa de ambos, las náuseas desaparecieron tan espontáneamente como se habían presentado. A continuación, el paciente me informó de que, desde hacía décadas, padecía una hernia de hiato, pero que, dada la inestabilidad de su estado general, no quería operarse.

A causa de la proximidad anatómica de la tráquea, región de los bronquios y esófago, sus respectivas zonas reflejas se tratan, en algunos tramos, sobre el mismo punto. De entrada, no pude establecer diferenciación alguna en la elección de las zonas; sin embargo, la impresionante reacción del paciente me indicó cuál era la dirección de trabajo más idónea a seguir en la aplicación de los movimientos.

Al preguntarle, el paciente me confirmó la existencia de la famosa tríada de hernias: **diafragmática**, **inguinal** y **umbilical**. Tras algunas sesiones de tratamiento más, en las que incluí la tonificación de las zonas de las hernias, pude elegir con total libertad el sentido de la aplicación de los movimientos en el área de las zonas del esófago o de la tráquea sin que se desencadenara reacción alguna, ya que la tensión tisular en torno al diafragma había mejorado notablemente. La estabilización de su estado se mantuvo durante doce años hasta su muerte.

Intensidad y ritmo del movimiento

El movimiento terapéutico puede variar, dependiendo de la capacidad de reacción y del estado de ánimo del paciente en cada momento, tanto en lo que a su **intensidad** se refiere, como en el **ritmo** y la **velocidad de trabajo**.

De ello se deriva una amplia escala de variaciones y posibilidades de aplicación del movimiento:
- La **intensidad del movimiento** varía de suave y tranquilizadora = armonizante a firme y profunda = tonificante.
- El **ritmo** y la **velocidad de trabajo** varían de lento y mesurado = tranquilizante a rápido e ininterrumpido = estimulante.

Duración del estímulo terapéutico

La duración del estímulo empleado puntualmente se orientará de acuerdo con el umbral de resistencia de cada paciente. Tiempo atrás —incluso cuando empezaba a dedicarme a las zonas reflejas— podían aplicarse sobre un punto, en determinadas circunstancias, impulsos dolorosos de una duración de varios minutos. Dada la actual sensibilidad de los pacientes, la mayoría de las veces bastan **impulsos de tan solo unos segundos**, repetidos en el mismo lugar a intervalos de unos minutos tantas veces como haga falta, para que la calidad de los tejidos y la sensibilidad al dolor de la zona en cuestión mejoren ostensiblemente (▶ Cap. 12.2).

> La **normalización de una zona** cualquiera puede reconocerse del siguiente modo:
> - El lugar de correspondencia en el pie es menos doloroso.
> - Mejora el aporte sanguíneo a la zona.
> - El tono del tejido se ha normalizado en la medida de lo posible.
> - El paciente muestra menos señales de sobrecarga vegetativa.

3.2.7 Ayudas para el aprendizaje

Puesto que la descripción teórica de un movimiento práctico es muy complicada, quisiera facilitar la comprensión de este mediante algunas imágenes comparativas.

- **El trampolín**: la tensión de los tejidos del pie es similar a la de, pongamos por caso, un trampolín sobre el que el pulgar pudiese saltar, como el «saltador real de trampolín» (fase activa) que es después catapultado hacia arriba (fase pasiva).
- **La manguera de jardín**: la yema del pulgar colocada ligeramente en pronación, puede compararse al aspersor de una manguera de jardín. Al regar las plantas, debemos asegurarnos de que el agua fluya sin impedimentos al lugar deseado, es decir, aplicamos el estímulo con la yema exactamente en el punto correspondiente en la profundidad de los tejidos (fase activa).
- Al igual que alejamos el aspersor de la manguera de jardín de las plantas que ya están bien regadas, tras la fase activa, el pulgar también regresa a su posición de partida distendida (fase pasiva).
- **La punta del lápiz**: la falange distal del pulgar, como si de un lápiz afilado se tratase, dibuja un punto sobre la «hoja en blanco» en la profundidad de los tejidos (fase activa) y vuelve a retirar el lápiz suavemente (fase pasiva).
- **Marea alta y marea baja**: si consideramos el pulgar como una ola, el tejido del pie sería la orilla sobre la que actúa la fase activa del movimiento, esto es, la pleamar, mientras que la fase pasiva sería la bajamar.
- **El pedal del acelerador**: el ligero contacto del pie con el pedal del acelerador tiene su correspondencia en el inicio del movimiento. Si aumentamos paulatinamente la presión, estamos dando gas hasta alcanzar el máximo de sus posibilidades (fase activa). Cuando el pie suelta suavemente el pedal del gas, este retorna a la posición de partida (fase pasiva).

- **El globo**: la yema del pulgar está relajada y «vacía» al principio del movimiento. Cuando alcanza la flexión máxima, está «a punto de estallar», como si de un globo hinchado se tratara. La oscilación pasiva del retroceso del pulgar responde, por su parte, a la salida espontánea de aire del globo.
- **El sello de goma**: para la correcta estampación de un sello, se coloca este antes con precisión y se estampa posteriormente sobre el papel (fase activa), para a continuación, sin emborronar la escritura, retirarlo con suavidad del papel (fase pasiva).
- **La pelota**: un niño lanza con todas sus fuerzas la pelota contra el suelo (fase activa) y, al instante, debido a la resistencia que opone el suelo (= tono del tejido), rebota (fase pasiva).
- **El muelle**: un muelle es comprimido (fase activa); al soltarlo, recupera rápidamente su forma original (fase pasiva).

Estos ejemplos a modo de analogías de la acción del pulgar también son aplicables a la del **dedo índice**.

3.3 Resumen

Aunque la técnica de la TZR comprende un número reducido de maniobras fundamentales y puede parecer fácil, debe tenerse en cuenta que incluso los movimientos «sencillos» exigen nuestra plena atención y ejercicio paciente. Es frecuente la creencia errónea de que las cosas sencillas se aprenden con facilidad y prontitud, lo que conduce a descuidarlas.

> Cualquier terapeuta puede comprobar por sí mismo si está empleando la técnica correcta: cuando nuestro trabajo nos origine frecuentes sobrecargas articulares y agarrotamientos musculares, hay que reemprender y reordenar el aprendizaje de los movimientos desde los fundamentos, teniendo en cuenta que «lo mecánico fatiga, pero lo dinámico restaura».

4 Características de las zonas afectadas
Dosificación adaptada a la situación

4.1
Indicios de alteración en las zonas reflejas

Cada persona posee zonas reflejas en el microsistema de sus pies. Cuando la persona está sana, dichas zonas se muestran tan poco afectadas como el resto de órganos sanos. Sin embargo, en el momento en que se producen alteraciones de carácter patológico estas zonas son reconocibles a partir de:

- exclamaciones de dolor,
- irritaciones vegetativas, y
- la exploración mediante palpación.

Exclamaciones de dolor

Muchos pacientes reaccionan al estímulo del tratamiento de una zona afectada con muestras espontáneas verbales de dolor u otras señales de dolor, y hay que animarlos a que lo hagan sin ninguna timidez. Tales muestras ayudan, sobre todo a los principiantes, a no traspasar el umbral de dosificación al aplicar la terapia.

Irritaciones vegetativas

Desencadenadas por el estímulo terapéutico, las irritaciones vegetativas indican la necesidad de aplicar un tratamiento cauteloso y bien dosificado en aquellas zonas del pie en las que aparecen las señales de alteración, aunque dichas zonas no sean siempre sensibles al dolor **de forma subjetiva**.

Los pacientes que lleguen a la consulta con las manos húmedas u otras señales de alteraciones vegetativas, por lo general, deben ser tratados con movimientos suaves. Normalmente, su capacidad de reacción mejora considerablemente mediante maniobras de regulación al iniciar el tratamiento en cuestión.

Exploración mediante palpación

Fruto del interés y de la atención que les prestemos durante la palpación, nuestras percepciones táctiles (relativas al sentido del tacto) serán con el tiempo tan fiables que reconoceremos las zonas anómalas por sus cambios de tonicidad y de temperatura, sin depender exclusivamente de las manifestaciones e indicaciones del paciente. Sin embargo, esto requiere experiencia y práctica.

4.2
Señales indicadoras de una dosificación adaptada a la situación

Cualquier forma de terapia manual supone un encuentro muy personal entre dos seres. Tanto la persona que imparte la terapia como la que la recibe poseen su propio modo de acceder a un método de tratamiento y lo abordan de forma diferente.

Una adecuada **dosificación** es particularmente importante para el resultado del tratamiento. Presupone que el terapeuta posee una viva capacidad de observación y un alto grado de comprensión, para poder apreciar con exactitud los cambios habidos en el estado de salud del paciente. Este, por su parte, merced a sus reacciones ante el tratamiento, proporciona indicaciones precisas para establecer el umbral de dosificación necesario en cada momento.

> En el caso de los pacientes de hoy en día, a menudo más sensibles y más fácilmente irritables, su **capacidad de reacción vegetativa** momentánea determina el grado de dosificación de una manera más fiable que el dolor desencadenado en las zonas reflejas de los pies.

Señales de carácter vegetativo que indican sobrecarga

Las señales de carácter vegetativo más frecuentes que indican que se ha alcanzado el umbral de dosificación **durante** el tratamiento son:

- Sudoración persistente de las manos, de aparición rápida y abundante.
- Formación de sudor en determinadas zonas del cuerpo, por ejemplo, en el segmento o dermatoma, o en todo el cuerpo.
- Modificaciones claras, drásticas y espontáneas en:
    - la frecuencia del pulso: tendente la mayoría de las veces a la taquicardia,
    - el color del rostro: muy pálido o bien muy enrojecido,
    - la temperatura del cuerpo: demasiado caliente o, por el contrario, demasiado frío, temblores que se mantienen durante cierto rato y con «piel de gallina»,

- la salivación: disminuye la mayoría de las veces,
- el ritmo de respiración: demasiado superficial y rápida, llegando a veces también a ser entrecortada.
• Mareos, causados por el estómago o la circulación sanguínea.
• Inesperadas reacciones anímicas, por ejemplo, señales de desasosiego, confusión y miedo, llanto sin motivo aparente.
• Intensa sensación de frío interior y temblor interior, inicio de entumecimiento de las puntas de los dedos.

Señales reconocibles acústica y visualmente

Las reacciones audibles y visibles del paciente son más fáciles de percibir y también más llamativas, pero ocupan un lugar secundario en lo que se refiere a la valoración de la dosificación:

- Indicios acústicos, como exclamaciones asustadas o suspiros, ligeros gemidos o tímidas risas.
- Gestos mímicos, como labios presionados, fruncimiento del ceño o movimientos intranquilos de los párpados.
- Gestos y muecas que expresan claramente intranquilidad, un fuerte dolor o un cierto malestar subjetivo.
- Visible contracción de distintos grupos de músculos o bien de toda la persona.

En sí mismas, las señales reconocibles acústica y visualmente no constituyen una base sólida a la hora de calibrar la dosificación adecuada: algunos pacientes son precavidos hasta la exageración, de modo que ya **antes** de sentir dolor manifiestan una supuesta sobrecarga; otros piensan que soportando con estoicismo fuertes dolores deben demostrar cuánto pueden «aguantar», o la «buena» disposición que tienen ante quien aplica el tratamiento. Las expresiones más corrientes al respecto son: «Haga lo que tenga que hacer», o: «No se preocupe por mí», o también: «Todavía puedo soportarlo».

4.3
Cómo actuar cuando se producen reacciones durante la sesión de tratamiento

Sobre todo en el caso de los principiantes, no siempre es posible, a pesar de su empeño y sus esfuerzos, encontrar en cada caso la intensidad adecuada. Esto forma parte de las dificultades propias de una actividad a la que no se está habituado, y puede superarse poco a poco ejercitándose con paciencia. Sin embargo, debemos reaccionar cuando aparezcan **indicios de sobrecarga**:

- reduciendo tanto la intensidad del movimiento como el ritmo de trabajo
- y/o aplicando una maniobra de regulación (▶ Cap. 6.2.3), que también puede consistir en sostener y tocar con mucha suavidad la zona irritada,
- tranquilizándonos nosotros mismos y poniendo orden en nuestra respiración y nuestra postura.

En cuanto un paciente reacciona en exceso a un tratamiento, resulta útil asegurarse de estar conectados conscientemente con su capacidad interior de regeneración y no con la irritación existente.
Si contestamos a la irritación momentánea del otro con nuestra propia irritación, no hacemos más que duplicarla y más bien logramos lo contrario a lo deseado. Lo mejor para afrontar este tipo de situaciones es adueñarnos de tales experiencias mediante una observación atenta y concedernos que no todo puede salir «perfecto» en el primer intento de práctica.
Lograremos nuestra propia soberanía del trabajo si nos enfrentamos a la propia inseguridad siempre con paciencia y sin menoscabar nuestra capacidad personal, y lo ejercitamos una y otra vez, puesto que solo así lograremos superarlo lo antes posible.

4 Características de las zonas afectadas Dosificación adaptada a la situación

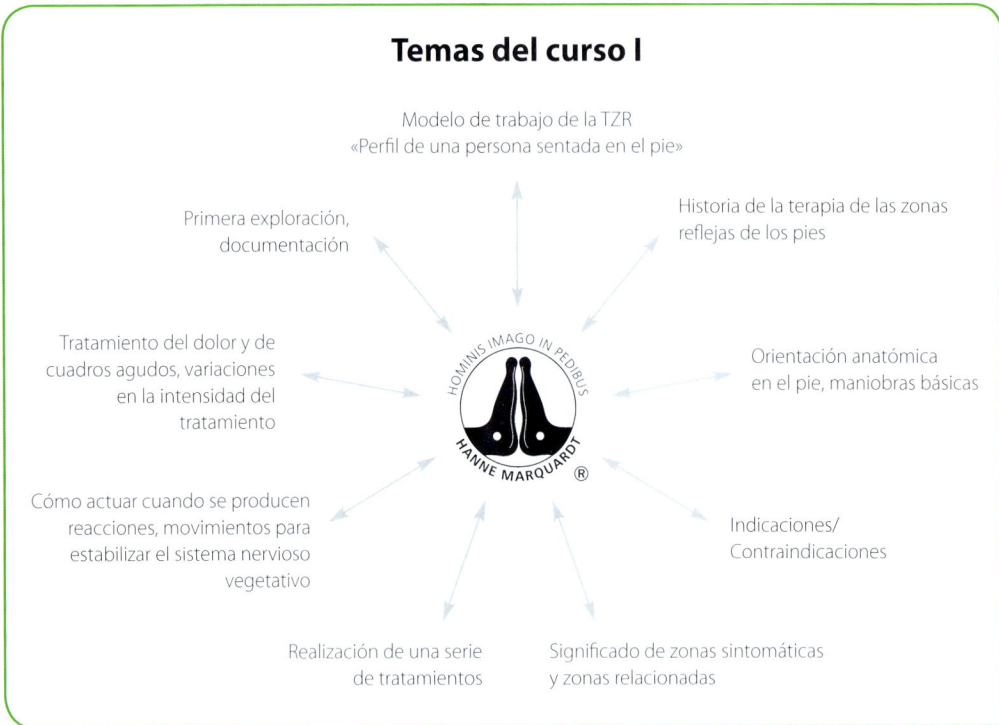

▶ **Fig. 4.1** Estrella del Curso I.

5 Indicaciones y contraindicaciones

5.1 Indicaciones prácticas para empezar

Cuando hemos adquirido nuevos conocimientos, no es sino al volver al trabajo cotidiano cuando suelen planteársenos preguntas. Por ello vale la pena considerar **antes** cómo abordar en la práctica un nuevo método de tratamiento.

Para empezar, los más adecuados son los pacientes procedentes de los siguientes grupos de patologías:

- Sobrecargas musculares estáticas y deformaciones: defectos posturales, síndrome cervical o lumbar, tensiones musculares o agarrotamientos, limitaciones en la movilidad de las articulaciones.
- Molestias digestivas: síndrome epigástrico, meteorismo, hepatopatías, estreñimiento, hemorroides.
- Dismenorrea y otros trastornos funcionales del periodo menstrual.
- Constipados o sinusitis crónica o aguda, propensión a resfriarse.
- Trastornos linfáticos, sobre todo también en niños, alergias.
- Dolores de cabeza de distinto tipo y causa.

Al principio no deberíamos elegir pacientes gravemente enfermos, sino más bien concedernos el tiempo suficiente para ir adquiriendo —por medio de la propia experiencia— confianza en nosotros mismos y también en el método. Si aprendemos a valorar tanto nuestras posibilidades como las limitaciones, a nivel personal o de conocimiento, trabajaremos con mayor seguridad y no dudaremos, cuando sea preciso, en pedir consejo o en derivar el paciente al médico si así se juzgara oportuno.

5.2 Contraindicaciones

Como en toda terapia efectiva, también hay contraindicaciones para la TZR. Distinguimos entre contraindicaciones absolutas y relativas.

5.2.1 Contraindicaciones absolutas

La TZR está absolutamente contraindicada en pacientes:

- que sufran **inflamaciones** agudas en el **sistema venoso y linfático** (peligro de trombosis venosa, tromboflebitis y de propagar el foco inflamatorio a través de las vías linfáticas);
- si **con anterioridad** ya existía una flebitis, el médico debe diagnosticar el estado real del sistema venoso **antes** de la utilización de la TZR;
- que tengan alojados **cuerpos extraños** cerca de los órganos o sistemas vitales (por ejemplo, esquirlas en heridas de guerra en la parte superior de la nuca);
- que padezcan **aneurismas** (dilatación en vasos sanguíneos arteriales, p. ej. en la aorta);
- con **trasplantes**;
- que tengan **melanomas**, especialmente en pies y piernas, tanto si han sido operados como si no;
- que padezcan **psicosis** (p. ej. psicosis maníaco-depresiva, esquizofrenia). Puesto que en estos casos pueden aparecer trastornos del estado anímico de un modo muy abrupto y en forma de brotes, se desaconseja utilizar la TZR incluso en las fases de aparente calma.

5.2.2 Contraindicaciones relativas

Enfermedades que afectan directamente al pie

Enfermedad de Sudeck en el pie. Los pacientes con la enfermedad de Sudeck se pueden tratar mediante la TZR, pero no el pie afectado, ya que aplicar el tratamiento directamente en él podría desencadenar un rápido y progresivo aumento de la sobrecarga de los tejidos. No obstante, la distrofia de Sudeck puede ser abordada de forma adicional a otras medidas siguiendo el principio del tratamiento colateral y contralateral, es decir, en el otro pie y en la mano del mismo lado en las zonas correspondientes (▶ Cap. 18.4.2).

Gangrena en el pie. Por ejemplo, en el caso de diabéticos o como consecuencia de graves congelamientos o de trastornos circulatorios masivos de otro tipo. En este caso, no debe realizarse un tratamiento directo en el pie gangrenoso, resultando también indicada la terapia colateral y contralateral.

5 Indicaciones y contraindicaciones

Micosis generalizada en los pies o eccema húmedo. En las zonas afectadas no se realizará directamente el tratamiento sobre la piel. Sin embargo, la terapia sobre calcetines finos de algodón ha dado buenos resultados. En estos casos, junto con aplicaciones naturales locales, es importante llevar a cabo una modificación en profundidad de la alimentación [40], [50].

Enfermedades reumáticas que también afectan a los pies. Durante el brote de dolor agudo desaconsejamos totalmente el tratamiento de los pies. Incluso cuando disminuya el dolor agudo, primero deben aplicarse únicamente maniobras de regulación neutrales para evitar reavivar el dolor. En el estadio **crónico**, se puede proceder a un tratamiento suave en las zonas del sistema vegetativo, de la columna vertebral y de los órganos excretorios. En este caso, también es fundamental una desacidificación de los órganos digestivos mediante una modificación de la alimentación.

Enfermedades que *no* afectan al pie

Enfermedades infecciosas y con fiebre muy alta. Por lo general, estos pacientes deben ser tratados primero médicamente. Cuando la situación de fiebre aguda remita, se puede emplear la TZR —con la experiencia correspondiente— como medida de refuerzo en la clínica para ayudar a los órganos con acción metabólica, así como a los sistemas linfático, circulatorio y vegetativo.

Diferentes experiencias, entre otras con niños, demuestran que, en estado de fiebre (p. ej. en enfermedades infantiles), el organismo activa por sí solo tantos estímulos curativos que basta con realizar algunas maniobras de regulación bien seleccionadas o sujetar suavemente los pies varias veces al día (▶ **Cap. 23**).

Enfermedades psicosomáticas. Los terapeutas experimentados que trabajan en clínicas psicosomáticas especializadas pueden aplicar la TZR a los pacientes, de mutuo acuerdo con el médico, para influir positivamente en los trastornos físicos y síntomas concomitantes de su situación vital actual, por ejemplo:
- Estímulo de la actividad de los órganos excretorios: intestinos y riñones
- Estabilización de la circulación
- Alivio de problemas en la columna vertebral y las articulaciones
- Regulación de la cantidad y calidad del sueño
- Alivio de los dolores antes y/o durante la menstruación
- Y un largo etcétera

Por lo general, las personas que tienen una carga psíquica, aprecian mucho el «medicamento del contacto», sobre todo en los pies. Puesto que son la parte del cuerpo más alejada, transmiten una cierta distancia respecto de la persona en su conjunto, permitiendo el contacto con mayor rapidez. Además, contamos con experiencias en clínicas psicosomáticas según las cuales la TZR en pacientes con neurosis u otras afectaciones puede representar «la puerta de entrada» a la conversación psicoterapéutica. En este caso, resulta especialmente importante una buena colaboración entre terapeutas y médicos.

En este tipo de tratamientos, lógicamente debemos saber dónde están nuestros límites personales y profesionales, evitando impartir consejos o aventurar interpretaciones de los procesos patológicos concretos.

Cuando el **número de leucocitos** experimenta una reducción por debajo de 2.500 (p. ej. en pacientes con enfermedades autoinmunes, también en el caso del sida), las zonas de los pies no deben tratarse de forma específica según los órganos. No obstante, los estímulos neutrales y las maniobras de regulación no solo resultan indicados, sino también prácticos, ya que para este grupo de pacientes el contacto en general es muy importante y porque a menudo tienen los pies fríos.

Cuando una **operación** permita esperar un resultado más idóneo, por ejemplo, en el caso de:
- Pacientes cuyas amígdalas, crónicamente inflamadas, ya no pueden regenerarse utilizando métodos no invasivos como la homeopatía clásica, la terapia neural, la TZR o el drenaje linfático manual.
- Mujeres con grandes miomas que perjudiquen las funciones de otros órganos o que puedan provocar hemorragias fuertes y frecuentes de forma inesperada.
- Pacientes con piedras en la vesícula que, a pesar de haberse sometido a diferentes métodos de tratamiento, siguen padeciendo cólicos o cuyas piedras —debido a su tamaño— no puedan expulsarse por la vía normal.

Sin embargo, los pacientes mencionados pueden y deben seguir siendo tratados con TZR en el periodo postoperatorio para expulsar tóxicos de la anestesia y ayudar al proceso de curación.

Mujeres con **embarazo de riesgo**. Como medida preventiva, también las incluimos en las contraindicaciones. Ya que el concepto de embarazo de riesgo se utiliza en casos muy dispares, la posibilidad de aplicar la TZR, incluso cuando se haya prescrito, debe consultarse adicionalmente con la mujer en cuestión. Si muestra grandes reparos a la TZR (u otras terapias), no debemos convencerla para que se someta al tratamiento.

Aunque hoy en día el embarazo no es una enfermedad, por lo general aconsejamos iniciar el tratamiento aproximadamente a partir del cuarto mes de embarazo. Durante el primer trimestre, muchas mujeres presentan una especial inestabilidad física y emocional ante los «cambios», y simplemente necesitan más tranquilidad (▶ Cap. 22).

En especial, existe una contraindicación importante e individual cuando el propio terapeuta tiene grandes reparos y **miedo ante el cuadro clínico del paciente**, o de las posibles **reacciones** que puedan producirse. Un afán mal entendido por prestar ayuda puede producir más perjuicios que beneficios a todos los implicados.

6 Estabilización y armonización del sistema nervioso vegetativo

6.1 Maniobras de regulación para el físico y la psique

6.1.1 Generalidades

En los últimos años, las maniobras de regulación han ido adquiriendo una importancia cada vez mayor, puesto que muchos pacientes manifiestan, ya **antes** incluso de iniciar el tratamiento, una inestabilidad de carácter vegetativo, o bien reaccionan al estímulo terapéutico con inusitada rapidez e intensidad.
Su empleo será diferente, por ejemplo:
- para entonar al paciente al inicio de un tratamiento y/o
- si aparecen indicios de fatiga y/o irritación durante el tratamiento,
- al término de una sesión, al objeto de conseguir un efecto armonizador.

Las siguientes maniobras son sencillas y convencen gracias a su eficacia espontánea en la práctica diaria.

Puesto que la ordenación que pretendemos alcanzar para nuestros pacientes mediante las maniobras de regulación empieza en nosotros mismos, vale la pena, primero, comprobar durante unos segundos la propia postura y después la fluidez de nuestra respiración. Así se garantizará que el paciente se estabilice con rapidez, sin que nosotros mismos nos veamos desbordados.

6.1.2 Maniobra de tracción de talones
(▶ Fig. 6.1, ▶ Fig. 6.2)

Dado que los desequilibrios vegetativos también pueden ser percibidos en el agarrotamiento de la musculatura y en alteraciones de la respiración, la primera maniobra de regulación se ocupa de realizar tracciones que, aplicadas a nivel de los talones, actúan sobre la respiración y la musculatura, a menudo agarrotada, ordenándolas y relajándolas.

Ejecución: Colocamos las palmas de las manos bajo los talones y observamos el ritmo respiratorio del paciente en ese instante. A menudo no será como creemos que debería ser. La mayoría de las veces, pretendemos modificar dicho estado de inmediato y caemos en el error de valorarlo de modo más teórico que no referido a la situación y la persona en cuestión, de ahí que lo juzguemos como «correcto» o «erróneo», «bueno» o «malo».

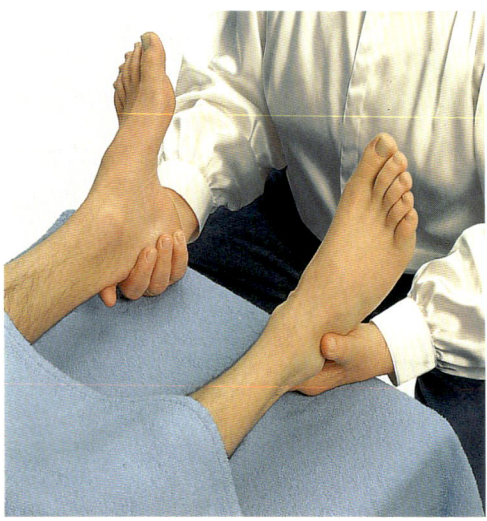

▶ Fig. 6.1 Maniobra de tracción de talones en ambos pies a la vez.

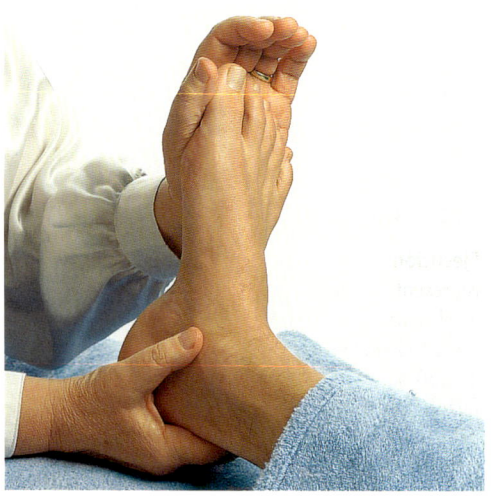

▶ Fig. 6.2 Maniobra de tracción de talones en un solo pie.

> Aceptar conscientemente cualquier trastorno en el tono muscular o en la respiración del paciente, nos coloca en el punto de partida más adecuado para poder modificarlo y conseguir su armonización.

Por dicho motivo, la tracción de talones empieza, sin tener demasiado en cuenta las posibles incorrecciones en la respiración del paciente, en la fase de inspiración. La intensidad del impulso desencadenado por el estiramiento se irá aumentando, de forma equilibrada, de tal modo que el paciente llegue a percibirlo en todo su cuerpo, es decir, hasta en la columna vertebral y en la cabeza. Casi siempre el cuerpo responde de forma espontánea con una relajación de los diferentes grupos musculares. De tal suerte que, en la mayoría de los casos, el siguiente ciclo respiratorio ya será algo más relajado y profundo.

Cuando la respiración de un paciente es breve y rápida, puede modificarse del siguiente modo:
- o bien realizando **una** sola tracción entre varios movimientos respiratorios,
- o bien prolongando mínimamente la tracción al final de la fase de inspiración como una callada invitación a respirar de forma más profunda.

El trato diferenciado del proceso respiratorio del paciente también le protege de una posible manipulación arbitraria de estos procesos vitales en el fondo tan íntimos: «El espíritu sopla donde quiere» (en arameo, la palabra utilizada para espíritu y respiración es la misma).

Vale la pena vigilar nuestro propio ritmo respiratorio durante la ejecución de las maniobras de regulación, al objeto de evitar oscilaciones innecesarias en nuestras propias fuerzas. Cuando —de forma casi siempre inconsciente— nos acompasamos a la respiración del paciente, no por ello le ayudamos más, antes bien nos irritamos y debilitamos a nosotros mismos.

6.1.3 «Capuchones energéticos»

Ejecución: Elegimos la zona de nuestras manos que representa un mayor campo de energía personal, esto es, el centro de la palma de la mano, y luego la colocamos, con suavidad, en forma cóncava, durante unos 20 a 30 segundos, sobre las articulaciones metatarsofalángicas del dedo gordo de ambos pies desde una posición medial.

De esta manera tocamos algunas zonas reflejas que están estrechamente ligadas con procesos vitales reguladores: cerebelo, tiroides, corazón y nuca. En la mayoría de los casos, los pacientes reaccionan de inmediato al contacto con el centro de la palma de la mano, con un aumento del bienestar y de la paz interior.

Al efectuar esta maniobra, debemos cuidar de manera especial la corrección de nuestra posición sentada, procurando que en todo momento haya una buena estabilización entre nuestros omóplatos, a fin de que el arco de tensión de los brazos esté dirigido y mantenido por la fuerza central de la columna vertebral. La libertad de actuación que se consigue en esta postura evita que debamos ejercer presión alguna y dejemos caer nuestro peso sobre los pies del paciente.

Puesto que no resulta efectivo intentar representar este movimiento con una imagen gráfica, me he limitado exclusivamente a describirlo en el texto.

6.1.4 Maniobra de regulación de la respiración (▶ Fig. 6.3)

Ejecución: Cogemos los pies, cada uno con una mano, desde una posición medial, y avanzamos, con el pulgar flexionado, hacia el centro de las zonas del límite superior del diafragma, es decir, el centro del límite proximal del arco transversal. Cuando el paciente inspira, movemos los pies desde la falange distal flexionada del pulgar, hacia la flexión dorsal, hasta que las articulaciones tibiotarsianas también se muevan.

En la fase de espiración, la tensión creada en las articulaciones tibiotarsianas disminuye y vuelve suavemente a la posición de partida. También aquí nos adaptaremos al ritmo respiratorio del paciente, que habremos observado de antemano, sin pretender dirigirlo de forma arbitraria.

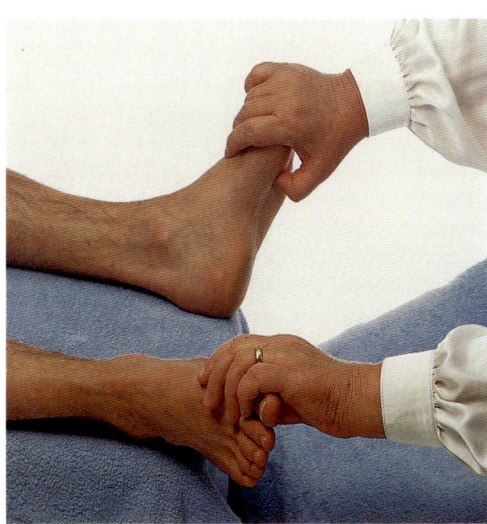

▶ **Fig. 6.3** Maniobra de regulación de la respiración.

En el caso de que la respiración fuese breve y superficial, este movimiento también puede prolongarse durante dos o tres respiraciones, a partir de una primera inspiración, manteniendo la tensión y relajándola durante la posterior espiración. Así, el movimiento del diafragma, entre el tórax y el abdomen, se va haciendo, poco a poco, más profundo y tranquilo, puesto que, además, en esa zona se tocan también las áreas de inervación del plexo solar.

Si al realizar esta maniobra de regulación nos mantenemos sentados con la espalda erguida, oscilando suavemente la pelvis adelante y atrás, apenas nos supondrá un esfuerzo, ya que dicho movimiento hacia delante permitirá transmitir el peso del tronco a los brazos y a las manos, de manera que puedan mover ambos pies sin dificultad.

6.1.5 Maniobra de palmas contra plantas

(▶ Fig. 6.4)

Tomamos asiento a una distancia adecuada del paciente para que todo el tronco pueda moverse hacia delante, desde la ingle, como si de una bisagra se tratara (¡sin encorvarse!). Dependiendo de la proporción del tronco con respecto a nuestras extremidades, podemos apoyar al mismo tiempo los codos cerca de las rodillas, o bien mantenerlos libremente entre estas y las piernas, las cuales mantendremos bien separadas.

Ejecución: Ambas palmas de las manos se colocan contra las plantas de los pies del paciente, pero **sin presionarlos**. Si estas son mucho más grandes que nuestras manos, comprobaremos dónde están más frías o dónde necesitan un contacto mayor. Allí donde sea preciso se dejan en posición de reposo hasta que el paciente se haya recuperado de la irritación.

Puesto que las plantas de los pies y las palmas de las manos tienen una irradiación muy particular, debemos también manejar con cuidado nuestras propias energías, es decir, mantendremos nuestro propio ritmo respiratorio durante la ejecución de esta maniobra de regulación y delimitaremos su duración, o elegiremos otra maniobra en el caso de que en ese momento no tengamos especial resistencia.

Como **variante** más moderada, se recomienda colocar contra la planta del pie el **dorso de la mano** en lugar de la palma. Para ello volveremos a la distancia habitual de trabajo con respecto a los pies.

6.1.6 Pases yin-yang

(▶ Fig. 6.5, ▶ Fig. 6.6)

La denominación de esta maniobra de regulación procede de la acupuntura. En la concepción taoísta oriental de la vida, el universo es concebido como la manifestación conjunta de dos polaridades, condicionadas entre sí y complementarias ambas: el yin (terrenal, femenino, receptivo) y el yang (cósmico, masculino, engendrador).

Por los llamados meridianos, descritos por H. Heine como —«líneas de comunicación invisibles, dispuestas simétricamente, entre puntos con un efecto terapéutico parecido»—, ambas formas de energía y de distinta polarización, yin y yang, fluyen por todo el organismo.

Ejecución: Esta maniobra de regulación se realiza siguiendo el mismo sentido que el flujo de la energía de los meridianos. Empieza o termina en la cara interna o externa de la rodilla. Con una mano plana se hace un pase suave por la cara exterior de la pierna, cuyo límite medial es el borde tibial, pasando por el dorso del pie hasta llegar a los dedos 2 a 5 del pie (meridianos yang). Al mismo tiempo, la otra mano, desde una posición proximal con respecto al arco transversal, se desliza a lo largo de la planta del pie y pasa por la cara interior de este y de la pierna, hasta llegar a la cara interna de la rodilla (meridianos yin). Para cada pase, ambas manos han de regresar de nuevo a los respectivos puntos de partida.

Este sosegado masaje se efectúa varias veces seguidas en uno y otro pie/pierna. Ha demostrado ser particularmente eficaz en el caso de pacientes muy **sensibles a las cosquillas** y con **inestabilidad de carácter vegetativo**.

En el supuesto de que los pies del paciente y/o las manos del terapeuta estén húmedos, el masaje se aplicará con los pies cubiertos.

Variante

Los pases yin-yang también pueden realizarse en **los dos pies** al mismo tiempo. Para que nuestras muñecas tengan suficiente margen de movimiento para la rotación interna, en los pases ejecutados de modo bilateral, estableceremos una distancia mayor de lo habitual entre los pies del paciente y nosotros.

Con el cuerpo bien inclinado hacia delante, empezaremos el pase al mismo tiempo en la cara externa de ambas rodillas (zona yang hasta el límite de la tibia), descendiendo con la mano plana hasta llegar a los dedos 2 a 5 del pie.

6.1 Maniobras de regulación para el físico y la psique

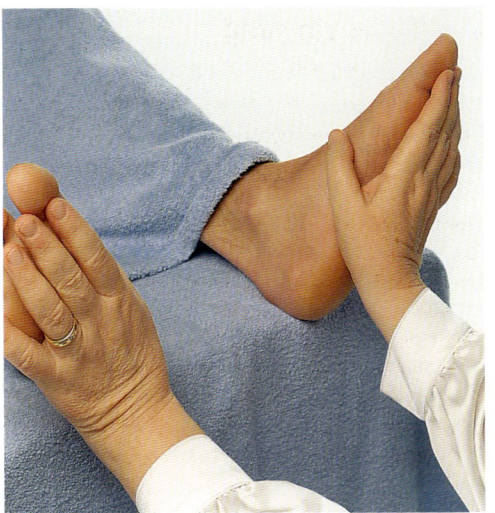

▶ **Fig. 6.4** Maniobra de palmas contra plantas

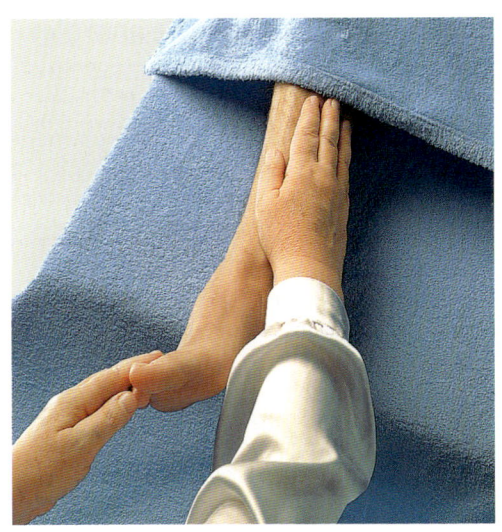

▶ **Fig. 6.6** Pase yin-yang, fin.

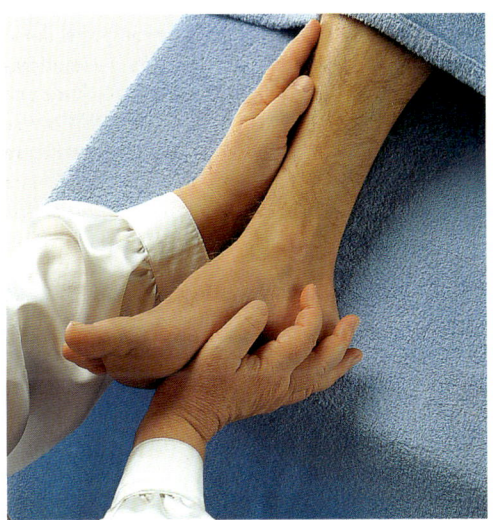

▶ **Fig. 6.5** Pase yin-yang, inicio.

Sin que las yemas de los dedos pierdan contacto con la piel, dirigiremos los movimientos hacia la planta, efectuando con la muñeca un claro movimiento de rotación hacia dentro. Es muy importante abarcar realmente la región plantar del pie, y no solo la medial. Ambas manos recorren planas las zonas yin en la cara interna del talón hasta la cara interna de la rodilla.

Para cubrir la distancia entre la cara interna (yin) y externa (yang) a la altura de la rodilla, las palmas de las manos, que están totalmente planas al final del movimiento yin, se elevan hasta tocar solo con las puntas de los dedos; con este ligero contacto establecen la conexión con el lado yang, de medial a lateral. Solo cuando las palmas de las manos llegan a la cara externa vuelven a colocarse otra vez sobre los tejidos para iniciar con suavidad el nuevo movimiento yang.

6.1.7 Maniobra del plexo solar

La zona del plexo solar (▶ **Fig. 10.31**) resulta especialmente adecuada para equilibrar el sistema nervioso vegetativo en el caso de hiperreacciones durante el tratamiento con TZR o con posterioridad al mismo.

Ejecución: Situamos las yemas de ambos pulgares en la zona plantar entre la base del 1er metatarsiano y del 1er cuneiforme.

En el caso de una reacción **simpaticotónica intensa** del paciente (p. ej. fuertes dolores, espasmos, estrés, aumento de la presión sanguínea, taquicardia, manos y pies húmedos o mojados), debe aplicarse la **maniobra sostenida**, pudiendo variar su intensidad de suave a fuerte.

En el caso de estados **vagotónicos** (p. ej. desaceleración del pulso, caída de la presión sanguínea), la zona debe tratarse de forma **tonificante**, con mayor suavidad o firmeza en función del estado del paciente en ese momento (▶ **Cap. 10.8.4**, apartado «Plexo solar»).

6.1.8 «Pequeño circuito de energía»

(▶ Fig. 6.7)

Esta maniobra de regulación, al igual que la maniobra de yin-yang, se basa en la teoría de los meridianos. La conocí en la década de 1970, practicada in situ, en cursos impartidos por Willy **Penzel** (acupunto-masaje). Siguiendo el principio básico de «la persona sentada en la silueta del pie», lo trasladé a las zonas de los pies.

Efecto: Resulta particularmente efectivo en el caso de desequilibrios físicos y psíquicos, puesto que se practica en las zonas del **centro** del cuerpo, aunando:
- ventral y dorsal,
- craneal y caudal, y
- derecha e izquierda.

Ejecución: Mediante esta suave maniobra se unen entre sí las zonas de los meridianos centrales: el «vaso concepción» y el «vaso gobernador». Ambos están situados en la zona vertical I de FitzGerald, tanto in situ como en las zonas de los pies. Esta elipsis se puede ejecutar simultáneamente con ambas manos en ambos pies con el pulgar, el índice o el dedo corazón. La práctica y la observación atenta le ayudarán a decidir dónde se debe iniciar y finalizar la maniobra.

En la figura se muestra el recorrido desde el suelo pelviano hasta el labio inferior como «vaso concepción» (dorsal en el pie, flecha), desde donde la dirección de flujo del «vaso gobernador» discurre medial/plantar desde la cabeza hasta el suelo pelviano, cambiando sin interrupción de nuevo al «vaso concepción».

La maniobra se realiza de unas 10 a 15 veces, en función del estado del paciente, incluso más o menos. El terapeuta puede —pensando en su espalda— oscilar ligeramente hacia delante y hacia atrás. Con el paso del tiempo, su sensibilidad estará tan entrenada que los dedos notarán en qué puntos existen congestiones en el «pequeño circuito de energía». No es extraño encontrarlos en la parte inferior del arco longitudinal, es decir, en la zona de las vértebras lumbares. En estas secciones, se puede repetir varias veces la maniobra en el tramo afectado hasta sentir el tejido más «permeable».

Si al paciente no le sienta bien la dirección de flujo de la maniobra arriba descrita, se pueden ofrecer variantes. En la mayoría de casos, podrá decidir espontáneamente qué variante es la más efectiva en el tratamiento actual. Otras tres posibilidades:

1. Los pulgares y los dedos empiezan el movimiento al mismo tiempo de forma bimanual en el suelo pelviano y recorren los diferentes trayectos, uno ventral y otro dorsal, hasta los labios.
2. Los pulgares y los dedos eligen la dirección inversa: empezar por los labios, con avance ventral y dorsal simultáneo hacia el suelo pelviano.
3. La maniobra bimanual se realiza en dirección inversa: delante (= dorsal en el pie) hacia abajo hasta el suelo pelviano, detrás (= medial-plantar en el pie) hacia arriba hasta los labios.

El «pequeño circuito de energía» ha demostrado su eficacia particularmente en embarazadas con el feto en presentación de nalgas. Junto con las zonas de los ligamentos pélvicos (▶ Cap. 27), puede ayudar a que el bebé se gire y se coloque en posición normal.

Puesto que muchos pacientes presentan cicatrices en la cara anterior del tronco, esta unión central de los campos de fuerza de los meridianos también resulta adecuada para el tratamiento de las cicatrices mediante la TZR (▶ Cap. 25).

6.1.9 La lemniscata: el símbolo del infinito (▶ Fig. 6.8)

La forma horizontal del ocho es ampliamente conocida como símbolo matemático y símbolo del infinito. También se aplica en la medicina antroposófica, así como en aquellos métodos que estimulan la psicomotricidad fina y la coordinación en niños y adultos.

Efecto: La maniobra suave bimanual en el lado plantar del pie tiene un efecto de ordenamiento en todas aquellas situaciones vitales, donde las **transiciones** y los estados de estrés sean los protagonistas: inicio de la escuela en los niños, cambio de domicilio, fases vitales complicadas emocionalmente, situaciones de conmoción, cambios familiares y profesionales.

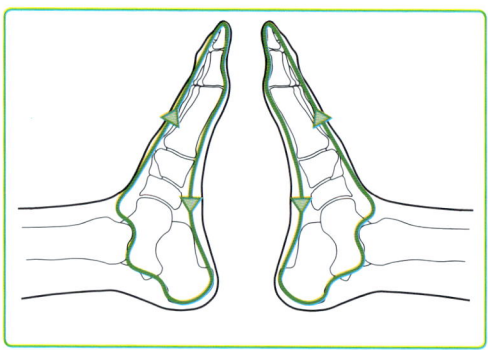

▶ **Fig. 6.7** Pequeño circuito de energía.

Ocupa un lugar destacado en el **acompañamiento a enfermos terminales**, cuando las personas deben enfrentarse a la transición de la finitud de la vida terrenal a la infinidad (▶ Cap. 24.2).

Ejecución: Los talones del paciente deben sobresalir unos dos o tres centímetros del borde inferior de la camilla de tratamiento. Ambos **dorsos** de las manos del terapeuta se sitúan planos, con los dedos en posición medial hacia los talones, en las zonas de la columna lumbar. Desde allí empieza a dibujarse el círculo superior del ocho. Primero se avanza en dirección distal-lateral hasta el 5º dedo de los pies; después en dirección medial hasta el dedo gordo de los pies y, finalmente, se prosigue hasta el punto de intersección del ocho.

Aquí se produce la transición al círculo inferior, que dibuja un contorneo del talón y se cierra aproximadamente a la altura de la línea de la articulación de Lisfranc, donde se inicia la nueva forma del ocho. La lemniscata se puede repetir unas 10 o 12 veces, o incluso más. Debido al movimiento dinámico de las manos, el terapeuta oscila ligeramente hacia delante y hacia atrás, moviendo también su propia columna vertebral de forma suave y rítmica.

6.1.10 «Abridor de la ingle» (▶ Fig. 6.9)

Efecto: Puesto que la transición del tronco a las extremidades inferiores a menudo está congestionada, esta maniobra puede ayudar al funcionamiento y a la capacidad de flujo de:

- los órganos de la pelvis menor,
- huesos, músculos, nervios,
- la linfa, la sangre arterial y venosa, y
- los canales de energía de los meridianos,

porque se encarga de mover la articulación del tobillo, que corresponde a la zona de la ingle. De este modo se logra una mayor movilidad y un mejor riego sanguíneo de toda el área de la pelvis menor, lo que no solo beneficia a los tejidos locales alrededor de los maléolos, sino también a las zonas «reflejas».

Ejecución: Ambos pulgares sostienen el arco transversal (cintura escapular) claramente desde una posición plantar. Con dos dedos de cada mano se empieza a avanzar simultáneamente cerca de los maléolos interno y externo, trabajando toda la zona de la ingle desde ambos lados con movimientos oscilantes, hasta que los cuatro dedos están situados uno al lado de otro. Tras la fase activa en la profundidad de los tejidos, los dedos regresan de forma neutral a su posición de partida iniciando la siguiente maniobra.

Con cada movimiento activo de los dedos, los pulgares empujan la parte anterior del pie hacia la cabeza, aflojando la tensión en la fase pasiva. Puesto que en estas zonas se acumulan muchos tejidos linfáticos, los dedos deberán trabajar con suavidad. No obstante, los pulgares pueden llevar con fuerza la parte anterior del pie a la flexión dorsal. De este modo, se logra un movimiento rítmico que se puede percibir hasta la cabeza.

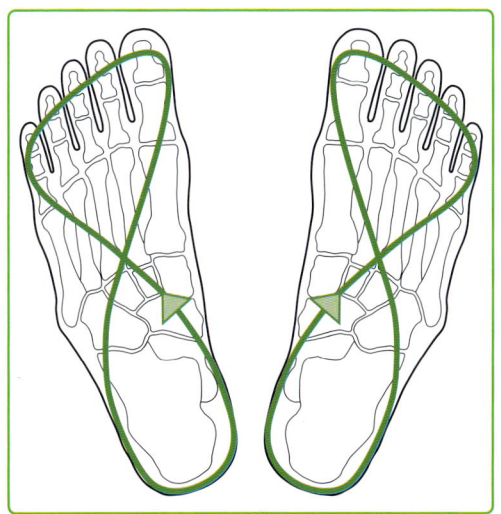

▶ **Fig. 6.8** Lemniscata (símbolo del infinito).

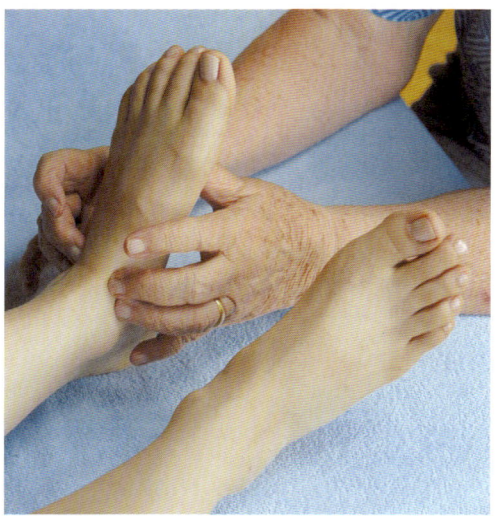

▶ **Fig. 6.9** Abridor de la ingle.

La maniobra se repetirá tantas veces como sea necesario hasta que la articulación se pueda mover de un lado a otro con mayor flexibilidad. Sin embargo, no hay que dejar de observar los límites del paciente, puesto que no todas las personas se dejarán mover despreocupadamente por otra persona desde el comienzo, aunque aparentemente sea «solo» en las pequeñas articulaciones.

Las zonas de los genitales, la pared abdominal y los muslos también se pueden tratar con esta maniobra bimanual.

6.1.11 Indicaciones prácticas

Las diferentes maniobras para la estabilización vegetativa se prolongarán o repetirán hasta que el estado del paciente se haya normalizado, lo que puede variar desde 10 segundos hasta uno o dos minutos.

- Al elegir una de estas maniobras, no debemos dejarnos guiar por nuestras preferencias a este respecto, sino por la necesidad real del paciente. La sensibilidad necesaria para tomar esta decisión se adquiere con la práctica y cultivando una actitud interna despierta, y va del todo ligada a nuestro tacto e intuición.
- La mayoría de las veces basta con repetir varias veces una de las maniobras descritas para amortiguar la irritación momentánea del paciente. Adicionalmente podemos decidirnos por una segunda maniobra, que aplicaremos alternándola con la que hayamos elegido en primer lugar.
- ¡Cuidado con la utilización arbitraria de distintas maniobras de regulación, ya que procediendo así no haríamos sino transmitir desasosiego e inseguridad!
- Para captar la atención del paciente durante la aplicación de la maniobra de regulación, pueden efectuarse observaciones de este tipo: «¿Cómo lo percibe?»
- En el caso de pacientes que sientan aversión al contacto, que estén particularmente alterados o que ya al principio del tratamiento tengan los pies húmedos o mojados, debemos ejecutar las maniobras de regulación a través de una manta o con alguna prenda en los pies (evitar, siempre que sea posible, los tejidos sintéticos). Este tipo de personas irritadas se sienten especialmente agradecidas si no nos acercamos de inmediato a ellas estableciendo el contacto directo.
- Si nosotros mismos no nos sentimos muy bien, debemos dar preferencia a las maniobras ágiles y fluidas:
  - Tracción de talones
- Regulación de la respiración
- Yin-yang
- Pequeño circuito de energía
- Lemniscata
- Abridor de la ingle

A menudo, experimentaremos que después de aplicar una maniobra de regulación bien elegida, nosotros mismos nos sentimos mejor, puesto que la elección adecuada ordena y fortalece a ambos.

- La maniobra de regulación más natural y eficaz que existe para la armonización de un estado no necesitamos aprenderla, ya que nuestras manos ya la han utilizado en muchas situaciones vitales: tomamos entre nuestras manos calientes los pies intranquilos, o bien cada uno de los puntos dolorosos, y le transmitimos al paciente de esta forma, sin agobio alguno, la sensación de que estamos junto a él.

6.2

Movimientos eutónicos para regular la tensión

6.2.1 Maniobra para crear espacio

(▶ Fig. 6.10)

Efecto: La maniobra en la unión de las zonas de la cabeza, del cuello y de la cintura escapular crea fácilmente más espacio entre los diferentes dedos de los pies. De este modo, se estimula la relajación de agarrotamientos y se «abre» el flujo de energía de las correspondientes zonas de los órganos. Resulta particularmente efectiva en niños y adultos con:

- Dolores en la zona de los hombros y la nuca
- Dolores de cabeza, hipotonía e hipertonía
- Problemas respiratorios crónicos, también asma
- Afecciones en los senos frontales y maxilares
- Problemas oculares y auditivos
- Afecciones linfáticas y dolores dentales
- Cargas emocionales y distrés

Ejecución: Los dedos del terapeuta se encajan cuidadosamente en los espacios intermedios de los dedos del pie del paciente hasta tocar los diferentes pliegues de las membranas interdigitales. El pulgar de la mano libre se apoya en el arco transversal. A continuación, los dedos se mueven en todas direcciones, ensanchando suavemente los espacios intermedios.

Del mismo modo, los dedos del pie del paciente pueden mover **activamente** los dedos del terapeuta,

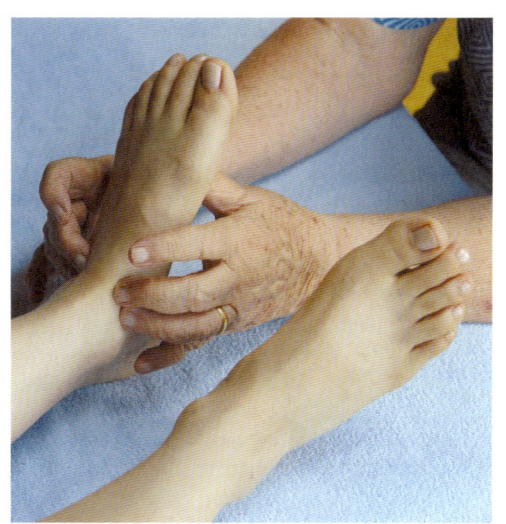

▶ **Fig. 6.10** Maniobra para crear espacio.

apoyándose el pulgar igualmente en el arco transversal. Tras unos 20 o 30 segundos, se retiran lentamente los dedos. En ese momento, el paciente puede comparar el pie tratado con el otro para percibir conscientemente el cambio y describirlo.

En el caso de **micosis en los pies** y de que el espacio entre los dedos sea muy pequeño, se elegirá otra maniobra de regulación.

6.2.2 Maniobra de hombro-brazo

Efecto: La cintura escapular y el tórax se ensanchan, de modo que el corazón/la circulación y la respiración se armonizan y se estabilizan. Se regula el tono en la musculatura y las articulaciones, desde los hombros hasta los brazos y las manos. Se normaliza la tensión en las zonas segmentales, sobre todo de la parte superior de la espalda, donde existen relaciones con los órganos de la región del epigastrio.

Ejecución: Se tratan siempre el lado derecho **y** el izquierdo, aunque los dolores se concentren en un solo lado. En la mayoría de casos resulta útil empezar por el lado menos afectado. Durante la maniobra, el terapeuta permanece sentado a un lado del paciente. Una mano eleva un poco el hombro del paciente, para que la otra se pueda deslizar hasta quedar bajo la musculatura paravertebral, entre el borde interno del omóplato y las dorsales medias.

Los dedos del terapeuta se mueven desde una posición plana a una posición vertical, palpando el tono de la musculatura de la espalda. A menudo pueden encontrarse agarrotamientos puntuales, incluso en el lado subjetivamente sin dolor. Los dedos en posición vertical se mantienen en el punto doloroso hasta que el sistema nervioso del paciente haya absorbido el estímulo, lo que podrá percibirse porque el terapeuta podrá «hundir» lentamente los dedos en los tejidos de la espalda. Cuando el tono del tejido se haya regulado de este modo, el dolor ya no se notará y los dedos deberán regresar a su posición de partida plana.

La mano libre eleva de nuevo ligeramente el hombro del paciente, colocándose cerca de la que está trabajando. Desde allí, ambas manos empiezan a deslizarse simultáneamente, pasando por la cara dorsal de la cintura escapular, la parte posterior del brazo hasta la mano. Tras la maniobra es importante realizar una pequeña «pausa creativa» de unos 20 a 40 segundos, para que el paciente pueda experimentar el cambio de forma consciente y verbalizarlo. La comparación con el lado que aún no se ha tratado le convencerá de inmediato de que se ha producido una regulación del tono.

A continuación, la maniobra de espalda-brazo se repite en el otro lado, nuevamente seguida de una pequeña pausa de observación. De ser necesario, la maniobra se repite varias veces durante el tratamiento. Los dedos de **ambas** manos también se pueden colocar **al mismo tiempo** debajo de la cintura escapular del paciente. De ambas formas se pueden tratar específicamente también las **zonas de los tejidos conjuntivos** situadas en la espalda.

Variación: Los dedos abarcan desde la musculatura paravertebral hasta las apófisis espinosas de la columna dorsal, aplicando allí el estímulo terapéutico del mismo modo.

6.2.3 Maniobra de pelvis-pierna

Efecto: Descarga la columna vertebral inferior, sobre todo el hueso sacro, la articulación sacroilíaca y la musculatura de los glúteos. Se libera la transición a menudo bloqueada del tronco a las piernas. Se estimula el movimiento en los sistemas de flujo de las piernas (sangre venosa y arterial, linfa, nervios, energía de los meridianos). El contacto con la «madre Tierra» se percibe de forma más consciente.

No importa si el efecto del pase de la mano se explica:

- con la dirección de flujo del meridiano yang,
- con la mejora de la inervación proveniente de la columna vertebral inferior, o simplemente
- con la regulación del tono.

Es más bien una interacción en todos estos niveles.

Ejecución: Al igual que la maniobra de hombro-brazo, la maniobra se realiza encima de la ropa (a ser posible, pantalones largos). También en este caso se puede empezar por el lado **sin** dolor. El terapeuta se sitúa a la altura de las rodillas del paciente, con una pierna hacia delante al lado de la camilla, y el otro pie situado en el extremo inferior de la camilla, en paralelo a esta.

Una mano sujeta suavemente la planta del pie desde el arco longitudinal. La otra mano agarra desde el lateral a la altura del borde inferior del tórax y de la cresta ilíaca debajo de la espalda. Hace pases debajo de la nalga y a lo largo de la zona dorsal de la pierna. **Importante**: ¡La mano debe abarcar toda la corva! En el tercio inferior de la pantorrilla, el pase de la mano prosigue de dorsal a lateral hasta el empeine y los dedos del pie.

La maniobra se puede repetir en cada pierna de tres a cuatro veces. Antes de cambiar al otro lado, con esta maniobra también debe realizarse la pequeña pausa creativa para la percepción del paciente.

Variante: Si una mano ha iniciado el pase desde la espalda y los glúteos, la otra se le añade a la altura del muslo central desde medial. Ambas se deslizan conjuntamente por la parte dorsal de la pierna y terminan en la planta del pie y el empeine. Una vez finalizado el tratamiento, el paciente debería levantarse de la camilla de forma lenta y prestando atención, para percibir los cambios que se han producido y poderlos verbalizar.

> **¡Atención!**
> En pacientes con peligro de un prolapso discal o con dolores muy fuertes que no se hayan aclarado médicamente en la región lumbar inferior, la maniobra está contraindicada, puesto que el dolor podría agravarse debido al desequilibrio que se produce brevemente entre el lado izquierdo y el derecho.

6.2.4 Maniobra del hueso sacro

Efecto: Puesto que esta maniobra se realiza en la parte central dorsal de la persona, tiene un efecto **centrador**, tanto a nivel corporal como emocional. Descarga la columna vertebral inferior con el sacro-cóccix, transmitiendo la sensación de una base buena y estable. Las embarazadas perciben esta maniobra hasta la profundidad de la pelvis, sintiendo que les relaja y ensancha. No obstante, debe tenerse precaución en las embarazadas con **síndrome de la vena cava inferior** (síndrome de choque decúbito supino, donde la vena cava inferior se comprime).

Sin ser conscientes de ello, algunos pacientes lo formulan de manera acertada al afirmar sobre la alteración de su estado de salud que están «fuera de sí», «contrariados» o «no se sienten los pies».

Ejecución: Con razón, la maniobra también se llama «maniobra de la pala de panadero», puesto que ambas manos del terapeuta se deslizan planas, una tras otra, debajo del hueso sacro del paciente. El terapeuta debe sentarse junto a la camilla a una distancia adecuada, para que su espalda no se cargue al inclinarse hacia delante. Los antebrazos, en función de su longitud, se sitúan total o parcialmente sobre la camilla de tratamiento.

Las manos se colocan debajo del hueso sacro de modo que los **talones** de ambas manos se sitúen en la línea mediana vertical del hueso sacro y los dedos toquen sin presionar los glúteos del otro lado. Los **talones** de las manos pueden permanecer allí tranquilamente o se levantan lentamente hacia el hueso sacro, de modo que este quede un poco elevado. En esta posición se persevera con el objetivo de que el paciente pueda desprenderse lentamente de los agarrotamientos en la región lumbar. En cuanto se pueda «sumergir» totalmente en las manos del terapeuta, normalmente el dolor remitirá considerablemente, puesto que el tono de los tejidos se habrá normalizado.

La sensación de liberación aumentará cuando el terapeuta empiece a retirar lentamente sus manos de debajo de la espalda del paciente para, finalmente, dejar «caer» toda la zona de su pelvis relajada sobre la camilla. En esta maniobra, la pequeña pausa para la percepción del paciente y para mostrar los cambios entre el «antes» y el «después» también es importante.

En caso de **sobrepeso**, el paciente puede girarse primero sobre un lado para que las manos del terapeuta puedan colocarse sin problemas en la posición correcta antes de volver a la posición decúbito supino.

¡**Precaución** también con esta maniobra en pacientes con prolapso discal en la columna vertebral inferior o con fuertes dolores no aclarados médicamente!

6.3 Tratamiento de esfínteres para la regulación vegetativa

Puesto que la mayoría de esfínteres están inervados por el sistema nervioso vegetativo, su tratamiento también se puede emplear para la estabilización y armonización del estado físico y psíquico del paciente. El efecto es similar al del tratamiento con maniobras de regulación.

Aunque el cardias, la válvula ileocecal y también el orificio uterino (cérvix) no sean esfínteres «clásicos», también se tratan. El trabajo práctico ha demostrado que estas transiciones de órganos también se pueden emplear con éxito para la regulación del tono.

Indicaciones
- Espasmos, p. ej. espasmo pilórico en lactantes, espasmos vesicales tras operaciones
- Debilidad del esfínter, p. ej. de la vejiga
- Cuadros de dolor de todo tipo, también desde un punto de vista emocional
- Perturbaciones en la conciliación del sueño y en el sueño prolongado
- Síndrome de burnout
- TDAH y deficiencias en la facultad de concentración
- Situaciones de *shock* o de inquietud

6.3.1 Aplicación práctica

Las ocho zonas indicadas se tratan de forma tranquila durante unos ocho segundos, una tras otra, de distal a proximal. Tras cuatro segundos, la otra mano empieza a incidir en la zona siguiente, mientras que la primera finaliza los ocho segundos con la misma intensidad. Las ocho zonas son:
- Labios (derecha e izquierda)
- Cardias (entrada del estómago)
- Píloro (salida del estómago)
- Esfínter de Oddi (introducción del flujo biliar y de las secreciones pancreáticas en el duodeno)
- Válvula ileocecal
- Esfínter vesical, orificio uterino, ano

Este procedimiento se repite algunas veces. La intensidad de las maniobras depende del estado general del paciente. Un tiempo suficiente de reposo posterior estabiliza el resultado.

6.3.2 Otras posibilidades

Siempre se pueden tratar también individualmente zonas de esfínteres. En este caso, el terapeuta y el paciente pueden colaborar a fin de lograr la mejor regulación posible del tono: la zona en cuestión se seda primero durante algunos segundos y, tras una breve pausa, se tonifica; o primero se tonifica y después se seda. Puesto que la mayoría de pacientes son muy claros en sus comentarios sobre el efecto alcanzado, la elección se puede adaptar individualmente. ¡Se trata de una experiencia apasionante, que fortalece la confianza del paciente en la fiabilidad de su propia percepción!

Ejemplos
- Entrada del estómago en caso de hernia de hiato (hernia diafragmática), estómago irritado
- Salida del estómago en caso de espasmo pilórico. Aunque los lactantes no puedan expresarse verbalmente, sus reacciones acústicas y mímicas espontáneas muestran claramente qué clase de tratamiento del píloro es más indicada.
- Válvula ileocecal en caso de enfermedad de Crohn y similares, también con fuertes alteraciones emocionales (v. Gerda Boyesen [4])
- Esfínter vesical en caso de espasmos o alteraciones
- Cérvix (junto con suelo pelviano y vejiga) para favorecer la regeneración del tejido pélvico tras el nacimiento del bebé
- Ano en caso de hemorroides, también preoperatorio o postoperatorio

6.3.3 ¿Sedar o tonificar?

La práctica demuestra que la decisión de realizar el tratamiento de los esfínteres de forma sedante o tonificante no solo depende de circunstancias anatómicas y fisiológicas, sino que también podemos confiar en la percepción espontánea de los pacientes y sus capacidades de autorregulación. A mi entender, **el hecho** de tratarlos en los casos indicados es más importante que reflexionar acerca de la técnica con la que vamos a trabajar.

A menudo, el «paciente-colaborador», con su atenta observación de los efectos, constituye la mejor ayuda para orientarnos: a veces percibe que, tras un par de minutos de tratamiento sedante de una zona, la tonificación suave y oscilante redondea el efecto del tratamiento; en otras ocasiones, por el contrario, nota que mantener la zona tranquila tras la tonificación se traduce en una estabilización y armonización del estado.

6.4
Resumen

A pesar de que las maniobras para la estabilización del sistema vegetativo apenas si requieren esfuerzo físico, pueden llegar a sobrecargarnos si no dedicamos suficiente atención a nosotros mismos, ya que es justo en los trabajos más delicados cuando entran en juego una serie de procesos imponderables, directamente relacionados con nuestra fuerza vital. Cuanto más conscientes seamos de esto, mejor aprenderemos a manejar nuestras fuerzas y a establecer un sano equilibrio entre el dar y el recibir.

Además, las maniobras son mucho menos complicadas de lo que parece por las descripciones. Podemos confiar sin más en la inteligencia primaria de nuestras manos, que saben **por sí mismas**, y mejor que nadie, cómo ponerse «manos a la obra».

7 Preparativos para la sesión de tratamiento

7.1
Relación entre el paciente y el terapeuta

Tenemos, con todos los métodos terapéuticos que utilizan el contacto físico, una inmejorable oportunidad de hacer que los pacientes dejen de ser meros consumidores pasivos para convertirse en auténticos interlocutores y colaboradores activos.

Si durante la sesión de tratamiento manifestamos tranquilidad y concentración, frenaremos la locuacidad un tanto excesiva de algunos pacientes. No obstante, a veces puede ser más importante atender la necesidad de expresarse del paciente que tratar determinados puntos del pie.

> Proporcionar demasiada información teórica distrae al paciente y le impide experimentar el tratamiento, además de imposibilitarle lo más importante: la observación, percepción y apreciación de sus vivencias y de los cambios que experimenta.

7.2
Instruir a los pacientes

Método. Informar con claridad **antes** de la primera sesión al objeto de facilitar la comprensión de la TZR, ayuda a ambas partes y asegura un buen inicio de la terapia. Desde hace años, utilizo como método de trabajo la ilustración de la «persona sentada en la silueta del pie» (▶ Fig. 2.3). He podido observar que esta sencilla y gráfica comparación constituye la manera más fácil de favorecer el acceso a la TZR a pacientes de no importa qué edades ni qué niveles de formación, ya que apela directamente a la imaginación del ser humano, sin perderse en rodeos intelectuales.

Cualquier intento de ofrecer grandes explicaciones sobre la manera en que actúa la TZR carecerá de utilidad, habida cuenta de que la mejor forma de aumentar la confianza del paciente en la calidad tanto de la terapia como del terapeuta depende en última instancia de su experiencia personal durante el tratamiento.

Significado del dolor. Los pacientes, al comenzar una tanda de sesiones, deben ser informados acerca del **sentido y la misión** del dolor. Según Voll, que lo define como «el grito de los tejidos pidiendo un mayor flujo de energía», el dolor indica, de modo impresionante y a menudo muy claro, la necesidad que el paciente tiene de recibir un tratamiento. El dolor local desencadenado por la TZR debería asumirse, por lo tanto, como la «pista a seguir» en el desarrollo de la terapia.

> De todos modos, un punto doloroso en el pie en principio no nos dice nada definitivo sobre la causa, el tipo y el alcance de la enfermedad o alteración existente, ni desde el punto de vista del diagnóstico ni desde el de la terapia en sí misma.

Si los pacientes aprenden a no sentirse indefensos ante el dolor y, por el contrario, aceptan y respetan su **umbral de tolerancia al dolor**, podrán asumirlo mejor como función de advertencia ante cualquier tipo de trastornos y no lo considerarán solo un enemigo (▶ Cap. 8).

Reposo posterior. Incluso **antes** de la primera sesión de tratamiento, se debe informar a los pacientes acerca de la importancia y la necesidad de respetar el descanso posterior a la sesión, para que, de esa manera, no se encuentren innecesariamente agobiados por las prisas. El reposo posterior es fundamental, ya que solo así el estímulo provocado por el tratamiento podrá expandirse con entera naturalidad y dar paso a la primera fase de regeneración.

7.3
Elaboración de una anamnesis

Antes del primer reconocimiento (exploración visual y de palpación), se elabora una breve anamnesis, la cual puede ayudar a esclarecer las causas que han provocado la enfermedad actual. Además, permite decidir de forma diferenciada si la TZR puede suponer una contraindicación. Las preguntas siguientes forman parte de la anamnesis:
- ¿Qué molestias, crónicas o agudas, aparecen en primer plano al inicio de la serie de sesiones?
- ¿Desde cuándo se producen esas molestias? ¿Qué las desencadenó? (p. ej. un accidente, una infección, el estrés, etc.).

7 Preparativos para la sesión de tratamiento

- ¿Funcionamiento de los órganos excretores (intestinos, riñones, piel)?
- ¿Qué tratamientos se han aplicado con anteriores para paliar estas molestias o se están administrando otras terapias al mismo tiempo?
- ¿Cómo valora la calidad de su reposo nocturno (sueños) y su estado emocional en líneas generales?
- ¿Se dan o se han dado trastornos venosos importantes?
- ¿Tiene el paciente cicatrices (aunque pequeñas)? ¿Dónde y desde cuándo?
- ¿En qué estado de salud se encuentran los dientes (endodoncias, varios metales en la boca, señales que indiquen la posibilidad de una alergia a la amalgama)?
- ¿Se están ingiriendo medicamentos que puedan modificar el resultado del tratamiento —por ejemplo, calmantes o analgésicos fuertes, psicofármacos, bloqueadores beta, Sintrom, etc.—, o que puedan aconsejar un tratamiento particularmente cauteloso de la zona sintomática —por ejemplo, la insulina u otros preparados hormonales, o la píldora anticonceptiva? (▶ Cap. 16.3).
- ¿Hábitos alimentarios, consumo de drogas, tabaco o alcohol?

7.4 Posición del paciente durante el tratamiento

7.4.1 Generalidades

El buen resultado del tratamiento se verá favorecido por una posición adecuada del paciente, lo que incluye:
- Una habitación bien ventilada, cálida, luminosa y tranquila.
- Una camilla de masaje bien acolchada, suficientemente ancha y de una altura adecuada.
- Apoyo para la cabeza y las rodillas, cuando el paciente lo precise.
- Una manta ligera, a ser posible de fibra natural, para cubrir al paciente, ya que todo tratamiento va acompañado de cierta pérdida de calor corporal, incluso cuando la temperatura exterior es elevada. Asimismo, los pacientes experimentan al ser tapados la sensación de poseer un espacio personal protegido.

Los pacientes se darán cuenta de que se sienten mejor si, al menos pasajeramente, se quitan el reloj y las joyas. A raíz de esta sencilla vivencia experimentada durante la sesión de tratamiento, les aconsejamos que de vez en cuando en casa, sobre todo por las noches, se los quiten y observen con atención los efectos que se producen. El fundamento de esta observación proviene, entre otras disciplinas, de la acupuntura, donde se insertan agujas metálicas con el designio de **modificar el campo de energía local** en puntos idóneos. Pero también ocurren modificaciones más o menos perceptibles de los flujos de energía cuando un meridiano de acupuntura entra aleatoriamente en contacto con un objeto metálico o de otros materiales, lo que puede provocar también congestiones en los sistemas nervioso, venoso y linfático.

Cuando el paciente esté cómodamente instalado, es aconsejable que se afloje el cinturón, el cuello de la camisa, el sujetador, la faja, así como la cintura de la falda o del pantalón, de modo que los movimientos respiratorios tengan espacio suficiente.

A los principiantes les suele resultar útil, cara a observar mejor las reacciones que se vayan produciendo, que la cabeza y la nuca del paciente estén colocadas de tal modo que siempre sea posible el contacto visual directo. Los pacientes también agradecen un pequeño almohadón para apoyar la cabeza y descansar la nuca.

7.4.2 Variaciones

En las **visitas a domicilio** a pacientes que guardan cama, el lugar que ocupe esta determinará la colocación del paciente y también la postura de trabajo del terapeuta. Con un poco de imaginación y con la ayuda de almohadones, cojines y taburetes, se puede llevar a cabo un tratamiento efectivo, aunque no se disponga de las condiciones de trabajo habituales. De modo excepcional, el tratamiento también se puede aplicar de pie.

Por supuesto, los pacientes que sufran dolores fuertes podrán decidir por sí mismos cómo y dónde prefieren tumbarse. Igualmente:
- las mujeres embarazadas,
- los enfermos del corazón o las personas aquejadas de reuma, y
- los pacientes con trastornos respiratorios
- tienen que colocarse de la manera más adecuada para su estado.

7.5 Equilibrio del terapeuta

Puesto que estamos en relación directa con los pacientes a través de nuestras manos, es importante para nuestro propio bienestar que administremos con mesura nuestras fuerzas.

> No todos los enfermos necesitan siempre «el máximo de nosotros», sino que hay que dar a cada paciente lo que este requiera en cada circunstancia. Asumiendo esta premisa, podremos distribuir mejor nuestra ración diaria de vitalidad, que a menudo es diferente.

A pesar de que aparentemente solo trabajemos con las manos, en realidad la ejecución de cada movimiento, ya sea de forma consciente o inconsciente, implica la participación de toda la persona, y esto no solo se refiere al aspecto físico. La relación entre la parte y el todo llevará a que la aplicación de fuerza sea equilibrada, si antes de iniciar cualquier sesión de tratamiento se tienen en cuenta los tres puntos siguientes:

7.5.1 Adoptar una posición correcta al sentarnos

Qué duda cabe que una postura correcta al sentarnos facilita el trabajo. Existen distintos puntos de vista respecto a la adopción de una postura adecuada a cada caso. Si un terapeuta ha comprobado la efectividad de una manera concreta de proceder, probablemente no haya por qué introducir modificación alguna.

Nuestra propuesta: la colocación de pies, piernas y pelvis es «fundamental» en el sentido estricto de la palabra, ya que dichas zonas de nuestro cuerpo son las que nos transmiten la experiencia fiable de que el suelo sobre el que nos apoyamos y el taburete sobre el que nos sentamos, realmente nos sostienen. El muslo y la pantorrilla, así como la pantorrilla y los pies, deben formar, en cada caso, ángulos rectos. Para poder llegar a percibir paulatinamente el **centro de gravedad** natural de la **pelvis**, aconsejamos colocar las piernas separadas, dependiendo de su longitud, entre 30 y 50 centímetros, de tal modo que los pies estén siempre en contacto con el suelo, sin malas posturas de los huesos y la musculatura (**Lao Tse**: «La fuerza de gravedad es la raíz de la elegancia»).

Debemos sentarnos en el taburete con la columna vertebral erguida desde la pelvis:

- Balancear con suavidad la pelvis hacia delante y hacia atrás de manera que en la posición inicial quede ligeramente por **delante** del isquion.
- Percibir con nitidez la lordosis natural que adopta la zona lumbar, pero sin fijarla. (La palabra «lordosis» conlleva a menudo implicaciones negativas, cuando en realidad no describe sino la curva fisiológica de la columna vertebral en ese punto.)
- Procurar que el espacio entre los omóplatos esté y permanezca libre de tensiones. Esto puede conseguirse realizando a conciencia y con suavidad un movimiento en diagonal hacia delante y hacia arriba de la punta del esternón [6]. Así se logra normalizar la posición de las vértebras dorsales centrales que, en el caso de muchas personas que ejercen profesiones terapéuticas, se ven sometidas a sobrecargas por incorrecciones en la postura. Los brazos y las manos quedan conectados así, de forma natural, al flujo de energía de la columna vertebral.
- La nuca con la columna cervical y la cabeza permanecen bien dispuestas sobre la columna vertebral, si la barbilla apunta con suavidad hacia el esternón y las articulaciones de la mandíbula están relajadas.

Adicionalmente, las **cuñas de asiento** ligeramente inclinadas pueden resultar una ayuda inestimable a fin de ejercitarse en la adopción de la postura más funcional al sentarse hasta volver a encontrar la posición fisiológica [6]. No obstante, no deberían utilizarse de forma permanente.

7.5.2 Prestar atención a la propia respiración

A menudo, adoptamos de forma inconsciente el ritmo respiratorio de nuestros pacientes. Esto, a ellos no les es de mucha utilidad y a nosotros puede debilitarnos. Si nos autoobservamos con atención y paciencia, podemos reconocer y mantener más fácilmente nuestro propio ritmo respiratorio.

La condición previa para disfrutar de una respiración que fluya con entera libertad es la adopción de una postura correcta y flexible, ya que esta brinda a los movimientos respiratorios el espacio necesario.

Lo dicho hasta ahora adquiere particular relevancia cuando los pacientes reaccionan con demasiada intensidad al tratamiento. Casi sin excepción, en primera instancia y sin advertirlo, participamos de la irritación del otro. Percibiendo la fragilidad de nuestra propia respiración, nos damos cuenta de lo rápidamente perturbables que somos. Reconocer esto nos permitirá retomar nuestro ritmo respiratorio siempre que lo precisemos.

> Básicamente, debemos mostrar respeto tanto por nuestra respiración como por la del paciente, ya que esta resulta ser siempre —incluso cuando es imperfecta— una manifestación espontánea y sincera de la situación vital de cada persona.

La forma más aconsejable de profundizar en el tema de la respiración es hacerlo bajo la dirección de terapeutas especializados en técnicas respiratorias, a fin de adquirir una sólida experiencia práctica. ¡El trabajo en materia respiratoria siempre resultará beneficioso para el desarrollo propio [16]!

7.5.3 La distancia saludable

La longitud de sus propios antebrazos ofrece al terapeuta la distancia idónea respecto a los pies del paciente. Este espacio libre crea un buen radio de movimiento corporal, que redunda en beneficio de un empleo económico de la fuerza.

Respetar una cierta distancia tanto externa como interna entre ambos contribuye a posibilitar una visión general de las zonas reflejas y, al mismo tiempo, impide «acercarse demasiado». De ahí que los pies del paciente no deban en caso alguno colocarse sobre los muslos del terapeuta, ni acercarse demasiado al tórax.

Cuanto más despierta sea la actitud de ambas partes respecto del tratamiento, con mayor claridad podrán determinar conjuntamente la distancia necesaria y saludable.

Habida cuenta de que el ser humano, en nuestro ámbito cultural, solo va descalzo en contadas ocasiones y que algunas personas, por motivos estéticos o por cualquier otra causa, mantienen con sus pies una relación un tanto incómoda, con el tratamiento muchas personas se dan cuenta de cuán sensibles e «íntimos» pueden llegar a ser los pies.

7.5.4 Resumen

A parte de las consideraciones relativas a la postura, la respiración y la distancia idónea, hay que tener en cuenta la **actitud mental** con respecto a nosotros mismos, nuestro trabajo y la persona que ocupa la camilla. Todo ello interviene en nuestro estado durante y sobre todo después de la sesión. Si partimos de la convicción de que somos los responsables primarios de que mejore la condición de nuestro paciente, consumiremos en exceso nuestras propias energías vitales, y además innecesariamente.

> Es preciso aceptar que nuestra misión ha de consistir exclusivamente en movilizar la capacidad de regeneración que la otra persona posee, en apoyarla y en armonizarla. De este modo, haremos un empleo mucho más económico de nuestros propios recursos físicos, emocionales y mentales.

También hay que tener en cuenta que algunas veces el paciente nos presiona inconscientemente, e intenta transferirnos su parte de responsabilidad en la curación (o nosotros mismos asumimos esa parte que no nos corresponde). El hecho es que muchas veces «es más sencillo sufrir que tratar de cambiar algo».

Importante:
Al término de cada sesión nos lavaremos abundantemente las manos, sobre todo para neutralizarnos a un nivel sutil. Será con agua caliente en la medida en que notemos una disminución de nuestra energía.

También es aconsejable airear la habitación tras una sesión, así como beber adicionalmente antes y después del tratamiento, a ser posible agua.

8 El dolor: su sentido y su significado

8.1

Salud – Enfermedad – Dolor

No es muy habitual que una persona esté totalmente sana, y existen muchas definiciones y puntos de vista diferentes sobre este tema. El fisiólogo francés Du Bois, por ejemplo, lo formula del siguiente modo: «Cada persona reacciona a todos los factores de su entorno, y su tipo de respuesta marca su nivel de salud». Es decir, ve la salud como un proceso de adaptación en constante cambio, que se prolonga durante toda una vida.

El Dr. **August Heisler** escribe de forma análoga en su libro *Dennoch Landarzt* (A pesar de todo, médico rural) que, cuando conoce a personas a las que nunca les falta nada, que ni tan siquiera saben cómo es el dolor y qué es la enfermedad, siempre que puede las evita, puesto que se ha dado cuenta de que no son nada más que personas sanas.

Por lo general, nadie se alegra del dolor o de las enfermedades, además de que siempre se presentan de forma inoportuna. Sin embargo, observamos que cada vez más pacientes pueden aceptar que la enfermedad y el sufrimiento no son solo enemigos y elementos de interferencia que se deben combatir, sino que también pueden brindar oportunidades para reorientarse y estimular cambios en las perspectivas vitales.

Adicionalmente, el dolor o la infección también son siempre una **reacción de supervivencia** y tienen una importante **función de protección**. Ayudan a distinguir y aceptar los límites:

- Al niño que, gracias a sus primeras experiencias dolorosas con los fogones calientes, aprende a ser cuidadoso con las fuentes de calor.
- Al paciente que, al girar el brazo afectado, prudentemente solo llega hasta el límite del dolor, sin sobrepasarlo.
- A la mujer que, gracias a su gastritis crónica, aprende a evitar algunos alimentos.

Evidentemente, creemos que nuestra principal tarea consiste en aliviar el dolor y encontrar vías de eliminarlo parcial o totalmente —en función de la capacidad regenerativa de nuestros pacientes—. Como en otros métodos, en la TZR clásica, el **dolor** es un **indicador** para detectar sobrecargas, puesto que un órgano o tejido sano normalmente no provoca dolor ni in situ ni en su zona correspondiente en el pie. (En el tratamiento linfático con TZR del ▶ Cap. 29, hay otros criterios en primer plano.)

Durante el tratamiento procedemos de forma cuidadosa y despierta **con** el dolor que los pacientes sienten en determinadas zonas, pero nunca lo combatimos (▶ Cap. 4.1 y ▶ Cap. 4.2). Mediante la dosificación individualizada de las maniobras terapéuticas, el paciente percibe que el dolor no es una finalidad en sí misma, sino que ofrece ayudas de orientación y más bien tiende a remitir si lo abordamos desde el respeto.

A los **principiantes** a veces les resultará difícil confiar más en la afirmación objetiva del diagnóstico anterior que en la afirmación subjetiva del paciente. Equivocadamente parten de la premisa de que solo él «sabe mejor qué le pasa», olvidando que el paciente solo siente el síntoma doloroso pero no las causas que lo han provocado.

Tres puntos que deben aclararse:

1. La mayoría de personas identifica la aparición del dolor con el **inicio** de la enfermedad. Sin embargo, esto no responde a la realidad, ya que cada proceso de enfermedad o dolencia va siempre precedido de un periodo de incubación o «fase oculta», en la que la capacidad autocurativa de la persona intenta mantener todas las funciones del organismo en las mejores condiciones posibles. En este estadio denominado preclínico, el dolor prácticamente no se puede percibir o no se percibe **in situ**, aunque ya se pueden notar las sobrecargas en las **zonas reflejas de los pies**. Solo cuando el principio de regulación interna no es capaz de mantener el equilibrio, el paciente percibe subjetivamente la enfermedad mediante dolor y/o limitaciones de la movilidad.
2. También en el caso de **accidentes**, la enfermedad real raramente empieza con el dolor espontáneo o la fractura, puesto que tiene unos antecedentes individuales y relaciones de dependencia internas.
3. Muchos pacientes creen que el **síntoma** molesto es la enfermedad. Pero la enfermedad, sobre todo la enfermedad que persiste durante largo tiempo, en modo alguno se limita a la zona dolorosa en la que se manifiesta el síntoma. **Ejemplo** cotidiano: en pacientes con dolor de cabeza, no solo la cabeza está afectada, sino que padece toda la persona.

A tener en cuenta: La mayoría de veces los pacientes quedan satisfechos cuando desaparecen las alteraciones en el ámbito **corporal**. Sin embargo, a veces la capacidad autocurativa de la persona decide de forma sorprendente y por sí misma que, con la ayuda de la TZR, también pueden reaccionar otros **niveles**, por ejemplo:
- el **emocional**, con llanto o risa liberadora, con reaparición inesperada de acontecimientos traumáticos pasados (▶ **Cap. 17**),
- el **mental**, mediante la identificación de comportamientos dañinos (hábitos alimentarios no saludables, falta de movimiento, etc.) y/o
- el **espiritual**, con la modificación del punto de vista en relación con el sentido de la enfermedad y la cuestión del destino en la vida.

A lo largo de las sesiones de tratamiento, también hay que vigilar que, mediante un fuerte dolor predominante en primer plano en un órgano o tejido, no se **acallen** o pasen por alto molestias menos intensas. Estas no se harán evidentes hasta que la cúspide de dolor más agudo haya remitido gracias a los tratamientos reiterados. En este caso, por desconocimiento de la cuestión, algunos pacientes creen que la TZR les hace «enfermar más de lo que estaban antes», porque hasta que remite el dolor no perciben las molestias menos agudas («Ley de Hering», ▶ **Cap. 14.1**).

8.2
Las distintas sensaciones dolorosas en las zonas, procedimiento

Al tratar las zonas afectadas de los pies, el paciente siente diferentes niveles de dolor. Las reacciones del sistema vegetativo (manos húmedas, boca seca, etc., ▶ **Cap. 4.2**), adicionalmente a la sensación subjetiva de dolor, nos indican la dosificación adecuada de las maniobras en cada caso individual.

- La sensación más sorprendente es la del dolor **agudo**, casi **punzante**. La mayoría de las veces aparece allí donde existe una proximidad al periostio, por ejemplo, en los dedos del pie y en el peroné.
Procedimiento: Los puntos pequeños y concretos se tratan, observándolos atentamente, con la yema del pulgar o del índice (▶ **Fig. 10.6**). Penetrar lentamente en la profundidad de las zonas afectadas permite al paciente aceptar el dolor, sobre todo porque percibe que suele remitir rápidamente.
- En los puntos donde hay más musculatura y tejido conjuntivo, mayoritariamente en la superficie plantar, el dolor se percibe de un modo claro y **bien delimitado**, y a menudo, alcanza incluso las capas más profundas del pie.
Procedimiento: En la planta del pie, lo mejor es proceder con la maniobra básica del pulgar (▶ **Fig. 3.1** hasta ▶ **Fig. 3.4**). En función de la sensación de dolor, se puede variar el ritmo de trabajo y la intensidad.
- La sensación de dolor en las membranas interdigitales puede percibirse de un modo extraordinariamente **cortante**, lo que también se puede desencadenar mediante el movimiento de exprimir que suele realizarse en esos puntos.
Procedimiento: El pulgar y el índice empiezan simultáneamente, en la zona plantar y dorsal entre las articulaciones metatarsofalángicas, a exprimir el pliegue del tejido, continuando hasta que el pulgar y el índice se tocan (▶ **Cap. 3.2.4**).
- Por lo general, en los tejidos tendinosos, por ejemplo cerca del tendón de Aquiles o alrededor de los maléolos, sobre todo las mujeres presentan a menudo congestiones venosas y/o linfáticas, tanto en el pie como en la parte distal de la pantorrilla. En el caso de hinchazones, el dolor se percibe en las capas de tejidos superiores y cercanas a la piel, mayoritariamente como un dolor **sordo e indefinido**.

Procedimiento: Aquí se realiza un tratamiento suave con la **yema** del pulgar o índice, evitándose un movimiento dirigido a la profundidad de los tejidos con la **punta** del pulgar o índice. En la zona del tendón de Aquiles, lo más adecuado son los pases alternos del tratamiento linfático con TZR (▶ Fig. 3.6, ▶ Fig. 3.7). Alrededor de los maléolos también se puede trabajar con las maniobras básicas del índice y del pulgar realizadas de forma suave.

Se pueden observar excepciones en la sensación de dolor en pacientes que:
- toman **medicamentos** (a menudo varios al mismo tiempo) que mitigan la percepción del dolor, las reacciones del sistema vegetativo y del sistema nervioso central, por ejemplo, analgésicos y somníferos, betabloqueantes, psicofármacos, medicamentos antirreumáticos y también drogas;
- padecen determinadas enfermedades que **modifican** la sensibilidad y la percepción del dolor, y que pueden **ralentizar** las reacciones, como diabetes mellitus, esclerosis múltiple, hemiplejia y paraplejia, fibromialgia, etc.;
- están en estado de **coma** o **vegetativo**. En estos casos, las reacciones observadas por el personal asistencial y los familiares o mostradas en el monitor pueden dar información sobre los cambios de estado, por ejemplo, en el ritmo respiratorio y cardiaco.

Procedimiento: Puesto que en estos pacientes ni el dolor local en las zonas ni a menudo tampoco las señales del sistema nervioso vegetativo son fiables para la determinación de una dosificación adecuada para la situación, al principio se trabaja **suavemente** y con maniobras **neutrales**. Los tiempos de tratamiento se limitan primero a 10-15 minutos. En todo momento es posible realizar **maniobras de regulación** y/o **movimientos eutónicos**, cuyo efecto regulador se podrá comprobar de inmediato.

Casos de mi consulta

En los primeros años de mi trabajo con la TZR atendí a una anciana paciente muy frágil, con motivo de unas fuertes molestias en el lado izquierdo de la región lumbar inferior. En una de mis visitas a domicilio, cuando llegué acababan de prepararle un baño de pies. Puesto que no disponía de mucho tiempo, traté las zonas de los pies en el **baño de pies**. Para mi sorpresa, los pies bajo el agua resultaban mucho menos sensibles que habitualmente, de modo que pude aumentar considerablemente la intensidad de los movimientos del tratamiento. Más adelante, tuve la misma experiencia positiva con otros pacientes muy sensibles al dolor.

Más o menos al mismo tiempo, un compañero de profesión intentó efectuar un tratamiento directo de las zonas mediante un fuerte chorro de agua durante el masaje bajo el agua. Las reacciones fueron más bien negativas, posiblemente porque no le era posible realizar una dosificación diferenciada del estímulo.

9 Limitaciones a la hora de plasmar por escrito la situación de las zonas reflejas

Casi todas las formas de terapia manual se han ido constituyendo a partir de observaciones prácticas y solo más tarde se han recogido por escrito. Podemos fiarnos siempre de lo que observemos a diario en nuestros pacientes y en sus zonas reflejas. Dicho conocimiento es más importante que cualquier libro especializado.

Por lo tanto, establecer protocolos «predeterminados» de tratamiento es una contradicción en sí misma, ya que la terapia es, en sentido literal, un proceso dinámico que mueve y conmueve. De ahí que insista en señalar que la concreción escrita de determinados puntos encierra no pocas limitaciones. Mi consejo es agudizar la sensibilidad de las propias manos, de manera que a través de nuestras **experiencias táctiles** vayamos adquiriendo un conocimiento independiente de cualquier tipo de valoración preestablecida.

9.1 Desviaciones dentro de la asignación de las zonas

9.1.1 Desviaciones fisiológicas en la localización de las zonas

Incluso desde el punto de vista fisiológico existen ciertas modificaciones completamente naturales en las zonas de los órganos.

Ejemplos
- La zona del útero, en mujeres embarazadas, se hace mucho más extensa conforme avanza la gestación.
- La zona del estómago, tras un ayuno de 14 días, es menor que después de una comida abundante.
- La zona de la vejiga se modifica en cuanto a la tonicidad y el tamaño después de una micción abundante.
- De la misma manera que los órganos dentro del cuerpo adoptan una posición diferente si la persona está echada o de pie, la localización de las zonas reflejas también es distinta si durante la sesión el paciente está tumbado o sentado, por ejemplo en el caso del estómago o del bazo.

9.1.2 Desviaciones patológicas

En la práctica, sin embargo, nos encontramos casi exclusivamente con modificaciones patológicas en nuestros pacientes. También en este caso, las desviaciones que se manifiestan en las zonas alteradas de los pies se corresponden con las variaciones en la localización o en la forma de los órganos dentro del cuerpo.

Ejemplos
- En pacientes con riñones ectópicos, tanto las zonas regulares de los riñones como también la zona correspondiente a la situación patológica de aquellos, mostrarán alteraciones ya que ambas ponen de manifiesto la existencia de desajustes.
- En el caso del relativamente frecuente estómago caído, la zona de este se extenderá a menudo hasta la región del intestino delgado, de forma correspondiente al cambio de ubicación del estómago debido a la ptosis (descenso).
- En mujeres con prolapso del útero o de la vejiga, las zonas de la pelvis en la región medial del talón se trasladan en dirección proximal.
- Y al contrario: en las personas cuyos **pies** manifiestan **deformaciones** congénitas o adquiridas por traumatismos, la localización de las zonas se modifica de acuerdo con las deformaciones anatómico-patológicas del esqueleto del pie y con su estructura tisular. No tengo constancia de que las anomalías del pie condicionen asimismo cambios en la localización de los órganos dentro del cuerpo, pero sin embargo sí pueden desencadenar trastornos funcionales en los órganos correspondientes.

9.1.3 Resumen

Los principiantes aprenderán a encontrar mejor las zonas si se dedican en un principio a pacientes con **síntomas específicos**, como por ejemplo, dolor de muelas, problemas agudos en las articulaciones, dolores lumbares o menstruales.

En este tipo de zonas, es más fácil y objetivo confirmar sus claras deformaciones patológicas.

9.2
Efectos recíprocos entre las alteraciones que sufren los pies y las que aparecen en el organismo

9.2.1 Efectos de las alteraciones en el pie

Existe toda una serie de causas tanto internas como externas que pueden producir alteraciones en el pie. La duración e intensidad de la irritación y la vitalidad de la persona afectada, determinarán si se produce una sobrecarga de las zonas reflejas y el momento en que estas aparezcan. No obstante, podemos partir de la base de que existen efectos recíprocos entre las alteraciones de los pies y las estructuras correspondientes in situ, aunque no siempre muestren síntomas visibles.

Ejemplos
- Sobrecarga: caminatas excesivas, carreras, práctica intensa de un deporte.
- Agotamiento: trabajar de pie, suelo de cemento.
- Traumatismos: heridas, cortes, penetración de objetos, fracturas, dislocaciones.
- Predisposición genética: tejido conjuntivo debilitado, pies planos, pies con el arco transversal hundido, pie valgo o pie cavo.
- Trastornos circulatorios en general: paresias, varices, úlcera crural, tromboangitis obliterante del fumador.
- Enfermedades reumático-gotosas en todo el organismo, que pueden llegar a manifestarse en los pies (dedo gotoso).

> Sea cual fuere la perspectiva desde la que se mire, es válido afirmar que cualquier tipo de perturbación que actúe de manera permanente sobre el pie, más allá de la parte en que aparezca, tendrá un efecto ya sea primario o bien secundario que alterará el estado de las zonas reflejas correspondientes y de los órganos in situ.

9.2.2 Efectos de las alteraciones en el organismo

De la misma manera que los trastornos locales en el pie pueden tener un efecto secundario sobre el organismo, las alteraciones que se gestan en este pueden actuar como desencadenantes de zonas reflejas sensibles en el pie.

Ejemplos
- Agotamiento: produce dolores en las zonas de la región inferior de la columna vertebral, después de un largo viaje en coche o tras realizar ciertos trabajos de jardinería inusuales y agotadores.
- Esfuerzo excesivo: produce una alteración a corto plazo en la zona del corazón, tras practicar un deporte de alto rendimiento; y en la zona del estómago, después, por ejemplo, de un copioso banquete de cumpleaños.
- Trastornos precursores: la zona refleja puede manifestarse dolorosa ya en la «**fase silenciosa**» de una enfermedad, durante la cual el paciente aún no percibe nada; por ejemplo, unos días antes de aparecer una sinusitis aguda o semanas antes de una limitación motriz dolorosa de la articulación de la cadera. ¡La enfermedad no empieza cuando aparece el dolor!
- Procesos patológicos agudos: las zonas de las vías respiratorias se ven afectadas en el caso de padecer una bronquitis aguda; las vértebras lumbares en una ciática aguda; o bien, la zona de la vejiga, en el caso de una cistitis aguda.
- Hiperfuncionalidad orgánica: las zonas del tiroides se ven afectadas en el caso de hipertiroidismo; mientras que las del intestino lo son en las colitis mucosas.
- Hipofuncionalidad orgánica: las zonas del estómago se muestran sensibles en caso de sufrir de hipoacidez o anacidez; las zonas endocrinas, si se da una insuficiencia hormonal.
- Flacidez, atonía, atrofia, degeneración: se ven afectadas las zonas en las que se manifiesta la sintomatología, por ejemplo, en el caso de prolapso del útero, riñones ectópicos, enteroptosis, prolapso rectal, artrosis, en los órganos o las zonas de articulaciones correspondientes.
- Predisposición congénita a contraer una enfermedad: se manifiestan sensibles las zonas del medio causal (a menudo el intestino, el sistema linfático, los órganos endocrinos) en el caso de poseer una predisposición congénita a la debilidad tanto del tejido de sostén como del conjuntivo, a las alergias o a la diabetes.
- Accidentes: están sensibilizadas las zonas correspondientes a los lugares en los que existen fracturas, heridas, contusiones y dislocaciones.

> Para la ejecución práctica de la TZR es irrelevante si la alteración existía primero en el órgano o bien en los pies, ya que el objetivo del tratamiento es siempre alcanzar un equilibrio entre todas las funciones de la persona, independientemente de cuál sea el origen del trastorno.

9.2.3 Otras interpretaciones del estado del pie

- Lo que nosotros llamamos zonas reflejas del pie alteradas en TZR puede tener otras interpretaciones, según los especialistas que lo aborden.
- Así, el **ortopeda** otorgará el nombre de pie plano a una deformación estática del arco longitudinal; en la topografía de la TZR dicha anomalía, situada en el borde medial-plantar, se corresponderá con la zona de la columna vertebral. Los pacientes que presentan este tipo de aplanamiento en el puente longitudinal del pie tienen generalmente, desde el punto de vista clínico, una columna vertebral excesivamente recta, lo que indica una debilidad constitucional del tejido conjuntivo.
No obstante, en cursos que he realizado en el continente africano, he podido observar que allí el aplanamiento del puente longitudinal normalmente es mayor que entre los europeos, **sin** que siempre presenten alteraciones en la columna vertebral.
- El **flebólogo** hablará de congestiones venosas en torno a los maléolos; en la TZR, por su lado, el punto descrito nos indicará posibles trastornos en la cavidad abdominal/pelvis.
- El **cirujano** opera un *hallux valgus*; la TZR, sin embargo, reconoce en el punto en torno a la articulación metatarsofalángica del dedo gordo las zonas correspondientes al tiroides, la nuca y el corazón.
- Para el **acupuntor**, un punto de presión en el 4º dedo del pie es una perturbación en el flujo de energía del meridiano de la vesícula biliar; para nosotros, ese hecho significa que existe una posible alteración en la región de las muelas posteriores o bien de los oídos.

9.2.4 Resumen

Nuestra definición de las zonas reflejas alteradas no supone contradicción alguna frente a otras interpretaciones, sino que las complementa y aporta una interesante información adicional. Se trata tan solo, a fin de cuentas, de decidirnos por un «lenguaje terapéutico» concreto y de respetar sus reglas a lo largo del tratamiento. En realidad, además, todos los sistemas humanos se hallan permanentemente intercomunicados.

Nota
Antes de abordar individualmente los siete grupos de zonas reflejas (▶ Cap. 10), los siguientes cuatro cuadros explicativos muestran una visión general de las zonas reflejas desde dorsal, plantar, medial y lateral (▶ Fig. 9.1 a ▶ Fig. 9.4).
En los capítulos siguientes, se describirán detalladamente.

9.2 Efectos recíprocos entre las alteraciones que sufren los pies y las que aparecen en el organismo

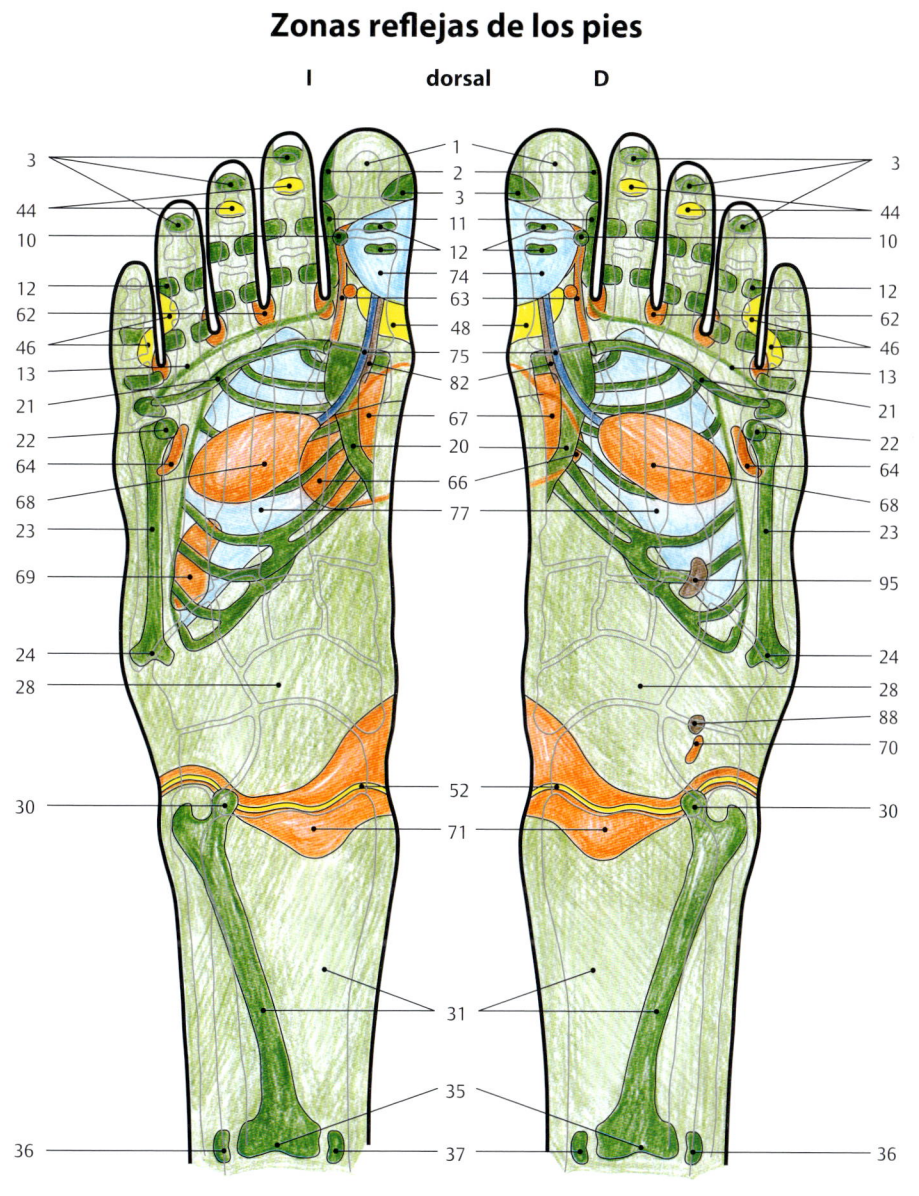

Huesos, músculos, tejidos
- 01 Frontal
- 02 Parietal
- 03 Senos frontales
- 04 Bóveda craneal
- 05 Región lateral de la cabeza
- 06 Base del cráneo
- 07 Apófisis mastoides
- 08 Músculo esternomastoideo
- 09 Músculos de la nuca
- 10 Articulación de la mandíbula
- 11 Exterior de la cabeza y el cuello
- 12 Dientes
- 13 Borde superior del trapecio
- 20 Esternón
- 21 Clavícula
- 22 Articulación del hombro
- 23 Brazo
- 24 Codo
- 25 Borde del tórax
- 26 Omóplato
- 27 Diafragma
- 28 Pared abdominal
- 30 Cabeza del fémur
- 31 Región ventral del muslo
- 36 Región lateral de la rodilla
- 37 Región medial de la rodilla
- 40 Tejido abdominal/pelviano
- 40a. Sacro.
- 41 Pelvis menor
- 43 Protuberancia del isquion

Órganos sensoriales, sistema hormonal
- 44 Ojo
- 45 Centro visual
- 46 Oído
- 47 Hipófisis
- 48 Tiroides
- 49 Cápsulas suprarrenales
- 52 Trompa uterina
- 57 Plexo solar (plexo celíaco)

▶ **Fig. 9.1** Zonas reflejas de los pies (dorsal).

9 Limitaciones a la hora de plasmar por escrito la situación de las zonas reflejas

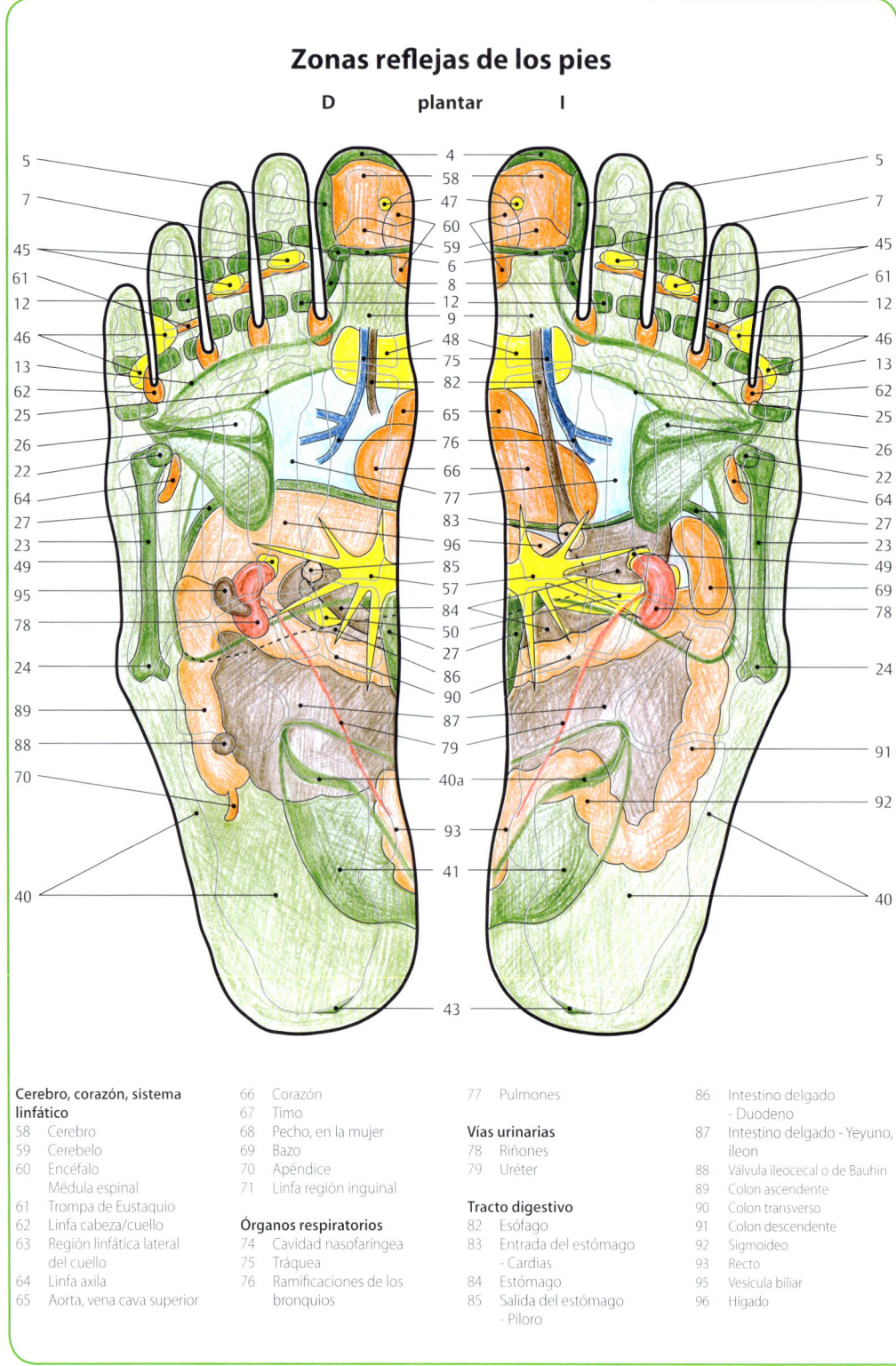

▶ **Fig. 9.2** Zonas reflejas de los pies (plantar).

9.2 Efectos recíprocos entre las alteraciones que sufren los pies y las que aparecen en el organismo

Zonas reflejas de los pies

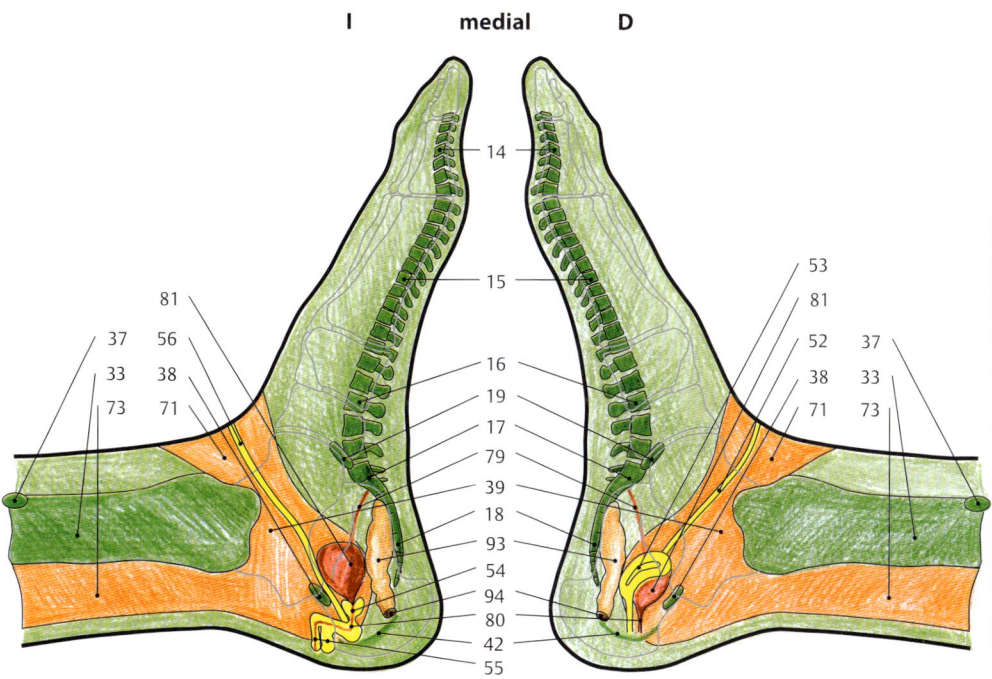

Huesos, músculos, tejidos
- 14 Región cervical de la columna vertebral
- 15 Región dorsal de la columna vertebral
- 16 Región lumbar de la columna vertebral
- 17 Hueso sacro
- 18 Cóccix
- 19 Articulación sacroilíaca
- 22 Articulación del hombro
- 23 Brazo
- 24 Codo
- 25 Borde del tórax
- 28 Pared abdominal
- 29 Región de la cadera
- 32 Región lateral del muslo
- 33 Región medial del muslo
- 34 Músculos de los glúteos
- 36 Región lateral de la rodilla
- 37 Región medial de la rodilla
- 38 Sínfisis
- 39 Región sínfica
- 42 Suelo de la pelvis

▶ **Fig. 9.3** Zonas reflejas de los pies (medial).

9 Limitaciones a la hora de plasmar por escrito la situación de las zonas reflejas

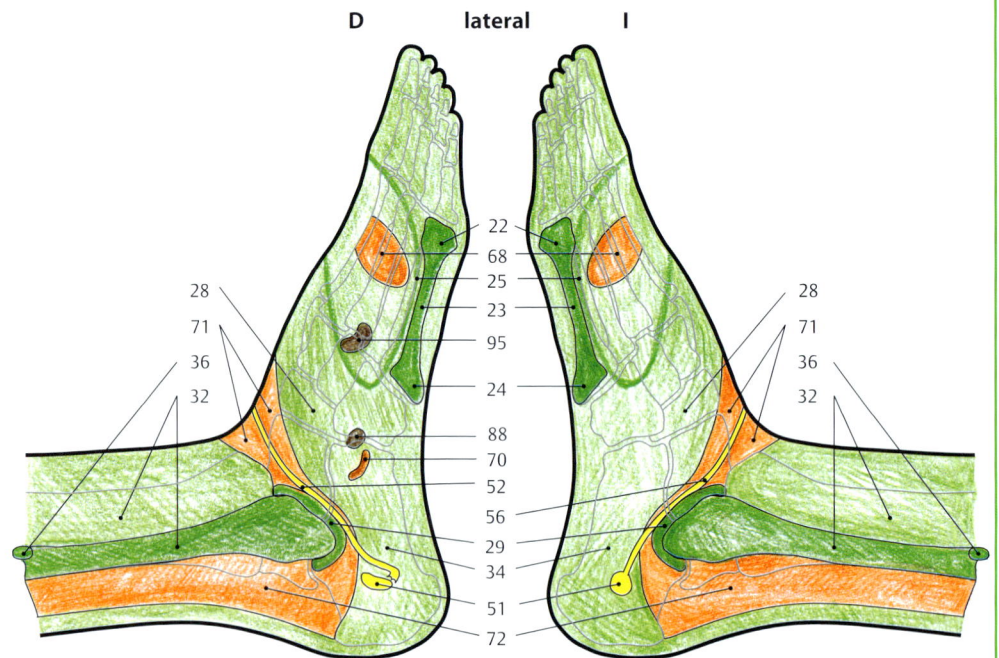

Zonas reflejas de los pies

Órganos sensoriales, sistema hormonal
51 Ovario
52 Trompa uterina
53 Útero
54 Próstata
55 Miembro viril y testículos
56 Cordón espermático y conducto inguinal

Cerebro, corazón, sistema linfático
68 Pecho, en la mujer
70 Apéndice
71 Linfa: región inguinal
72 Linfa: región lateral del muslo
73 Linfa: región medial del muslo

Vías urinarias
79 Uréter
80 Uretra
81 Vejiga

Tracto digestivo
88 Válvula ileocecal o de Bauhin
93 Recto
94 Ano
95 Vesícula biliar

▶ **Fig. 9.4** Zonas reflejas de los pies (lateral).

10 Los diferentes grupos de zonas reflejas

10.1
Introducción

Las tablas de las ▶ páginas 49 a 52 (▶ Fig. 9.1, ▶ Fig. 9.2, ▶ Fig. 9.3, ▶ Fig. 9.4) contienen una **representación general** de las zonas reflejas de las superficies plantar, dorsal, medial y lateral. Las explicaciones siguientes de cada uno de los grupos de zonas se agrupan a su vez en:
- indicaciones generales para las diferentes zonas,
- el diagrama del grupo de zonas reflejas,
- la descripción de la localización anatómica de las zonas, así como
- la descripción del método de trabajo en cada una de las zonas reflejas.

En los diagramas se han **asignado** a las zonas reflejas los siguientes **colores**:

- Verde: huesos y tejidos.
- Azul: órganos respiratorios.
- Rojo: vías urinarias.
- Amarillo: plexo solar, órganos sensoriales y glándulas endocrinas.
- Marrón: tracto digestivo.
- Naranja: cerebro, corazón y sistema linfático.

En todos los diagramas de los distintos grupos de zonas reflejas, se ha indicado con flechas el **sentido más probablemente eficaz en que debe aplicarse la terapia**. **Reglas básicas** para la localización de las zonas:
- Ventral en la persona = dorsal en el pie.
- Dorsal en la persona = plantar en el pie.

> Mientras se trabaja en las zonas reflejas, resulta de gran utilidad ver los pies como un «microsistema» en el que aparecen representadas todas y cada una de las partes de la persona.

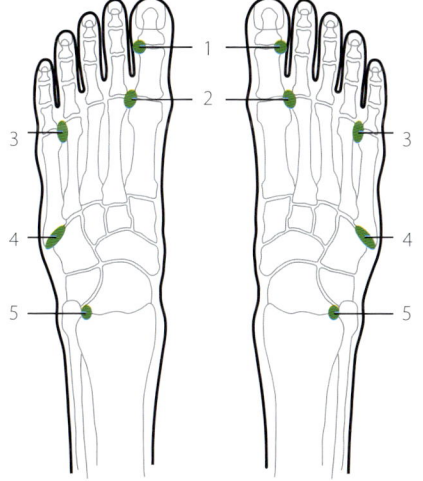

Las articulaciones del pie reflejan las articulaciones en el formato grande de la persona

dorsal (persona desde delante)   **plantar** (persona desde detrás)

1 Articulación de la mandíbula
2 Articulación esternoclavicular
3 Articulación del hombro delante y detrás
4 Codos delante y detrás
5 Articulación de la cadera desde delante
6 Base del cráneo/1ª vértebra cervical
7 7ª vértebra cervical/1ª vértebra dorsal
8 12ª vértebra dorsal/1ª vértebra lumbar
9 5ª vértebra lumbar/ sacro
10 Articulación sacroilíaca

▶ Fig. 10.1 Las articulaciones del pie reflejan las articulaciones en el formato grande.

Nota: Mediante la ▶ **Fig. 10.1** quiero reflejar la sorprendente exactitud y fuerza expresiva terapéutica de la similitud de formas entre la persona in situ y sus pies: 10 importantes articulaciones y uniones de huesos pueden reconocerse proporcionalmente en los pies a modo de articulaciones y uniones.

Con este estable «armazón» de las articulaciones, el principio del ser humano, reducido en el pie, resulta bastante evidente y, con él, la identificación de todas las demás zonas es más fácil.

La zona de la sínfisis en la unión medial del calcáneo y el astrágalo también forma parte de la enumeración de articulaciones. Aunque no esté representada en esta figura, se puede consultar en la ▶ **Fig. 9.3**.

En algunas descripciones de zonas se producen **solapamientos**, con grupos temáticos que trataremos más adelante. Por ejemplo, la zona linfática de la cabeza y del cuello no se aborda hasta el grupo de zonas 7, correspondiente al sistema linfático, con diagrama y texto, aunque también pertenece a las zonas de la cabeza; el páncreas se aborda en el grupo de zonas 4, correspondiente a las glándulas endocrinas, aunque también forma parte del grupo de zonas 6, que incluye los órganos digestivos.

10.2
Zonas reflejas de la cabeza y del cuello

10.2.1 Indicaciones generales

Desde que se tratan terapéuticamente las proyecciones del organismo en los pies —en el caso de los dedos de los pies, considerados como zonas reflejas de la cabeza y del cuello—, se ha venido observando un fenómeno que escapa a la lógica lineal, a pesar de confirmarse a diario en la práctica:

Por un lado, las zonas reflejas de la cabeza y del cuello pueden tratarse de igual modo en ambos dedos gordos, que es en donde se concentran, pero por otro lado, están repartidas también en el resto de los dedos, donde aparecen de forma más detallada. En los siguientes diagramas se recogen ambas escalas. Las zonas de la cabeza y del cuello se complementan con las zonas de la dentadura y de la mandíbula.

10.2.2 Diagrama de las zonas

(▶ **Fig. 10.2**, **Fig. 10.3**)

10.2.3 Localización anatómica de las zonas

En ambos dedos gordos

Los dedos gordos, a diferencia de los otros dedos de los pies, solo poseen dos huesos, a los que se asignan las zonas de la cabeza y del cuello en la misma proporción como in situ.

En la cara dorsal se hallan las zonas de los órganos y de los tejidos ventrales (frontales) de la cabeza y del cuello, por ejemplo, la frente, la cavidad nasofaríngea y la articulación de la mandíbula. (Esta articulación se aborda más detalladamente en el capítulo 28.) En la superficie plantar del dedo gordo están situadas las zonas de la región dorsal de la cabeza, por ejemplo, el cerebro, la base del cráneo con Proc. mastoideus (apófisis mastoides) y la nuca.

Los órganos y tejidos situados en la línea mediana de la cabeza y del cuello están representados en las superficies mediales de ambos dedos gordos; las regiones externas, a su vez, lo están en las laterales.

En la superficie plantar del pie puede percibirse con nitidez la similitud de formas existente entre ambos dedos gordos y la cabeza, incluidos el cuello y la nuca:

Ambas **falanges distales** del dedo gordo, colocadas juntas, se corresponden, en su forma redondeada, con la cabeza; las **articulaciones** interfalángicas de los dedos gordos, con la articulación atlantooccipital; y por su forma, algo más delgada, las dos falanges proximales se asemejan a la estructura del cuello y de la nuca, la cual se va estrechando a partir de la cabeza.

En los dedos 2-5, derecha e izquierda

Los cuatro dedos, formados por falanges distales, medias y proximales, están delimitados en su superficie medial y lateral por membranas interdigitales, mientras que, plantar y dorsalmente, puede tomarse cada uno de ellos hasta su inicio anatómico, en el arco transversal. En los dedos se manifiestan con suma precisión las zonas de los ojos, oídos, senos frontales y maxilares, y dientes.

Las ▶ **Fig. 10.2** y ▶ **Fig. 10.3** solo pueden reproducir los aspectos anterior y dorsal de los dedos de los pies. Sin embargo, en sus superficies medial y lateral también existen zonas reflejas, sobre todo las correspondientes a la región maxilar y dental.

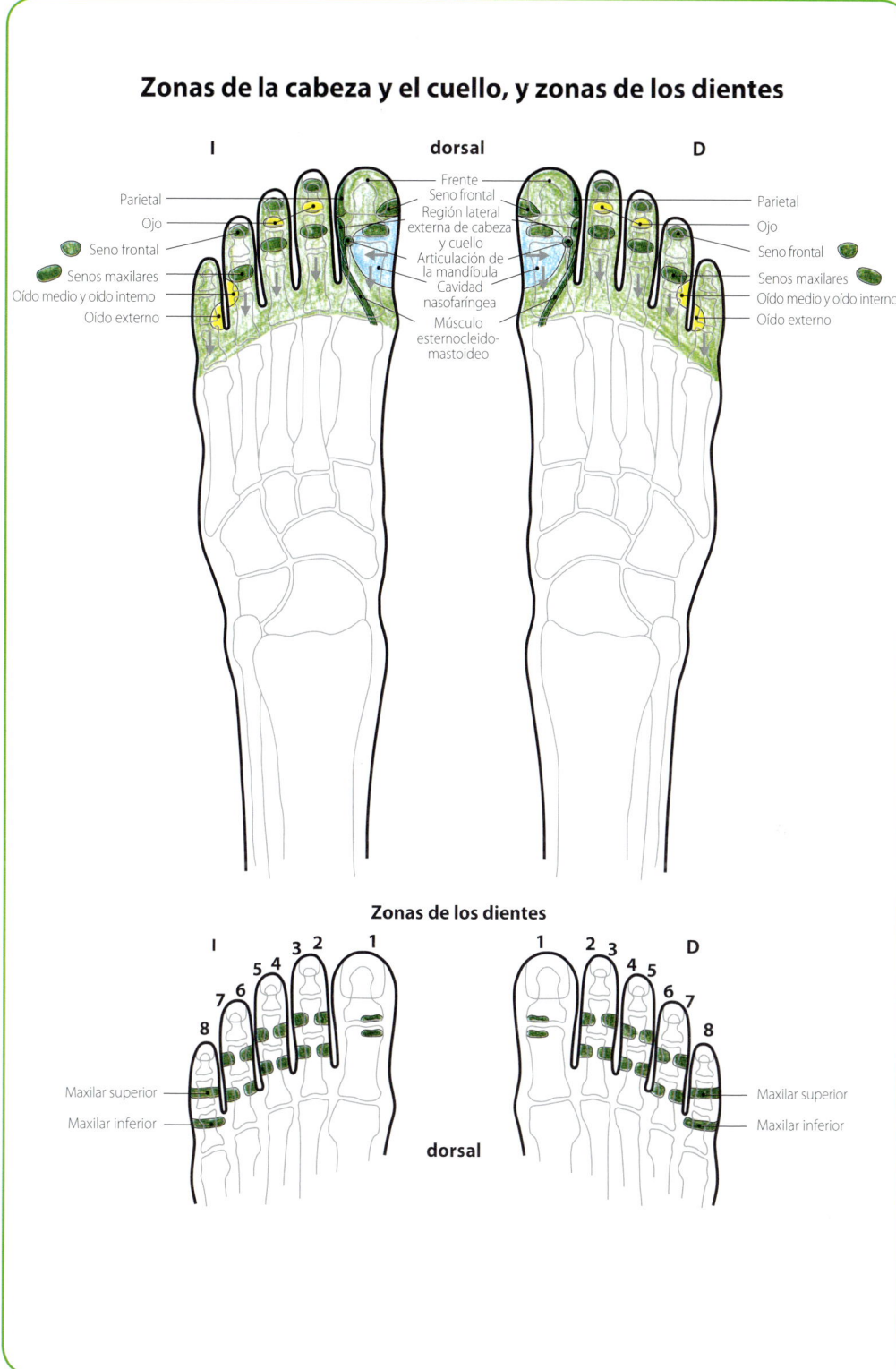

▶ **Fig. 10.2** Zonas de la cabeza y del cuello, así como zonas de los dientes (dorsal).

10 Los diferentes grupos de zonas reflejas

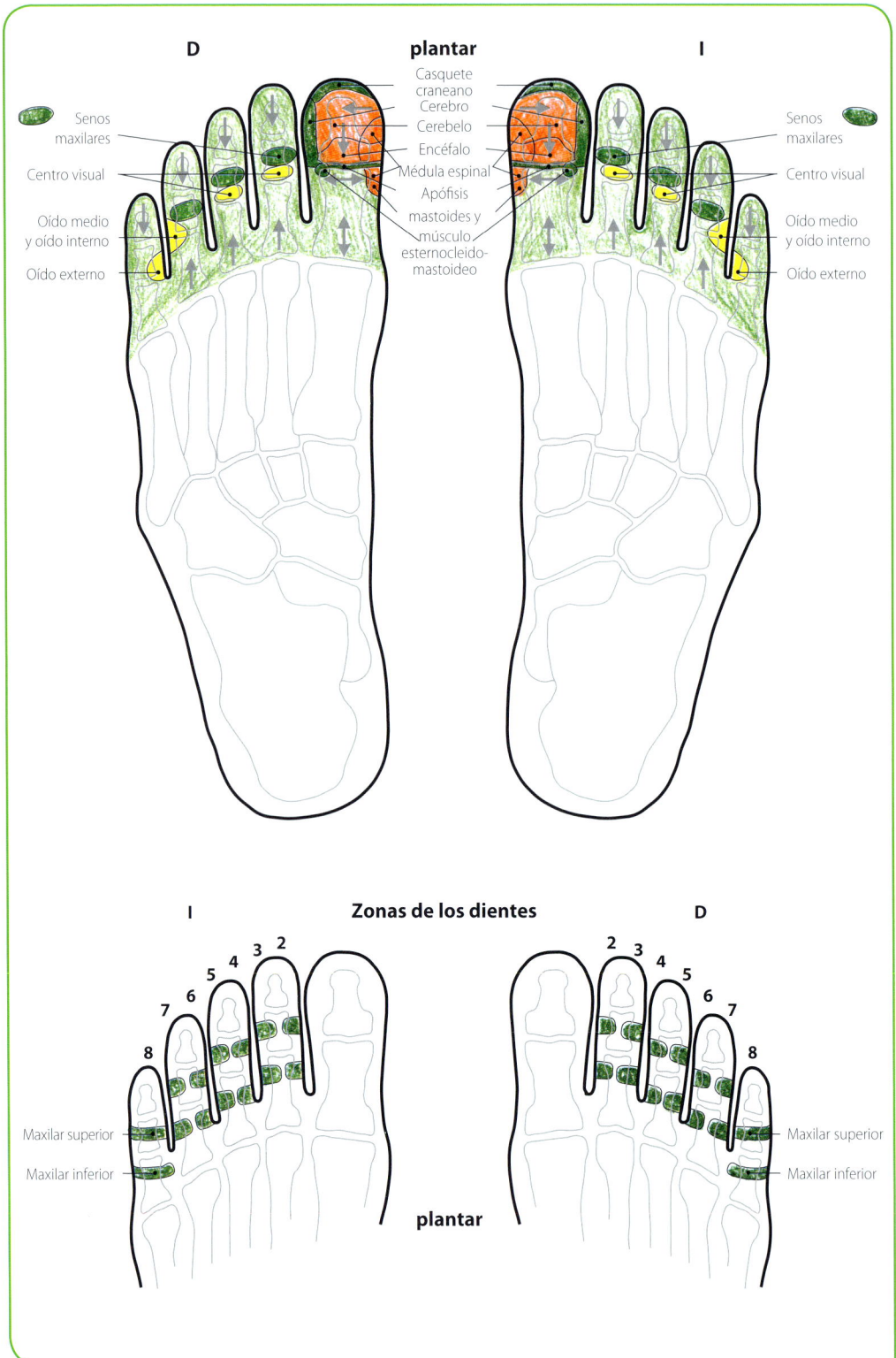

▶ **Fig. 10.3** Zonas de la cabeza y del cuello, así como zonas de los dientes (plantar).

La región maxilar-dental

Las zonas reflejas de la dentadura y de la mandíbula abarcan todo el «ámbito funcional del diente», es decir, el tejido del diente en sí, con la raíz del diente, la parte del hueso maxilar, la encía (mucosa), así como la inervación de ambos maxilares, superior e inferior. Por eso ocupan una superficie relativamente amplia y se prolongan a las superficies dorsal, lateral y plantar de las falanges media y proximal de los dedos de los pies. Las zonas de la dentadura pueden llegar a menudo hasta las articulaciones interfalángicas distales o a las articulaciones interfalángicas proximales; el alcance real depende del tamaño de las raíces de los dientes. No obstante, normalmente los puntos indicados en el diagrama son los más sensibles al realizar el tratamiento.

Al igual que ocurre en la dentadura, se distingue entre:

- Maxilar superior: más o menos en el centro de las falanges medias de los dedos 2-5.
- Maxilar inferior: más o menos alrededor de las cabezas de las falanges proximales de los dedos 2-5.

En el dedo gordo, y como excepción, las zonas del primer incisivo (diente 1) se encuentran más en la superficie dorsal, directamente en posición distal y proximal a partir de la hendidura de la articulación de la falange proximal.

Los dedos 2, 3 y 4 abarcan cada uno, en su parte medial y lateral, una zona de la dentadura en la superficie distal y proximal; el dedo 5 está asignado, por los cuatro costados, distal y proximal, a las muelas del juicio (diente 8).

Tal y como se ha mencionado ya, en los diagramas de las zonas reflejas de la dentadura (▶ Fig. 10.2, ▶ Fig. 10.3), las superficies medial y lateral únicamente pueden insinuarse, aunque a menudo suelen ser importantes desde el punto de vista terapéutico.

10.2.4 Método de trabajo

En los dedos gordos

Excepto para aquellos terapeutas que incluso sentados queden en una posición muy elevada, casi siempre se emplea el dedo índice en la superficie dorsal del dedo gordo, y el pulgar en la plantar.

En la uña del dedo gordo (zonas de la frente), se trabaja puntualmente con la uña del pulgar o bien del índice, en la medida en que lo permita la solidez de la propia uña (▶ Fig. 10.4).

Sobre la superficie plantar de la articulación de la falange distal (base del cráneo), se trabaja con el pulgar en la hendidura de la articulación, si lo colocamos perpendicular al talón, en sentido transversal (▶ Fig. 10.5).

La superficie lateral de la falange proximal del dedo gordo en su parte proximal es algo difícil de alcanzar debido a los pliegues de la membrana interdigital. Esto requiere apartar parcialmente hacia un lado el tejido, a fin de poder abarcar también con la yema del dedo índice las zonas de las apófisis transversas de la región cervical inferior.

La **movilización** de las articulaciones del dedo gordo debe llevarse a cabo de la siguiente manera:

La **articulación interfalángica** del dedo gordo, en su calidad de articulación bisagra, se dobla hacia la flexión plantar, ejerciendo una ligera tracción.

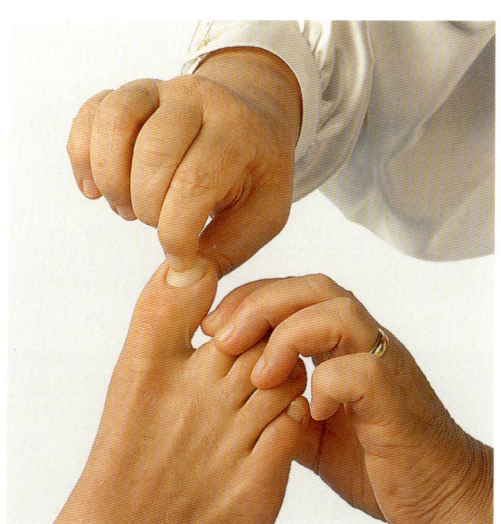

▶ Fig. 10.4 Zona refleja de la frente.

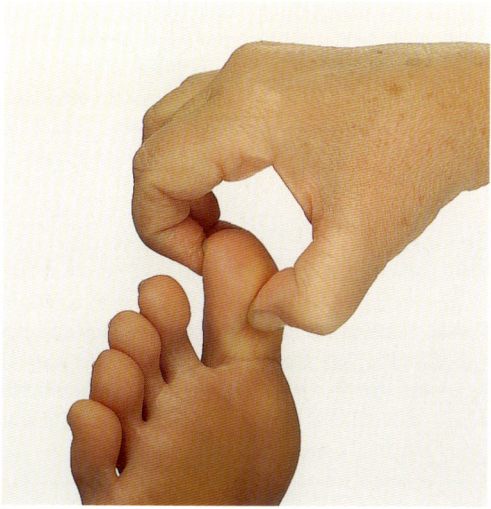

▶ Fig. 10.5 Zona refleja de la base del cráneo.

10 Los diferentes grupos de zonas reflejas

Importante:
En el caso de pacientes con fracturas de cráneo o bien traumatismos cerebrales, hay que empezar con movimientos delicados, cautelosos y de poca amplitud, ya que un movimiento demasiado brusco podría agravar las molestias sintomáticas.

Para la **articulación metatarsofalángica** del dedo gordo, se ofrecen algunas variaciones que pueden ejecutarse todas ellas bajo una ligera extensión:

- movimientos suaves de arriba abajo, manteniendo bien estabilizada la base de la falange proximal del dedo gordo y de la cabeza del metatarsiano 1, o bien
- movimientos circulares, tanto desde medial a lateral como al revés, empezando con pequeños círculos, que poco a poco pueden ir haciéndose algo mayores,
- giros semicirculares en dirección plantar y dorsal.

¡Atención ante una posible sobredosificación en pacientes que sufran afecciones tanto crónicas como agudas en la región del cuello o de la nuca, producidas por un traumatismo y/o otras alteraciones en la región del tiroides y del corazón (relación segmentaria con la 7ª vértebra cervical)!

Es aconsejable comenzar la movilización de las articulaciones del dedo gordo de forma progresiva y con cautela, para poder apreciar correctamente la capacidad de reacción del paciente. En la mayoría de los casos, bastará con efectuar de cuatro a seis movimientos en cada dirección; de vez en cuando, sin embargo, se recomiendan más, en especial si se han de eliminar tensiones musculares fuertes en la cabeza y la nuca.

Las movilizaciones y compresiones (en vez de tracciones) de la ortobionomía según el sistema del Dr. A. Pauls [51], ejecutadas con precaución, son especialmente indicadas para el tratamiento estructural de los dedos de los pies. En este caso, en lugar de compresión, se suele emplear el término aproximación.

En los dedos 2-5, derecha e izquierda

Habitualmente se utilizan los pulgares para trabajar la superficie plantar de los dedos, y el índice para la dorsal. También los bordes laterales se abarcan bien con el índice. Las **uñas** de los dedos de los pies, al igual que sucedía con el dedo gordo, se tratarán de forma puntual con la propia uña, sobre todo en su parte proximal (zonas de los senos frontales).

Durante el tratamiento debe respetarse la conformación anatómica de los dedos y no doblarlos con excesiva fuerza. De ahí que la mano libre sostenga y apoye los dedos de los pies en los que se está trabajando por la articulación metatarsofalángica.

Los dedos 2-5 pueden tomarse asimismo con una ligera tracción. Incluso un suave estiramiento puede, en ocasiones, producir un sorprendente «crujido», sobre todo en las articulaciones metatarsofalángicas. Esto suele generar alivio en la propia articulación, pero también en las regiones de la cabeza, del cuello y de la cintura escapular, que corresponden a esas zonas. La tracción, con todo, no debe ejecutarse **nunca con demasiada vehemencia**, a fin de evitar lesiones en los tejidos y en las cápsulas articulares.

En suma, el estiramiento de cada uno de los dedos se aprecia no solo como descarga de la osamenta del pie, sino también como relajación de tensiones en el conjunto de la persona. Prueba de ello es el hecho de que la respiración se haga más profunda. Las experiencias de los últimos años demuestran que, adicionalmente a las articulaciones del dedo gordo, los cuatro dedos pequeños de los pies pueden tratarse también, y a veces más eficazmente, con las maniobras ortobionómicas [51].

En las zonas de la dentadura y de la mandíbula (▶ Fig. 10.6)

En el tratamiento antes descrito, aplicado a los dedos de los pies, se incluyen, aunque de modo no específico, las zonas reflejas correspondientes a la dentadura y a la mandíbula.

Para una terapia específica de estas zonas, se trabaja a modo de abrazadera desde la zona plantar, pasando por el borde lateral del dedo, al dorsal, o bien en dirección contraria. Como sucede con el resto de las zonas, con frecuencia se hace evidente una sobrecarga desigual dentro de la superficie global de las zonas de la dentadura.

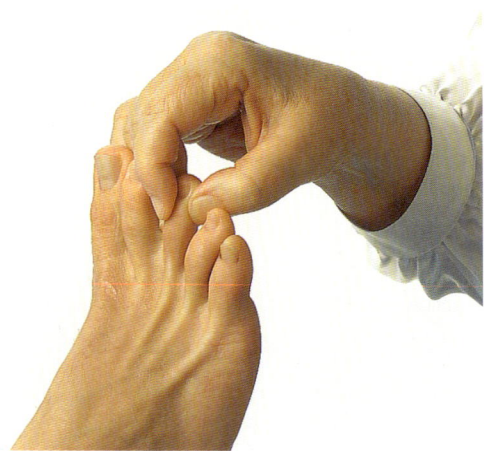

▶ **Fig. 10.6** Zona refleja de los dientes (pulgar activo).

La mayoría de las veces, la **base de las falanges proximales de los dedos de los pies** se sitúa equivocadamente demasiado hacia distal; una orientación anatómica exacta ayudará a corregir la estimación errónea de la ubicación, sobre todo a nivel plantar.

Indicaciones terapéuticas sobre el grupo de zonas reflejas de la cabeza y del cuello: véanse los ejemplos de tratamiento, ▶ Cap. 21.2.

10.3 Zonas reflejas de la columna vertebral, del tórax y de la cintura escapular

10.3.1 Indicaciones generales

Estas zonas se representan en los pies como una «cruz de ejes»: con los pies colocados uno junto a otro, ambos arcos longitudinales entran en contacto en la línea mediana, hasta constituir el poste vertical que corresponde a la zona de la columna vertebral; los dos arcos transversales forman los brazos horizontales, que corresponden a la zona de la cintura escapular. Aunque la columna vertebral sea considerada normalmente como parte integrante del esqueleto, dada su estrecha relación con el sistema nervioso también puede ser concebida a manera de «órgano» central relacionado de forma interactiva con todos y cada uno de los tejidos y sistemas. Esto es válido asimismo en lo que se refiere a sus correspondientes zonas reflejas en los pies.

10.3.2 Diagramas de las zonas
(▶ Fig. 10.7, ▶ Fig. 10.8)

10.3.3 Localización anatómica de las zonas

Zonas reflejas de la columna vertebral

El diagrama de estas zonas pone de relieve la semejanza de formas existente entre el arco longitudinal del pie y la columna vertebral. Como zona situada en el centro mismo del cuerpo, sus zonas reflejas pueden localizarse por igual en el pie derecho **y** en el izquierdo, en la primera zona longitudinal del cuerpo.

Su localización abarca desde la parte medial de la primera zona longitudinal de FitzGerald hasta la parte lateral de la misma y, por consiguiente, puede incluir todo el ancho de los cuerpos vertebrales. En la zona tendinosa y muscular de la parte medial-plantar se puede acceder bien a las apófisis espinosas, que resultan especialmente adecuadas para el tratamiento **neutral** de la columna vertebral.

Cuanto más se incluye todo el ancho de la primera zona longitudinal plantar, más se integran los cuerpos vertebrales en su totalidad, hasta las apófisis transversales.

La parte osuda del arco longitudinal, vista desde medial, sirve sobre todo para la diferenciación precisa de las distintas secciones de la columna vertebral. Vale la pena palparla cuidadosamente para diferenciar de forma segura sus diferentes tramos.

Los diferentes tramos de la columna vertebral

- **Vértebras cervicales 1-7:** Sus apófisis espinosas están situadas en la porción medial-plantar de la falange proximal del dedo gordo; las apófisis transversas, en la porción lateral. La articulación **distal** del dedo gordo del pie se corresponde con la base del cráneo, en la transición a la columna cervical. La articulación **proximal** del dedo gordo del pie caracteriza el paso de la columna cervical a la columna dorsal.
- **Vértebras dorsales 1-12:** Las apófisis espinosas están situadas en el tejido medial-plantar, a lo largo del primer metatarsiano. Las apófisis transversas se pueden percibir, en la cara plantar, en la delimitación lateral de todo el primer metatarsiano.
- El paso de la base del primer metatarsiano al primer cuneiforme representa el inicio de la denominada **línea de la articulación de Lisfranc**, que in situ se corresponde en cierta medida con la cintura. Paralelamente, también constituye el paso a la columna lumbar. Este punto requiere una palpación especialmente atenta y precisa, siendo al mismo tiempo **una de las ayudas de orientación más importantes** para encontrar las zonas de la región abdominal central.
- **Vértebras lumbares 1-5:** Las apófisis espinosas van del tejido medial-plantar del primer cuneiforme hasta el extremo proximal del escafoides; las apófisis transversas se pueden tratar en la cara plantar en la delimitación lateral del primer cuneiforme y de la mitad longitudinal del escafoides.
- El escafoides, un poco prominente en su cara medial en muchos pacientes, caracteriza con su delimitación proximal, el paso al hueso sacro y se corresponde con el **promontorio**, un conocido punto débil, no solo en el arco longitudinal del pie, sino también in situ.
- **Hueso sacro:** Su delimitación superior empieza, plantar, en el punto de contacto entre el escafoides y el calcáneo, y prosigue

10 Los diferentes grupos de zonas reflejas

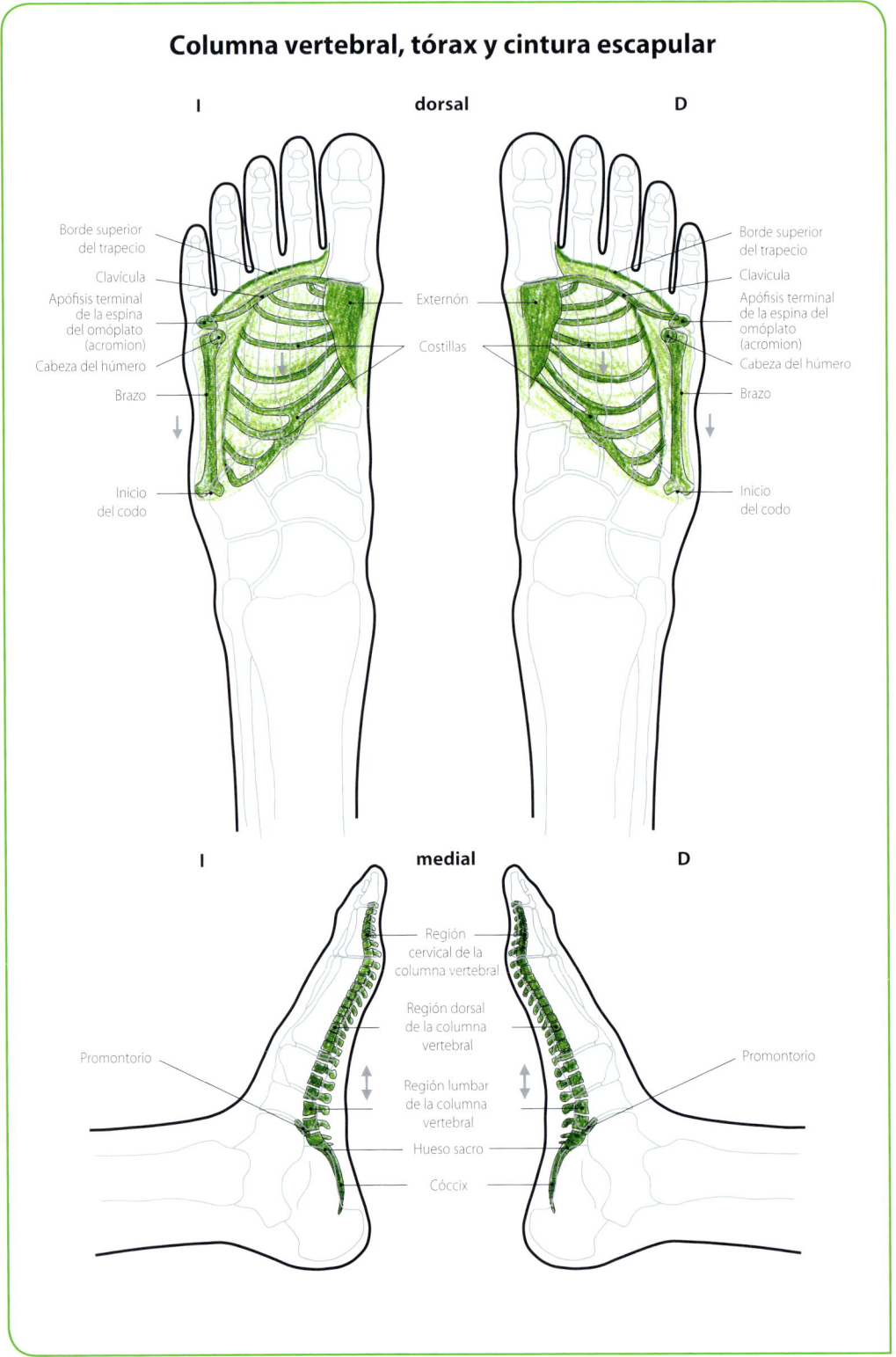

▶ **Fig. 10.7** Columna vertebral, tórax y cintura escapular (dorsal, medial).

10.3 Zonas reflejas de la columna vertebral, del tórax y de la cintura escapular

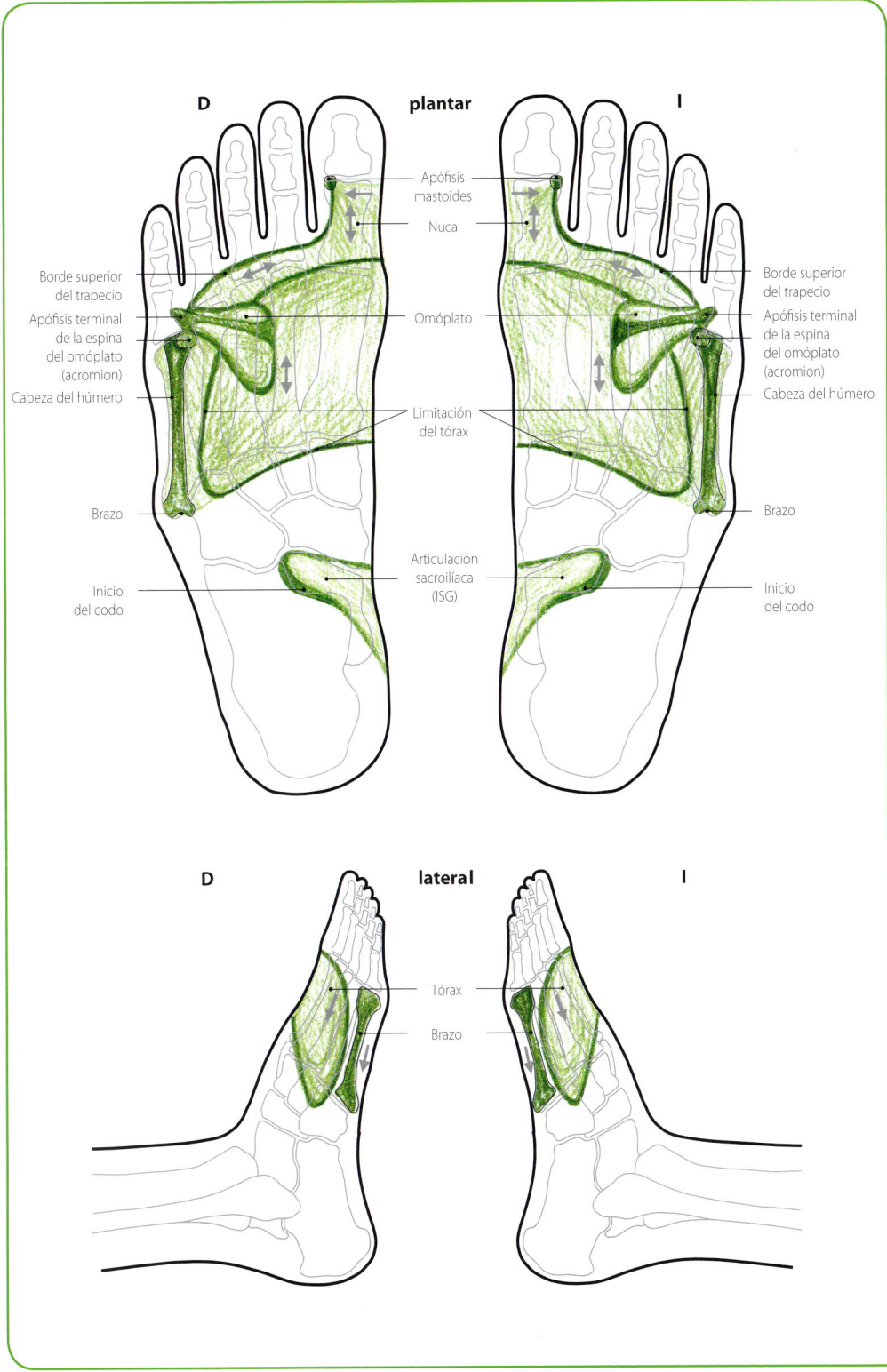

▶ **Fig. 10.8** Columna vertebral, tórax y cintura escapular (plantar, lateral).

10 Los diferentes grupos de zonas reflejas

horizontalmente hasta las zonas longitudinales de FitzGerald 2 y 3. La delimitación diagonal va de lateral a medial. En el punto, donde su plano horizontal pasa a diagonal, empieza la **articulación sacroilíaca**, que supone aproximadamente un tercio de este tramo. Puesto que los órganos y los tejidos a menudo se superponen in situ, solo el cuadro clínico del paciente permitirá diferenciar, si se estará tratando la articulación sacroilíaca o el intestino delgado.

- **Coxis:** El extremo diagonal del hueso sacro —ahora nuevamente en la primera zona longitudinal del cuerpo— caracteriza el inicio del breve tramo correspondiente al coxis, también en ambos pies.

Zonas reflejas del tórax y de la cintura escapular

Las zonas reflejas del **tórax** están localizadas, en la planta y el dorso del pie, en la superficie que se extiende aproximadamente desde el metatarsiano 1 hasta la limitación medial del metatarsiano 5. En función de la forma que posea la caja torácica in situ, el borde inferior externo puede llegar hasta el cuneiforme 3 y el cuboides, mientras que el borde medial lo hace hasta el tercio inferior del metatarsiano 1, donde empalma con la zona del esternón.

El arco transversal, junto a las articulaciones metatarsofalángicas, corresponde a la **cintura escapular**, que muestra relaciones segmentales orgánicas con el hígado y la vesícula biliar, a la derecha, y con el corazón, a la izquierda.

Los **hombros**, con la cabeza del húmero como límite exterior de la cintura escapular, poseen en el pie, al igual que sucede en el cuerpo, una superficie articular: el punto de contacto medial de la cabeza del metatarsiano 5 con el lateral de la cabeza del metatarsiano 4.

Si bien el pie representa, de acuerdo con su forma, las zonas de la cabeza, del cuello y del tronco, a partir de la zona de la articulación del hombro puede tratarse el **brazo**, hasta el **codo**, a lo largo del metatarsiano 5. La semejanza de formas entre el brazo y el metatarsiano 5 resulta particularmente llamativa.

El **esternón**, situado en la línea mediana del cuerpo, puede hallarse en ambos pies en la superficie dorsal del metatarsiano 1. La zona abarca alrededor de dos tercios de la longitud de dicho hueso, mientras que la delimitación lateral del metatarsiano 1 se corresponde con las **articulaciones esternocostales**.

10.3.4 Método de trabajo

Zonas reflejas de la columna vertebral
(▶ Fig. 10.9)

La **columna vertebral**, dependiendo de lo que en cada momento sea más indicado, puede tratarse con el pulgar, tanto de distal a proximal, como también en sentido contrario. En el caso de tratamiento **neutral** de la columna vertebral, no trabajamos directamente sobre la estructura ósea del arco longitudinal, sino sobre los tejidos musculares y conjuntivos en la cara medial-plantar. No obstante, en el caso de afecciones **específicas**, lo incluiremos.

Para poder actuar específicamente en la zona del **promontorio** (▶ Fig. 10.10), se aplicará un estímulo puntual con el pulgar, en el punto de transición del escafoides al astrágalo y al calcáneo, para continuar luego por la superficie de contacto plantar entre el escafoides y el astrágalo.

Zonas reflejas del tórax y de la cintura escapular

Estas zonas pueden ser tratadas con el pulgar, de distal a proximal, en trayectorias dispuestas una junta a otra. Al aplicar el tratamiento en dicho sentido, el arco transversal, que se halla «hundido» en muchos pacientes, puede recuperar su forma anatómica correcta, como mínimo pasivamente. Colocándolo en rotación externa, es posible también trabajar el pie en el espacio metatarsiano, de proximal a distal, y obtener el mismo resultado.

En la región dorsal de los metatarsianos, el tratamiento se aplica solo en los espacios entre los meta-

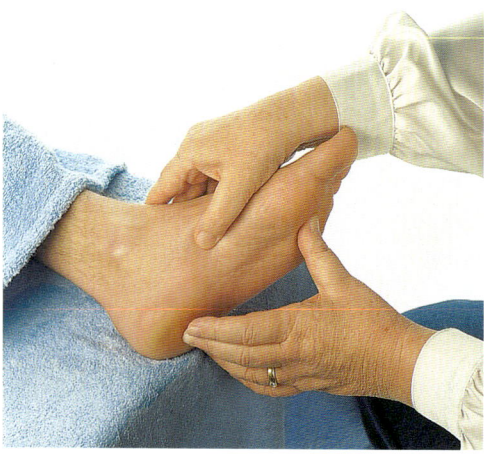

▶ **Fig. 10.9** Zonas reflejas de la columna vertebral, de craneal a caudal.

10.4 Zonas reflejas del sistema urinario, de los huesos y tejidos de la pelvis, hasta la rodilla

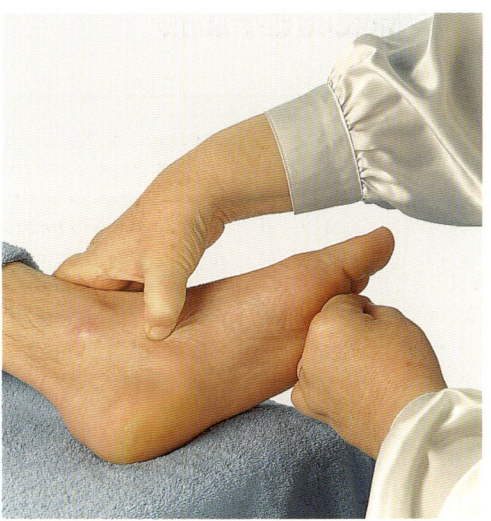

▶ **Fig. 10.10** Zona refleja del promontorio (inicio).

tarsianos, a fin de evitar un estímulo demasiado intenso y directo sobre el periostio. Estas zonas pueden alcanzarse bien con el índice, mientras que el pulgar de la mano libre sostiene desde plantar, en el centro del arco transversal, manteniendo el pie en su posición normal. En la zona del **brazo** (▶ Fig. 10.11), el tratamiento se efectúa desde dorsal, lateral y plantar sobre la estructura ósea del metatarsiano 5.

A **los hombros**, en su proyección dorsal, se llega sin dificultad alguna con el índice, mientras que para la plantar es más práctico utilizar el pulgar.

El **esternón** (▶ Fig. 10.12) puede tratarse tanto de distal a proximal, en varias trayectorias una junto a otra, como también de medial a lateral. La mayoría de las veces, lo más adecuado es utilizar el índice.

Indicaciones terapéuticas sobre el grupo de zonas reflejas de la columna vertebral y la cintura escapular: véanse los ejemplos de tratamiento, ▶ Cap. 21.3.

10.4

Zonas reflejas del sistema urinario, de los huesos y tejidos de la pelvis, hasta la rodilla

10.4.1 Indicaciones generales

Para facilitar la orientación, dividiremos esta amplia zona en sus dos grupos principales: por un lado, las zonas de las **vías urinarias** incluyen ambos riñones, los uréteres, la vejiga y la uretra.

Por el otro, dentro de las zonas de la **cintura pélvica** se encuentran detalladas las zonas del ilion, además de los músculos de los glúteos, la sínfisis púbica y la región púbica, así como la articulación de la cadera en sus caras ventral, lateral y dorsal. El muslo y la rodilla, en sus caras medial, ventral, lateral y dorsal están dispuestos en la parte distal de la pantorrilla.

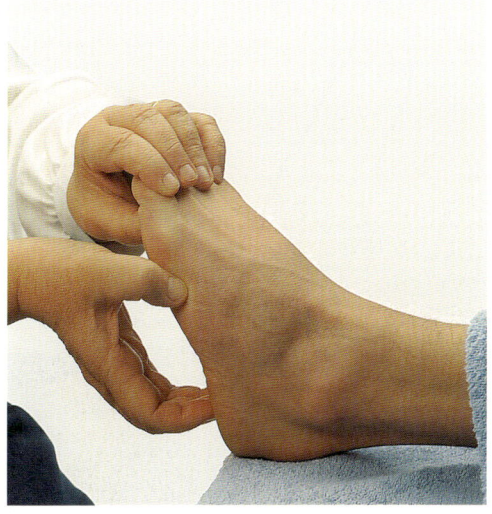

▶ **Fig. 10.11** Zona refleja del brazo.

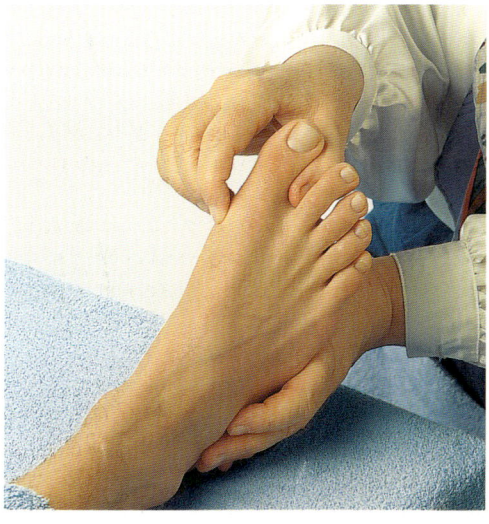

▶ **Fig. 10.12** Articulación metatarsofalángica del dedo gordo. Un poco dorsal: parte medial de la zona del esternón.

10.4.2 Diagrama de las zonas (▶ Fig. 10.13, ▶ Fig. 10.14)

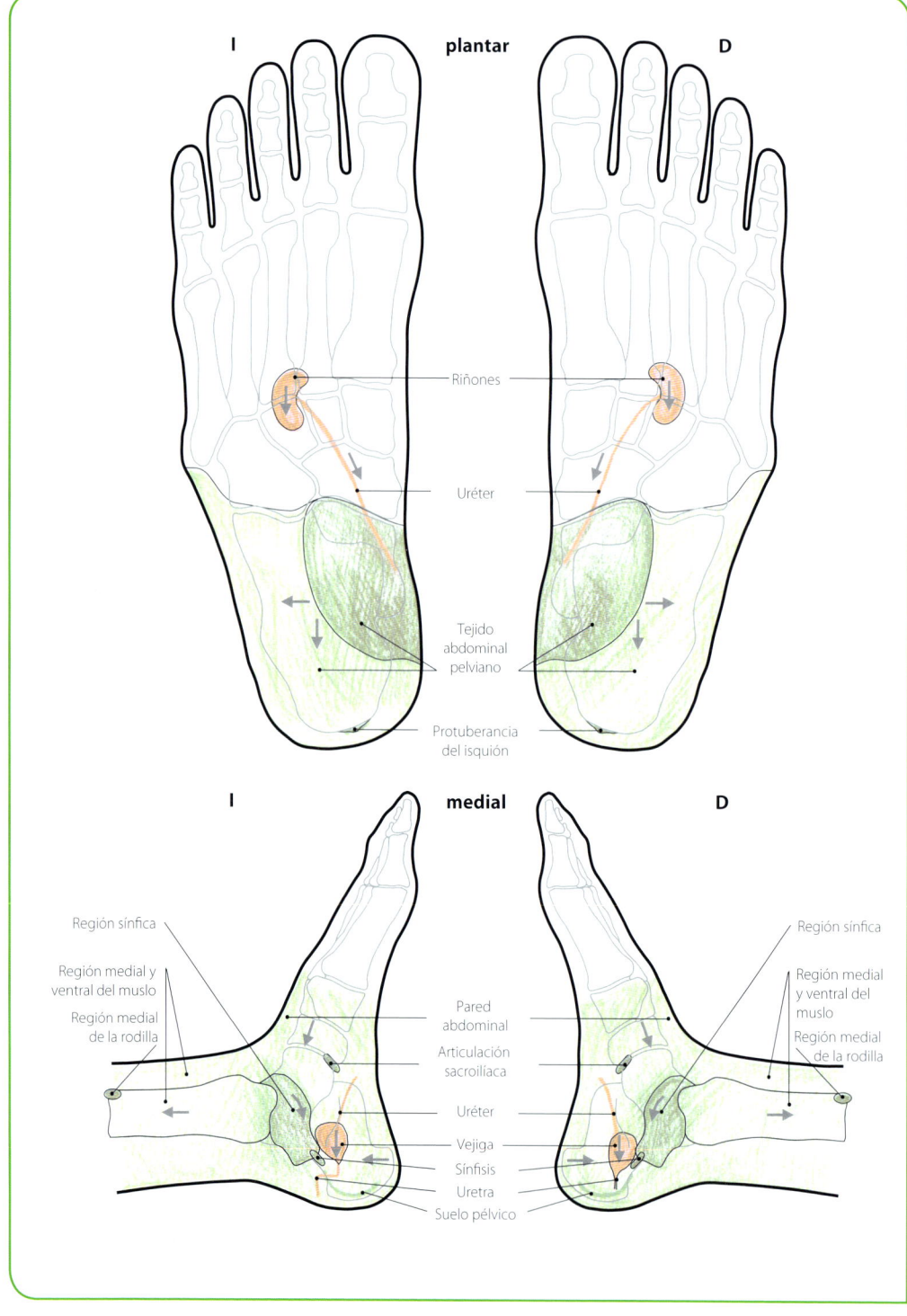

▶ **Fig. 10.13** Vías urinarias, tejido abdominal/pelviano, muslo/rodilla (plantar, medial).

10.4 Zonas reflejas del sistema urinario, de los huesos y tejidos de la pelvis, hasta la rodilla

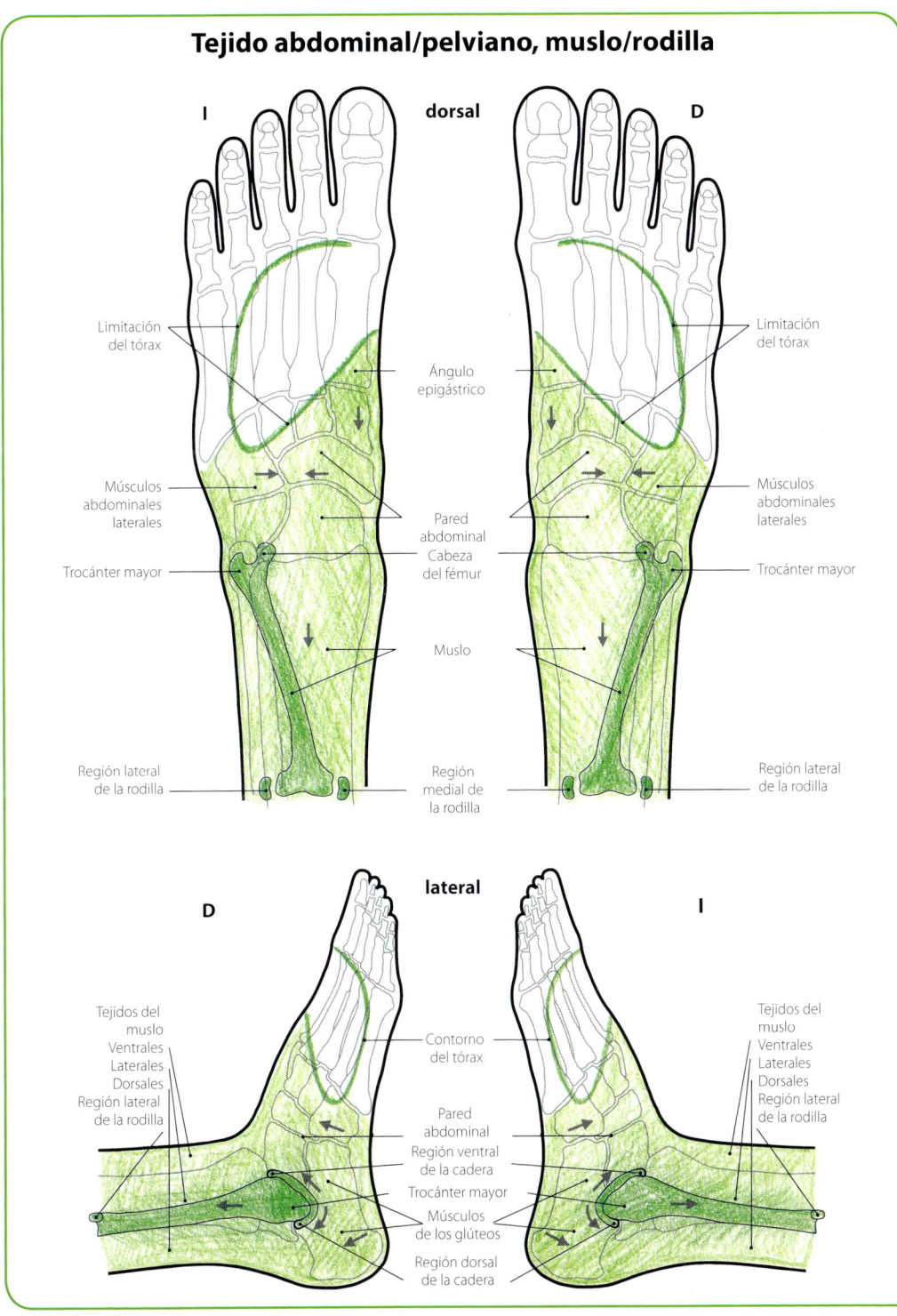

▶ **Fig. 10.14** Tejido abdominal/pelviano, muslo/rodilla (dorsal, lateral).

10.4.3 Localización anatómica de las zonas

Zonas reflejas de los riñones, los uréteres y la vejiga

Puesto que el tamaño y/o la localización de todas y cada una de las zonas reflejas pueden variar incluso a nivel fisiológico, en particular las correspondientes a los **riñones**, la disposición de dichas zonas se ha marcado, por término medio, en torno a la base del metatarsiano 3 hasta el cuneiforme 3. Partiendo de ese punto, el pulgar podrá averiguar, con seguridad y de manera individualizada, dónde se encuentran las zonas de los riñones, en caso de enfermedad o ptosis renal.

Las zonas reflejas de los **uréteres** discurren en dirección al hueso sacro y pueden encontrarse, en su tercio inferior, medial al tendón del flexor largo del dedo gordo. Discurren desde su superficie plantar a medial, por las caras internas de ambos talones y llegan hasta la zona de la vejiga.

La zona refleja de la **vejiga**, al tratarse de la proyección de un órgano que se encuentra en el centro mismo del cuerpo, está dividida entre ambos pies. Se halla en la parte medial-proximal del calcáneo y, en su límite superior, alcanza hasta el astrágalo. En el caso particular de la zona refleja de la vejiga, en función de lo llena y lo sobrecargada que esté la vejiga in situ, a menudo pueden comprobarse modificaciones en la localización y el tono, por ejemplo, durante el embarazo o en el caso de retención urinaria postoperatoria.

La zona refleja de la **uretra** discurre, en el caso del hombre, justo después de la vejiga, rodeada por la próstata, cerca del inicio del tendón de Aquiles, pasando por el pene, ligeramente proximal con respecto al borde superior interno del calcáneo. En el caso de la mujer, la uretra, y también su zona refleja, es bastante más corta y desemboca en la zona del perineo. En el diagrama, en la representación medial del talón del pie, se indica en uno de ellos el sistema urinario masculino y en el otro el femenino, aunque en cada caso se refiere a ambos pies.

Las zonas del **perineo** también se hallan en los dos pies en la parte proximal del calcáneo, y tienen una gran importancia fisiológica —y eventualmente también terapéutica— sobre todo en el caso de las mujeres, durante y después del parto (▶ Cap. 22).

Zonas reflejas de la pelvis y del muslo, hasta la rodilla

La parte plantar del calcáneo corresponde, completamente, a los tejidos de la parte baja de la **cavidad abdominal** y de la **pelvis** desde **atrás**. Aunque el tejido de esta zona a menudo es grueso. Podemos llegar con menos esfuerzo a estas zonas a través de las regiones mediales de los huesos del tarso hasta los maléolos internos.

La zona de la **sínfisis** puede palparse con claridad, a nivel medial, en el pequeño surco interarticular, donde el calcáneo se une con la parte posterior del astrágalo.

El tejido que se halla por debajo del maléolo interno, a lo largo del astrágalo, recibe el nombre de **región púbica**. Esta denominación requiere una breve explicación: si bien entre el pie y la figura de una persona sentada existe una **semejanza** de formas, no se da una **igualdad** de formas a escala en todos los puntos. Así por ejemplo, el tórax in situ es más grande que la pelvis; sin embargo, la zona refleja de la pelvis es más grande que la del tórax, puesto que se le asigna toda la región del tarso. Mediante esta comparación resulta comprensible por qué consideramos toda la longitud y la anchura de la parte medial del astrágalo como zona de la **región púbica**. Además, desde hace décadas, venimos observando que este punto es muy efectivo desde un punto de vista terapéutico para todas las afecciones de los órganos de la pelvis menor.

La **musculatura** ventral, lateral, medial y dorsal del **muslo** se localiza por encima del tobillo, a partir de la horquilla maleolar hasta una altura aproximada de la anchura de la mano (¡del paciente!), y finaliza en las zonas de la rodilla. La trayectoria, a lo largo del periostio del peroné distal, corresponde al tracto iliotibial.

La zona refleja de la **rodilla** puede dividirse tal como sigue: la región medial de la rodilla debe tratarse en la superficie medial de la tibia, y la lateral, en la superficie ventral de la fíbula. Entre ambas se halla la **rótula**. En la cara dorsal de la pierna encontramos, enfrentada a la rótula, la **corva**.

El tejido que recubre los dos tercios proximales de la superficie externa del calcáneo representa, desde lateral, los **músculos de los glúteos**; un poco más hacia distal, hasta llegar al cuboides, al cuneiforme 3 y a la parte lateral del escafoides, pueden localizarse los **músculos abdominales laterales**.

La totalidad de la zona refleja de la **articulación de la cadera** puede alcanzarse en torno al maléolo lateral; el mejor modo de tratar la cabeza del fémur es en la unión ósea entre la fíbula y el astrágalo, partiendo del dorso del pie; el punto más alejado y sobresaliente del tobillo externo, en sentido lateral, corresponde al **trocánter mayor**.

10.4.4 Método de trabajo

Zonas reflejas de los riñones, de los uréteres y de la vejiga

Ya que las zonas reflejas de los **riñones** suelen ser más pequeñas que la falange distal del pulgar del terapeuta, se precisa aquí un tratamiento casi puntual, que continúe linealmente a la zona de los uréteres (▶ Fig. 10.15).

Habitualmente, la zona de los **uréteres** se trata en el mismo sentido del flujo de la orina. Solo en la circunstancia de que un **cálculo renal** haya penetrado ya en el uréter, se trabajará primero en sentido contrario, esto es, de la vejiga a los riñones.

La zona del uréter, cuando pasa de plantar a medial, discurre muy cerca de la zona del sacro. Algo más proximal, en dirección al maléolo interno, es donde E. Ingham en la década de 1930 trataba la zona de la vejiga. Hoy en día, sabemos que tal localización respondía en realidad a la **inervación** de los órganos de la pelvis menor, es decir, **indirectamente** también la vejiga. La localización de la vejiga, en tanto que órgano situado detrás de la sínfisis, se ha establecido como resultado de múltiples comprobaciones prácticas. **Ambas**, la zona de la inervación y la del órgano, se tratan según las indicaciones.

Zonas reflejas de la cintura pelviana y de las extremidades inferiores hasta las rodillas

En la zona refleja de la **sínfisis**, el estímulo debe aplicarse con precaución, ya que con suma facilidad y sorprendente rapidez pueden producirse reacciones desproporcionadas, debido, entre otras cosas, a que dicha región, que forma parte de los órganos de la pelvis menor, puede estar asimismo alterada funcionalmente por cargas emocionales del sistema hormonal (dificultades en la relación de pareja, disfunciones hormonales, abuso sexual, y muchos más). Al tener una superficie pequeña y alargada, puede tratarse bien de manera puntual con la yema del dedo índice en una posición ligeramente medial.

He asistido mediante la TZR a algunas mujeres con laxitud de la sínfisis púbica durante el embarazo —aproximadamente a partir del séptimo o del octavo mes—, gracias a lo cual, las no pocas molestias que tenían al sentarse, al estar de pie y también al andar, se mantuvieron en unos límites soportables hasta el momento mismo del parto.

Para el tratamiento de la **región** púbica, se coloca el pie del paciente claramente en el centro de la camilla y con la mano libre lo mantenemos con firmeza en rotación externa. Respetando la adecuada posición de la columna vertebral, el terapeuta se inclina hacia

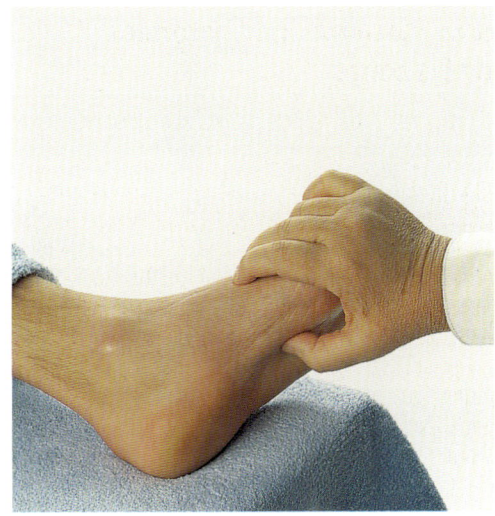

▶ **Fig. 10.15** Zona refleja de los riñones.

delante, de manera que el pulgar pueda trazar, de distal a proximal, una trayectoria casi semicircular a lo largo del astrágalo.

Mientras que en la superficie plantar del talón, en su calidad de zona de la **cavidad abdominopélvica**, el pulgar puede trabajar con bastante firmeza, en la superficie medial del talón deberán elegirse movimientos suaves con las yemas de los dedos o del pulgar.

En el borde lateral del pie, desde el cuboides hasta el extremo proximal del calcáneo, son tratadas las zonas de los **músculos de los glúteos y de los abdominales** laterales (▶ Fig. 10.16), para lo cual utilizaremos una o dos yemas de los dedos. Si es posible una óptima supinación de la mano, también puede utilizarse el pulgar.

A la zona refleja de la **articulación de la cadera** (▶ Fig. 10.17), alrededor del tobillo exterior, en su cuadrante anterior, casi siempre puede accederse sin dificultad alguna con el pulgar; en el caso del cuadrante posterior, en dirección al tendón de Aquiles, la mayoría de las veces resulta más adecuado el índice.

Los **muslos**, en su superficie medial y ventral (▶ Fig. 10.18), se tratan con el pulgar, y en la lateral y dorsal, con las yemas de los dedos. En el supuesto de que el tracto iliotibial requiera un tratamiento específico (por ejemplo, a causa de una cicatriz existente en la cara exterior del muslo), es mejor decantarse por el pulgar para esta trayectoria. Para ello se requiere una buena supinación de la mano y que el pie esté en una ligera rotación interna. ¡Hay que tener cuidado, no obstante, para no forzar demasiado el pie en la rotación interna!

10 Los diferentes grupos de zonas reflejas

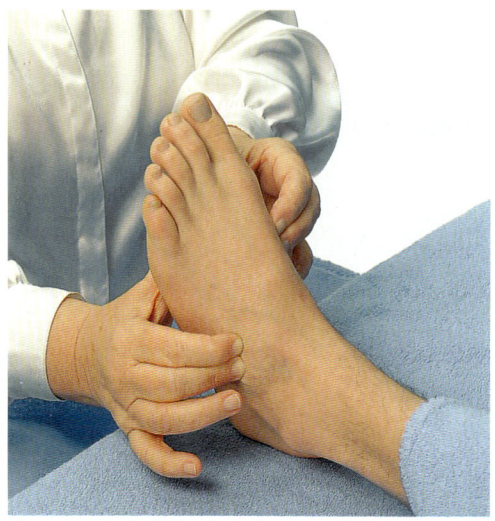

▶ **Fig. 10.16** Zona refleja de los músculos abdominales laterales.

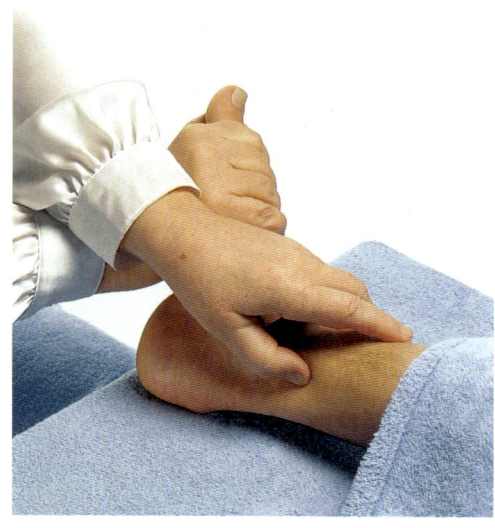

▶ **Fig. 10.18** Zona refleja del muslo medial.

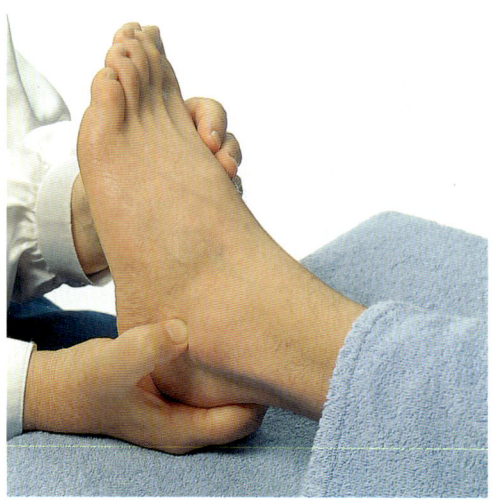

▶ **Fig. 10.17** Zona refleja de la cadera.

Las zonas reflejas de la **rodilla** se tratan de forma puntual tanto con el pulgar como con el dedo índice. En caso de alteración, dichas zonas pueden resultar dolorosas en un radio de entre uno y dos centímetros.

Indicaciones terapéuticas sobre el grupo de zonas reflejas del sistema urinario, la pelvis hasta la rodilla: véanse los ejemplos de tratamiento, ▶ Cap. 21.3 y ▶ 21.4.2.

10.5
Zonas reflejas de las glándulas endocrinas

10.5.1 Indicaciones generales

Dentro de este sistema, la zona de la **hipófisis** es de la que se tiene menos experiencia terapéutica hasta el momento. A lo largo de mi actividad profesional en la consulta, solo algunas veces he tenido oportunidad de comprobar dicha zona en pacientes con **tumores** de hipófisis (preoperatorio y postoperatorio). No obstante, los considerables dolores y las reacciones me confirmaron que la zona de la hipófisis se puede tratar en el lugar indicado. Incluso en mujeres con otras alteraciones hormonales, por ejemplo, dolores menstruales, también se trata esta zona.

En el caso de las restantes glándulas de secreción interna, la localización y terapia de las zonas reflejas resulta harto más sencilla. En presencia de disfunción en **una** de las glándulas endocrinas, es recomendable tratar al mismo tiempo todas las demás, puesto que son interdependientes en sus funciones.

10.5 Zonas reflejas de las glándulas endocrinas

10.5.2 Diagrama de las zonas (▶ Fig. 10.19, ▶ Fig. 10.20)

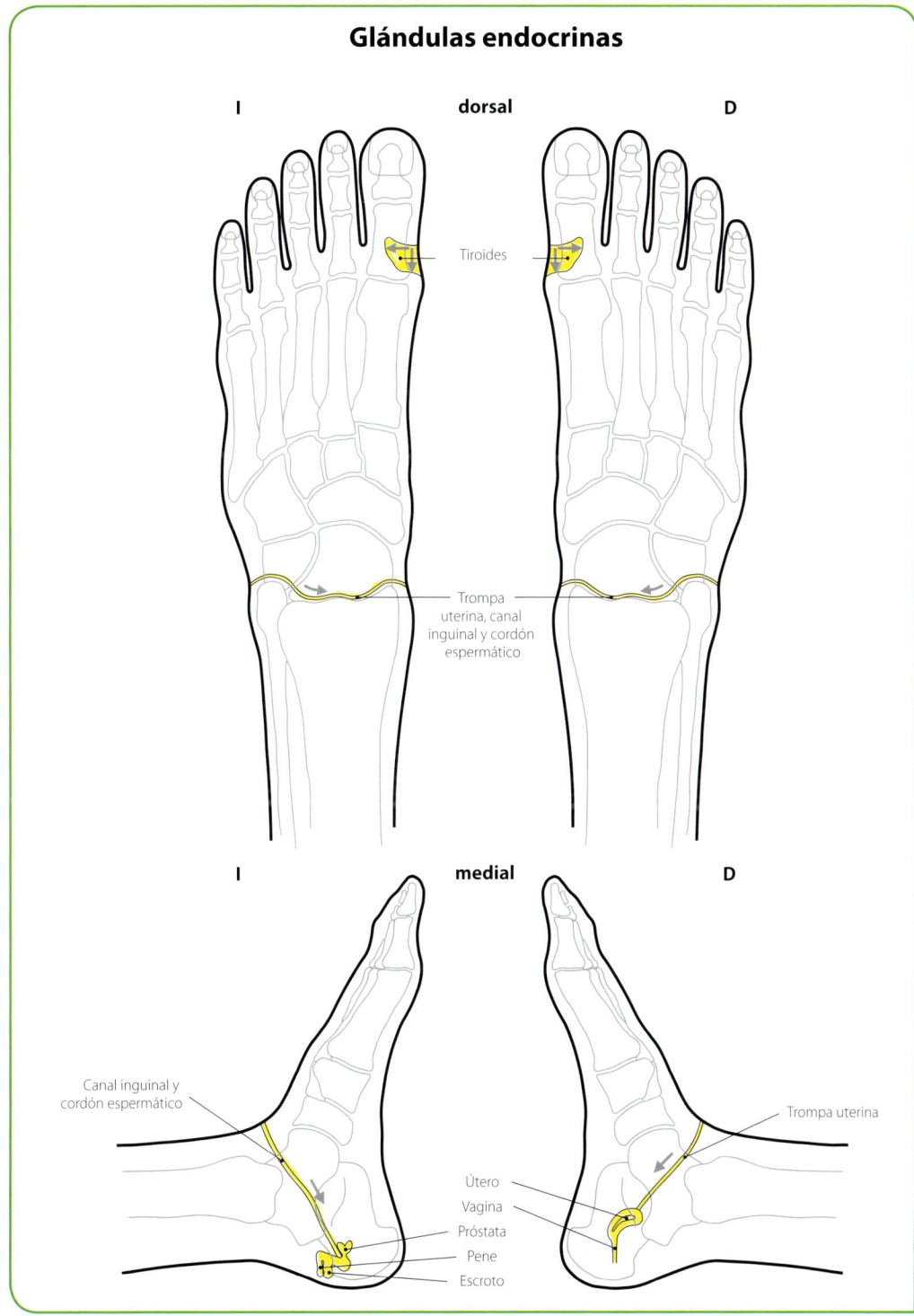

▶ **Fig. 10.19** Glándulas endocrinas (dorsal, medial).

10 Los diferentes grupos de zonas reflejas

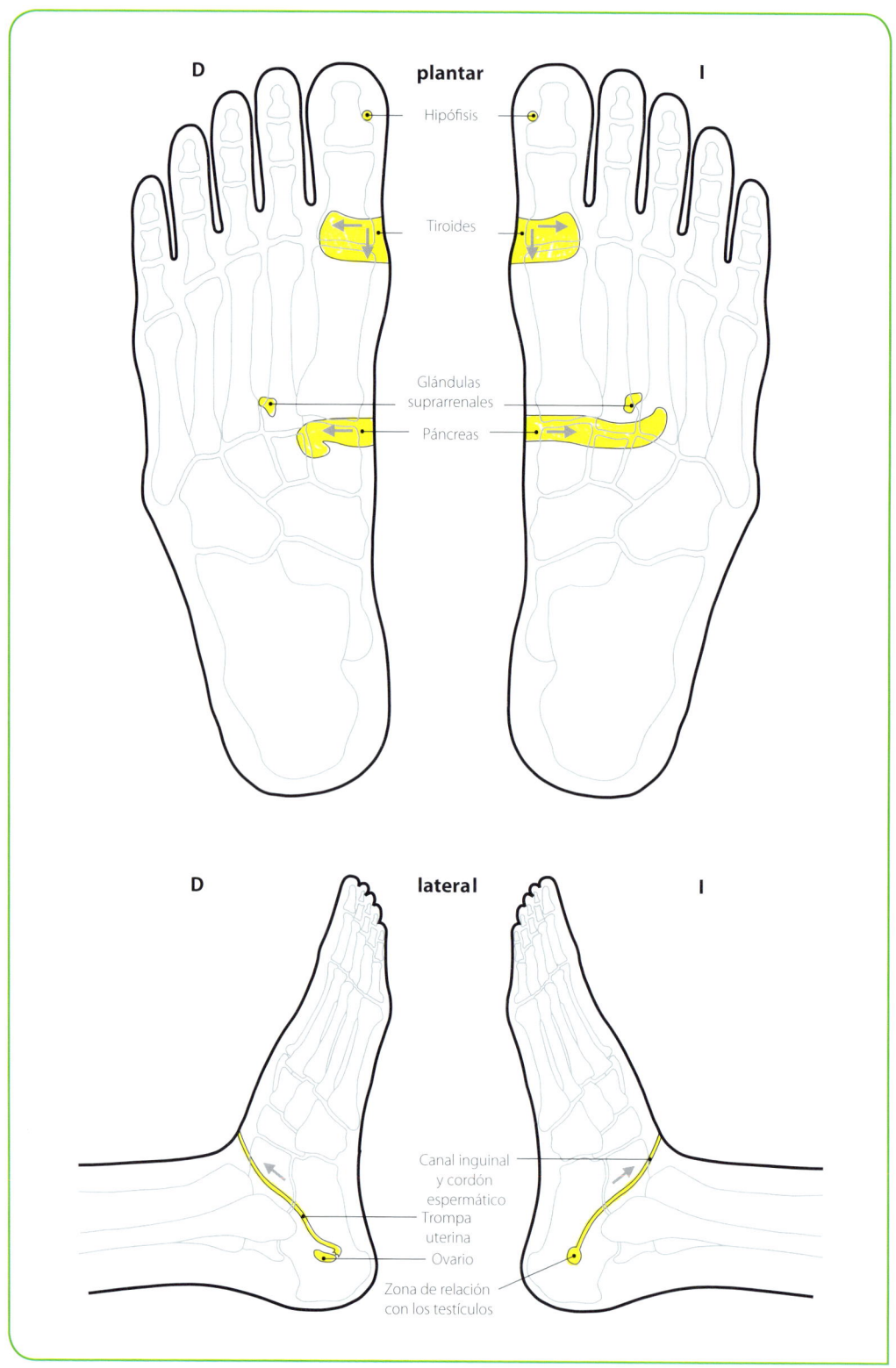

▶ **Fig. 10.20** Glándulas endocrinas (plantar, lateral).

10.5.3 Localización anatómica de las zonas

La **hipófisis** puede ser tratada terapéuticamente en el borde medial del periostio de ambas falanges distales de los dedos gordos, desde plantar, donde sus cabezas se ensanchan en la base.

La **tiroides** se puede tratar tanto en la zona dorsal como plantar. La dorsal se encuentra en el tercio proximal de la falange proximal del dedo gordo y puede tratarse más o menos sobre dos tercios de su anchura. La zona plantar, a su vez, está situada en torno a las articulaciones metatarsofalángicas de ambos dedos gordos y es más amplia que la dorsal. Para ser exactos, esta es la zona de la séptima vértebra cervical, es decir una **zona de relación** con la glándula tiroides, puesto que la séptima vértebra cervical se localiza in situ enfrente de la tiroides. Popularmente, cuando se producen alteraciones o existe un engrosamiento conjuntivo de este tejido, recibe el nombre de «giba hormonal».

El **timo** podría incluirse perfectamente dentro de la clasificación de las zonas hormonales, pero será tratado en relación con el sistema linfático (▶ Cap. 10.8).

Las zonas reflejas de las **cápsulas suprarrenales** se encuentran en el extremo distal de los riñones y, en parte, sobresalen por el espacio existente entre las bases de los metatarsianos 2 y 3.

La zona refleja del **páncreas**, en tanto que **cabeza** del páncreas, se halla en el pie derecho, entre la base del primer metatarsiano y el primer cuneiforme. Las zonas central y caudal, por su parte, se localizan en el pie izquierdo, entre la base de los metatarsianos primero, segundo y tercero, y los cuneiformes 1, 2 y 3, donde el páncreas se halla delimitado lateralmente por el bazo.

Las zonas reflejas de los órganos genitales poseen una disposición medial, aproximadamente entre el centro y el tercio proximal del calcáneo. En el caso de la mujer corresponde al útero, el cual se prolonga en sentido proximal hasta la **vagina** y conduce, a lo largo del borde posterior del calcáneo, hasta el suelo pelviano, el llamado perineo.

Puesto que los huesos del tarso, como zonas reflejas de la región abdominal inferior y de la pelvis, proporcionalmente son bastante más anchos y voluminosos de lo que es la cavidad pelviano-abdominal in situ, los **ovarios** y las **trompas de Falopio** se pueden tratar en el calcáneo tanto desde lateral como también desde medial.

La localización medial de las trompas de Falopio y de los ovarios no se representa en los diagramas; en parte, coincide con la zona del útero y llega hasta cerca del inicio del astrágalo. Desde **lateral**, la delimitación de la zona del ovario puede hallarse en el centro de una línea diagonal imaginaria trazada entre el borde inferior del maléolo externo y la punta redondeada del talón, desde donde se prolonga en dirección distal.

La zona refleja de las **trompas de Falopio** comunica la zona que corresponde al ovario con la del útero, tanto en el pie derecho como en el izquierdo, partiendo de debajo del maléolo lateral.

En el caso del hombre, a la zona refleja de la **próstata** —que se corresponde más o menos con la localización del útero en la pelvis femenina— se le suman las zonas reflejas de los **testículos** y del **pene**, situadas sobre el borde superior interno del calcáneo. Para las zonas genitales masculinas es válido lo mismo que para las femeninas: el **conducto inguinal**, por una parte, se corresponde en su mayor parte con la zona de las trompas de Falopio. Por otro lado, y de modo semejante a la localización lateral del ovario y de las trompas de Falopio, pueden tratarse también los testículos, el conducto inguinal y el cordón espermático, de lateral a medial.

10.5.4 Método de trabajo

La zona de la **hipófisis** se trata desde medial-plantar con el pulgar colocado en dirección al talón (en una posición parecida a la utilizada en el caso de las zonas de la base del cráneo y de la trompa de Eustaquio). Incluimos esta zona como parte importante del sistema endocrino cuando se sufren trastornos o insuficiencias hormonales.

Sin embargo, en el caso de pacientes con traumatismos craneales, tumores u operaciones en la cabeza, la zona de la hipófisis solo se tratará con la maniobra sedante, o se evitará por completo.

La parte dorsal de la **tiroides** puede tratarse con el índice, de medial a lateral, mientras que para la plantar se recomienda utilizar el pulgar. Dado que en el caso de pacientes con trastornos de la tiroides a menudo puede observarse una excesiva aducción de la falange proximal del dedo gordo y una modificación en la posición del metatarsiano 1, el llamado *Hallux valgus*, cuando existan trastornos en esta zona orgánica, se trabajará con sumo cuidado. También las movilizaciones de las articulaciones metatarsofalángicas del dedo gordo se aplicarán con suavidad, por ejemplo, recurriendo a las técnicas de tratamiento de la ortobionomía [51].

Las **cápsulas suprarrenales** difícilmente pueden distinguirse de los riñones, y se tratan en su parte distal para tonificarlas suavemente, en el caso de trastornos (por ejemplo, personas asmáticas, reumáticas o alérgicas).

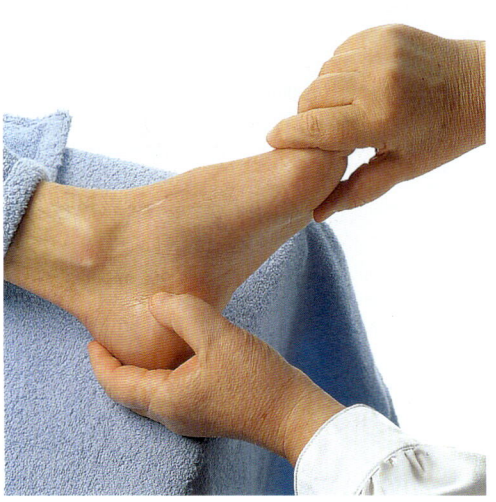
▶ **Fig. 10.21** Zonas reflejas de la pelvis.

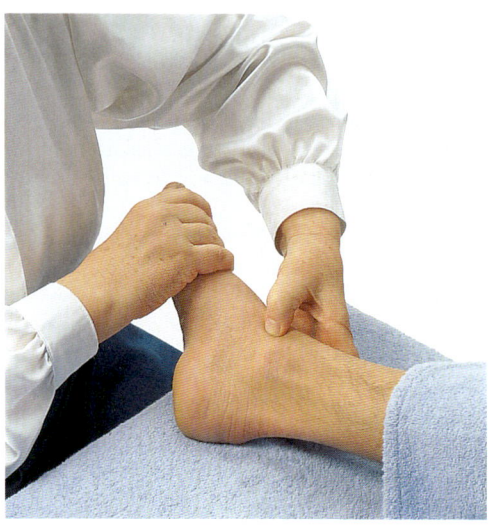
▶ **Fig. 10.22** Tratamiento de las zonas reflejas de las trompas de Falopio o del conducto inguinal.

El **páncreas** (la cabeza del páncreas) se trata en el pie derecho, de medial a lateral, mientras que en el pie izquierdo se hace lo propio con la parte central y con la cola, también de medial a lateral, en la línea de la articulación de Lisfranc, hasta llegar a la base del cuarto metatarsiano. Es evidente que en el caso de las **personas con diabetes** habrá que controlar con particular interés el nivel de azúcar durante una serie de sesiones. (Para indicaciones terapéuticas más detalladas, véase el ▶ **Cap. 21.5.2**, sección «Diabetes mellitus».)

Las **regiones de los genitales** se tratarán a nivel medial y lateral, de manera puntual, con el índice o con el pulgar, trabajando en este último caso con suavidad. De modo parecido al método de trabajo recomendado para la zona linfática de la ingle (▶ **Cap. 10.8.4**, sección «Sistema linfático»), la unión de los genitales externos con los internos —en la mujer, las **trompas de Falopio**, y en el hombre, el **canal inguinal** y el **cordón espermático**— se tratará con el pulgar (▶ **Fig. 10.22**). Tanto en la mujer como en el hombre, las zonas de localización medial suelen mostrarse dolorosas.

Las zonas reflejas de la **próstata** y del **escroto**, junto con los **testículos**, se encuentran bastante juntas. Estas se tratan con el índice o el pulgar indistintamente; la próstata en el borde proximal de la vejiga, y los testículos cerca del borde superior interno del calcáneo.

Tanto en el hombre como en la mujer, las zonas reflejas de los genitales son relativamente sensibles al tacto, incluso cuando no existe ninguna enfermedad, ya sea crónica o aguda. Puesto que el sistema hormonal está funcionalmente relacionado con el sistema neurovegetativo, y ambos con el estado de ánimo, en estas zonas pueden manifestarse asimismo problemas y dificultades en la relación de pareja o traumas de tiempos pasados. En el **fondo del saco de Douglas** (repliegue del peritoneo entre el recto y los genitales), a menudo se acumulan toxinas y sustancias perjudiciales, procedentes todas ellas de órganos de la pelvis menor y de los órganos digestivos. De ahí que sea aconsejable proceder inicialmente con precaución al tratar estas zonas.

Indicaciones terapéuticas sobre el grupo de zonas reflejas de las glándulas del sistema endocrino: véanse los ejemplos de tratamiento, ▶ **Cap. 21.5**.

10.6 Zonas reflejas de los órganos respiratorios y del corazón

10.6.1 Indicaciones generales

Las zonas reflejas de los órganos respiratorios empiezan en la región dorsal de los dedos gordos de ambos pies correspondiente a la zona de la **cavidad nasofaríngea**, y abarcan, junto con las zonas del corazón y de los órganos del epigastrio, todo el espacio del metatarso hasta el quinto metatarsiano.

Del **corazón** y de los **pulmones** proceden los dos ritmos más claramente perceptibles: los latidos del corazón y la frecuencia respiratoria, conectados am-

10.6 Zonas reflejas de los órganos respiratorios y del corazón

bos entre sí por la circulación menor. Como tercer «órgano», se les une el gran músculo del **diafragma**, gracias a cuya dinámica se establece una relación viva e importante entre los órganos de la caja torácica y los órganos abdominales.

El diafragma, por su movilidad o la inhibición de la misma, siempre nos proporciona también información acerca del estado vegetativo y anímico de la persona.

10.6.2 Diagrama de las zonas (▶ Fig. 10.23, ▶ Fig. 10.24)

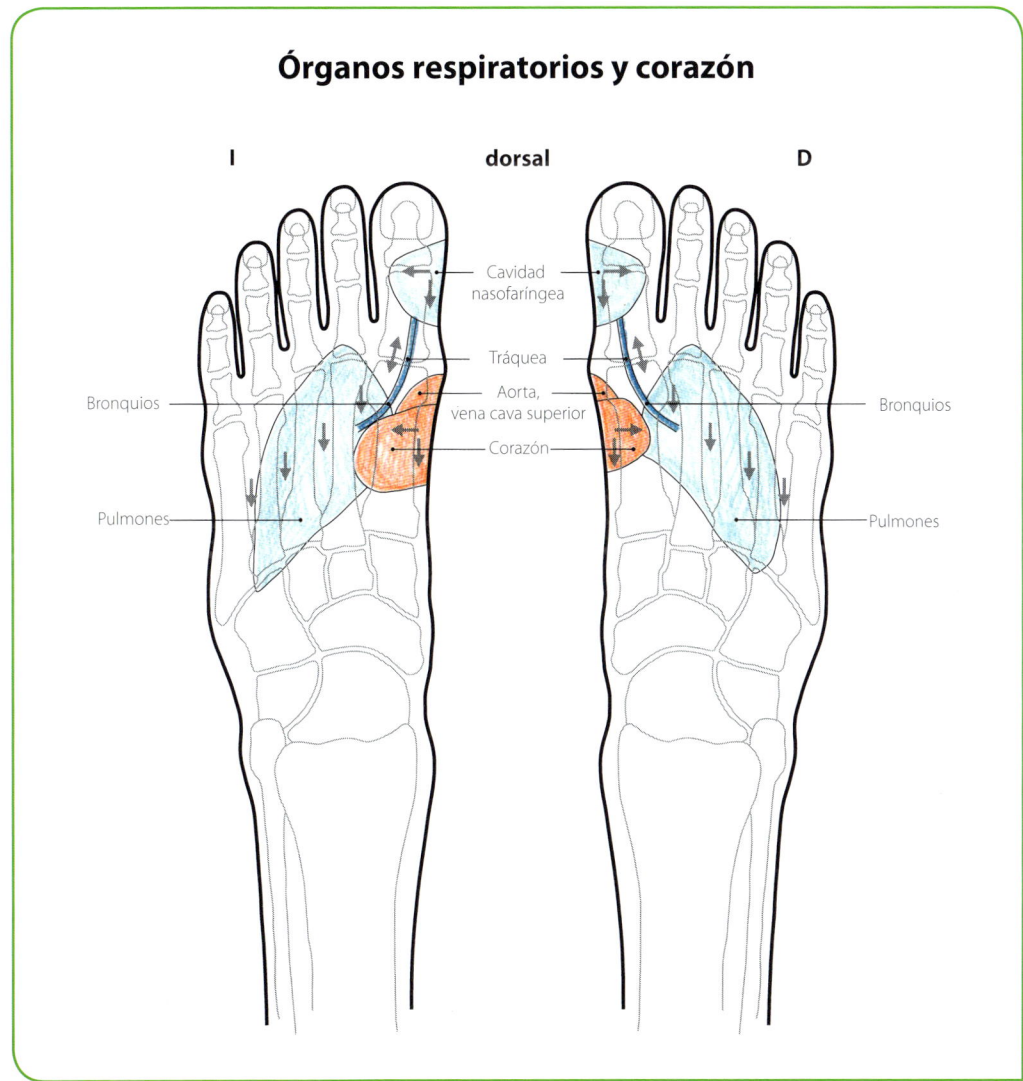

▶ **Fig. 10.23** Órganos respiratorios y corazón (dorsal).

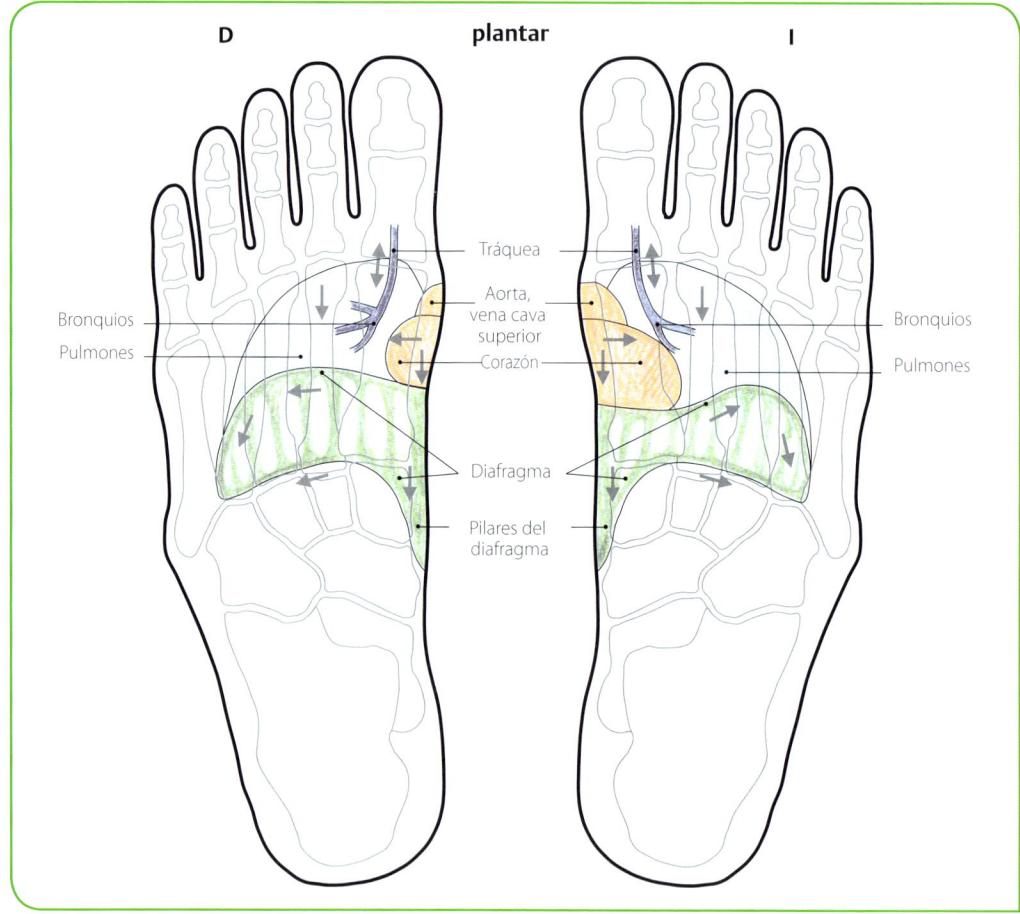

▶ Fig. 10.24 Órganos respiratorios y corazón (plantar).

10.6.3 Localización anatómica de las zonas

Zonas reflejas de los órganos de las vías respiratorias

La **cavidad nasofaríngea** ocupa la mayor parte de la superficie dorsal de ambos dedos gordos. Empezando en la parte medial, junto a las uñas de los dedos gordos, donde se encuentra la zona refleja correspondiente a los senos frontales, contiene no solo la nariz sino también las coanas (orificios posteriores de la cavidad nasofaríngea) y los senos maxilares. Asimismo, se solapa parcialmente con la zona de la cavidad bucal.

En las proximidades del tendón del músculo extensor largo del dedo gordo, la **tráquea** conduce a los **bronquios**, a modo de unión lineal. Puede llegarse a la tráquea, los bronquios y los pulmones tanto desde una posición dorsal como plantar. En la superficie dorsal del pie, la parte ventral de los pulmones está limitada por las costillas; en la plantar, el pulmón se prolonga desde medial hasta el extremo del esternón, y hacia lateral hasta la base de los metatarsianos 3 y 4.

En el borde inferior —y proximal— del arco transversal, hasta la línea de Lisfranc, y prolongándose por la zona media en dirección a la región lumbar de la columna vertebral, se encuentra el gran músculo del **diafragma**.

Puesto que la superposición orgánica en el cuerpo también se manifiesta en la superposición de las zonas reflejas, algunas regiones del metatarso están asignadas al mismo tiempo a otros órganos, por ejemplo, al hígado, al bazo o al estómago, tal y como se explicará con mayor detalle en los siguientes capítulos.

Zona refleja del corazón

Puede llegarse a la zona refleja del **corazón** tanto desde una posición dorsal como plantar, en la parte distal de ambos metatarsianos 1. Hacia la izquierda, la zona se ensancha hasta alcanzar el borde del segundo metatarsiano, que responde a la disposición del corazón más a la izquierda. La parte distal de esta zona, que se prolonga hasta la hendidura de la articulación metatarsofalángica del dedo gordo, corresponde a los grandes vasos sanguíneos de entrada, procedentes del tronco, la **aorta** y la **vena cava superior**.

La zona del corazón termina en su longitud, tanto en su superficie plantar como dorsal, a la derecha y a la izquierda, a media altura del metatarsiano 1, y allí, bien reconocible en la superficie plantar, está en posición distal con respecto a la zona refleja del diafragma.

10.6.4 Método de trabajo

Zonas reflejas de los órganos respiratorios

Para tratar las zonas de la cavidad nasofaríngea —situadas en la superficie dorsal del dedo gordo— se empleará mayoritariamente el índice, siguiendo trayectorias longitudinales o transversales.

Habitualmente, en la región de la tráquea y los bronquios, se trabaja de distal a proximal. Cuando se desee estimular la expectoración de las mucosidades de las vías respiratorias, se puede trabajar en sentido contrario, hacia la zona de la cavidad nasofaríngea. Puesto que la zona longitudinal del cuerpo 1 es bastante ancha debido a las características anatómicas del pie (la primera franja en el esqueleto del pie, con el dedo gordo y el metatarsiano 1, es la más ancha en comparación con las otras cuatro), es aconsejable ampliar la exploración de la tráquea y los bronquios —en el caso de que estos órganos presenten alguna enfermedad— hasta el límite lateral de la zona longitudinal del cuerpo 1, al objeto de encontrar el punto óptimo de tratamiento de cada paciente.

Las mismas consideraciones son válidas asimismo para la zona refleja del esófago, cuya localización anatómica es, en algunas partes, idéntica a la localización de la tráquea y de los bronquios.

Las zonas reflejas de los **pulmones** se tratan como las del tórax: en la superficie dorsal con el índice (▶ Fig. 10.25), y en la plantar con el pulgar.

Cuando el pie está relajado en rotación externa, el **diafragma** puede ser tratado con comodidad de medial a lateral, en trayectorias dispuestas una debajo de otra, desde el borde inferior del arco transversal hasta la línea de Lisfranc. En el caso concreto de pacientes con una importante disfunción respiratoria, se ha demostrado la eficacia de trabajar en el borde proximal del arco transversal, que corresponde al límite superior del diafragma, a base de actuar sobre los tejidos en profundidad, con el pulgar colocado en perpendicular y dirigido hacia el talón. La mayoría de las veces, la respiración se hará espontáneamente más tranquila y profunda. Los **pilares del diafragma** (*Pars lumbalis*), en tanto que origen parcial del diafragma, que se extienden por delante de la región lumbar de la columna vertebral hasta la altura de la tercera o cuarta vértebra lumbar, pueden ser tratados en la superficie plantar de la zona de la región lumbar. Este punto desempeña un papel fundamental en pacientes con enfermedades de las vías respiratorias; no puede diferenciarse de las zonas del intestino. Puesto que en este grupo de pacientes el origen de sus afecciones a menudo radica en una alteración de la región intestinal, requiere un tratamiento especialmente cuidadoso.

Zona refleja del corazón

Para el **corazón** se propone el mismo método de trabajo que para el esternón: en la superficie dorsal, con el índice, describiendo trayectorias longitudinales o transversales; en la superficie plantar, con el pulgar. Al tratar la zona refleja del corazón en la superficie plantar, que también incluye las porciones más cercanas al corazón de los vasos sanguíneos de entrada, la aorta y la vena cava, hay que tener especialmente en cuenta que el tratamiento no se aplique partiendo ya de la falange proximal del dedo gordo (= nuca), sino que partiendo con exactitud anatómica de la hendidura de la articulación metatarsofalángica del dedo gordo (▶ Fig. 10.26).

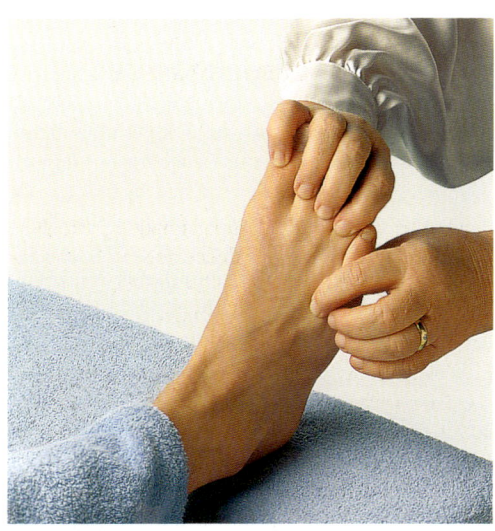

▶ **Fig. 10.25** Zona refleja del tórax lateral y de los pulmones desde dorsal.

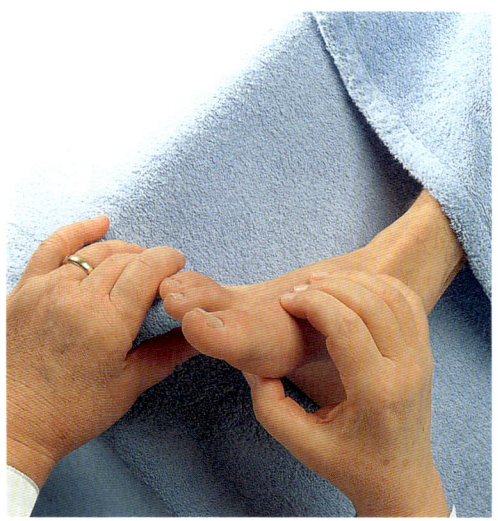

▶ **Fig. 10.26** Zona refleja plantar del corazón, porción derecha.

Indicaciones terapéuticas sobre el grupo de zonas reflejas de los órganos respiratorios y del corazón: véanse los ejemplos de tratamiento, ▶ Cap. 21.6.

10.7
Zonas reflejas del tracto digestivo

10.7.1 Indicaciones generales

Este sistema representa el grupo de zonas reflejas más numeroso y se aborda en función de los procesos fisiológicos de la ingesta de alimentos, la digestión y la excreción. El hígado y la vesícula biliar se pueden considerar posteriormente o también en relación directa con el estómago. En el tratamiento de las zonas correspondientes a los órganos digestivos conviene no perder de vista que los procesos de la digestión no se limitan a los aspectos fisiológicos, sino que comprenden además la capacidad para digerir los «tragos» del nivel **emocional**. Adicionalmente, la analogía formal entre el cerebro y los intestinos apunta a una relación terapéuticamente utilizable.

10.7.2 Diagrama de las zonas
(▶ Fig. 10.27, ▶ Fig. 10.28)

10.7.3 Localización anatómica de las zonas

Por tercera vez aparece la superficie dorsal del dedo gordo como punto de partida de un grupo de zonas, ya que la cavidad nasofaríngea y la **cavidad bucal** se superponen en parte.

El **esófago** discurre a derecha e izquierda, por el mismo lugar que la tráquea, hasta el inicio de los bronquios, para llegar, en la superficie plantar del pie izquierdo, hasta el tercio inferior del metatarsiano 1. Allí, justo a la altura del límite superior del diafragma en el arco transversal, termina la primera sección de las zonas reflejas del tracto digestivo, en el esfínter del **cardias** (entrada del estómago).

La zona refleja del **estómago** se extiende, en el pie izquierdo, por el tercio inferior de los metatarsianos 1, 2 y 3, hasta los cuneiformes 1, 2 y 3, y en el pie derecho, por la base del metatarsiano 1 hasta el cuneiforme 1. Sin embargo, dependiendo del tamaño, de la colocación y también del volumen in situ, la zona del estómago en el pie izquierdo puede tener su límite lateral en el metatarsiano 2 y en el cuneiforme 2. Entre la base de los metatarsianos 1 y 2, en el pie derecho, se encuentra la zona refleja del esfínter del **píloro**, es decir, el paso al intestino delgado.

Desde allí, a derecha e izquierda, por encima de los cuneiformes 1 a 3, del escafoides y parcialmente también del cuboides, hasta la parte proximal del calcáneo, se extiende por el pie la amplia zona del **intestino delgado**, con sus tres tramos, el duodeno, el yeyuno y el íleon, si bien al ser aplicado el tratamiento no pueden diferenciarse.

Solo el paso del íleon (último tramo del intestino delgado) al ciego (primer tramo del intestino grueso) puede localizarse con claridad en el pie derecho, como la zona de la **válvula ileocecal** o **de Bauhin**. Constituye una pequeña zona puntual entre el cuboides y el calcáneo situada más o menos en el paso al tercio externo del pie. Esta zona puede alcanzarse también con facilidad en el dorso del pie, justo en el punto opuesto al de la planta.

Allí donde la zona refleja del duodeno rodea la cabeza del páncreas formando un arco, anatómicamente más o menos entre el cuneiforme 1 y 2, cerca de la línea de la articulación de Lisfranc, se halla un área circular limitada, que determina las zonas reflejas del **esfínter de Oddi** y de la **ampolla de Vater**. Este punto llama la atención, sobre todo en el caso de pacientes con hepatopatías o trastornos de secreción en el páncreas y en la vesícula.

En el tercio lateral del pie derecho, en la superficie plantar del calcáneo, empieza la zona refleja del **colon ascendente**, que pasa por el llamado ángulo

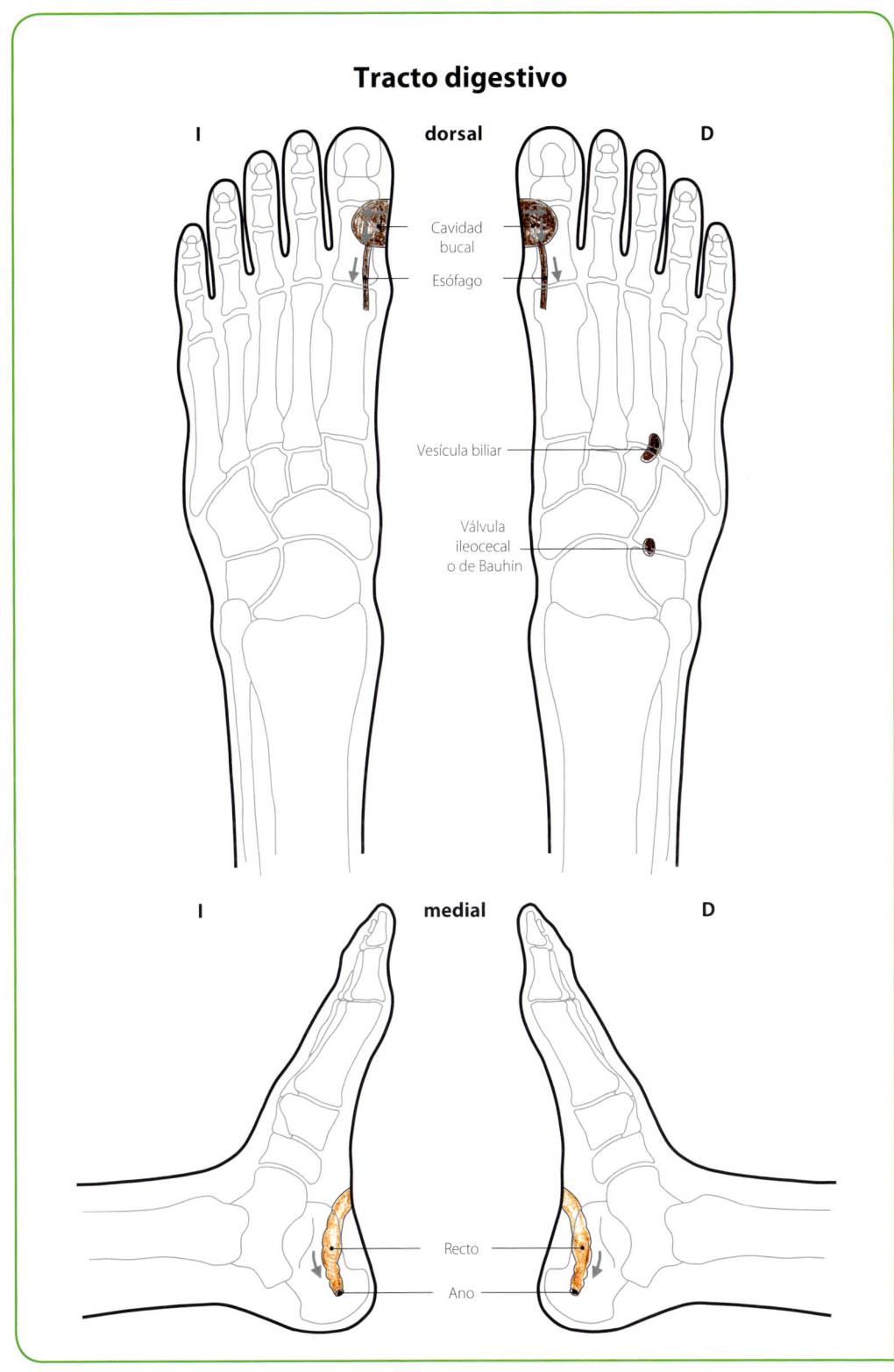

▶ **Fig. 10.27** Tracto digestivo (dorsal, medial).

10 Los diferentes grupos de zonas reflejas

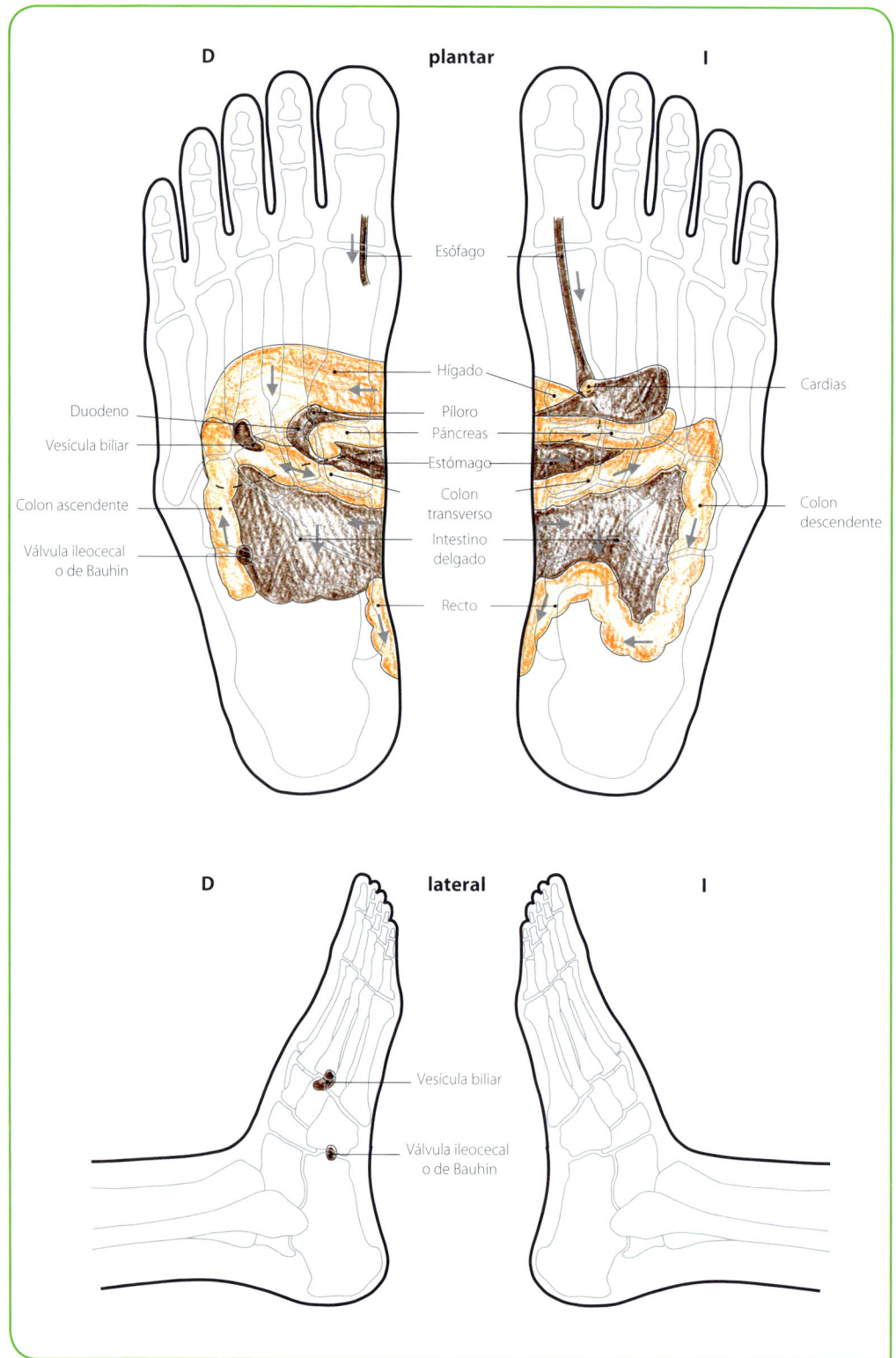

▶ **Fig. 10.28** Tracto digestivo (plantar, lateral).

hepático a la zona refleja horizontal del **colon transverso** en la base del metatarsiano 4. Esta, en una ligera oscilación proximal, ocupa el espacio de los tres cuneiformes, tanto en el pie derecho como en el izquierdo, hasta la zona del ángulo esplénico, en el tercio proximal del metatarsiano 4. Desde allí discurre la zona del colon descendente, desde el tercio exterior del pie izquierdo hasta el calcáneo, donde empieza el **colon sigmoide**, el repliegue en forma de «S». El **recto**, al ser un órgano situado en el centro del cuerpo, aparece de nuevo en ambos pies, antepuesto al sacro, al que va unido el último esfínter del tracto digestivo, el **ano**, en la parte proximal del calcáneo medial.

La mayor parte de la superficie del metatarso proximal y de las partes distales de los cuneiformes del pie derecho lo ocupa el **hígado**, en cuyo borde inferior, aproximadamente en la base del metatarsiano 3, a veces un poco desplazada en sentido lateral, se encuentra la **vesícula biliar**. También la vesícula biliar puede ser tratada, al igual que la válvula ileocecal, en el dorso del pie justo en el punto opuesto al de la planta. La zona de la porción izquierda del hígado coincide en parte con la zona del estómago, en el pie izquierdo.

Aunque parcialmente el **páncreas** también forma parte del tracto digestivo, ya hemos hablado de él en profundidad en el ▶ **Cap. 10.5** (Zonas reflejas de las glándulas endocrinas).

10.7.4 Método de trabajo

La **cavidad bucal** se trata dorsalmente con el índice en la mitad distal de la falange proximal del dedo gordo, incluyendo la articulación interfalángica del dedo gordo, al igual que el principio del **esófago**, situado también en la superficie dorsal. Para la prolongación plantar del esófago es adecuado utilizar el pulgar.

Tanto el **estómago** como el **intestino delgado** (▶ **Fig. 10.29**) pueden tratarse en ambos pies, dispuestos en rotación externa, de medial a lateral en trayectorias transversales dispuestas una debajo de otra.

El colon ascendente, el colon transverso y el colon descendente del **intestino grueso**, hasta el **colon sigmoide**, se tratan en el sentido del transporte del bolo alimenticio. Solo en el lado derecho del colon transverso se puede trabajar también en sentido contrario, es decir, de medial a lateral, ya que los movimientos peristálticos en ese tramo del intestino grueso todavía van en ambas direcciones.

Si el paciente presenta el último tramo del intestino grueso, esto es, el **recto**, claramente átono y con pérdida de volumen, circunstancia esta que entorpece la defecación, podrá tratarse esta zona asimismo en sentido contrario al de la excreción, como estímulo para un mejor vaciado del intestino.

Las zonas del **cardias**, **píloro**, **válvula ileocecal** y **vesícula biliar** se tratan de forma puntual: las plantares con el pulgar, y las dorsales con el índice. El ano, localizado en el borde posterior medial izquierdo y derecho del calcáneo, se puede tratar tanto con el pulgar como con el índice.

En el caso del **hígado**, es aconsejable tanto el método de trabajo de distal a proximal como de medial a lateral en ambos pies. Las zonas plantar y dorsal de los bordes inferior y exterior del hígado, de acuerdo con nuestra experiencia, se ven afectadas con mayor frecuencia (coinciden con el ángulo hepático del intestino grueso).

Indicaciones terapéuticas sobre el grupo de zonas reflejas de los órganos de la digestión: véanse los ejemplos de tratamiento, ▶ Cap. 21.7.

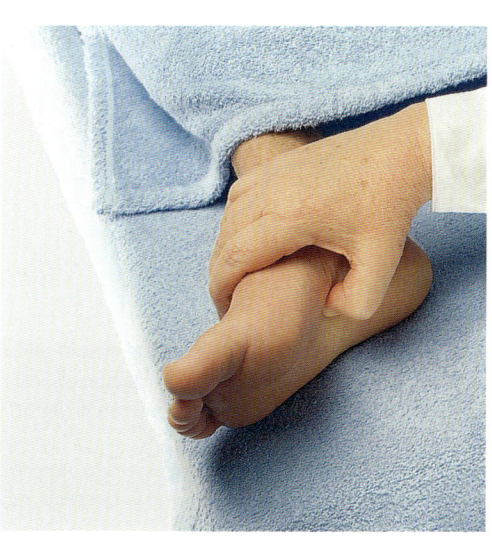

▶ **Fig. 10.29** Zonas reflejas del intestino.

10.8
Zonas reflejas del sistema linfático y del plexo solar

10.8.1 Indicaciones generales

En esta nueva edición del manual se ha dedicado un capítulo propio (▶ Cap. 29) al sistema linfático, en tanto que tratamiento extenso e independiente dentro de la TZR. No obstante, los diagramas de las zonas reflejas del sistema linfático se han conservado en este apartado para servir de orientación a los principiantes que aún no han aprendido el tratamiento del sistema linfático mediante la TZR (curso III).

> En el marco de las zonas reflejas del sistema linfático se hablará de sus vasos y órganos más importantes. No obstante, debemos tener en cuenta que el sistema linfático es tan ramificado como el sistema circulatorio, de modo que allí donde apliquemos el tratamiento estaremos en contacto, de una manera neutra, tanto con los vasos sanguíneos como también con el sistema linfático.

Sin embargo, este último no está cerrado en sí mismo, como ocurre con el sistema venoso y arterial, sino que empieza en los espacios intersticiales de las capas periféricas de tejido.

La zona del plexo celiaco, más conocida por el término de **plexo solar**, igualmente podría ser tratada en el marco de otros sistemas. El hecho de que se agregue a las zonas linfáticas se debe, por un lado, a que de esta manera puede hacerse una representación lo más clara posible y, por otro, a que los sistemas vegetativo y linfático conforman una unidad funcional.

10.8.2 Diagrama de las zonas
(▶ Fig. 10.30, ▶ Fig. 10.31)

10.8.3 Localización anatómica de las zonas

Sistema linfático

La región de la cavidad nasofaríngea, situada en el centro dorsal del dedo gordo, está ricamente provista de vasos y órganos linfáticos, incluido el **anillo linfático faríngeo**.

Tanto in situ como en su correspondiente proyección en el pie, los **vasos linfáticos laterales** del cuello, hasta la clavícula, se localizan, por un lado, a partir de la apófisis mastoides y, por otro, de la articulación de la mandíbula. En el centro se encuentran las zonas de las **amígdalas**, que son claramente perceptibles al tacto, si se divide desde lateral, con una línea imaginaria horizontal la superficie dorsal de la falange proximal del dedo gordo.

El sistema linfático de la cabeza y del cuello puede ser tratado asimismo en los espacios interdigitales, tal y como era habitual años atrás, antes de que se conocieran las zonas reflejas de los vasos linfáticos laterales con la exactitud con que se conocen en la actualidad.

La **trompa de Eustaquio** (▶ Fig. 10.31) está localizada, tanto en el pie derecho como en el izquierdo, en la superficie plantar, a la altura de la hendidura de la articulación interfalángica proximal de los dedos segundo, tercero y cuarto.

La zona refleja del **timo** no puede distinguirse de la del esternón, sobre todo si se tiene en cuenta que tanto su tamaño como su ubicación pueden ser bastante variables.

Muy cerca del hombro, un poco proximal respecto de la cabeza medial del quinto metatarsiano, se localizan, tanto en el pie derecho como en el izquierdo, y en sus superficies plantar y dorsal, los **vasos linfáticos de la axila**.

La zona refleja del **pecho femenino** discurre por la parte central de los metatarsianos dorsales, desde el borde lateral del esternón hasta cerca de la axila.

La zona refleja del **bazo** se encuentra en el pie izquierdo, tanto plantar como dorsal, en el tercio inferior del metatarsiano 4. La zona dorsal se ha añadido al diagrama recientemente; con esto quiero resaltar la importancia del bazo (▶ Cap. 21.8).

En el pie derecho, en la superficie plantar, puede palparse la zona del **apéndice**. Mayoritariamente está situada un poco proximal respecto de la zona de la válvula ileocecal, aunque hay que tener en cuenta que puede variar considerablemente en cuanto a tamaño, forma y ubicación.

Como la válvula ileocecal, el apéndice también se puede tratar bien en la superficie lateral/dorsal del pie; como esta, está situada enfrente de la posición plantar, en la parte distal del calcáneo, en la zona longitudinal del cuerpo 4 (según FitzGerald).

El sistema linfático de la **pelvis** ocupa casi toda la parte proximal del calcáneo, de medial y lateral. En el dorso del pie, la unión entre el tobillo externo y el interno corresponde a los **vasos linfáticos del pliegue inguinal**; se prolongan por la articulación del tobillo como una ancha franja, y se ensanchan hacia medial con las zonas linfáticas del bajo vientre y del muslo.

Toda la región distal de la pierna abarca las zonas de los vasos linfáticos de los **muslos**, obteniéndose el mayor beneficio terapéutico a lo largo del talón de

10.8 Zonas reflejas del sistema linfático y del plexo solar

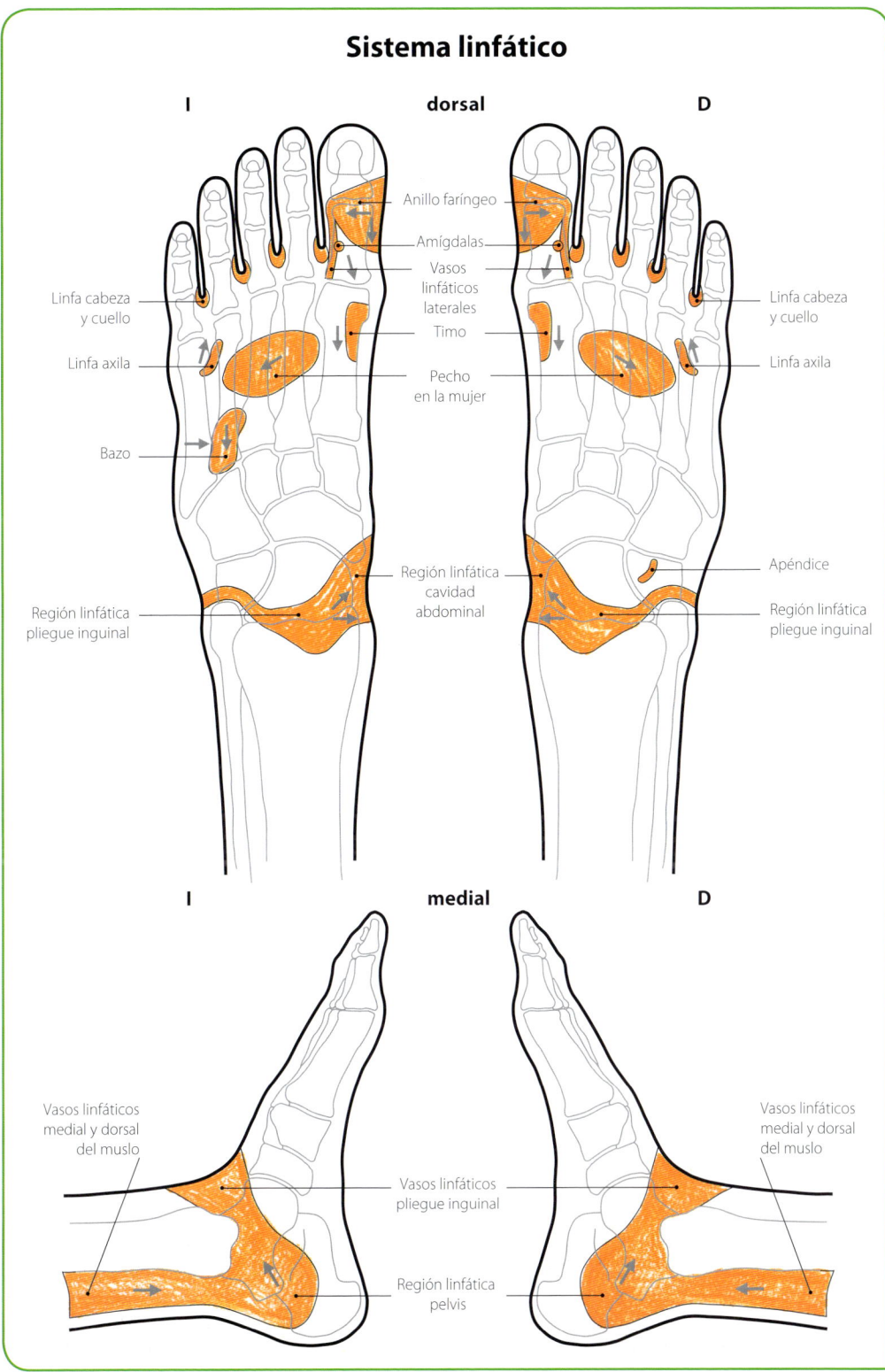

▶ **Fig. 10.30** Sistema linfático (dorsal, medial).

10 Los diferentes grupos de zonas reflejas

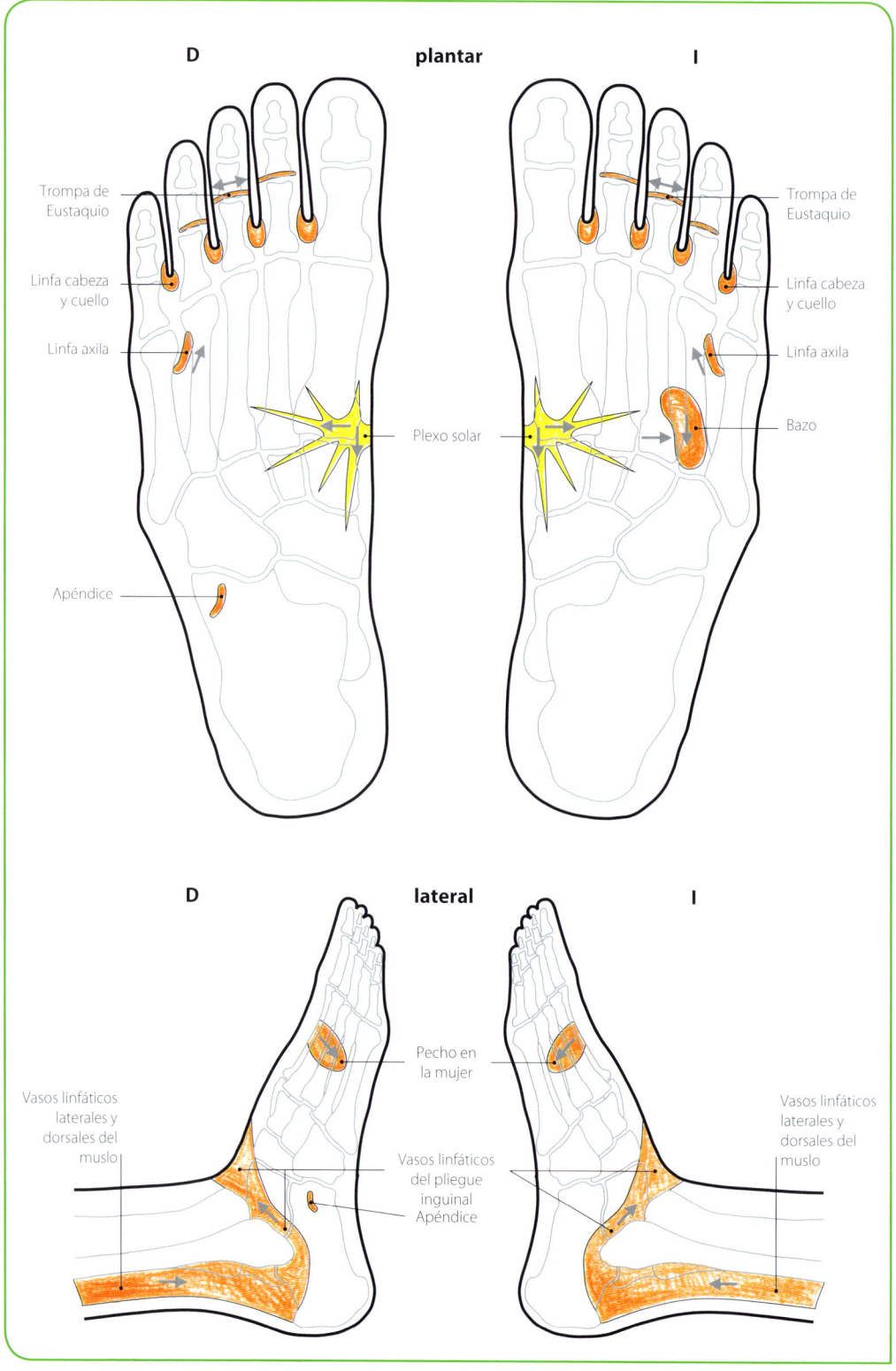

▶ **Fig. 10.31** Sistema linfático (plantar, lateral).

Aquiles, en medial y lateral, hasta alcanzar la estructura ósea de la tibia y el peroné.

La región linfática en torno a la **rodilla** puede tratarse, a su vez, en un radio más ancho alrededor de las zonas reflejas de la misma rodilla; la zona de la **corva** se halla a la misma altura que las zonas de la rodilla, enfrente de la rótula, en el dorso de la pierna.

Plexo solar

La zona refleja del **plexo solar** se prolonga, tanto en el pie derecho como en el izquierdo, desde la base del metatarsiano 1 hasta el cuneiforme 1, y su superficie central coincide en parte con la zona del estómago.

10.8.4 Método de trabajo

Sistema linfático

En la medida en que el **anillo linfático faríngeo** afecta a la cavidad nasofaríngea, habrá de ser tratado con la yema del dedo, mientras que los vasos linfáticos laterales del cuello se realizará con las yemas de ambos índices, a base de pases alternos (▶ Cap. 3.2.3), en especial en el caso de pacientes con trastornos linfáticos en la cabeza y el cuello. Con atención y una cierta práctica, podrá distinguirse bien si estos pases pueden efectuarse con fluidez o si, por el contrario, la maniobra resulta frenada en algún punto. Si existe una buena permeabilidad en los tejidos, los pases podrán ser más largos; si, por el contrario, hay congestiones serán más cortos y se repetirán con mayor frecuencia.

Las **membranas interdigitales** (▶ Fig. 10.30, ▶ Fig. 10.31, ▶ Fig. 10.32) entre los dedos de los pies pueden exprimirse también en dirección distal con las yemas de los pulgares y de los índices (▶ Cap. 3.2.4). Se recomienda este movimiento si no existe ninguna indicación especial y aguda para la zona linfática de la cabeza y del cuello. Dado que el espacio interdigital entre el dedo gordo y el segundo dedo es particularmente ancho, la membrana interdigital se exprimirá tanto desde la superficie lateral del dedo gordo como desde el segundo dedo.

Sin embargo, en el caso de que se presente una sintomatología linfática **aguda** en la cabeza y el cuello, causada, por ejemplo, por dolor de muelas, otitis media o sinusitis, es aconsejable efectuar los movimientos en los espacios interdigitales de distal a proximal. La manera más sencilla es colocar las yemas de los índices de forma alternativa en el pliegue de tejido que aparece entre los dedos, y efectuar los pases desde allí, en dirección a la articulación metatarsofalángica. Cuando el tono del tejido haya mejorado en estos puntos, en los tratamientos posteriores se puede volver a emplear la maniobra de exprimir.

Los **ganglios linfáticos de la axila** se tratan suavemente con el índice o el pulgar, en la cabeza medial del quinto metatarsiano, tanto dorsal como plantar. Si no existen trastornos concretos, las zonas reflejas del **pecho femenino** pueden tratarse con el índice en los espacios intermetatarsianos en el dorso, de manera parecida a como se trataban los pulmones y el tórax (Método de trabajo, ▶ Cap. 10.6.4).

En el caso de que congestiones, dolores o una asistencia postoperatoria hagan necesario un tratamiento más profundo, elegiremos el llamado **movimiento de patita de terciopelo**: las yemas de dos dedos de cada mano se colocan unas frente a las otras, ambos pulgares sostienen el arco transversal desde la planta. Mientras las manos, una tras otra, oscilan suavemente de la extensión a la posición normal, las yemas adoptan una posición en punta y aplican con suavidad, pero con firmeza, el estímulo terapéutico en el tercio central de los metatarsianos en su cara dorsal. Las muñecas también oscilan de forma sucesiva y relajada, volviendo a una ligera extensión. Mientras que las dos yemas de una mano avanzan en pequeños pasos, las de la otra mano retroceden. El movimiento de tratamiento se aplica desde las proximidades del esternón a la axila.

A la zona plantar del **bazo** (▶ Fig. 10.33), en el tercio proximal del cuarto metatarsiano, se llega bien con el pulgar; mientras que a la dorsal se accede con el índice. Para el **apéndice** es válido lo mismo: en la zona plantar actúa el pulgar; en la dorsal, el índice.

En la **zona linfática medial de la pelvis** debe trabajarse de forma suave con el pulgar, en varias trayec-

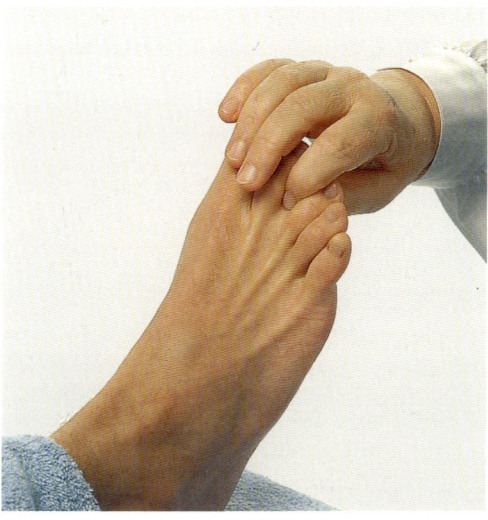

▶ **Fig. 10.32** Zonas reflejas de la región linfática de la cabeza y del cuello.

10 Los diferentes grupos de zonas reflejas

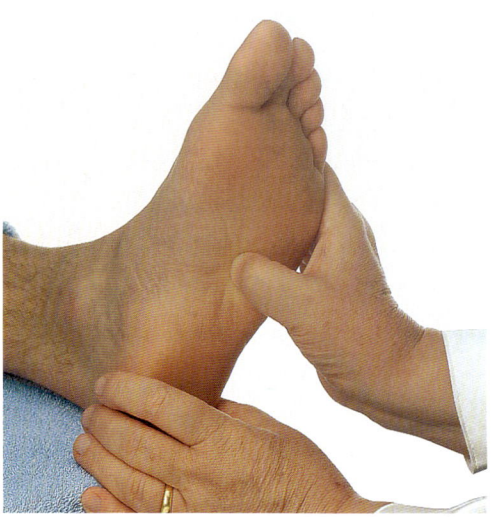

▶ **Fig. 10.33** Zona refleja del bazo.

Plexo solar

Se trata en la superficie plantar, tanto en el pie derecho como en el izquierdo, con el pulgar y mayoritariamente de forma bilateral. Como la situación vegetativa de partida no siempre es evidente desde el primer momento de una manera espontánea (según el trasfondo de cada patología se acentúa la actividad del simpático o la del parasimpático), en el tratamiento de esta zona nos podemos orientar por las valoraciones subjetivas del paciente: durante algunos segundos ofreceremos, ya la maniobra sedante, ya la tonificación suave de esa zona, para optar finalmente por la variante que resulte más favorable para el paciente.

Indicaciones terapéuticas sobre el grupo de zonas reflejas del sistema linfático y del plexo solar: véanse los ejemplos de tratamiento, ▶ Cap. 21.8.

torias hacia el pliegue inguinal. Por lo general, tanto el dedo índice como el corazón son los más indicados para llegar, desde una posición lateral, a la zona localizada en el calcáneo. En el caso de que sea posible efectuar una buena supinación de la mano, puede utilizarse también el pulgar.

El pulgar también sirve para tratar la **región linfática** del **pliegue inguinal**, de lateral a medial. Los vasos linfáticos desembocan, hacia medial, delante del maléolo interno, en los ganglios linfáticos del pliegue inguinal.

La **región linfática medial del muslo** se puede tratar con suavidad con la maniobra básica del pulgar o a base de pases alternos, utilizando las yemas planas de ambos pulgares, de proximal a distal, hasta llegar al maléolo interno y al borde superior interno del calcáneo (▶ Fig. 3.6). Desde **lateral**, son las yemas de los dedos 3 y 4 las que aplican pases alternos, igualmente de proximal a distal, a lo largo del tendón de Aquiles (▶ Fig. 3.7).

Parte II
Práctica

11	La primera sesión como exploración inicial	86
12	Estructura de las sesiones posteriores y de la última sesión de tratamiento	99
13	Duración e intervalos de las sesiones	102
14	Reacciones entre sesión y sesión	103
15	Intercambiabilidad derecha-izquierda de las zonas reflejas del pie	109
16	Tratamiento para estados agudos	112
17	Atención terapéutica en caso de reacciones marcadamente emocionales	118
18	Tratamientos combinados	121
19	Autotratamiento, «ayudas para los pies»	127
20	Posibilidades y limitaciones del diagnóstico	129
21	Ejemplos de tratamientos	131
22	Acerca del embarazo y el parto	166
23	Tratamiento de lactantes y niños	172

11 La primera sesión como exploración inicial

11.1
Primera impresión

Hasta cierto punto está «en nuestras manos» el nivel que tendrá nuestro trabajo, ya que la calidad del primer contacto marcará la atmósfera que reinará a lo largo del tratamiento. Nuestras manos no deben estar frías, en caso necesario debemos calentarlas previamente. Frotar enérgicamente las superficies de las manos, por ejemplo, no solo genera calor de forma activa, sino que también incrementa su vivacidad.

Para empezar, sintonizaremos con el paciente colocando nuestras manos con suavidad sobre sus pies durante unos segundos. A esta toma de contacto inicial la llamamos **primera impresión**. A través de las manos percibiremos de forma sutil la primera información sobre el paciente y su estado real.

En el caso de que exista cierto temor o vergüenza al contacto, o bien que los pacientes sean muy sensibles a las cosquillas, los pies deberán permanecer todavía cubiertos durante esta primera impresión. Si se lleva a cabo con precaución, el primer contacto mediante las manos puede estimular la confianza, y en modo alguno será percibido por el paciente como una carga opresora o como una intromisión personal.

Distinguimos en la primera sesión de tratamiento entre la **exploración visual** y la **exploración de palpación**.

11.2
Exploración visual

Debemos aprender a contemplar los pies de los pacientes sin sacar de entrada conclusiones terapéuticas o de diagnóstico. Solo tras haber adquirido cierta práctica, pueden deducirse, a partir de la exploración visual, relaciones causales con las posibles perturbaciones. En principio, solo la **exploración de palpación**, que se realiza acto seguido, es la que decide si, en efecto, una zona reacciona o no de un modo anómalo.

Puesto que la sola exploración visual no ofrece ninguna base objetiva suficiente para establecer una terapia, **no** debemos efectuar **manifestaciones concluyentes** acerca del resultado de la exploración visual ante el paciente, ya que más bien le producirían inseguridad y dañarían de forma innecesaria nuestra credibilidad.

Algunos trastornos, por ejemplo, se manifiestan en las zonas reflejas en un estadio en el que el paciente mismo todavía no percibe ningún tipo de molestias (**síntomas precursores**); algunos indican solo una **debilidad** general, sin que, en modo alguno, aparezcan como enfermedad. En primera instancia, algunos diagnósticos tisulares simplemente también tienen causas externas: tipos de deporte extremos, zapatos que aprietan, etc.

En algunas ocasiones, una vez ha remitido un trastorno o una enfermedad, siguen existiendo muestras visibles, debido quizás a que sus causas siguen existiendo, si bien de modo latente; la perturbación en las zonas reflejas debe interpretarse como una señal secundaria.

En las personas deportistas debemos examinar los músculos del pie, en particular en lo que se refiere a su tono tisular normal, a fin de no interpretar como zonas afectadas los grupos de músculos que destacan de forma más marcada simplemente porque están bien entrenados.

Efectuaremos la exploración visual siguiendo el orden que se indica a continuación:

- **Estática del pie**: arco longitudinal, arco transversal, forma y colocación de los dedos.
- **Constitución de los tejidos**: congestiones venosas y linfáticas e hinchazón de los tejidos, retracción en el tejido celular subcutáneo, así como laxitud y acortamiento de los tendones y la musculatura.
- **Anomalías en la piel y en las uñas**: callosidades, excoriación, verrugas, ampollas, heridas, micosis, que aparecen tanto en las uñas como en las membranas interdigitales, lunares, cicatrices, etc.

11.2.1 Estática del pie

De todos es conocida la importancia del pie como arco de soporte para todo el ser humano. Esta interpretación halla respuesta en la ortopedia, así como en las terapias físicas y manuales, las cuales contemplan al pie sobre todo desde la perspectiva de las relaciones estáticas. Esto no representa una contradicción con la TZR, ya que frecuentemente existe una **relación de efecto recíproco** entre una posición incorrecta de los huesos del pie y los trastornos orgánicos, relación que se manifiesta en las zonas reflejas.

Ejemplos

- Puesto que las zonas reflejas de la columna vertebral se asignan al arco longitudinal, un **pie plano** muy marcado perjudicará a estas ZR.
- Un arco transversal **hundido**, con los dedos en clara abducción, puede influir de forma negativa en la zona de la cintura escapular, de los órganos respiratorios y del corazón.
- En el caso de personas con malformaciones en la región del cuello y de la nuca, y con trastornos de tiroides, a menudo se observa un *hallux valgus*. Un efecto patológico en dichas ZR puede aparecer tanto debido a la malformación ortopédica, como también a causa de una cicatriz producida por una operación de *hallux valgus*.
- Con suma frecuencia y como consecuencia de una sobrecarga incorrecta del arco longitudinal, se produce una retracción y un debilitamiento también en el tono a la altura del primer **cuneiforme**, en dirección al **escafoides**, justo en la zona correspondiente a la región lumbar de la columna vertebral.
- Los **dedos en martillo** y otras deformaciones de los dedos inciden sobre las ZR de la cabeza. A veces, la mera visión de la posición de los dedos revela trastornos existentes en el ámbito de la dentadura y de la mandíbula, así como en los senos paranasales. He podido observar que, tras un saneamiento dental integral, los dedos correspondientes pueden moverse mejor y están menos congestionados.

Naturalmente, también hay que tener en cuenta, en este contexto, el tema de la **moda de** cada momento en lo que se refiere a los **zapatos**; pero, en definitiva, el efecto recíproco entre los dedos de los pies y la región de la cabeza existe, más allá de que la sobrecarga sea desencadenada por un calzado inadecuado o como consecuencia de molestias en la zona de la cabeza (por ejemplo, sinusitis crónica, trastornos dentales masivos y migraña).

- Los **cuneiformes hundidos** actúan sobre las zonas reflejas del intestino y la parte inferior de la columna vertebral. Estas relaciones me llamaron la atención en una época en la que un conocido médico me remitía pacientes para que se sometieran a tratamientos, después de habérseles efectuado una corrección quiropráctica y de terapia manual de los huesos del pie. Muchos de dichos pacientes informaban que, después de la corrección de los cuneiformes (a los que corresponden, entre otras zonas, también las del tracto digestivo), no solo se había restablecido el orden en la estática general de toda la columna vertebral hasta la cabeza, sino que también habían mejorado de una manera llamativa sus problemas digestivos [23].
- Las lesiones del **tobillo** y del **talón** están relacionadas, a través de sus zonas reflejas, con los órganos de la pelvis menor y con las articulaciones de la cadera, pudiendo favorecer la aparición de afecciones y enfermedades en esas zonas.

Algunos casos tratados en mi consulta

He comprobado cómo deportistas con traumatismos mal curados en los tobillos o con cicatrices en los maléolos tanto externos como internos no pocas veces tienen después a tener problemas de pelvis y de caderas, en parte estático-musculares y en parte de tipo funcional, que jamás antes habían tenido.

De vez en cuando, he observado que el clavo, de otra parte necesario para el tratamiento de extensión a través del calcáneo para fracturas de tibia y peroné, tiene una relación temporal directa con la aparición de trastornos funcionales e incluso procesos infecciosos agudos en los órganos de la pelvis menor de los pacientes que han sufrido el accidente. La mayoría de las veces, después de un tratamiento a base de terapia neural de estas pequeñas cicatrices en el lado medial y lateral del calcáneo (precisamente las zonas de los órganos de la pelvis menor) y de algunas sesiones de TZR en el pie, los trastornos desaparecían con la misma rapidez con la que habían aparecido.

Nota: Se alude a la **terapia neural** según el Dr. Ferdinand **Huneke** (1891-1966), definida en el diccionario *Pschyrembel* de medicina naturista como «anestesia local terapéutica con el objetivo de excluir los focos crónicos de irritación (por ejemplo, cicatrices, amígdalas crónicamente irritadas, piezas dentales desvitalizadas); con frecuencia se practica mediante inyección (subcutánea) de una solución de procaína».

11.2.2 Tejido del pie

Las **congestiones** linfáticas y venosas y las hinchazones edematosas («bolsas de agua») se manifiestan, sobre todo, en la zona del tobillo, del tendón de Aquiles y en el dorso del pie, cerca de las articulaciones metatarsofalángicas, especialmente en los pies de las mujeres. La retracción o la laxitud de los tejidos aparecen tanto en la superficie plantar como en la medial y, a menudo, en puntos bien delimitados.

Ejemplos

- Muchos pacientes con **trastornos digestivos** presentan en las zonas reflejas del intestino

(cuneiformes, escafoides y parte del calcáneo de ambos pies) protuberancias almohadilladas, las cuales pueden reducirse, por lo menos en parte; y lo propio sucede con los trastornos intestinales, que pueden regularse tras una serie de sesiones de tratamiento en los pies y/o mediante modificaciones en los hábitos alimentarios y una mejora de la flora bacteriana intestinal.
- Mujeres con fuertes molestias en la **región urogenital** (por ejemplo, ptosis del útero y de la vejiga) muestran alteraciones en los tejidos, la mayoría de las veces hinchazones, preferentemente alrededor de los maléolos internos hasta la zona del talón.
- En el caso de niños con **pseudocrup** y **asmáticos**, y también niños con **mucoviscidosis** no son extrañas las hinchazones en la superficie dorsal del metatarso, como zonas reflejas correspondientes al tórax.
- En algunos pacientes puede observarse, después de operaciones **endoprotésicas** de la cadera, que en la zona refleja correspondiente a la articulación de la cadera —el maléolo externo— aumentan con claridad las congestiones tras la operación. No obstante, durante las semanas posteriores, a medida que mejora el estado general, vuelven a desaparecer sin necesidad de ningún tratamiento especial.
- Es frecuente, en mujeres cuyo sistema de **drenaje** y/o en las que la funcionalidad de su sistema linfático están alteradas, que aparezca una congestión de los tejidos en torno al **tendón de Aquiles** hasta la parte medial y lateral del talón. El mero hecho de tratar esos puntos de manera intensiva —pero no necesariamente enérgica— puede desencadenar una buena diuresis.
- A menudo, algunas mujeres que conocen las relaciones de interdependencia existentes respecto de las zonas reflejas, afirman que en la fase final de su **embarazo**, la cara interior de los talones, que corresponde a la pelvis menor, cambia de día en día su tono muscular, su forma y también la textura de la piel.

11.2.3 Piel y uñas

La piel del pie

Por un lado, es maltratada (calzado inadecuado, uso de fibras sintéticas que aprietan) y, por otro, a menudo no recibe ningún tipo de cuidados. De ahí que la exploración visual sea muy reveladora.

Al examinar las alteraciones que pueda mostrar la piel de los pies, lo decisivo no es tanto de qué **tipo** son, como **dónde** se localizan. Así, un callo cerca de la articulación metatarsofalángica del dedo pequeño podrá revelar molestias en el hombro; mientras que otro entre los dedos 2 y 3 indica posibles trastornos de los ojos.

El hecho de que en la zona del hombro o de los ojos aparezca concretamente un callo, micosis o rágade es, a fin de cuentas, secundario; las alteraciones visibles solo indican que la ZR correspondiente puede estar afectada.

En la exploración visual deberá concederse importancia a las siguientes **alteraciones en la piel** del pie:
- Verrugas, grietas en las membranas interdigitales, hongos, heridas, callos, ampollas, cambios de pigmentación, enrojecimientos, palidez, descamación, rágades, sudoración en los pies, ulceraciones (por ejemplo, úlcera crural), durezas, cambios de color, cicatrices.
- En las pecas y los lunares, debe prestarse especial atención a si se producen cambios en su tamaño, color y características tisulares (posibilidad de una manifestación maligna).

Ejemplos

- Las mujeres que han sufrido embarazos difíciles y partos de niños de tamaño considerable presentan a menudo, en la epidermis de las zonas correspondientes a los órganos de la pelvis menor, congestiones venosas o linfáticas en la **superficie medial del calcáneo**, o arañas vasculares.
- Pueden observarse placas de piel callosa, en torno a la parte medial de la **articulación metatarsofalángica del dedo gordo**, en pacientes con problemas de nuca, tiroides y/o corazón.
- Las personas que han pasado sus vacaciones en el extranjero y han ingerido comidas y bebidas a las que, o bien no estaban habituadas, o bien su organismo no tolera, pueden mostrar, aun varias semanas después, en las zonas del **estómago** y del **intestino** (centro de la superficie plantar del pie), ampollas llenas de linfa, que se abren y ocasionan un fuerte picor antes de cicatrizar, además de que se forman de nuevo mientras se mantenga la carga tóxica del intestino, aunque esta no produzca otros síntomas.
- La presencia de **hongos en los pies**, que en su mayoría aparece como micosis interdigital, supone un fenómeno harto particular, ya que a pesar del contacto de ambos pies con el origen de la infección (piscina, sauna) pocas veces se

extiende a todo el pie, y a menudo ni siquiera afecta a todas las membranas interdigitales. Los hongos se instalan en puntos típicos, que a menudo están ligados a un trastorno o debilitamiento de las zonas correspondientes en la cabeza/cuello.

El espacio interdigital entre los **dedos 4 y 5** se ve expuesto, con sorprendente frecuencia, a la infección por hongos. Las ZR asignadas a este espacio están relacionadas con la sección lateral de la cabeza y del cuello, con las amígdalas y los vasos linfáticos laterales, el oído medio e interno, los senos maxilares, los molares posteriores y las muelas del juicio. Los trastornos de estos grupos de órganos y tejidos originan en las correspondientes ZR de los pies un medio menos resistente en la piel, que la hace entonces particularmente propensa al ataque de los hongos.

> Los hongos de los pies, en su calidad de parásitos, necesitan siempre un medio adecuado, es decir, alterado, para poder desarrollarse con normalidad, de ahí que, en determinadas partes del pie, puedan permanecer durante semanas, meses e incluso años. Tan pronto como se deja de aplicar el remedio antimicótico, que en definitiva no hace más que reprimir al hongo, la infección se manifiesta de nuevo, ya que solo ha sido tratada en sus síntomas.

Así se comprende que la influencia de factores externos (zapatos demasiado estrechos, contagio en la sauna y en la piscina, calzado inadecuado, falta de cuidado de la piel, secado demasiado superficial entre los dedos) solo constituya un **argumento parcial** en la génesis de una micosis interdigital, y que las relaciones con las zonas reflejas (y los meridianos) deban ser consideradas como un factor importante.

En el caso de hongos en los pies, por los motivos ya mencionados, deben aplicarse **extremadamente remedios naturales**, por ejemplo, aceite de árbol del té, carbón de café (fórmula: Carbo Königsfeld, Müller/Göppingen), baños de pies con extracto de corteza de roble, orina propia. No obstante, es más importante la mejora **interna** del equilibrio ácido-base en el tracto digestivo mediante la modificación de la alimentación, así como medicamentos vegetales u homeopáticos, puesto que los hongos de los pies son únicamente el **síntoma** de una alteración general del metabolismo.

Un caso concreto tratado en mi consulta

Hace décadas tuve una experiencia muy reveladora en lo que se refiere a la influencia mutua existente entre las ZR y los trastornos orgánicos, cuando a una paciente, después de la cuarta sesión de tratamiento, se le agravó una fuerte neuralgia facial. Desde un principio, solo pude tratarla de un modo limitado en los dedos de los pies y en sus espacios interdigitales, puesto que desde hacía muchos años sufría entre los dedos 4 y 5 una fuerte micosis resistente a la terapia.

Su dentista le extrajo el séptimo diente superior izquierdo, que desde hacía mucho tiempo estaba muerto tras una endodoncia. Los agudos dolores faciales pronto remitieron. Lo que más nos sorprendió, tanto a la paciente como a mí, fue la visible mejoría que se inició de forma inmediata en la superficie afectada por el hongo, de tal suerte que al cabo de tres semanas había en ese lugar una nueva capa de piel, del todo sana y con una inmejorable irrigación sanguínea.

Otro caso concreto tratado en mi consulta

En pacientes con enfermedades crónicas (por ejemplo, insuficiencia renal o hepática, dolores reumáticos), en la anamnesis a menudo se ha constatado que en el pasado y durante mucho tiempo padecieron **sudoración en los pies**, que se reprimió con remedios sintéticos. Cuando la capacidad regenerativa de los enfermos era tan fuerte que, dentro de una serie de sesiones de tratamiento, aparecía nuevamente la «válvula de desintoxicación» de la sudoración del pie (a menudo, con un olor penetrante y ácido), también existía la posibilidad de mejorar los síntomas crónicos.

«**Deberes terapéuticos**»: cambio de alimentación, mayor ingestión de líquidos, baños nocturnos de pies con agua salina, lavados con vinagre de frutas diluido, calzado de materiales naturales.

Las uñas de los pies

También debe incluirse en la exploración visual la forma, naturaleza y color de cada una de las uñas de los dedos de los pies:

Una clara desviación de su aspecto sano (por ejemplo, uñas de aspecto leñoso) puede, por un lado, indicar trastornos en la cabeza; además, en toda exploración de la superficie de las uñas de los pies, deben tenerse en cuenta los puntos de inicio o fin de los distintos **meridianos** que allí se encuentran.

Por lo tanto, al llevar a cabo la exploración visual en las uñas de los pies, debemos manejar la información con particular prudencia y responsabilidad, y atenernos al principio de que **no se debe comentar** con el paciente la exploración visual, para no provocar innecesariamente en él inseguridad.

11.2.4 Temperatura de los pies

Para **pasar de la exploración visual a la exploración de palpación**, recorreremos atentamente con ambas manos —incluso con los ojos cerrados— todas las partes del pie, a fin de averiguar su temperatura.

Ejemplos

- Una persona **hipotónica** tiende a tener los pies, incluso en verano y en ambientes caldeados, más bien fríos. En tales casos, se pone de manifiesto a menudo que los dedos de los pies representan la parte más fría de los pies, ya que en ellos se encuentran las zonas de la cabeza.
- En el caso de que existan **procesos inflamatorios** en los órganos de la pelvis, los talones, donde se hallan las correspondientes zonas reflejas, la mayoría de las veces están hinchados y anormalmente calientes, si los comparamos con la temperatura del resto del pie.
- Los pacientes con **trastornos** agudos **en las articulaciones** pueden presentar las superficies que rodean las zonas correspondientes a dichas articulaciones claramente más calientes que los tejidos de alrededor (por ejemplo, la articulación metatarsofalángica del dedo pequeño, en el caso de molestias en el hombro; o el maléolo externo, en los problemas agudos de cadera).
- En cambio, en procesos **degenerativos** crónicos, el tono muscular local suele mostrar flacidez y la piel, a su alrededor, estar demasiado fría.

Los cambios en la piel que indican un trastorno en el equilibrio térmico del pie, pueden tanto **verse** como **palparse**:

El enrojecimiento, la palidez o un aspecto marmóreo muy acusado, unos pies fríos o calientes al tacto, una particular sudoración en todo el pie o en puntos concretos del mismo, como por ejemplo, en la parte interna de los talones y en la parte dorsal del dedo gordo.

Mediante una atenta exploración de la temperatura del pie, obtenida a través de los suaves pases efectuados en toda su superficie, podemos aprender a percibir las diferencias existentes entre el pie derecho y el izquierdo, en las superficies plantar y dorsal, e incrementar así nuestra sensibilidad.

La temperatura puede ser muy variable en los pies, incluso en el transcurso de una misma sesión de tratamiento. Las claras diferencias que aparecen al principio entre los dedos y el talón, la planta del pie y el dorso, el pie derecho y el izquierdo, a menudo se equilibran transcurridos los primeros minutos.

El **tiempo necesario** para establecer la exploración visual de la estática del pie, su estructura muscular, las anomalías llamativas en la piel y las uñas, así como la temperatura del pie, al principio será de unos tres minutos, y cuando se posea cierta destreza, bastarán de 20 a 30 segundos.

El **resultado de la exploración visual** se anotará con lápiz o bolígrafo en la **ficha del paciente** (▶ Fig. 11.1, ▶ pág. 94).

11.3

Exploración mediante palpación

Se ha demostrado que es eficaz realizar la exploración mediante palpación justo después de la exploración visual, tras los pases que se efectúan por todo el pie. Se realiza en la superficie plantar utilizando la maniobra básica del pulgar; y en la dorsal, con el índice.

La **reacción espontánea** del paciente al estímulo terapéutico aplicado en la profundidad del tejido —ya sea mímica, acústica o mediante señales del sistema vegetativo— indica si existen, y en ese caso dónde, zonas que reaccionan de forma anómala.

11.3.1 Establecer una referencia orientativa

Para encontrar una referencia orientativa en la primera exploración de palpación, elegiremos una de las zonas del pie habitualmente más sobrecargadas, por ejemplo, la de la columna vertebral o la del intestino delgado. Allí se aplicará la maniobra básica, de seis a ocho veces, palpando y examinando la zona, al objeto de poder percibir mejor la capacidad de reacción del paciente.

Si este apenas siente dolor, se puede aumentar la intensidad del tratamiento. Si ya en el primer contacto se retrae y de forma no deliberada se le humedecen las manos, reduciremos un poco su intensidad. Este procedimiento nos aportará un inestimable **punto de referencia orientativo**, que nos permitirá orientarnos a lo largo de toda la primera exploración de todas las zonas reflejas.

> El hecho de que una misma intensidad en el tratamiento de puntos distintos del pie desencadene sensaciones y reacciones diferentes entre sí, nos brinda la posibilidad de establecer comparaciones entre una zona refleja sana y otra afectada.

Debido a las diferentes densidades del tejido del pie, pueden utilizarse ligeras **variaciones** en cuanto a la intensidad del tratamiento durante la primera exploración:
- En puntos cercanos al periostio (por ejemplo, dedos, superficie medial del calcáneo), el estímulo se aplicará con más suavidad.
- En zonas con mayor grosor de los tejidos, se puede trabajar con mayor fuerza (superficie plantar de los talones, arco transversal, entre otros).
- En puntos donde el tejido sea de por sí un poco más sensible, se trabajará siempre con suavidad y con pases alternos, por ejemplo, en las caras internas del tendón de Aquiles.

11.3.2 Ejecución práctica de la exploración mediante palpación

La primera exploración mediante palpación del pie ofrece la instantánea inconfundible del estado real del paciente. Este es su itinerario:

Se palpan **una vez** ambos pies de forma sistemática y uniforme, milímetro a milímetro, mediante la maniobra básica, y se comprueba qué zonas reaccionan de un modo anómalo.

Las **zonas afectadas** son reconocibles:
- por un dolor localizado,
- por reacciones vegetativas,
- por la palpación (con algo de experiencia).

Solo en las **posteriores sesiones de tratamiento**, que en realidad y a diferencia de la primera exploración, constituyen la **terapia propiamente dicha**, se trabajarán en profundidad y de forma repetida las zonas afectadas (▶ Cap. 12.2.1).

Durante todo el tiempo que dure una sesión, ambas manos permanecerán, siempre que sea posible, en contacto con el pie, alternándose la mano que actúa con la que sostiene y que transmite el contacto. Alternando el tratamiento de izquierda a derecha y viceversa, se refleja claramente que tratamos a la persona también en su «microsistema» como un todo orgánico, sin dividirla en dos mitades, tratando primero un pie en su totalidad y después el otro.

En la práctica se han mostrado útiles dos rutinas diferentes para la realización de la primera exploración.

1. Distribución por **pertenencia a grupos de zonas reflejas**, ateniéndonos a la detallada descripción del ▶ Cap. 10.
Comprobamos sucesivamente la existencia de zonas sobrecargadas correspondientes a los siete grupos:
    - Cabeza y cuello
    - Columna vertebral, tórax
    - Vías urinarias y tejidos de la pelvis y el muslo, hasta la rodilla
    - Sistema hormonal
    - Órganos respiratorios y corazón
    - Sistema digestivo
    - Sistema linfático
2. Distribución con arreglo a la **estructura anatómica** de los pies:
    - Dedos (zonas de la cabeza y del cuello)
    - Metatarso (zonas del tórax, de la cintura escapular y parte superior del vientre)
    - Tarso (zonas media y baja del vientre y de la pelvis)
    - Parte distal de la pierna (zonas del muslo y de la rodilla)

Puesto que las zonas de la **columna vertebral** recorren todas las regiones arriba mencionadas del pie, para formarnos una mejor idea, las examinaremos correlativamente.

Sobre todo para el principiante, la primera exploración suele llevar más tiempo que las siguientes sesiones; por tanto, cuando se trate de comprobar las **zonas de la cabeza** puede limitarse a la revisión de los dedos gordos de ambos pies. En sesiones ulteriores, sin embargo, se tendrá en cuenta la necesidad de estudiar también la presencia de sobrecargas en los demás dedos.

11.3.3 Diferencia entre zonas sintomáticas y zonas relacionadas

Durante la exploración mediante palpación solemos encontrar en el pie un gran número de puntos alterados. Al hacerlo diferenciamos entre zonas reflejas sintomáticas y zonas reflejas relacionadas, y mantendremos esta distinción también a lo largo de las posteriores sesiones de tratamiento.

> Hay que tener en cuenta que los pacientes, subjetivamente solo son conscientes de su sintomatología. A través de la primera exploración podremos, objetivamente gracias a la inclusión de las zonas reflejas relacionadas, obtener una visión terapéutica completa.

11 La primera sesión como exploración inicial

Las **zonas sintomáticas** son aquellas que se corresponden con la sintomatología del paciente, por ejemplo la zona del estómago en el caso de gastritis, la zona del hombro cuando existe una periartritis escapulohumeral, o las zonas de la columna vertebral inferior en dolencias lumbares.

Las **zonas relacionadas** son todas aquellas regiones del pie que durante el examen de palpación —además de las zonas sintomáticas— se manifiestan dolorosas o necesitadas de tratamiento. A menudo, responden a relaciones orgánico-funcionales, estáticas o tisulares que nos son conocidas. Sin embargo, en las zonas relacionadas nos hallamos asimismo con aspectos desconocidos, ya que es en ellas donde encontramos el punto fronterizo, en el cual se une a menudo la evidencia del síntoma con estados internos y anímicos.

Con las zonas reflejas relacionadas obtenemos una visión múltiple «instantánea» de los procesos vitales, que no siempre encaja en nuestra imagen preconcebida —la cual tiene una marcada orientación física—, ya que tales zonas reflejas pueden estar, en parte, estrechamente relacionadas con la naturaleza y el destino de la persona y manifestar, por ejemplo, un trastorno:

- de las zonas del intestino cuando no se pueden «digerir» bien situaciones difíciles;
- de las zonas del páncreas cuando se carece de las «dulzuras de la vida»;
- de las zonas de los oídos cuando acontecimientos difíciles trastornan el equilibrio.

> Cada proceso vital, incluso el que está alterado, mantiene con toda la persona y su entorno una relación de efecto recíproco específica o latente, en su calidad de circuito diferenciado. Esta realidad debe tenerse en cuenta en cada tratamiento.

Debido a estas complejas relaciones, las zonas relacionadas no pueden establecerse previamente ni «aprenderse» de forma esquemática.

En la práctica esto significa que en el caso de pacientes con una sintomatología parecida o incluso idéntica, a menudo aparecen zonas relacionadas completamente distintas, en función de las condiciones individuales que han desencadenado la enfermedad.

> Puesto que en la actualidad, la tan extendida sobrevaloración de los síntomas lleva a descuidar el medio afectado, y con él las causas más profundas de una enfermedad, quiero señalar, con particular insistencia, la **importancia que poseen las zonas reflejas relacionadas**. ¡Un síntoma solo puede originarse en un medio alterado!

Tanto las zonas sintomáticas como las relacionadas deben entenderse en su mutua complementariedad. Solo la comprensión y el tratamiento de **ambas** pueden dar como resultado una regeneración integral del paciente. El ejemplo de la proporción existente entre la pequeña punta del iceberg y su base, oculta y mucho más grande, ilustra claramente la relación existente entre las zonas sintomáticas y las zonas relacionadas.

11.3.4 Ejemplos de zonas sintomáticas idénticas, pero con distintas zonas relacionadas

En tres pacientes figurados con **molestias en la cadera derecha**, durante la realización de la primera exploración, la **zona sintomática** de la cadera es siempre la misma: el tejido en torno al maléolo externo derecho. Sin embargo, en virtud del origen distinto de la sintomatología, pueden estar sobrecargadas **zonas relacionadas** totalmente diferentes.

Ejemplo 1: En este paciente se constatan relaciones estático-musculares: columna vertebral inferior con articulación sacroilíaca, promontorio, articulación de la mandíbula (analogía de formas), sínfisis, musculatura de los glúteos y del abdomen lateral, muslo y rodilla. De forma colateral debe tratarse el **hombro** derecho (tanto in situ como su zona refleja); de forma contralateral, la articulación **izquierda** de la cadera, también in situ y su zona refleja (▶ Cap. 21.4).

Ejemplo 2: En este caso, durante la primera exploración, se establece que el origen son **desórdenes metabólicos**, lo que afecta mayoritariamente a: zonas del intestino delgado y grueso con la válvula ileocecal, estómago con cardias y píloro, hígado/vesícula biliar, vías urinarias y plexo solar para el equilibrio del sistema nervioso vegetativo.

Ejemplo 3: En este paciente, se considera que las zonas relacionadas son **focos inflamatorios** crónicos y **cicatrices**: sobrecarga de los dientes 13, 23, 33 o 43 (en una relación energética con la articulación de la cadera), abdomen inferior derecho (¿inflamación crónica del intestino?), órganos de la pelvis menor, cicatrices del apéndice, de la hernia inguinal o del muslo, bazo, riñones y vasos linfáticos para el drenaje de noxas (sustancias nocivas).

11.3.5 Resumen

La conclusión práctica extraída de estas reflexiones en torno a la exploración mediante palpación es sencilla:

Dejando de lado toda consideración teórica y si debe o no mencionarse cada una de las zonas y qué nombre otorgarles, podemos simplemente sentarnos ante los pies del paciente durante la exploración mediante palpación y trabajar todas las zonas con la maniobra básica, siguiendo el orden establecido en los siete grupos de trabajo (o según la estructura anatómica del pie).

Nos encontraremos, en consecuencia, con las zonas afectadas, tanto sintomáticas como relacionadas, ya que ambas se reconocen de la misma manera: son **dolorosas** y/o desencadenan **irritaciones vegetativas**.

> La clasificación en zonas sintomáticas y zonas relacionadas es una construcción conceptual —que he creado yo misma—, cuyo objetivo no es otro que el de profundizar en la sorprendente variedad del ser humano, más allá de cualquier visión superficial y reduccionista de la enfermedad, ya que, no lo olvidemos, también el **enfermo** es una **persona completa**.

11.4 Registrar las zonas en la ficha del paciente

En la ▶ **Fig. 11.1** aparece reproducida, a modo de ejemplo, una ficha.

> Elegimos diferentes colores para representar las zonas afectadas:
> - **Negro** para la exploración visual.
> - **Rojo** para las zonas reflejas sintomáticas.
> - **Verde** para las zonas reflejas relacionadas.

Esto nada tiene que ver con el empleo de los diferentes colores en la representación detallada de los distintos grupos de zonas, donde el color rojo se utiliza para las vías urinarias, y el verde para los huesos y músculos.

1ª posibilidad de registro de la exploración por palpación. Exploramos por separado **cada uno de los siete grupos de zonas**:

- Cabeza y cuello
- Columna vertebral, tórax y cintura escapular
- Sistema urinario, huesos y tejidos de la pelvis hasta la rodilla
- Glándulas endocrinas
- Órganos respiratorios y corazón
- Tracto digestivo
- Sistema linfático

Cada vez marcamos inmediatamente las zonas afectadas en la ficha del paciente, antes de pasar al grupo de zonas siguiente (▶ Cap. 11.3.2).

2ª posibilidad. Si preferimos la exploración de las zonas por **estructura anatómica** del pie, marcaremos las zonas afectadas después de examinar cada una de las regiones siguientes:

- Dedos - Zonas de la cabeza y del cuello
- Metatarso - Zonas del tórax y de la parte superior del vientre
- Tarso - Zonas del vientre y de la pelvis
- Parte distal de la pierna - Zonas del muslo y de la rodilla
- El arco longitudinal como zona correspondiente a la columna vertebral se comprobará completamente al iniciar la exploración mediante palpación y seguidamente se anotará (▶ Cap. 11.3.2).

> Para distinguir de forma visible la **intensidad** de la sobrecarga en cada una de las zonas, adoptaremos para su representación tres grados diferentes de presión:
> - Zonas muy fuertemente sobrecargadas: **trazado fuerte**
> - Zonas fuertemente sobrecargadas: **trazado medio**
> - Zonas menos sobrecargadas: **trazado fino**

Algunos puntos de los pies tienen asignadas varias zonas. Pero esto no significa que deban explorarse varias veces, ya que tal coincidencia obedece a la superposición de órganos que se da in situ.

Por lo tanto, el nombre que le demos al punto afectado del pie tiene una importancia secundaria en la exploración; es más importante, por el contrario, la observación de las señales: el dolor percibido de forma espontánea y/o las señales que indican una fuerte irritación vegetativa son indicadores de que se trata de una zona alterada.

11 La primera sesión como exploración inicial

Terapia de zonas reflejas de los pies: Ficha del paciente

Nombre: Regula Schuh **Fecha de nacimiento:** 7.8.50
Dirección: 13245 Burgfelden **Teléfono:** 98765
 Enviado/a por: Dr. Langbein

Cuadro clínico/Diagnóstico: Síndrome lumbar

Mediación actual: analgésica 2-3 v./semana desde hace más de 7 semanas
Enfermedades anteriores: Sinusitis, bronquitis infantil

Psiquismo, sueño, onirismo: Leve irritabilidad, cuesta conciliar el sueño antes de las 24h, interrupciones frecuentes del sueño
Accidentes, intervenciones quirúrgicas, otras cicatrices: Apendicectomía (1962), fractura brazo (1985), cicatriz en rodilla

Tensión sanguínea: 76 / 132
Partos, episiotomía, complicaciones, «píldora»: Parto (1978) c/episiotomía y cicatriz álgida largo tiempo, «píldora» hasta inicio de la menopausia
Terapias anteriores: Gimnasia correctora dorsal, baños de fango, 5 inyecciones por dolores

Dentadura:

18 Amalg.	17 Amalg.	16 Amalg.	15	14	13	12	11	21	22	23	24	25 Desv.	26	27 Amalg.	28
48	47 Amalg.	46 Infl.	45	44	43	42	41	31	32	33	34	35	36 Amalg.	37	38

1.ᵉʳ diagnóstico: exploración visual = **negro**, zonas sintomáticas = **rojo**, zonas originarias = **verde**
Intensidad de las zonas: muy afectadas = **trazo fuerte**, bastante afectadas = **trazo medio**, poco afectadas = **trazo fino**
Diagnóstico final/Variaciones: prosigue afectación = rodear con **círculo azul**, sin afectación = tachar en **azul**, nueva afectación = pintar en **azul**

▶ **Fig. 11.1** Ficha de una paciente de terapia de zonas reflejas de los pies.

11.3 Exploración mediante palpación

Fecha	Reacciones en los intervalos entre sesiones	Zonas tratadas y zonas que han causado reacciones notables durante el tratamiento
8-4		Primera sesión
11-4	Sin variación en columna lumbar, aumento de flatulencia, diuresis bien incluso nocturna	Columna lumbar, riñón D no soporta manip. vegetativa, responde bien a Yin-Yang y sedación sobre plexo solar
14-4	Dolores aliviados en decúbito y al levantarse. Deposiciones alteradas	Col. vertebral espec. cervical, abdomen, intestinos. Profundiza respiración, movimientos peristálticos durante tratam.
18-4	2 noches inquietas, onirismo abundante, 1 día diarrea (se comenta alimentación recomendando dieta básica)	Col. lumbar, pelvis, musculatura abdominal lateral muy sensible. Maniobras sedantes y descanso prolongado
21-4	Mejora movilidad col., disminuye meteorismo, 1 día con dolor en rodilla I, recuerda accidente de esquí hace muchos años	Columna, epigastrio, región nasofaríngea, riñones, tonificación abdominal D e I al hallarla menos dolorosa
26-4	Ligera cefalea, inicio constipado nasal. Retornan dolores en col. lumbar y glúteo D, aumento borborigmos	Col. lumbar y reg. ileosacra, nalgas, intestino, cadera, zona cicatricial (apendicect.) en ingle D. Después de este último tratamiento fuerte reacción emocional con llanto
29-4	Diuresis bien, molestias en col. lumbar, mejoría en glúteos, sueño reparador. Consistencia acuosa de la secreción nasal, cabeza despejada.	Riñón D, cabeza, col. No tolera contacto intenso. Relata dificultades familiares. Remisión espontánea de la transpiración en manos por sedación en aparato respiratorio
7-5	Persiste mejoría en región lumbar, nunca algo tensa. Evacuación bien	Laterales abdomen, columna, ileosacro, nalgas, caderas. Tolerancia intestinal normal
12-5	Col. casi libre de dolores pese a haberse ocupado en trabajos jardinería, mejoría estado psíquico	Laterales abdomen, columna, ileosacro, nalgas, caderas. Tolerancia intestinal normal

Diagnóstico final: Ejercicio y régimen coadyuvante seguidos por paciente. Natación habitual, aumento ingesta de líquidos. Se abstenga de crudos y fruta en las cenas

Resultados: Sesiones transcurridas hasta mejoría notable: Remisión de las molestias después de la 5a sesión

Variaciones observadas: a criterio del/de la **terapeuta**: Mejora movilizada de la col. en todas direcciones, intensifica eliminación intestinal y renal

a criterio del/de la paciente: Menos molestias excepto después de largos desplazamiento en automóvil (agarrotamiento postural), estado de ánimo mejorado

Otras observaciones (p. ej. variación peso corporal, reducción de fármacos): Ha rebajado 2 kilos (eliminación de agua), prescinde de analgésicos

Terapeuta (nombre legible) O. Sommeran

11.5

Excepciones a la hora de realizar una exploración inicial

Habitualmente la primera sesión sirve para realizar la exploración inicial. A veces, existen buenos motivos para aplazar la exploración inicial hasta una sesión posterior, o incluso para no hacerlo:

- De hallarse indicado un **tratamiento para estados agudos** (▶ Cap. 16), se aplazará la exploración inicial hasta después de la remisión de la fase aguda.
- Si el paciente, antes incluso de empezar la primera exploración o al iniciarse esta, se encontrara en un **estado visiblemente alterado** (manos y pies fríos y húmedos, muy sensible al dolor, agotado en exceso, muy nervioso), tan solo podrá establecerse una exploración de las zonas, completa y reveladora, tras algunas sesiones de tratamiento no específico, cuya finalidad será fortalecer el estado general. Para estas sesiones habrán de elegirse preferiblemente maniobras de regulación, combinadas eventualmente con algunos movimientos tonificantes, suaves y rítmicos, en las zonas del tracto digestivo, el sistema linfático, la columna vertebral y el sistema endocrino.
- En **enfermos en fase terminal**, lo más importante no es una exploración exacta, sino más bien la compañía humana a través del contacto físico con los pies, mediante maniobras de regulación, pases suaves y, también, sosteniendo con quietud los pies. En el caso de estados muy dolorosos, puede ofrecerse un **tratamiento para estados agudos**.
- En pacientes que sufran durante un tiempo prolongado **enfermedades neurológicas** (por ejemplo, Parkinson, esclerosis múltiple, hemiplejías, tetraplejías), la transmisión nerviosa del estímulo está parcial o totalmente dañada. Las señales vegetativas (▶ Cap. 4.2) son, en verdad, indicadoras del umbral y de las posibilidades de dosificación, pero la atención deberá concentrarse, no obstante, en las zonas sintomáticas y en sus áreas funcionales asignadas. Adicionalmente se moverán ambos pies suavemente y de forma neutral, y se les dará un masaje caliente.
- En el caso de pacientes a los que se administra durante un tiempo prolongado fuertes **analgésicos** o medicamentos que producen un fuerte efecto psicovegetativo (por ejemplo, psicofármacos, somníferos alopáticos, cortisona,

sedantes). Puesto que este tipo de medicamentos pueden enmascarar la sintomatología y lo que la produce, a menudo el diagnóstico inicial no es significativo.
- A menudo, en el caso de una **prolongada adicción** (abuso de medicamentos, alcoholismo), una primera exploración tampoco resulta útil, ya que la capacidad de percepción de los estímulos suele estar muy disminuida. Sin embargo, el tratamiento de los pies es valorado en general de forma muy beneficiosa y estabilizante por estos pacientes.
- Asimismo, en el caso de **lactantes** y **niños pequeños**, debido a la reducida superficie de trabajo, se tratarán en su totalidad ambos pies y se insistirá en las zonas sintomáticas, siempre en función de la enfermedad o trastorno momentáneo.
- En el caso de **discapacidades múltiples**, se procederá de modo parecido al caso de los niños. Estas personas disfrutan especialmente con este tipo de atención y reaccionan bien al tratamiento, con mejoras en la actividad de los órganos tanto excretores como respiratorios, en la medida en que su capacidad de regeneración lo permita. Las percepciones táctiles de estos pacientes pueden estimularse aplicando el tratamiento con determinación. Los niños con discapacidades múltiples pueden «tratarse» los pies entre ellos mismos con sumo interés y dedicación, siempre y cuando se les dirija de forma adecuada. Ello les permitirá ejercitar su motricidad fina. Además, de esta manera cultivan el contacto interpersonal, motivo por el cual deben ser apoyados y animados al máximo.

11.6

Fin de la sesión

11.6.1 Reposo posterior

A los pacientes que al final de la sesión de tratamiento siguen teniendo los pies fríos, deberá proporcionárseles el calor que les falta mediante un baño de pies caliente, rayos infrarrojos o una bolsa de agua caliente. No obstante, la temperatura de los pies, a menudo, suele normalizarse simplemente al ponerse de nuevo las medias o los calcetines, calentados previamente.

Cuanto más irritado o debilitado esté un paciente, más importante será para él la **fase de reposo**, a fin de que los estímulos aplicados puedan ser bien asimilados. Para el reposo, los pacientes deberán poder permanecer tumbados, bien tapados y sin ser molestados, durante unos 20 minutos.

Sin embargo, tal y como nos sucede también a nosotros mismos, muchos de nuestros pacientes poseen, con frecuencia, una relación un tanto incorrecta con el tiempo de ocio y de descanso. Lo malinterpretan como un «no hacer nada» y suelen tolerarlo a regañadientes. «¿Cuánto rato **debo** descansar?», es la pregunta que viene a ejemplificar lo dicho.

Por el contrario, el breve espacio de tiempo de reposo tras la sesión podría suponer para los pacientes un primer paso para desprenderse tanto de tensiones físicas como anímicas, y poder experimentar el efecto curativo en toda su profundidad.

Por este motivo, debemos intentar que dicho espacio de sosiego se convierta para los pacientes en un pequeño oasis de recuperación, a fin de que aprendan a valorarlo y puedan incluirlo en su horario habitual en sus casas.

Finalizada la sesión y en interés de **nuestro propio** bienestar, nos lavaremos bien las manos, ventilaremos la habitación y beberemos algo para lograr una neutralización energética (▶ Cap. 7.5.4).

11.6.2 Observaciones de los propios pacientes y su *feedback*

Antes de que los pacientes emprendan el camino de regreso a casa, conviene animarlos a observar con detenimiento todos aquellos cambios que se produzcan en su estado hasta la siguiente sesión. Tales transformaciones se valorarán en tanto que **reacciones entre las sesiones** (▶ Cap. 14), esto es, respuestas personales al estímulo terapéutico de la TZR.

Las reacciones pueden iniciarse ya en la fase de reposo y abarcar las horas y días siguientes hasta la próxima sesión. Este tipo de «deberes» terapéuticos, como la observación atenta de reacciones, activan en el paciente, además, el interés por los efectos de la TZR y por la propia salud.

Sistemas en los que los pacientes pueden observar reacciones

Si informamos bien a nuestros pacientes del tipo de *feedback* que esperamos, obtendremos mayoritariamente información útil de ellos. Los ejemplos que se recogen a continuación son solo una muestra somera de la gran variedad de posibles reacciones entre sesión y sesión. (Para una descripción más detallada, véase el ▶ Cap. 14.)

Ejemplos
- Con respecto a la **sintomatología**:
  «Puedo levantar el brazo un poco más arriba.»
  «Los dolores de garganta han disminuido.»
- Con respecto a la **región de la cabeza/del cuello**:
  «Anoche sentí una fuerte presión en la frente; desde hoy tengo además un catarro nasal acuoso que reduce la presión.»
- Con respecto a la **columna vertebral** y a las **articulaciones**:
  «Por las mañanas puedo levantarme sin sentir dolor de espalda.»
  «Durante un corto tiempo, al andar, notaba la rodilla derecha limitada en su movilidad, pero esto ahora ha desaparecido.»
- Con respecto a los **riñones** y a la **vejiga**:
  «Ayer por la noche tuve que levantarme dos veces a orinar, la orina era muy clara, y ahora vuelvo a tener necesidad de orinar a menudo.»
- Con respecto a los **sistemas hormonal y vegetativo**:
  «La misma noche después del último tratamiento, tuve un flujo denso, pero en cambio, me vino la regla casi sin dolor.»
  «Me siento más tranquilo y las manos se me humedecen con menor frecuencia que antes.»
- Con respecto a la **respiración** y al **corazón/sistema circulatorio**:
  «Mi respiración se hace, a veces, profunda hasta llegar a la pelvis, lo cual me hace sentir bien.»
  «La pasada noche me desperté con una fuerte taquicardia. Después de media hora, esta remitió y pude seguir durmiendo bien.»
- Con respecto al **tracto digestivo**:
  «Las deposiciones tienen peor olor que de costumbre, pero defequé de nuevo y ahora me siento mucho mejor.»
- Con respecto al **sistema linfático**:
  «Desde la última sesión, por las noches tengo los tobillos menos hinchados.»
  «La cicatriz en el pecho derecho ya no me duele tanto; puedo girar el brazo hacia atrás con algo más de facilidad.»
- Con respecto a la **piel**:
  «El picor, el primer día tras la última sesión, fue mucho más intenso; ahora, por el contrario, se ha reducido de nuevo y la piel tiene mejor aspecto.»
- Con respecto a los **hábitos de sueño**:
  «He dormido menos, pero me he levantado más animado.»
  «Esta mañana me he acordado de un sueño muy extraño al que todavía le estoy dando vueltas.»
- Con respecto al **estado de ánimo**:
  «Por la noche, después de la última sesión, me eché a llorar súbitamente; desde entonces, no obstante, me siento mejor.»

A menudo, también suelen ser importantes **otras mutaciones** que aparecen independientemente del efecto de la TZR, por ejemplo, cambios:
- en los hábitos alimentarios,
- debidos a viajes,
- en el ámbito familiar y profesional,
- de tipo climático.

También la aparición de la menstruación o acontecimientos imprevistos, como accidentes o la noticia de acontecimientos satisfactorios u opresivos, pueden provocar cambios en el estado del paciente.

Significado del *feedback*

Para los **terapeutas**, las reacciones descritas por los pacientes durante o después del tratamiento constituyen la primera indicación de que las zonas reflejas se han modificado, o bien de que zonas anteriormente alteradas han dejado de serlo. Esto se deberá tener en cuenta en la actual sesión.

Los **pacientes** aprenden a observar sus propios procesos y a informar acerca de ellos, al tiempo que asumen una mayor responsabilidad con respecto a sí mismos.

> Las reacciones entre las diversas sesiones se refieren no solo a cambios negativos y a desagradables agudizaciones del cuadro clínico, sino también, con mucha frecuencia, a la **disminución de los dolores y a la desaparición de los síntomas**.

11.7
Resumen

El **resultado de un tratamiento**, de acuerdo con mi experiencia, depende de muchos factores, que pueden variar de una persona a otra:

1. De la calidad del **método** elegido. La TZR se cuenta entre las terapias de regulación, es decir, entre los tratamientos que actúan sobre la capacidad de regeneración personal, sin una sobrevaloración o represión unilateral de la sintomatología.
2. De la calidad **profesional** de los terapeutas. Con la complejidad de las enfermedades crece la exigencia de unos buenos conocimientos especializados y de una buena formación.
3. De la calidad **humana** del terapeuta, que en toda terapia manual posee un papel central en el sentido de *per-sonare* (= sonar a través de). Los pacientes sensibles perciben si estamos atentos a lo que hacemos o si, por el contrario, dejamos que tanto factores externos como internos nos distraigan.
4. De la **vitalidad** que tenga el paciente y de su **voluntad de curarse**. Entre la enfermedad, la capacidad de regeneración y la salud existen relaciones muy sutiles y en constante cambio. Du Bois, un fisiólogo francés del siglo pasado, resume todos estos aspectos así: «Cada persona reacciona a todos los factores de su entorno y el tipo de respuesta da la medida de su salud».
5. Del **trasfondo** individual **en el que aparece la enfermedad**, y de la suma resultante de sus cargas y experiencias adquiridas y heredadas.
6. De la comprensión y del esfuerzo del paciente por apoyar de forma activa el proceso de curación, en la medida en que pone en práctica, de la mejor manera posible, los consejos que cambiarán y mejorarán su **forma de vida**.
7. De su **misión en la vida y de su destino**, que a través de la vivencia de una enfermedad le ofrece una constelación muy concreta, la cual supone una oportunidad para hacer realidad un proceso interior de maduración y de desarrollo.

La **regeneración**, como respuesta a una sesión de TZR en los pies, tiene lugar, por lo general, en tres fases:
1. En el **reposo posterior** al final de la sesión.
2. **Entre sesión y sesión**, en forma de diversas reacciones.
3. Tras terminar una **serie de sesiones**, sobre todo cuando el paciente está dispuesto a adoptar nuevos hábitos de conducta o, si es necesario, incluso a abandonar algunos.

12 Estructura de las sesiones posteriores y de la última sesión de tratamiento

12.1

Visión general

En realidad solo puede fijarse de antemano el itinerario a seguir en la primera sesión de tratamiento, la cual se dedica a realizar una exploración inicial, ya que es en su transcurso, más allá del cuadro clínico que presente el paciente, cuando se examinan de forma sistemática **todas** las zonas, a fin de comprobar los puntos que reaccionan de modo anómalo.

En todas y cada una de las sesiones posteriores se irán incluyendo las modificaciones que hayan podido surgir entre una sesión y otra. Las zonas en donde recaerá la mayor parte del tratamiento ulterior serán:
- las que resulten de las reacciones descritas por el paciente,
- las que estuvieran alteradas cuando se estableció la exploración inicial y,
- eventualmente, las que adicionalmente vayan apareciendo alteradas durante la serie de sesiones.

Para averiguar con exactitud de qué zonas se trata, **antes** de cada nueva sesión de tratamiento, se deberán tener en cuenta y preguntar los aspectos siguientes:

1. **Consultar los resultados de la exploración visual y mediante palpación, recogidos en la ficha.** Puesto que hasta la última sesión de tratamiento no se introducirán modificaciones gráficas en los diagramas, sino que únicamente se tomarán breves notas sobre las reacciones experimentadas en el reverso de la ficha del cliente, el **diagnóstico inicial**, consignado en rojo, verde y negro, nos servirá, en cada sesión, para tener una visión general de la situación de partida.
2. **Averiguar si se han producido cambios en la sintomatología.** La pregunta de los posibles cambios que hayan experimentado las molestias del paciente, es para este la más importante, por ello es la primera que se plantea, por ejemplo: «¿Cómo tiene la nuca?», «¿Ha habido cambios en la sensibilidad del estómago?» o «¿Cómo siente hoy la rodilla derecha al andar?»
Puesto que muchas personas han perdido la capacidad de percibir la información que les proporciona su propio cuerpo, a veces no saben con exactitud qué deben contestar. A fin de obtener una respuesta útil desde el punto de vista terapéutico, podemos ser más precisos en el planteamiento de las preguntas: «Desde la última sesión, ¿sus molestias han mejorado, han empeorado o siguen igual?»
3. **Releer las reacciones anotadas con anterioridad.** En la cara posterior de la ficha del paciente se habrán anotado cuantas reacciones haya tenido el paciente entre sesión y sesión. De esta manera podremos recordar cómo y en qué sistemas ha reaccionado ya el paciente.
4. **Averiguar qué reacciones se han producido desde la última sesión.** La experiencia demuestra que las reacciones más frecuentes son las que afectan a los órganos excretores:
   - Sistema digestivo
   - Vías urinarias
   - Piel y mucosas

   Los cambios en el **estado de ánimo** y en la **calidad del sueño** también son relativamente frecuentes.

   Hay otros factores que pueden determinar cambios del estado de salud sin que deban valorarse como reacciones al tratamiento TZR:
   - Cambios familiares y profesionales
   - Cambios de tiempo
   - Otros hábitos alimentarios, ayunos, viajes, invitaciones

   Los cambios de esta índole también se tendrán en cuenta para la sesión siguiente.
5. **Palpar todas las zonas marcadas en el diagrama durante la exploración inicial.** Para objetivar la descripción personal del paciente sobre su propio estado y sus reacciones, comprobaremos brevemente todas aquellas zonas que fueron marcadas en su momento en el diagrama. Así sabremos qué zonas hay que tratar de nuevo. Algunas de las zonas marcadas en el diagrama serán **menos sensibles**; otras, por el contrario, serán del todo **indoloras**. Hallaremos otras que, quizá debido a una considerable fase de reacción momentánea, estarán temporalmente **más alteradas**, si por ejemplo, como respuesta al estímulo terapéutico, se activan los órganos excretores e inician una fase de intensa actividad.

12.1.1 Resumen

Las respuestas del paciente a las preguntas planteadas respecto de los cinco grupos que se acaban de mencionar nos proporcionarán indicaciones muy útiles a la hora de saber qué zonas requieren un interés especial en cada una de las sesiones posteriores. Para el resultado de un tratamiento no reviste mayor importancia si tratamos primero la zona sintomática o bien la incluimos más adelante en el transcurso del tratamiento.

> El resultado del tratamiento depende no tanto de una observancia rígida de la secuencia de los grupos de zonas a tratar, sino del trato competente y orientado a la persona, dosificando nuestra actuación sobre las zonas afectadas del pie con arreglo a la situación que hallemos.

12.2
Método de trabajo en las siguientes sesiones

12.2.1 Tratamiento de las zonas alteradas

Durante las siguientes sesiones, las zonas en cuestión se tratarán varias veces mediante la maniobra terapéutica, aplicando el estímulo durante varios segundos en breves intervalos de dos a tres minutos, por lo general, dos, tres o cuatro veces. Las breves pausas durante el tratamiento que se crean de este modo permiten que el efecto del movimiento mismo se vaya extendiendo, con lo que se conseguirá mejorar el aporte sanguíneo a los tejidos, de manera que serán menos sensibles cuando vuelva a aplicarse el estímulo.

> Una zona está normalizada cuando:
> - está menos dolorosa y/o
> - ya no desencadena reacciones vegetativas excesivas,
> - al palparla se nota blanda y caliente, y
> - el tejido presenta una tonalidad rosada.

Variaciones del tratamiento

En caso de que algunas zonas incluso después de repetir varias veces los estímulos de corta duración se presenten todavía sumamente dolorosas, se puede intentar «**colarse**» lentamente en la profundidad de los tejidos: teniendo en cuenta el límite de tolerancia al dolor del paciente, se va aumentando poco a poco la intensidad, esperando a que disminuya el dolor antes de incidir de nuevo. Esta variación se asemeja a la **maniobra sedante sostenida** (▶ Cap. 3.2.5).

Cuando una zona ya se halle dolorida desde el primer contacto, se puede trabajar recurriendo a esta variación de la maniobra sostenida. Si además del dolor aparecen fuertes reacciones vegetativas en una zona, por lo general, bastará con apoyar suave y tranquilamente sobre la misma la yema de los pulgares o de los dedos hasta que se haya estabilizado la condición del paciente.

12.2.2 Determinación de los puntos prioritarios

No es necesario tratar cada vez todas las zonas alteradas con la misma intensidad. Sin embargo, con el tiempo y la práctica hay que aprender a reconocer los **puntos prioritarios** a partir de la observación y las preguntas que, antes del tratamiento, se hayan realizado al paciente. Normalmente basta estimular, teniendo muy claros los objetivos, unas 6 a 8 zonas, aunque en ocasiones también pueden ser más.

> La terapia considerada como un proceso dinámico propaga sus efectos sobre otros ámbitos de zonas asociadas funcionalmente, y siempre produce **cambios globales**, de forma semejante a los círculos que se forman en la superficie del agua al arrojar una piedra.

Un caso de mi consulta

Estando en el primer año de mi actividad docente, pude comprobar la acción a distancia del tratamiento sobre los órganos a raíz del comentario de una asistente al curso, que se presentó el segundo día diciendo que se le había adelantado la menstruación una semana, «y eso que ayer solo habíamos tratado las zonas de la cabeza y del cuello».

Al sugerirle que los ejercicios prácticos sobre la región de la cabeza y el cuello también habrían incluido las zonas de la hipófisis y la tiroides, se le hizo comprensible la reacción. Más aún cuando ante cambios de vivienda o de trabajo ya solía reaccionar de forma similar.

12.3
Última sesión de tratamiento

Por lo general, al final de una serie de tratamientos de TZR se efectúa una sesión más que culmine el proceso. Esta última sesión sirve para comprobar de forma objetiva todas las zonas, al tiempo que ofrece al paciente y al terapeuta la posibilidad de adquirir una visión global sobre el resultado del tratamiento efectuado.

12.3.1 Ejecución de la exploración final

Al igual que al inicio de la serie de sesiones, se lleva a cabo una **exploración visual** para observar, mediante la comparación, qué modificaciones han tenido lugar:
- en la estática del pie,
- en los tejidos, y
- en la piel y las uñas.

A continuación, con la **exploración mediante palpación**, se examinan de nuevo todas las zonas en los siete grupos de trabajo o a partir de la estructura anatómica del pie, a fin de objetivizar las manifestaciones expresadas por el paciente sobre los cambios que se han producido en sus molestias.

Registrar la exploración final

Por motivos prácticos utilizaremos la misma ficha de paciente de la exploración inicial y anotaremos en ella el resultado en color **azul**:

> - **Rodear con un círculo** azul las zonas que continúen estando claramente alteradas.
> - **Tachar** en azul las zonas que ya no estén alteradas.
> - **Añadir** en azul las zonas que hayan adquirido nueva relevancia.

Con la misma diferencia progresiva empleada en la exploración inicial, las zonas muy fuertemente alteradas se marcarán en azul **fuerte**, las fuertemente alteradas, en azul **menos intenso**, mientras que las menos alteradas se indicarán con un trazado **fino**.

12.3.2 Resumen

El primer y único objetivo de una tanda de sesiones no es tanto que al final de la misma no haya ningún punto doloroso en el pie, sino que el paciente, dentro de lo posible, se encuentre mejor desde un punto de vista subjetivo.

Puede esperarse una clara mejoría y hasta la curación completa de los trastornos en el caso de pacientes con enfermedades **agudas** de reciente aparición, sobre todo si disponen de la capacidad de regeneración física e interior suficiente. Puede, asimismo, darse por finalizado el tratamiento cuando, después de seis a ocho sesiones, pueden palparse todavía zonas algo sobrecargadas, ya que **hay cosas que se irán regulando por sí mismas con el tiempo**.

Los **enfermos crónicos** suelen mostrar a menudo una voluntad de curación tan firme que muchos de los síntomas pueden **suavizarse** e incluso los dolores agudos hacerse más soportables, dado que mediante la TZR se ha movilizado la vitalidad global de la persona.

En enfermos crónicos, muchas zonas pueden cambiar cualitativamente e incluso, durante un determinado espacio de tiempo, mejorar de forma evidente. Sin embargo, estos pacientes necesitan una y otra vez nuevas ofertas de terapias y, aparte de someterse a otras aplicaciones regenerativas, deberían recibir cada año una o dos series breves de tratamiento en las zonas reflejas.

13 Duración e intervalos de las sesiones

13.1
Duración de la exploración inicial y de las sesiones posteriores

Para la **exploración inicial**, deberemos tomarnos, y más aún los principiantes, el tiempo suficiente, ya que todo lo nuevo necesita calma y práctica. Al comienzo de mi actividad terapéutica, a menudo reservaba para los nuevos pacientes la última hora de la tarde o el tiempo sumado de dos sesiones.

Al principio, una hora completa es una buena medida orientativa para la exploración inicial; además, esto brinda la oportunidad de conocerse algo mejor. Cuando se posea mayor experiencia, bastarán unos 45 minutos.

Las **sesiones posteriores** serán considerablemente más cortas, de entre 20 y 30 minutos. No obstante, en las sesiones posteriores, debido a las reacciones que se hayan podido producir, se realizará casi siempre una **selección modificada** de las nuevas zonas a tratar. De ahí la necesidad de una cierta flexibilidad en lo que al tiempo a emplear se refiere, ya que:

- en una fase de reacción aguda, quizá bastará con 15 minutos de tratamiento,
- en la siguiente sesión, tal vez sea necesario un tiempo adicional para mantener una pequeña conversación con el paciente,
- en otra ocasión, por ejemplo debido al inicio de un resfriado, es probable que tengan que añadirse nuevas zonas.

13.2
Frecuencia de las sesiones

Normalmente, se recomienda para la TZR la misma frecuencia de otros métodos procedentes de la terapia física, es decir, dos o tres veces por semana.

A veces, la posibilidad de obtener cambios es más clara si el tratamiento se aplica 3 o 4 días seguidos, sobre todo si la capacidad de reacción es estable y el reposo posterior se lleva a cabo de una manera consecuente.

En estados dolorosos **agudos** se trabajará a diario o incluso varias veces al día en el marco de un tratamiento para estados agudos (▶ **Cap. 16**).

En enfermos **crónicos** y pacientes con enfermedades de duración prolongada cuyo cuadro clínico lo permita, tras una serie inicial de tratamientos más seguidos, se reducirá la frecuencia poco a poco, hasta llegar a una sesión por semana, una vez cada quince días o incluso una vez al mes.

Una o dos **series** concentradas a lo largo del año, con pausas largas entre ellas y durante las cuales se apliquen otros tipos de tratamiento, son a veces más efectivas para los enfermos **crónicos** que una terapia continuada con el mismo método.

13.3
Duración de una serie de sesiones

Una serie debería prolongarse mientras el paciente reaccione a las medidas terapéuticas con **cambios** o bien con una **mejoría** en su estado general. Normalmente suelen ser de seis a doce sesiones.

En el caso de poseer una marcada capacidad de regeneración puede ser suficiente también un número inferior; en pacientes de reacción lenta, por el contrario, pueden aplicarse quince, veinte o incluso más sesiones.

Por respeto a la autonomía y a la propia responsabilidad de los pacientes, prefiero dejar que sean ellos quienes decidan cuándo creen conveniente someterse a otra serie. Yo les ofrezco únicamente recomendaciones terapéuticas basadas en el cuadro clínico que presentan.

La experiencia demuestra que a través de una primera serie de sesiones se establece una **buena base** de cara a posteriores series, que la mayoría de las veces requerirán menos sesiones de tratamiento.

14 Reacciones entre sesión y sesión

14.1
Generalidades

Las reacciones que se experimentan entre sesión y sesión de tratamiento son respuestas a la terapia y se manifiestan en forma de cambios en el estado del paciente. A menudo suelen aparecer entre la **segunda** y la **sexta** sesión; acostumbran a durar algunas horas —a veces también días— y se caracterizan por su enorme variedad. El principio según el cual una cadena es tan fuerte como su eslabón más frágil se confirma por el hecho de que, con frecuencia, son los órganos o sistemas particularmente afectados y debilitados los que primero reaccionan.

Las reacciones son un estadio importante en el camino hacia la salud y pueden afectar a todos los niveles y capas de la persona.

Sin embargo, las reacciones que se perciben de forma más evidente se producen primero en el nivel corporal. A menudo, son los órganos excretores los que actúan como un eficaz vehículo para eliminar del organismo tanto las toxinas y demás sustancias perjudiciales existentes, como aquellos residuos y productos finales del metabolismo almacenados en el cuerpo.

La **ley de Hering** (que recibe su nombre por el médico homeópata C. Hering, 1800-1880) a menudo también es aplicable a las fases de reacción y curación de la TZR, sobre todo en enfermos crónicos:
- Los síntomas desaparecen desde dentro hacia fuera y/o
- de arriba hacia abajo y/o
- en el orden inverso a su aparición.

Desde el punto de vista **terapéutico**, las reacciones, por principio, están cargadas de sentido y son necesarias, ya que sin ellas no pueden producirse modificaciones en el estado actual del paciente.

Desde el **punto de vista del paciente**, las reacciones pueden ser agradables o bien molestas, pero en cualquier caso deben valorarse de forma positiva, aunque el desconocimiento de las relaciones internas, les empuje a considerarlas subjetivamente como un «empeoramiento».

Compararlas con una especie de «limpieza general» algo turbulenta llevada a cabo en nuestra «persona-casa», ayuda a algunos pacientes a sobrellevar mejor la fase aguda de las reacciones y a comprender que los síntomas desagradables encierran en sí mismos no pocas posibilidades de mejoría en el proceso de regeneración.

La **forma concreta de reaccionar** de cada paciente
- va ligada a las causas tanto internas como externas de su enfermedad
- ofrece una visión global sobre trastornos pasados y actuales, e
- indica las posibilidades de que dispone y que pueden activarse para hacer frente a su estado actual, para cambiarlo y mejorarlo.

14.2
Reacciones más frecuentes

En la siguiente enumeración hay que tener en cuenta que los procesos biológicos no están sometidos a una delimitación esquemático-lineal, sino que siempre se manifiestan:
- conectados entre sí,
- extendiéndose más allá de un solo sistema y
- de una manera rítmica y activa.

> Asimismo, el resultado de cada tratamiento depende, en lo que se refiere a las reacciones y a sus efectos, principalmente de la **capacidad de regeneración global** de la persona y **no** del nombre que recibe la enfermedad que padece. A menudo, la **mejoría** de las molestias es la primera reacción alentadora.

Para facilitar la comprensión general de las reacciones, se clasificarán según lo descrito detalladamente en el ▶ **Cap. 10**:
- Cabeza y cuello
- Columna vertebral, tórax
- Vías urinarias, tejidos de la pelvis, muslos y rodilla
- Sistema hormonal
- Respiración, corazón, sistema circulatorio
- Tracto digestivo
- Sistema linfático

Y añadiremos otros tres grupos cuyas reacciones al tratamiento también es oportuno observar:
- La piel y las mucosas
- El sueño, la regeneración, los sueños
- El plano de la emotividad y la condición psíquica

14 Reacciones entre sesión y sesión

Cuando a continuación hablamos de reacciones en los diferentes grupos de órganos, no significa que aparezcan solo como consecuencia del tratamiento de dichos grupos.

> El tipo de reacciones y la elección de las vías de transporte a través de las cuales se manifiestan, aunque se pueden apoyar, no se pueden influir de manera determinante desde fuera.

Cabeza y cuello

Los dolores de cabeza de distinto tipo y procedencia suelen remitir tras una breve fase de reactivación.

Los senos frontales y maxilares excretan secreciones de consistencia acuosa o espesa.

Los valores de la presión sanguínea y sus amplitudes pueden modificarse, tanto en las personas hipertónicas como en las hipotónicas.

La conjuntiva de los ojos suele reaccionar en las personas alérgicas con la desaparición del exudado y la disminución del enrojecimiento y la hinchazón.

La propensión a contraer infecciones crónicas en la cavidad nasofaríngea y en el cuello desaparece.

Columna vertebral, tórax, articulaciones y grupos musculares

Los trastornos funcionales en la columna vertebral (por ejemplo, dolores tras accidentes o ciáticas) y las limitaciones de movilidad de las articulaciones, tanto grandes como pequeñas, mejoran, aunque a veces pueden estar precedidas de una breve y aguda fase dolorosa.

Mejora la calidad de la postura, volviéndose más erguida.

Las miogelosis, sobre todo si aparecen en la región de la cintura escapular y la espalda, se hacen menos dolorosas, ya que se normaliza el tono muscular.

Vías urinarias

A menudo, los riñones y la vejiga eliminan más orina. Puede ser más turbia o también más clara, poseyendo en parte un olor llamativo. Un análisis de orina puede mostrar un claro aumento de las sustancias urinarias.

En el caso de pacientes con una **vejiga irritable** que les produce molestias durante el día y también por la noche, la irritación suele reducirse claramente con pocas sesiones, a condición de que posean una buena capacidad de reacción.

Indicaciones prácticas

Si una irritación de la vejiga llega a convertirse en una **inflamación con sintomatología febril**, hay que saber respetar los límites profesionales y el alcance de los métodos y, si llegara el caso, remitir al paciente a un médico. Al tomar este tipo de decisiones, es importante para el desarrollo posterior del proceso que la sintomatología no sea reprimida, sino que los medicamentos actúen apoyando la capacidad curativa, a fin de que pueda darse una regeneración profunda en los sistemas en los que se ha originado el trastorno.

Sistemas hormonal y vegetativo

Para muchos pacientes cuyas funciones endocrinas están alteradas, la TZR supondrá una terapia de apoyo concomitante. En el caso de que el paciente esté tomando hormonas, se puede y se debe contar con reacciones adicionales desencadenadas por el propio tratamiento (▶ Cap. 16.3).

Puesto que la **menstruación** es una reacción de las mucosas condicionada por las hormonas, las secreciones que se produzcan durante la misma pueden modificarse; se producirá un mayor o menor flujo de sangre menstrual, pero los dolores fuertes antes y durante la regla disminuirán de forma notable. El flujo puede aparecer de nuevo o puede desaparecer un flujo existente. ¡**Los trastornos funcionales ginecológicos representan una de las mejores indicaciones para la TZR!**

El ciclo suele alterarse en su duración y en sus intervalos en las mujeres debilitadas desde el punto de vista vegetativo y hormonal, y así, la mayoría de las veces sucede que la siguiente menstruación se adelanta. **En raras ocasiones** se ha observado también que los dispositivos intrauterinos (el «DIU») cambian su ubicación o que el ciclo menstrual se desplaza a pesar de estar ingiriendo anticonceptivos. Además, no todas las mujeres son suficientemente conscientes de que los anticonceptivos orales pueden **perder** su eficacia en el caso de diarreas fuertes, puesto que el organismo no puede absorberlos. ¡La debida corrección al informar!

En **personas diabéticas** es especialmente importante realizar con más frecuencia controles del nivel de azúcar en la sangre, ya que los valores de glucemia pueden cambiar de forma clara incluso después de la primera sesión.

Los pacientes con **hipertiroidismo** reaccionan ante un tratamiento bien dosificado con un mayor equilibrio y tranquilidad. Estos pacientes deberán, siempre que sea posible, ser tratados por la mañana, ya que si se les aplicara una dosificación demasiado intensa por la tarde, podría alterarse su ritmo de sueño.

Respiración, corazón y sistema circulatorio

Una de las circunstancias que se observa con mayor frecuencia es una regulación de la respiración, es decir, se hace más tranquila y profunda. Las personas asmáticas, los pacientes con bronquitis o bronquiectasia pueden expectorar con mayor facilidad, llegando a ser las mucosidades muy variadas en cuanto a su color, consistencia y olor.

Los molestos efectos de ciertos trastornos funcionales en el corazón, como taquicardias y algunas molestias derivadas de la angina de pecho, remiten. Muchos pacientes describen, ya después de algunas sesiones, que los **pies fríos crónicos** han normalizado su irrigación sanguínea o bien que las congestiones venosas han mejorado.

Indicaciones prácticas

En pacientes con enfermedades cardíacas graves de tipo tanto funcional como orgánico, no debe centrarse el interés terapéutico en la zona del corazón como zona sintomática, ya que de lo contrario las molestias podrían hacerse más intensas (▶ **Cap. 16.3**).

Tracto digestivo

Las excreciones intestinales suelen hacerse más frecuentes y voluminosas, huelen peor de forma transitoria, contienen un mayor número de mucosidades y poseen mal color. La flatulencia aumenta, aunque también puede disminuir.

El vómito espontáneo es muy poco frecuente y la diarrea no pasa de uno a dos días. En caso de que dure más días, habrá que hacer un reconocimiento para establecer un diagnóstico más preciso.

Puede disminuir la presencia de aftas y candidiasis en la cavidad bucal, y los dolores producidos por hemorroides suelen remitir.

Indicaciones prácticas

En pacientes con enfermedades intestinales **crónicas** (colitis ulcerosa, colitis mucosa, enfermedad de Crohn) nunca deberá tratarse la zona del intestino tonificándola, puesto que, como consecuencia de la irritación demasiado fuerte, puede producirse una pérdida abundante de líquido y un importante trastorno en el equilibrio electrolítico (▶ **Cap. 21.7**, ▶ **Cap. 16.3**).

Sistema linfático

Los pacientes con alteraciones primarias o secundarias en las regiones linfáticas a menudo reaccionan a la TZR con un claro aumento de la diuresis. En las mujeres que han sufrido una mastectomía a menudo se puede observar y medir una considerable **disminución de la circunferencia** de los brazos congestionados. La TZR descrita aquí ya produce una mejoría, pero es más efectivo aún el tratamiento específico de las zonas reflejas del sistema linfático (▶ **Cap. 29**).

También remiten las acumulaciones de líquidos que se forman a lo largo del día en los pies y las piernas. Se reduce la tendencia a contraer resfriados y catarros crónicos en la zona de la cabeza y de la garganta, especialmente en los niños, que hoy en día sufren con frecuencia de sobrecargas linfáticas desde bien pequeños (▶ **Cap. 23**).

Piel

Presenta una mayor actividad excretora y de absorción, de ahí que adquiera un aspecto más sano. Inicialmente, la formación de sudor, dependiendo del estado inicial del paciente, puede aumentar o disminuir. A veces, pueden formarse pústulas o urticarias durante un breve espacio de tiempo.

De vez en cuando aparece un olor corporal molesto y desagradable, que en ningún caso debe ser reprimido con desodorantes sintéticos. (¡Estudiar los hábitos alimentarios y modificarlos si fuera necesario!)

En las irritaciones y enfermedades crónicas o agudas existentes de la piel, como eccemas, se reduce su sintomatología, aunque a corto plazo puede intensificarse. Las heridas interdigitales abiertas a menudo se curan solas después de algunas sesiones de tratamiento.

Indicaciones prácticas

Cuando las reacciones cutáneas de signo agudo persisten durante más tiempo o empeoran visiblemente, es aconsejable consultar con el médico para abreviar este proceso con los medicamentos adecuados, dando preferencia a aquellos que no se limiten tan solo a reprimir los síntomas superficiales. En este sentido, la **homeopatía clásica** ofrece múltiples posibilidades para realizar un tratamiento en profundidad. Es ineludible también guardar un orden alimentario consecuente.

Mucosas

Las mucosas nasofaríngea y bronquial se limpian y se recuperan en la medida en que produzcan un mayor o menor número de secreciones.

En mujeres y hombres puede haber un reajuste en el flujo de la vagina y de la uretra, respectivamente, que a veces será tan concentrado que llegará a producir irritación en los tejidos de las mucosas y de la piel de los órganos genitales. Sin embargo, es más frecuente, sobre todo en las mujeres, que el **flujo** ya existente se reduzca bastante, experimente modificaciones en su olor y color, o incluso llegue a desaparecer del todo.

Es más frecuente en las mujeres que en los hombres que el revestimiento de los órganos genitales se altere debido a micosis crónicas recidivantes. El tratamiento en las zonas reflejas de los pies deberá ir acompañado de un decidido cambio en la alimentación, para mejorar de forma global el medio de la mucosa, también desde el intestino.

Aumento de la temperatura y fiebre

Una subida de la fiebre a corto plazo y una elevación de la temperatura, como reacción a la TZR, evidencian los intentos del organismo para transformar sustancias patógenas o perjudiciales.

En tal caso, la fiebre constituye una manifestación de un **sistema de defensa sano**, por lo que no debe ser combatida con antibióticos ni antitérmicos, ya que estos enmascaran el curso de la enfermedad al reprimir solo los síntomas. El médico, de acuerdo con el paciente, será quien decidirá si es inevitable el uso de antibióticos y cuándo deberán administrarse, en función siempre de la evolución individual de la enfermedad.

Indicaciones prácticas

Aparte de los conocidos paños fríos en las piernas para reducir la fiebre, las **irrigaciones** —como remedio casero— actúan aliviando y regulando la temperatura de forma natural [39].

Agudización de antiguas enfermedades

Las enfermedades anteriores, enmascaradas o mal curadas, pueden reavivarse a corto plazo, aunque casi siempre con mucha menos virulencia. Esta reacción no debe entenderse como un empeoramiento, antes bien pone de manifiesto que una terapia adecuada puede poner en marcha procesos crónicos y ocultos para encaminarlos hacia su curación mediante una fase aguda.

Indicaciones prácticas

Cuando la vitalidad del paciente es buena, puede lograrse una breve reactivación de toda una serie de antiguas enfermedades, y propiciar su curación, en el sentido de «una vicariación regresiva encaminada a la degradación de noxas acumuladas en las fases de deposición» [42]. Esto no es en modo alguno preocupante, pero requiere una buena colaboración entre el terapeuta y el médico, al tiempo que una clara dirección psicológica del paciente.

Dormir y sueños

En lo que se refiere a la calidad y a la cantidad del sueño, algunos pacientes reaccionan con una enorme necesidad de aumentar las horas de sueño, lo cual debería satisfacerse sin demora; otros se sienten particularmente intranquilos o necesitan, por el contrario, menos sueño de lo habitual, a pesar de lo cual, al día siguiente se encuentran más descansados y son capaces de rendir más en su trabajo.

Tanto los **sueños** agradables como aquellos otros que nos hacen sentir miedo suponen importantes señales del inconsciente, al tiempo que son una necesaria «operación de limpieza» anímica. En este contexto sería indicado, también, aconsejar al paciente acerca de la ayuda adicional de un buen psicoterapeuta o de grupos de autoayuda dirigidos de forma responsable, a fin de que antiguos problemas, que hasta el momento se hubieran mantenido reprimidos o relegados al inconsciente, puedan tratarse más fácilmente.

La absoluta integridad y credibilidad del profesional, al que los pacientes confían su intimidad cuando decidan enfrentarse a temas pendientes de su vida, tiene una importancia decisiva.

Emotividad y estados de ánimo

A veces, puede producirse un aumento de la intranquilidad y los estados de miedo, durante unas horas, a modo de breve reacción primaria. Sin embargo, a menudo, gracias al contacto con los pies, se tiene la sensación «de no estar ya tan en suspenso» y se reducen el nerviosismo, la indecisión y el temor.

El aumento de la vivacidad y el equilibrio interiores pueden manifestarse en:
- una actitud más abierta frente a otras personas,
- la libre manifestación de sentimientos como la risa, el llanto, la dedicación, la alegría, la ira,
- una mayor predisposición a tomar iniciativas y emprender cambios personales, y
- decididos esfuerzos para hallar el espacio propio tanto en el círculo familiar como en el de las amistades.

> Suele ignorarse que la **homeopatía clásica** [44], desde Samuel Hahnemann, dispone de medios y recursos para actuar de un modo clarificador, purificador y fortalecedor, sobre las cargas heredadas y los niveles más profundos del paciente, y con ello también en su esencia y en el mundo de sus sentimientos.

14.3 Cómo actuar cuando se producen reacciones de carácter intenso

14.3.1 Generalidades

En el caso de que aparezcan múltiples reacciones inesperadamente fuertes (¡sucede con muy poca frecuencia!), podemos decidirnos por distintas variantes en la asistencia y el cuidado del paciente. Sin embargo, este siempre necesita tener la certeza de que, en esos momentos, somos interlocutores fiables y que, en caso de que sea necesario, nos pondremos en contacto con el facultativo o el especialista para informarle de que se trata de reacciones al estímulo de tratamiento y **no** de una nueva enfermedad. De esta manera evitaremos que se receten fármacos cuyo efecto consista exclusivamente en el enmascaramiento o represión de la sintomatología.

14.3.2 Asistencia al paciente durante los procesos de reacción intensos

- Existen distintas posibilidades:
- Ofrecer intercalar una sesión, en la que los síntomas agudos ocupen un lugar central (▶ Cap. 16).
- Cabe **postergar** una sesión de tratamiento para que la intensidad de las reacciones pueda remitir con tranquilidad.
- Cuando los pacientes sufren un miedo excesivo, pueden ser tratados y atendidos, de manera eventual, a diario, o incluso **varias veces al día**, si bien **de forma breve**. Al hacerlo, elegiremos preferentemente maniobras de regulación, que permitan al sistema vegetativo recuperarse. La duración de la sesión suele limitarse entonces a unos diez o quince minutos.
- En la siguiente sesión no será la sintomatología la que ocupe un lugar central, sino los grupos de órganos o sistemas correspondientes, a través de cuyo tratamiento se harán más suaves las fuertes reacciones de carácter sintomático. En este caso, gozarán de una particular importancia las **zonas relacionadas**, ya que son la base sobre la cual pudo originarse la sintomatología.

Ejemplos

Intensos dolores de cabeza. En este caso se tratarán las zonas del intestino, el epigastrio o los genitales tonificándolas. En muchos casos la causa de los dolores de cabeza se localiza en el tracto digestivo, y en las mujeres también en la zona genital.

Fuertes resfriados en la región de la cabeza y del cuello. Aplicaremos el estímulo tonificante en los órganos de la pelvis menor, en el sistema linfático y en el intestino. (Desarrollo de las mucosas a partir de la misma hoja blastodérmica.)

Asma agudo. Por lo general, los pacientes reaccionan bien a la tonificación de las zonas correspondientes a las cápsulas suprarrenales, intestino delgado (fuerte hiperacidez), el hígado, la vesícula biliar, el suelo pelviano y el ano, así como a las maniobras de regulación. (Los músculos de los esfínteres suelen reaccionar a los estímulos de estrés con modificaciones de tipo espástico.)

14.3.3 Ejemplos de reacciones particularmente intensas

Sucede en muy raras ocasiones, que:
- un dolor de cabeza latente llegue a convertirse en **migraña**,
- aparezca en todo el cuerpo una fuerte **urticaria** que, la mayoría de las veces, desaparece por sí misma transcurridos unos días, sin que requiera un tratamiento especial,
- se desencadene un **cólico nefrítico** o **biliar**,
- una fuerte **fase de diarreas** indique una limpieza muy intensa del intestino,
- los pacientes tengan de pronto **dolores de muelas** agudos,
- una mujer experimente en pleno climaterio una inesperada **hemorragia menstrual**.

También acompañaremos a los pacientes durante estas fases, tal como se ha propuesto en el capítulo anterior. En cuanto a la posibilidad de administrar medicación adicional que alivie los síntomas, se decidirá en función de la situación concreta. Generalmente no será la primera vez que se haya presentado y las personas afectadas suelen disponer de estrategias dictadas por la experiencia previa.

> El deber de precaución, no obstante, nos impone comunicar siempre y de forma inmediata al médico habitual todas las reacciones que inciten a sospechar una dolencia grave y no diagnosticada previamente.

Algunos casos concretos tratados en mi consulta

Tres veces en el transcurso de muchos años —dos veces en niños y una vez en una mujer joven— he comprobado que una sobrecarga linfática crónica se convertía, debido a la TZR y tras un proceso de fiebre, náuseas y dolores, en una **apendicitis aguda** que requirió una intervención quirúrgica. Durante el postoperatorio, los niños y la paciente siguieron siendo tratados con la TZR, y el resultado final fue una estabilidad bastante superior y una mayor capacidad de rendimiento.

Pero es mucho más frecuente que tras una o varias series de TZR, los trastornos crónicos reincidentes en el lado derecho del hipogastrio, sobre todo en el caso de niños, se normalicen, a veces pasando por una ligera y breve agudización.

14.4

Reacciones negativas, enfermedades de nueva aparición

Pueden aparecer reacciones realmente negativas que empeoren de forma evidente y a largo plazo la situación existente, cuando:
- se aplica el tratamiento durante demasiado tiempo y la intensidad es excesiva,
- se sobrevalora la sintomatología y se le otorga una importancia desmesurada en el tratamiento, y/o
- no se han tenido en cuenta las contraindicaciones.

En la actualidad, las personas se sobrecargan de manera más diferenciada y, con ello, con mayor rapidez que en épocas anteriores. La marea de estímulos, a muchos niveles, y la ingestión de medicamentos han sufrido un claro aumento.

Por ello, en el caso de pacientes debilitados en extremo y sobrecargados por una excesiva cantidad de medicamentos, debemos observar con particular atención las reacciones que se produzcan entre sesión y sesión, al objeto de reconocer cuándo una fase de reacción **se prolonga demasiado** o **se instaura**, provocando, en circunstancias desfavorables, la aparición de una nueva enfermedad (¡muy poco frecuente!).

14.5

Resumen

Normalmente, las reacciones que se producen como respuesta directa al estímulo terapéutico aplicado remiten al cabo de unas horas, aunque a veces solo lo hacen después de entre tres y seis días. Si se prolongan durante más tiempo, debe averiguarse escrupulosamente por qué se mantiene la situación de reacción.

Dadas las numerosas ofertas de tratamientos que existen en la actualidad y teniendo en cuenta el hecho que estas no siempre encierran motivos orientados a la salud, **todos** los implicados (aquellos que prescriben, aquellos que realizan el tratamiento y aquellos que lo reciben) deberían utilizar su influencia para que los pacientes no se sometan a **excesivas** aplicaciones **distintas** en un plazo de tiempo demasiado corto.

> Especialmente los tratamientos de estimulación específica deben poder desarrollar su efecto por lo menos durante unas horas, incluso mejor durante todo un día, sin sufrir interferencias de otras formas de terapia.

Esto presupone un buen conocimiento profesional de las formas de terapia más habituales hoy en día, así como de su forma de actuar.

El ▶ Cap. 16.3 incluye información adicional al respecto.

15 Intercambiabilidad derecha-izquierda de las zonas reflejas del pie

15.1
Fundamentos

Desde hace décadas viene rigiendo, también en mi propia consulta, la asignación de las zonas corporales postulada por William FitzGerald y basada en la correspondencia **del mismo lado** en los pies. Sin embargo, en contra de esa regla, he podido observar una y otra vez que, cuando unos órganos, unas articulaciones o unos grupos musculares tienen localización bilateral, los puntos del pie correspondientes a regiones del organismo **exentas** de síntomas respondían al estímulo de tratamiento con la misma intensidad que la zona afectada, y en ocasiones incluso más.

Inicialmente lo atribuí al principio de los efectos contralaterales, que conocía por la terapia física (▶ Cap. 18.4). Más tarde, vi corroboradas, por experimentados médicos de la **acupuntura** y la **terapia neural**, mis observaciones en cuanto a una vinculación derecha-izquierda de las regiones afectadas sintomáticamente.

Poco a poco empecé a ensayar con algunos pacientes el tratamiento puntual en el lado que, según la distribución de zonas hasta entonces vigente, correspondía al **exento** de síntomas en el organismo. Por ejemplo, tratar la zona del hombro solo en el pie **izquierdo**, aunque la lesión estuviese localizada en el hombro **derecho**. Las nuevas zonas así elegidas no siempre manifestaban la misma sensibilidad al dolor; no obstante, los resultados fueron suficientemente notables como para continuar ocupándome del tema con especial atención.

Así, las observaciones continuaron durante bastantes años, durante los cuales pasé a comprobar también las zonas reflejas de los órganos **unilaterales**. De esta manera descubrí, por ejemplo, que si bien la zona de la vesícula biliar tiene su correspondencia en un lugar del pie derecho, al actuar sobre el mismo lugar del izquierdo se obtenía en algunos pacientes el efecto con la misma intensidad y, en ocasiones, incluso superior. Ocasionalmente se presentaron sorpresas, como la aparición de un cólico biliar agudo, única y exclusivamente debido al tratamiento del pie **izquierdo**. Finalmente resultó tan frecuente la inversión derecha-izquierda, que no fue posible descartarla como fenómeno aleatorio.

Otro suceso inesperado fue que durante estos años, los profesionales formados por mí y que acudían de nuevo para participar en cursos de perfeccionamiento, colaboraron aportando similares observaciones suyas sobre la intercambiabilidad derecha-izquierda y de esta manera confirmaron las experiencias de mi propia actividad práctica.

Esto me decidió a ampliar el concepto habitual y aplicado exclusivamente hasta entonces de la **homolateralidad** según FitzGerald, aportando un espectro de intercambiabilidad derecha-izquierda de las zonas.

Para las representaciones gráficas detalladas de este libro hemos mantenido las correspondencias postuladas por FitzGerald, es decir: lado derecho del organismo, pie **derecho**. A la representación completa de **todas** las zonas (▶ Fig. 9.1, ▶ Fig. 9.2, ▶ Fig. 9.3, ▶ Fig. 9.3 y ▶ Fig. 9.4), le añado en este capítulo otro dibujo más pequeño que detalla las inversiones derecha-izquierda, en tanto que importante información corroborada en la práctica, es decir: lado derecho del organismo, pie **izquierdo** (▶ Fig. 15.1), y viceversa.

Todas estas experiencias y observaciones, a mi criterio, deberían constituir un incentivo para **seguir ampliando los fundamentos terapéuticos** de la TZR; de ningún modo desearía que se impusiera la mentalidad dualista tipo «o esto, o lo otro».

15.2
Ayudas prácticas para la decisión

En el momento de elaborar la primera exploración sería preciso tener en cuenta las posibles variantes de la relación derecha-izquierda en el tratamiento, sobre todo para las zonas reflejas correspondientes a la **sintomatología** (▶ Cap. 11).

Si queremos decidir en qué lado se localiza de facto la zona actual, al comienzo de cada nueva sesión de tratamiento, procederemos a una breve comprobación simultánea de las zonas sintomáticas con arreglo a sus correspondencias anatómicas en **ambos** pies. De ello resultará, por lo general, una de las tres conclusiones siguientes, y la reacción del paciente nos marcará sin lugar a dudas el camino a seguir en el tratamiento de la zona que requiere una intervención:

- La zona refleja del **mismo lado** es la más sensible al dolor (regla de FitzGerald).
- La zona refleja del **lado contrario** es la más sensible al dolor (intercambiabilidad derecha-izquierda).

15 Intercambiabilidad derecha-izquierda de las zonas reflejas del pie

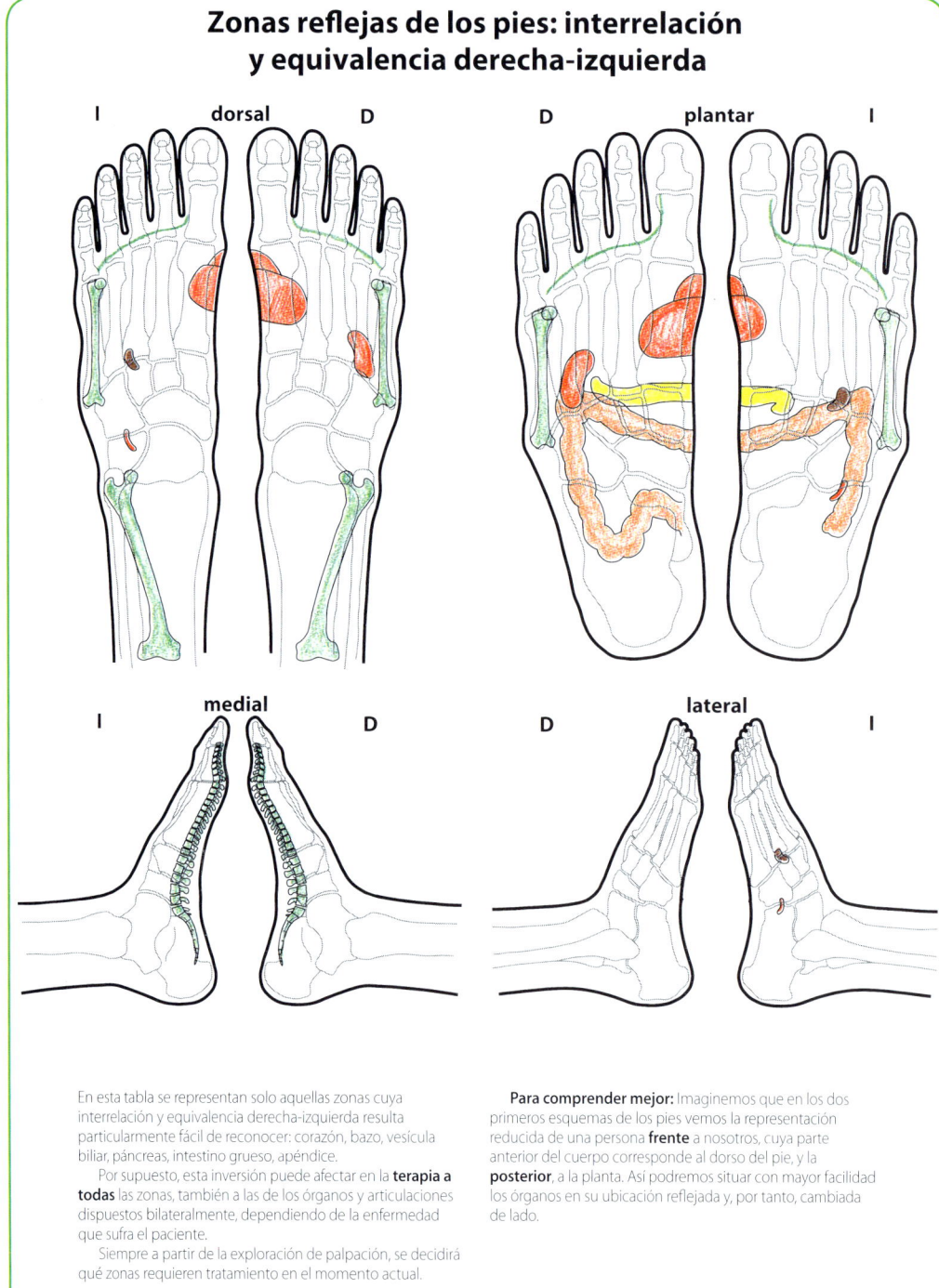

▶ Fig. 15.1 Selección de algunas zonas reflejas de los pies en la intercambiabilidad derecha-izquierda.

- **Ambos lados** reaccionan en la misma medida, o con escasa diferencia, en cuanto a calidad y cantidad del dolor.

Un punto importante a tener en cuenta es que la verificación debe realizarse **simultáneamente** en ambos pies, ya que, de practicarse en el uno después del otro, podrían haberse activado ya en el otro lado efectos susceptibles de falsear el resultado.

En la realización práctica de un tratamiento, las distintas variantes de la intervención inicial no modifican nada, ya que esta siempre incluye **todos** los puntos del pie en que se aprecie necesidad de terapia, con independencia de si corresponden al derecho o al izquierdo, o qué denominación se asigna a las zonas (▶ Cap. 11.3.2).

15.3 Resumen

Quien desee familiarizarse —sin entrar en demasiadas complicaciones— con la posibilidad de la inversión derecha-izquierda de las zonas reflejas, no necesita más que mirarse los propios pies, colocados el uno al lado del otro y como si estuviera contemplando frente a sí su propia imagen a escala reducida. Entonces «reconocerá», sin dificultad, en su pie derecho, la mitad izquierda del cuerpo, y en el pie izquierdo, la mitad derecha.

Por mi parte, hace tiempo que me he reconciliado con la idea de que la separación rígida derecha-izquierda no tiene tanta importancia como suele atribuirle la mentalidad unilateral corriente.

> Todas las escuelas terapéuticas integrales consideran el equilibrio y la comunicación de los contrarios como criterio esencial del tratamiento, y no solo en el aspecto derecha-izquierda, sino igualmente en las dualidades arriba-abajo, detrás-delante o interior-exterior. Con esta apertura del ángulo de visión, «redondeamos» nuestra terapia, en el más auténtico sentido de la palabra.

16 Tratamiento para estados agudos

16.1
Generalidades

A menudo nos vemos en la obligación de tratar a pacientes con estados agudos dolorosos o patológicos, como por ejemplo:
- Fiebre del heno aguda
- Ciática
- Cistitis (sin fiebre)
- Crisis asmática
- Cólicos biliares o nefríticos
- Dolores producidos por hemorroides
- Migraña
- Dolores de oído, sobre todo en niños
- Espasmos de píloro
- Dolores antes o durante la menstruación
- Limitación dolorosa de la movilidad de las articulaciones
- Tortícolis, sobre todo en edades muy tempranas
- Hemorragias inesperadamente intensas
- Accidentes como latigazos cervicales, esguinces, contusiones
- Dolores de muelas
- Neuralgias cervicales o intercostales

En tales **estados dolorosos agudos** u otras dolencias agudas, no realizaremos jamás una primera exploración, sino que nos dirigiremos directamente a las zonas sintomáticas aplicando la **maniobra sedante** (▶ Cap. 3.2.5). Con tal procedimiento se persigue tranquilizar las correspondientes zonas dolorosas en el cuerpo.

De modo adicional **tonificaremos** las zonas relacionadas desde el punto de vista funcional. Se trata de las zonas reflejas relacionadas que están directamente implicadas en la fase aguda actual. En caso de ser muy dolorosas, podremos en principio aplicar también aquí la maniobra sedante.

> Cuando se aprecie **mejoría** de los dolores, se puede pasar a tonificar también las zonas sintomáticas, al principio con suavidad y aumentando la intensidad de manera progresiva.

Es importante recordar: En virtud de la intercambiabilidad derecha-izquierda (▶ Cap. 15), las zonas sintomáticas siempre se comprueban en **ambos** pies. En el lugar que presente un mayor índice de afectación (a veces también derecha **e** izquierda) se procederá a aplicar la maniobra sedante.

16.2
Ejecución

16.2.1 Tratamiento de la zona sintomática mediante la maniobra sedante

Ejecutaremos este movimiento, en su fase activa, de modo parecido a la maniobra básica:
- Tocar con suavidad la zona sintomática.
- Mediante la oscilación del brazo, la falange distal del pulgar pasa de la posición horizontal a la vertical.
- Situar el estímulo terapéutico en la profundidad del tejido. A diferencia de la maniobra básica normal, aquí insistimos en la postura hasta que haya remitido con claridad el fuerte dolor de la zona, lo que suele tardar entre 5 y 10 segundos, aunque algunas veces puede ser más o menos.
- Solo ahora se reducirá la intensidad de la presión y el pulgar oscilará con suavidad hasta volver a su posición de partida.

Se seguirá tratando de manera puntual toda la zona sintomática mediante la maniobra sedante, avanzando milímetro a milímetro, en coordinación con la remisión de los dolores en la zona.

En el preciso momento en que el paciente manifieste estar sometido a un esfuerzo excesivo y aparezcan fuertes irritaciones vegetativas, se intercalará una **maniobra de regulación** y se realizará una breve pausa.

Si el dolor persiste en su intensidad durante más de 15 segundos o bien disminuye muy poco, se tratará brevemente la zona del **plexo solar** (¡maniobra sedante!), para volver a examinar después cuidadosamente la zona dolorosa.

En todos los tratamientos para estados agudos, se indagará asimismo el punto sintomático correspondiente en el otro pie para comprobar su reacción dolorosa y, llegado el caso, se tratará igualmente mediante la maniobra sedante (▶ Cap. 18.4). Para ello, además del pulgar, se puede utilizar también el índice.

16.2.2 Tratamiento simultáneo de otras zonas que se corresponden funcionalmente

En algunos casos, bastará con tratar solo las zonas sintomáticas utilizando la maniobra sedante. Sin embargo, la mayoría de las veces, el dolor agudo remite con mayor rapidez y el efecto de mejoría de las molestias es más permanente, si al mismo tiempo tratamos, tonificándolas, zonas adicionales que se corresponden, desde el punto de vista funcional, con el cuadro de los trastornos.

Excepción: Cuando las zonas relacionadas se encuentran muy próximas a las zonas sintomáticas, no se tonifican (por ejemplo, en el caso de dolores agudos producidos por la muela del juicio, no se tonifican las zonas reflejas de los oídos).

La **elección de las zonas funcionalmente relacionadas** puede realizarse de acuerdo con diferentes criterios:

- Ámbito funcional estático-muscular, por ejemplo en el caso de pacientes que sufran epicondilitis: parte inferior de la región cervical de la columna vertebral con la nuca, parte superior de la región dorsal, omóplato, articulación y músculos del hombro con el trapecio, brazo.
- Pertenencia evolutiva a la misma hoja blastodérmica, por ejemplo en el caso de trastornos de las mucosas: relaciones de intercambio entre el tracto digestivo, el sistema nasofaríngeo y el sistema urogenital.
- Relaciones funcionales, por ejemplo, amígdalas-apéndice; glándula tiroidea-ovario; hígado-bazo; ojos-riñones, páncreas.
- Conexiones nerviosas segmentales, por ejemplo, hueso sacro-órganos de la pelvis menor; parte central de la región dorsal de la columna vertebral-estómago.
- Regiones de forma similar, que pueden tratarse intercambiándose entre sí, por ejemplo, húmero-fémur; articulación de la mandíbula-articulación de la cadera; cerebro-intestino; trompas de Eustaquio-trompas de Falopio.

En todos los **procesos inflamatorios**, se tratarán además el intestino y el bazo, la mayoría de las veces, ambos de forma tonificante.

Ejemplos

- «Primeros auxilios» en un paciente con **dolor de muelas** agudo:
  Maniobra sedante en la zona dental afectada. A menudo se hace necesario tratar también las zonas dentales vecinas mediante la maniobra sedante. Sin embargo, en algunas ocasiones, la maniobra sedante agudiza el dolor de muelas. En tales casos, se tratarán **primero** las zonas linfáticas de la cabeza y del cuello, tanto desde lateral en la falange proximal del dedo gordo como en las membranas interdigitales entre los diferentes dedos, realizando pases en el sentido de un drenaje. También se pueden tratar las zonas relacionadas. A continuación, se debería volver a aplicar la maniobra sedante en la zona sintomática.
  Tonificar las zonas del intestino (relación entre los dientes y el tracto digestivo).
- Mujeres con fuertes **dolores menstruales**:
  Maniobra sedante en las zonas del útero, los ovarios, la región inferior de la columna vertebral con la articulación sacroilíaca y el plexo solar.
  Tonificar las zonas del intestino, la musculatura de los glúteos, el suelo pelviano, la hipófisis, la cavidad nasofaríngea (evolución a partir de la misma hoja blastodérmica). Cuando haya remitido la fase aguda del dolor, se pueden tonificar las zonas sintomáticas del útero y los ovarios, primero con suavidad y, después, con más vigor.
  Pases alternos en las zonas linfáticas de los muslos y la ingle (que corresponden a la zona de los genitales).
- Paciente con **cólico biliar**:
  Maniobra sedante en la zona de la vesícula biliar plantar y/o dorsal.
  Tonificar las zonas del intestino delgado, lado derecho de la nuca, cintura escapular y articulación del hombro (relaciones segmentales).
- **Cólico nefrítico**: ▶ Cap. 21.4.2.
- Niño con **dolores de oído**:
  Uso prudente de la **maniobra sedante** en las zonas del oído y la apófisis mastoides.
  Tonificar las zonas de la columna cervical, del intestino y/o de la pelvis menor y los riñones (relacionadas a través del desarrollo de las mucosas a partir de la misma hoja blastodérmica y a través de la energía de los meridianos).
  Tratamiento suave en los vasos linfáticos laterales del cuello para aliviar la sintomatología.
- Paciente con **latigazo cervical**:
  Maniobra sedante (inicialmente siempre suave) en las zonas de la nuca, hueso occipital junto con la apófisis mastoides, la parte superior de la región, oído interno (equilibrio).

Tonificar las zonas del hueso sacro y del cóccix (relaciones cráneo-sacrales) y de las cápsulas suprarrenales (estado de *shock*). Si se produce un **empeoramiento** de la sintomatología: aplicar también la maniobra sedante en la región inferior de la columna vertebral y no tratar la zona sintomática durante una o dos sesiones. Tratamiento suave en los vasos linfáticos laterales del cuello. ¡No superar el límite de dosificación!
En la práctica, al principio de una serie de tratamientos, ha demostrado ser muy eficaz aplicar a diario, o incluso varias veces al día, durante tres o cuatro días, sesiones de unos diez minutos. En este sentido, las maniobras de regulación intercaladas son especialmente importantes.

- Paciente con ataque agudo de **fiebre del heno**: **Maniobra sedante** en las zonas de la cavidad nasofaríngea. Para facilitar la excreción a través de la cavidad nasofaríngea, tras la fase aguda, se puede proceder a tonificar, dependiendo la intensidad del estado del paciente. Tratamiento suave en las zonas de los vasos linfáticos laterales del cuello y/o tratamiento de las membranas interdigitales para aliviar la sintomatología.
Tonificar las zonas de los riñones, hipófisis, timo, también el intestino delgado, órganos de la pelvis menor (desarrollo de las mucosas a partir de la misma hoja blastodérmica), bazo, páncreas, estómago.
- **Primeros auxilios** en pacientes con **insuficiencia circulatoria aguda**:
Colocar las piernas en alto. Prestando atención a la dosificación (¡no demasiado elevada!), tonificar las siguientes zonas varias veces, durante algunos segundos cada una, en el orden siguiente:
  - Hipófisis
  - Base del cráneo con nuca
  - Corazón, tiroides
  - Cápsulas suprarrenales (idénticas a los riñones)
  - Bazo
  - Genitales
  - Plexo solar

Mediante la tonificación adicional de las zonas de los órganos abdominales/pelvianos, se consigue que los procesos metabólicos básicos se vean reforzados y que la persona vuelva a estar centrada, dejando de estar menos «fuera de sí».

Por supuesto, pueden utilizarse otros remedios para mejorar la circulación y como **remedio de urgencia** se pueden utilizar las esencias florales de Bach: número 39 o Remedio Rescate - Rescue Remedy ([8], [46]). Sin embargo, pocas veces es realmente necesario.

16.2.3 Resumen

Indicaciones prácticas

- A menudo, el tratamiento para estados agudos contribuye de modo espontáneo a superar la fase dolorosa más agresiva; a veces, sirve de solución intermedia hasta que es posible aplicar otras medidas (por ejemplo, en el caso de dolores de muelas agudos). Una vez que hayan remitido las molestias agudas y tras examinar con cuidado el estado del paciente, habrá que decidir en cada caso si este debe acudir de forma adicional al médico.
- Cuanto más fuertes sean los dolores y cuanto más sensibles sean las zonas sintomáticas, más aconsejamos:
  - empezar el tratamiento en las zonas relacionadas (relaciones funcionales), o bien
  - ir introduciendo suavemente la maniobra sedante en las zonas sintomáticas, es decir, ir aumentando lentamente la intensidad del contacto en los tejidos hasta alcanzar el máximo posible.
- En el supuesto de que en un punto doloroso en la zona sintomática, después de quince o veinte segundos, no se haya reducido la intensidad del dolor, elegiremos la zona simétrica en el otro pie para iniciar el tratamiento, volviendo más tarde al punto inicial.
- Cuando el dolor en la zona sintomática no se reduzca de ninguna manera, **solo** trataremos, tonificándolas, las zonas relacionadas. Sin embargo, durante la siguiente sesión, deberá comprobarse de nuevo la zona sintomática, que a menudo se mostrará menos sobrecargada.
- De acuerdo con nuestra experiencia, cuando el estado doloroso de la zona sintomática, durante la maniobra sedante aumenta y disminuye de forma ondulante, puede existir un **campo de interferencia** en el órgano, en los tejidos o en la trayectoria del meridiano, como por ejemplo, cicatrices, órganos con inflamaciones crónicas o un foco dental. En dichos casos, puede resultar apropiada la elección de la terapia neural ([9],[18]) o de un tratamiento dental integral. Para reforzar su efecto, no obstante, se seguirá aplicando la TZR.

- A veces, en pacientes con molestias agudas, en contra de lo que cabría esperar, la zona sintomática no se muestra dolorosa. A menudo, examinar el mismo punto anatómico en el otro pie (▶ Cap. 15) o buscar las zonas relacionadas puede conducirnos a un resultado de tratamiento satisfactorio.
- La experiencia demuestra que, en el caso de tratamientos de estados agudos, el resultado deseado del tratamiento también puede alcanzarse en parte si se **ignora** por completo la zona sintomática, tratando únicamente las zonas relacionadas afectadas.
- Al terminar la fase aguda, conviene llevar a cabo una exhaustiva exploración inicial para indagar, en la medida de lo posible, el terreno sobrecargado en el cual una sintomatología tan dolorosa pudo originarse, y poder tratarlo en las siguientes sesiones.

> Se olvida con facilidad que la sintomatología es solo la «punta visible del iceberg». Solo cuando se modifican las causas (el «iceberg» en sí), pueden cambiar también los síntomas, puesto que han surgido de estas zonas causales.

Un caso concreto tratado en mi consulta

En los primeros meses que empecé a dedicarme a la TZR tuve una «experiencia inicial» que me hizo comprender este tipo de relaciones de dependencia: una paciente se presentó en mi consulta con molestias agudas y una clara limitación del movimiento en el **hombro izquierdo** (periartritis escapulohumeral).

Ni la zona del hombro izquierdo ni la del hombro derecho respondieron a mi maniobra terapéutica. Desconcertada, palpé ambos pies en su totalidad y encontré un punto extremadamente doloroso en la zona del colon descendente y del sigmoideo, que tonifiqué intensamente. Después, la paciente efectuó una defecación muy voluminosa y maloliente, tras lo cual pudo mover el hombro en un amplio radio y sin que esto le produjera dolor alguno.

Cuando tiempo después me ocupé del tema de la acupuntura, descubrí que el **meridiano del intestino grueso**, en su trayectoria desde el índice hasta el lóbulo nasal, también proporciona aporte energético al hombro. Merced a esta iluminadora experiencia surgió el concepto de zonas reflejas relacionadas, a las que en un principio llamé «zonas reflejas causales».

16.3 Tratamiento prudente de las zonas sintomáticas en determinados procesos patológicos

Habida cuenta de que en la actualidad las personas se ven sometidas a una mayor variedad de cargas y más complicadas que en épocas anteriores, aconsejo que, al principio, durante el tratamiento **no** se dedique una atención preferente a las zonas sintomáticas en los grupos de pacientes detallados a continuación.

> Si aplicamos a las zonas sintomáticas un estímulo demasiado intenso, sin tener en cuenta las zonas relacionadas, es posible que las dolencias tiendan a aumentar en lugar de remitir.

Más adelante, sobre todo cuando se haya conseguido estabilizar el estado del paciente, podrá intensificarse un poco el tratamiento también en las zonas sintomáticas.

16.3.1 Ejemplos

- En el área sintomática de **cabeza y cuello**, pacientes con:
  - Hipertensión
  - Traumatismos craneoencefálicos y operaciones en la cabeza
  - Tumores cerebrales benignos o malignos, intervenidos o no
  - Accidente cerebrovascular (ictus)
  - Glaucoma
  - Epilepsia
  - Enfermedad de Alzheimer
  - Latigazo cervical afectando a la región de la cabeza y del cuello
  - No aplicar un tratamiento demasiado intenso en las **zonas** (sintomáticas) **de cabeza y cuello.** (Más indicaciones en el ▶ Cap. 21.2)
- En el área sintomática de **columna vertebral** y **articulaciones**, pacientes con:
  - Lesiones medulares por accidentes u otras enfermedades graves (p. ej. tumores)
  - Endoprótesis articulares (p. ej. cadera)
  - No aplicar un tratamiento demasiado intenso de las zonas sintomáticas correspondientes a las secciones de la **columna vertebral** o de las **articulaciones** reemplazadas. (Más indicaciones en el ▶ Cap. 21.3)

- En el área sintomática de las **vías urinarias**, pacientes con:
  - Afecciones renales crónicas graves de carácter degenerativo, por ejemplo, nefritis glomerular, pacientes con diálisis
  - Cálculos renales que debido a su tamaño no puedan ser expulsados por vía normal
  - No aplicar un tratamiento demasiado intenso en las **zonas** (sintomáticas) **de los riñones**. (Más indicaciones en el ▶ Cap. 21.4)
- En el área sintomática de las **glándulas endocrinas**, pacientes con insuficiencia **hormonal** o bien que estén tomando una medicación hormonal, como preparados hipofisarios, tiroxina, cortisona, insulina, píldora anticonceptiva o parches hormonales para tratar los síntomas del climaterio.
  En estos casos, las **zonas sintomáticas** son las correspondientes a los órganos donde el preparado hormonal ejerce su acción directa, por ejemplo, el páncreas en los diabéticos, el útero y los ovarios en las mujeres que toman la píldora anticonceptiva, etc. ¡Tampoco aquí debe aplicarse un estímulo de tratamiento demasiado intenso!
  Importante: En los diabéticos, la manipulación excesivamente intensa y acentuada de la zona correspondiente al páncreas puede originar inesperadamente una hipoglucemia súbita y severa. El periodo decisivo son las 12 a 16 horas posteriores al tratamiento (¡se indicará al paciente la conveniencia de controles más frecuentes del nivel de azúcar!). Más indicaciones en el ▶ Cap. 21.5.
  El riesgo de trombosis venosa y otras enfermedades en mujeres debido al consumo de la píldora anticonceptiva es conocido, y la TZR también debe tenerlo presente (▶ Cap. 5.2.1).
- En el área sintomática del **corazón** y la **circulación**, pacientes con:
  - Molestias pectoanginosas o tras un infarto
  - Operaciones del corazón, marcapasos o *bypass*
  - Otras enfermedades cardiacas graves
  - No aplicar un tratamiento demasiado intenso en las **zonas** (sintomáticas) **del corazón**. La acupuntura propugna una vinculación energética directa entre el corazón y el **bazo**; motivo por el cual se recomienda tratar siempre el bazo primero, como paso preliminar. (Más indicaciones en el ▶ Cap. 21.6)
- En el área sintomática del **aparato respiratorio**:
  - los pacientes afectados por asma (¡incluso en la fase **libre** de crisis!) se tratarán con gran precaución en las **zonas de los bronquios y los pulmones** (= zonas sintomáticas), ya que en caso de tratamiento demasiado acentuado se corre el peligro de desencadenar un ataque agudo. (Más indicaciones terapéuticas en el ▶ Cap. 21.6)
- En el área sintomática del **aparato digestivo**:
  - Pacientes con afecciones intestinales inflamatorias agudas o crónicas: diarrea, colitis ulcerosa, colitis mucosa, mal de Crohn. No aplicar ningún estímulo demasiado intenso en las **zonas** (sintomáticas) **del intestino**, tanto el intestino delgado como el grueso. (Más indicaciones en el ▶ Cap. 21.7)
- Pacientes con **cálculos biliares de gran tamaño**: si se produce un estímulo terapéutico demasiado intenso en la zona sintomática de la vesícula biliar, puede desencadenarse un cólico. (Más indicaciones en el ▶ Cap. 16.2.2). Esto también se refiere a los cálculos renales de gran tamaño.
- **Tratamiento postoperatorio**:
  La zona sintomática remite al órgano intervenido, por ejemplo, la zona del estómago tras una gastrectomía, o la del apéndice en caso de apendicectomía, incluyendo las áreas afectadas de la pared abdominal (cicatrices).
  El paciente recibirá consideración de **recién operado** hasta que la herida haya cicatrizado por completo, lo que suele requerir de ocho a doce días o incluso más en caso de grandes intervenciones.
  Inicialmente nos limitaremos a un tacto ligero de 1 a 2 minutos en la zona sintomática. A continuación, incluso ya a los pocos días de la intervención, un tratamiento diario suave y breve produce un gran efecto regenerativo. En combinación con otras medidas, contribuye a asimilar mejor los trastornos ocasionados por la anestesia y el trauma quirúrgico; reviste especial importancia el tratamiento de las zonas correspondientes a la respiración, el corazón, el tracto digestivo y el sistema linfático (¡incluyendo el bazo!). Deben incluirse maniobras de regulación en cada tratamiento. Las primeras sesiones de tratamiento no deberían exceder de 10 a 15 minutos.
- Ingestión de **fármacos anticoagulantes**:
  Pacientes que, por ejemplo, toman Sintrom: se evitará el tratamiento demasiado intenso en la **zona hepática** ya que podría provocar cambios en el tiempo de Quick (protrombina).

- En los casos de afecciones neurológicas crónicas se considerarán como zonas sintomáticas las correspondientes al **cerebro** y a la **columna vertebral**. En pacientes con esclerosis múltiple y síndrome de Parkinson, sobre todo en fase de **brote agudo**: se evitarán los estímulos demasiado intensos en la zona sintomática. La misma prevención rige para los apopléticos, parapléjicos y tetrapléjicos. (Más indicaciones en el ▶ **Cap. 24.1**)
- **Implantados**: en los pacientes con **implantes**, la zona sintomática es la correspondiente a la articulación u órgano afectado. ¡Ningún tratamiento demasiado intenso en estas zonas! (¡Los trasplantados constituyen una contraindicación!)
- **Cáncer**: en pacientes con **enfermedades cancerosas**, la zona sintomática es la afectada por el tumor primario. ¡Se actuará de forma suave y progresiva, utilizando la maniobra sedante y sin llegar al estímulo intenso! (Más indicaciones en el ▶ **Cap. 24.1**)

Las indicaciones sobre el tratamiento prudente rigen también para todos los demás **enfermos graves**.

Por lo que se refiere a las **embarazadas**, también es aconsejable proceder con precaución en las zonas correspondientes a **útero, trompa de Falopio** y **ovarios**. No obstante, puesto que el embarazo no es una enfermedad, estas zonas no se deben dejar de lado. La serie de tratamientos podrá iniciarse hacia el 4º mes de la gestación y puede prolongarse hasta el parto (o incluso después del mismo), a razón de una o dos sesiones por semana. (Más indicaciones en el ▶ **Cap. 5.2.2, penúltimo párrafo.**)

16.3.2 Resumen

Al advertir que hay que mantenerse particularmente alerta respecto de las zonas sintomáticas en los grupos de pacientes antes mencionados, no pretendemos dar a entender que en estos casos deba evitarse el tratamiento de las ZR. Estas advertencias no son sino **medidas de precaución encaminadas a evitar reacciones indeseables**, ya que siempre existe la tendencia, sobre todo entre los principiantes, de conceder más importancia al síntoma que al paciente en su totalidad.

No obstante, si el terapeuta se siente **muy inseguro**, lo mejor será que deje de lado las zonas sintomáticas en los grupos de pacientes mencionados durante las primeras sesiones de tratamiento. Una buena observación de la capacidad de reacción y de las respuestas del paciente irá ofreciendo sólidos puntos de referencia para la continuación del tratamiento y para adquirir confianza en la TZR.

17 Atención terapéutica en caso de reacciones marcadamente emocionales

17.1
Indicaciones generales

Pocas veces los terapeutas que asisten a nuestros cursos poseen la formación especial necesaria para hacer frente a reacciones de los pacientes que impliquen una fuerte agitación emocional. Por otra parte, los que acuden a nuestras consultas lo hacen movidos, fundamentalmente, por afecciones o molestias de tipo físico.

Sin embargo, cada vez con mayor frecuencia —y con no poca sorpresa para ambas partes—, resulta que la dolencia tenida en un principio por «exclusivamente» corporal reviste aspectos internos importantes que afectan a otros planos.

Las reflexiones e indicaciones prácticas siguientes han sido puestas a prueba en la práctica ante fases reactivas marcadamente emocionales de los pacientes. Se trata de reacciones, tal y como las conocemos, del tratamiento de las zonas reflejas de los pies, que sin embargo también se pueden observar en otras formas de tratamiento.

- A fin de evitar una fijación unilateral en determinados niveles (del tipo «Esto es todo psicológico» o «Mi enfermedad seguro que solo tiene que ver con el estómago»), es aconsejable plantearse todas las patologías desde la perspectiva de las **interacciones**, en vez de limitarnos a considerar relaciones causales inamovibles. Ante la complejidad de algunas enfermedades, rara vez se puede responder de forma concluyente a la cuestión de si «fue primero el huevo o la gallina». Por otra parte, esta distinción tampoco es necesaria desde un punto de vista terapéutico, puesto que no influye en el transcurso del tratamiento.
- Importa más aprender a distinguir espontáneamente cuándo precisa mayor atención el plano corporal y cuándo el emocional, y que esa sensibilidad nos ayude a modular el tratamiento.
- Para que no nos pillen por sorpresa las posibles reacciones emocionales intensas de nuestros pacientes, y con el fin de enfrentarnos a ellas en mejores condiciones, es aconsejable introducir en la anamnesis de la **primera sesión** algunas preguntas del tipo:

- ¿Recuerda usted algún acontecimiento grave de su vida que le haya marcado psíquicamente y que todavía le altere al recordarlo?
- ¿Conoce alguna anomalía psíquica entre familiares suyos?
- ¿Toma medicamentos o drogas para estabilizar su estado psíquico?

De este modo, estaremos en condiciones de reaccionar oportunamente si afloran vínculos profundos del plano emocional. Evidentemente, esta clase de preguntas «íntimas» deberán plantearse con tacto.

Los pacientes **deciden** en qué medida quieren hacernos partícipes de lo que concierne a su estado psíquico. No obstante, se entiende que en caso de producirse una reacción resultante de un trasfondo del que no hemos sido informados, como terapeuta no podemos asumir ninguna responsabilidad.

Cuanto mejor conozcamos nuestras **propias** experiencias traumáticas, más fácilmente conseguiremos que los pacientes se nos abran a nivel psíquico. En este sentido es necesario aprender a distinguir entre:

- lo que realmente sea consecuencia del estado del paciente,
- lo que corresponde a nuestras expectativas y deseos,
- lo que despiertan en nosotros mismos esas reacciones.

Por otra parte, podemos confiar en que la experiencia y la observación atenta de cuanto ocurre irán aportándonos cada vez más seguridad para enfrentarnos con dichas reacciones.

- Debemos ser conscientes de los **propios límites** y, si es necesario, dar a entender con claridad cuándo se han alcanzado, por ejemplo, transfiriendo el paciente a otro tipo de atención especializada si nos sentimos desbordados. Los tratamientos, como la terapia respiratoria, el método biodinámico y otros métodos psicoterapéuticos, que abarcan tanto los aspectos psíquicos como los corporales, a tenor de nuestra experiencia, sirven para entrar, de forma clara y exhaustiva, en una nueva fase de tratamiento del tema vital pendiente de resolución.

17.2 Indicaciones prácticas

En el caso de intensas reacciones emotivas, podemos elegir entre las opciones siguientes:

- Aplicar una o dos de nuestras probadas maniobras de regulación o movimientos eutónicos.
- Ofrecer algo de beber.
- Apoyar una mano comprensiva en un lugar determinado del paciente, procurando ejercer una acción beneficiosa para ambos.
- Proponer un cambio de postura o colocación, o incluso invitar al paciente a que se incorpore.
- Abordar el tema en una conversación, o dejar que la otra persona lo exteriorice, o adoptar una postura de atenta y silenciosa escucha.
- Ofrecer mantas o una bolsa de agua caliente.

También suele dar buen resultado la **esencia floral nº 39 de Bach**, conocida como Remedio Rescate. (Dr. E. Bach: médico inglés que a comienzos del siglo pasado desarrolló una rama especial de la homeopatía). Una o dos gotas sobre la lengua, en el centro de la palma de la mano o sobre el esternón contribuirán a la estabilización deseada; en caso necesario, se repetirá un par de veces.

- En un proceso de asimilación siempre queda al **albedrío del paciente** cuándo y cómo desea terminar. Si nos hace indicación de que de momento no puede más, deberíamos preguntarle el motivo de su decisión. Las respuestas pueden ser por ejemplo: «Tengo miedo de que afloren demasiadas cosas» o «Me ha pasado otras veces y nunca me he atrevido a ir más allá». Debe respetarse esta decisión, procurando al mismo tiempo que la experiencia presente no sea reprimida. Por eso es aconsejable contestar en el sentido de: «Tómese todo el tiempo que quiera, y permítase seguir respirando con tranquilidad». Al mismo tiempo tendremos buen cuidado de sosegar y armonizar nuestra propia respiración. Por último, si lo vemos indicado, podemos anunciar el propósito de volver otro día sobre la cuestión.
- (Re)vivir unos sentimientos traumáticos es **una** vía para tratar problemas profundos. Adicionalmente a la reacción emotiva, sería necesario entrar en un **diálogo**, de forma que no se «atasque» el cambio emocional iniciado, sino que penetre en la conciencia. A veces la simple pregunta «¿Cómo se siente ahora?» apunta un primer paso en la buena dirección. Asumiremos una actitud de oyentes y nos abstendremos de hablar de experiencias propias, pues no conviene distraer la atención. Este diálogo, que por otra parte no debe prolongarse en exceso, servirá para crear la necesaria distancia con respecto del desahogo emocional inesperado.
- Si la situación que se ha planteado nos supera o nos causa malestar, es útil para ambas partes que el paciente se levante. (La bionergética enseña que la posición horizontal invita a la irrupción más profunda del inconsciente.)
- En caso de reacciones intensas, puede ayudarnos a mantener una sana distancia si finalizamos con el contacto directo, puesto que este podría significar un grado demasiado elevado de proximidad. Vale la pena, no obstante, preguntar si un nuevo contacto sería beneficioso. Generalmente las personas en tal situación saben lo que les conviene.
- Tener presente que cualquier tipo de contacto físico significa una **aproximación personal** muchísimo más acentuada que el contacto visual o verbal, al superarse la barrera instintiva de piel a piel.
- En todo tratamiento que haya dado pie a unas reacciones emocionales intensas, es importante el tiempo de **reposo posterior**, a fin de ir asimilando lo sucedido. Durante este tiempo de reposo posterior, los pacientes deben tener la sensación de que se les sigue atendiendo. Muchos duermen media hora, o tal vez una hora entera, y despiertan frescos y sosegados. Una breve conversación de despedida servirá de puente para la reincorporación a la vida cotidiana.
- Es **poco frecuente**, pero sucede a veces, que el paciente «se nos ausenta» durante una reacción emocional intensa. Si notamos que vamos a perder el contacto con esa persona, la invitaremos con cierta energía a que abra los ojos y siga manteniendo contacto visual y diálogo con nosotros. Basta para ello preguntas sencillas como: «¿Ha traído chaqueta hoy?» o «¿Qué ha tomado para desayunar?» Otro truco que suele dar resultado es hacerle repetir varias veces su propio nombre de pila, en voz alta y bien audible. En estas situaciones nos abstendremos de continuar la sesión iniciada.
- Al terapeuta le beneficiará también mantener su propio ritmo respiratorio y una correcta postura. Si la experiencia común ha resultado completamente inesperada, antes de reemprender el tratamiento, el terapeuta debería tratar de asesorarse con un especialista.

17.3

Experiencias diversas

Que una persona reaccione intensamente en el plano psíquico no significa necesariamente que el terapeuta haya hecho algo «equivocado». Eso que ha aparecido espontáneamente se hallaba ya latente en dicha persona; no somos nosotros los causantes, sino únicamente los «des-encadenantes», los que hemos facilitado el impulso hacia una solución.

> Las reacciones siempre son consecuencia de unos antecedentes, un trasfondo vivencial de la persona en cuestión, y de sus posibilidades de superarlo.

Abstengámonos de juicios subjetivos por más que bienintencionados y de intentos de interpretación. Basta con mantener una actitud atenta, acompañada de un contacto suave o de unas palabras comprensivas, como por ejemplo: «Son cosas que pasan» o «Son muchos los que viven este tipo de experiencias».

También los **sueños** pueden ayudar a dilucidar una situación difícil. Para ello sugeriremos al paciente que trate de recordarlos, para que nos los describa en la próxima sesión de tratamiento. La experiencia me ha enseñado que los sueños nunca deben interpretarse desde una postura unilateralmente intelectual; es preciso considerar lo que tratan de expresar mediante el lenguaje simbólico.

Los pacientes que han quedado inquietos por lo sucedido durante el tratamiento suelen agradecer mucho que les digamos que pueden ponerse en contacto con nosotros cuando lo deseen, sin necesidad de esperar a la próxima sesión.

17.4

Resumen

En conjunto hay que tener en cuenta que las fases de fuertes reacciones emocionales son para el terapeuta una indicación del sentido en que debe continuar el tratamiento en función de las necesidades mostradas por el paciente. En ningún caso hay que forzar la evolución de los acontecimientos, aunque **nosotros** creamos que existe una orientación preferible.

Los que asistimos a este proceso lo facilitaremos si damos a entender con claridad (aunque se dé por sabido y parezca innecesario hacerlo constar expresamente) que todo cuanto ocurra en el consultorio está amparado por el **obligado secreto profesional**.

18 Tratamientos combinados

18.1 Generalidades

La combinación de tratamientos terapéuticos exige, además de una amplia experiencia práctica, una sólida formación teórica. Cuando, movidos por la inseguridad, combinamos varios métodos en **un** tratamiento sin poseer la experiencia suficiente, el resultado será la mayoría de las veces una mezcla confusa que no nos colmará ni a nosotros ni al paciente.

De ahí que deba darse a la TZR la oportunidad de demostrar su eficacia, añadiéndola, en algunos pacientes, al programa terapéutico existente como único tratamiento.

Lo más sensato sería aplicar una serie de sesiones de tratamiento a aquellos enfermos, y quizá también a familiares y amigos, que en esos momentos no estén sometidos a ningún tipo de medicación ni sigan otros procedimientos médico-terapéuticos.

Cuanta más seguridad adquiramos en la observación de las modificaciones y reacciones que experimenten los pacientes durante el tratamiento, con mayor naturalidad iremos profundizando en los tratamientos combinados, en los que diferentes aspectos parciales de métodos distintos se unen para formar una oferta terapéutica óptima.

18.2 Posibilidades de combinación de probada eficacia

18.2.1 En la terapia física

La TZR puede combinarse a la perfección con los siguientes métodos:
- Gimnasia terapéutica
- Masaje clásico
- Drenaje linfático manual
- Balneoterapia
- Inhalaciones, terapia respiratoria
- Método de Feldenkrais, técnica de Alexander
- Quirogimnasia
- Ortobionomía
- Osteopatía, terapia craneosacral

Los métodos mencionados, tras cierta experiencia práctica, pueden combinarse en el marco de una misma sesión o aplicarse en el mismo día, adecuadamente distribuidos en el día.

18.2.2 En hospitales, clínicas y centros de rehabilitación

En el marco de la atención intensiva que se dispensa a los pacientes en hospitales, clínicas y centros de rehabilitación, pueden combinarse varias terapias, tal y como se ha descrito anteriormente. En esos centros, es frecuente que los enfermos reciban a diario, durante su estancia, una serie de tratamientos, al tiempo que se les administran medicamentos de forma intensiva.

Siempre que sea posible, debemos procurar que entre dos tipos de tratamiento distintos se intercale un **espacio de tiempo neutro** de entre una hora y una hora y media, durante el cual el estímulo terapéutico aplicado pueda ser asimilado por el paciente.

Dada la gran variedad de posibilidades terapéuticas, la decisión acerca del número de tratamientos diarios a aplicar no deberá tomarse en función de criterios de consumo o bien económicos.

> Los tratamientos que se aplican en número excesivo, con demasiada frecuencia o rapidez, o sin la participación activa del paciente, a la larga son más perjudiciales que beneficiosos para la salud, ya que el organismo no puede asimilarlos correctamente.

18.2.3 En la consulta médica

La TZR ha demostrado su eficacia en combinación con los siguientes métodos:
- **Terapia manual** y **ortobionomía**, o medidas similares a modo de preparación o tratamiento posterior, con el fin de reforzar y facilitar el desarrollo de series de movimientos funcionales.
- **Terapia neural** para el tratamiento posterior de cicatrices, grupos de músculos, articulaciones y órganos.
- **Homeopatía clásica** para reforzar los tratamientos para estados agudos y crónicos.
- Esencias **florales de Bach**, así como remedios **antroposóficos** y otros remedios naturales para apoyar procesos de eliminación en las fases de reacción.
- **Medidas dietéticas** y ayunos curativos para estimular la disposición funcional de los órganos excretores.
- Tratamientos **ginecológicos** que se emplean en muchos procesos patológicos, como por

ejemplo, en problemas de ptosis y prolapsos en la mujer, endometritis, leucorrea, así como en el tratamiento posterior a intervenciones quirúrgicas.

- **Actividad odontológica**, tras operaciones quirúrgicas en la mandíbula y como refuerzo en la eliminación de toxinas y sustancias perjudiciales durante y después de un saneamiento dental integral.

18.3

La TZR y la ingestión de medicamentos

Es habitual que acudan a la consulta pacientes a los que se han recetado distintos medicamentos, en parte con efectos secundarios no deseados.

Puesto que la capacidad de autorregulación de los pacientes puede verse debilitada por una administración masiva y descoordinada de medicamentos, la TZR, en tanto que otro estímulo terapéutico, deberá aplicarse otorgando una particular atención a una buena dosificación.

En cuanto remitan las molestias, los pacientes deberán ponerse en contacto con el facultativo que les recetó el medicamento, para revisar la dosis a ingerir. A menudo, puede reducirse la cantidad de medicamentos o bien sustituirse por otros menos perjudiciales.

18.4

Tratamiento de las extremidades

18.4.1 Tratamiento no específico de las zonas reflejas de las extremidades

Puesto que la representación del ser humano en el microsistema de los pies se limita esencialmente a la cabeza, el cuello y el tronco, las extremidades tanto superiores como inferiores, sobre todo en sus regiones distales, a día de hoy solo se pueden tratar de forma indirecta y no específica a través de las zonas reflejas de su inervación.

Así pues, el tratamiento de las **extremidades superiores** tiene lugar a través de las zonas de la región cervical inferior de la columna vertebral y la parte superior de la región dorsal (plexo braquial), así como mediante la movilización de los dedos de los pies en sus articulaciones metatarsofalángicas, sobre todo de los dedos gordos.

¡Hay que tener mucho cuidado al efectuar estas manipulaciones, en especial en pacientes con latigazos cervicales, aunque haya transcurrido mucho tiempo desde que tuvieron lugar! La ortiobionomía [51] es el tratamiento de elección especialmente en el tratamiento de los dedos de los pies (▶ Cap. 10.2.4, apartado «En los dedos gordos»).

Las **extremidades inferiores** se tratarán a través de las zonas de la región inferior de la columna vertebral, de donde arranca la inervación de las piernas.

18.4.2 Tratamiento específico de las extremidades in situ

No obstante, las extremidades también pueden ser tratadas directamente mediante un tratamiento colateral (del mismo lado) o bien contralateral (del lado opuesto), lo que ya no es un tratamiento reflejo pero puede incorporarse sin problemas a la TZR.

Reglas prácticas

En el tratamiento de las **extremidades**, es válido lo siguiente:

Cuando el tratamiento es **colateral**, se aplica en la otra extremidad en el área correspondiente: brazo en la pierna y viceversa. Cuando el tratamiento es **contralateral**, se aplica en la zona correspondiente en cada caso de la extremidad del mismo nombre: rodilla izquierda en la derecha y viceversa.

Las **correspondencias colaterales** de efecto recíproco son las siguientes:

- La cadera y el hombro
- El muslo y el brazo
- La corva y la cara anterior del codo
- La fíbula y el cúbito
- La tibia y el radio
- El maléolo medial/lateral y la muñeca medial/lateral
- El dedo gordo del pie y el pulgar de la mano
- Los cuatro dedos de la mano y los cuatro dedos del pie
- La planta del pie y la palma de la mano

Las correspondencias **contralaterales** son evidentes: la zona **con el mismo nombre** de la extremidad superior o inferior.

También puede aplicarse esta regla a la **cintura pelviana y escapular**: el omóplato se corresponde con el ilíaco (coxal) y viceversa; el borde superior del omóplato se corresponde con la cresta ilíaca y viceversa.

Tanto los tejidos colaterales correspondientes como los contralaterales se tratarán mediante movimientos de masaje, que provoquen una buena **hiperemia**, y en función de la magnitud de la sección, se aplicarán, por ejemplo, amasamientos o fricciones o, en el caso de superficies más pequeñas, podrán emplearse también las maniobras básicas de la TZR.

Ejemplos
- Las molestias en la pierna **izquierda** tras una fractura de peroné se tratarán en el mismo punto anatómico en la pierna **derecha** (contralateral); los dolores en la **pierna** izquierda se tratarán en el lugar correspondiente del **antebrazo** izquierdo (colateral).

Este tipo de tratamiento también ha demostrado su eficacia en los siguientes cuadros patológicos:
- Pacientes con un **vendaje de tracción o escayola** (tratamiento de extensión) tras sufrir un accidente. Mediante un intenso estímulo de la irrigación sanguínea en los puntos correspondientes, colaterales o bien contralaterales, pueden evitarse con mayor facilidad atrofias en el tejido, al tiempo que se favorece una mejor curación de las fracturas.
- Pacientes con úlcera crural. De forma adicional al tratamiento de las zonas reflejas que entren en consideración (▶ Cap. 11), puede tratarse la superficie ulcerada de la **pierna** mediante el tratamiento del **antebrazo** del mismo lado.
La mayoría de las veces, la úlcera aparece solo en una de las piernas; sin embargo, los tejidos se muestran igualmente sensibles en el lugar correspondiente en la otra pierna. Por tal motivo suele proponerse solo la terapia colateral. En ese caso, durante la palpación se comprueba, cerca de la muñeca, la existencia de un dolor circunscrito al mismo punto que correspondería a la úlcera de la pierna y que, como reacción al tratamiento, a veces presenta un débil o incluso intenso enrojecimiento de los tejidos, claramente delimitado.

Indicaciones prácticas
En ocasiones, los pacientes de úlcera crural comentan que, tras la sesión, se produce una abundante secreción de líquido seroso en la llaga, como señal de limpieza y activación de los tejidos en la herida. Esto, unido al picor que aparece al mismo tiempo en los bordes de la úlcera, suele ser el anuncio de una mayor tendencia a la curación. Aunque en algunos casos, al principio, la úlcera en la pierna aumente ligeramente de tamaño, ello no debe considerarse una reacción negativa, sino más bien una expresión de la autorregulación que realiza el cuerpo.

La tendencia comprobada de que la aparición de *ulcus cruris* se produce con mayor frecuencia en el tejido del lado **medial** de la pierna, cerca del maléolo interno, permite deducir que, en general, los pacientes afectados padecen una fuerte alteración metabólica, ya que en este punto anatómico se hallan localizados los meridianos del hígado, de los riñones y del bazo/páncreas, según postulan los **principios de la acupuntura**.

Un análisis y la posterior modificación de los hábitos alimentarios es inevitable, si lo que se pretende conseguir es la curación definitiva de la úlcera en la pierna.

- Pacientes con **amputaciones**. A veces se quejan durante meses, e incluso años, de intensos dolores neurálgicos en la línea de la amputación. Aparte de otras posibilidades (por ejemplo, terapia neural, visualización), la aplicación de tratamientos tanto contralaterales como colaterales ofrece también la posibilidad de aliviar los intensos dolores fantasma y los dolores de muñón.

Indicaciones prácticas
Cuando a los pacientes que han sufrido la amputación de un miembro se les efectúa, con atención y suavidad, un pase a lo largo de la zona correspondiente en la otra extremidad del mismo lado y/o en la extremidad opuesta del mismo nombre, puede observarse que los tejidos, en ese punto, manifiestan una alteración en cuanto a la calidad del tono, la mayoría de las veces en forma de una menor tensión tisular.

Justo en dicho punto deberá aplicarse el estímulo terapéutico. En estos tratamientos puede animarse a los pacientes a que ellos mismos participen autoaplicándose un masaje intenso en el lugar correspondiente, una o dos veces al día, con el fin de estimular una buena irrigación sanguínea.

18.4.3 Tratamiento colateral y contralateral trasladado a las zonas de los pies

Todas las áreas mencionadas en el contexto del tratamiento colateral y contralateral pueden tratarse igualmente como **zonas reflejas de los pies**, siendo a menudo tan efectivas como in situ. Además, la actuación en las zonas reflejas de los pies suele requerir menos tiempo.

Ejemplo: Paciente con epicondilitis en el lado derecho. Tratamiento **colateral**: tonificación en la **zona** correspondiente a la rodilla derecha. Tratamiento

contralateral: tonificación en la **zona** correspondiente al codo izquierdo. Obviamente también es posible aplicar tratamiento sedante en la zona sintomática del codo **derecho**, apoyado con el tratamiento de las demás zonas que requieran tratamiento, si bien esto último no forma parte directamente de la regla que exponemos aquí, por lo que no vamos a entrar en detalles.

18.5
Medidas complementarias

La TZR puede elegirse a menudo como **tratamiento central**. No obstante, para motivar al paciente, a fin de que refuerce el proceso de la terapia mediante la incorporación de actividades propias, se ofrecen una serie de medidas complementarias:

Postura y movimiento. Tanto mediante el conocimiento detallado y positivo de las deficiencias de la propia postura corporal como por la práctica de secuencias de movimientos naturales, los pacientes pueden aprender a utilizar sus propias fuerzas de una manera más eficiente a como venían haciéndolo, a fin de cubrir mejor las exigencias de su vida personal y profesional. En las últimas décadas se han desarrollado una serie de métodos que ofrecen una ayuda constructiva en esta dirección: la **eutonía** ([2], [13]), **Feldenkrais** [10] y la **técnica de Alexander** [42] son algunos de ellos.

Alimentación. Puesto que muchas enfermedades están condicionadas por la alimentación, resulta muy importante analizar y modificar algunos hábitos alimentarios ([7], [40], [44], [50]).

Dada la vehemencia con que suele ser abordada esta cuestión por parte del terapeuta, a menudo suscita no pocas prevenciones y rechazo por parte del paciente, en lugar de suponer una auténtica ayuda.

Por ello, a modo de «bibliografía» sobre el tema, quisiera aconsejar la consulta de un «libro» un tanto singular, del que podemos fiarnos en todo momento: se trata del «libro de las propias experiencias», que siempre será mucho más realista que las sugerencias de otras personas. Esto no quiere decir que los libros dedicados a la alimentación no puedan ofrecer un cierto apoyo a la hora de tomar una decisión, pero siempre deberá supeditarse a la comprobación personal y no fanatizarse jamás.

Un tema fundamental que aparece en todas las tendencias dietéticas y propuestas alimentarias es el problema de la **hiperacidez**. Seguramente ello sea tan actual porque «la acidez» no solo hace referencia a una disfunción de los órganos metabólicos o a la lluvia ácida, sino que puede estar profundamente arraigada en nuestra propia actitud ante la vida.

Respiración. Las indicaciones que proporcionan los terapeutas expertos en este tema, con la finalidad de fomentar una respiración sana y adecuada a su función, no solo son importantes para pacientes con problemas respiratorios, sino también para los que presentan trastornos y debilidades psicovegetativas.

Si mediante el contacto o ejercicios se consigue que estos pacientes lleguen a ser conscientes de que su forma de respirar es limitada o está entorpecida, y que pongan los medios para corregirla, se crearán las condiciones óptimas para que sus dificultades tanto físicas como anímicas experimenten un reordenamiento, entendido como una mejoría ([32], [13], [16]).

Equilibrio térmico. Muchas personas son propensas, también en verano e incluso en zonas climáticas cálidas, a tener los pies fríos. Tener los **pies fríos de forma permanente** indica que la persona solo puede disponer de su fuerza vital de forma condicionada. Las posibles causas son muy variadas y abarcan desde un estreñimiento crónico, lesiones en la columna vertebral y alteraciones en el proceso respiratorio, hasta problemas en el entorno psicosocial.

Las aplicaciones conocidas de la hidroterapia de **Kneipp** y los baños de **Schiele**, esto es, los baños calientes de pies, que actúan como un adecuado entrenamiento circulatorio, han demostrado una eficacia total desde hace décadas, debido a su efecto estimulante sobre la circulación sanguínea.

Los ejercicios activos de los pies, el cepillado intenso de las plantas de los pies y, sobre todo, los estímulos naturales provenientes de la luz, el aire y el contacto con la tierra, al **andar descalzos**, pueden mejorar bastante el estado general.

Saneamiento dental integral. La principal función de nuestros dientes es la trituración mecánica de los alimentos. Sin embargo, el sistema dental representa asimismo un **microsistema** que guarda una relación recíproca con todo el organismo, al igual que los oídos, la cavidad nasofaríngea, los ojos, las manos y los pies.

El hecho de que también los dientes, como todos los órganos, posean una clara función indicativa en relación con los sentimientos, a través del lenguaje corporal, nos induce a pensar lo estrechamente relacionados que están con los niveles más íntimos de la persona. Una prueba de ello la tenemos en el lenguaje hablado y en expresiones del tipo: «Enseñar los dientes», «Apretar los dientes» o «Hincar el diente».

Debe mencionarse también, en este contexto, la denominación, igual en varias lenguas, de la muela número 8 como **«muela del juicio»**.

El Dr. med. Reinhold Voll demostró, ya hace décadas, por medio de mediciones realizadas con electroacupuntura, que todos y cada uno de los dientes guarda una relación recíproca con un gran número de órganos, tejidos y sistemas a través de la energía de los meridianos (información más detallada en el ▶ Cap. 26).

La menor incidencia de las caries dentales gracias a la mejora e intensificación de los hábitos de higiene bucal y cuidados odontológicos es desde luego positiva, pero se observará que ha aumentado al mismo tiempo la frecuencia de afecciones inflamatorias de las encías como las **parodontosis** y gingivitis, lo cual debe atribuirse sin duda a que los hábitos alimentarios de la población en general apenas han mejorado desde hace décadas y que la sobrecarga metabólica se ha desplazado de los dientes hacia las mucosas y los tejidos blandos (información más detallada en el ▶ Cap. 26).

Tratamiento de cicatrices. Del mismo modo que los dientes y los órganos que están inflamados de forma crónica pueden comportarse como **campos de interferencia**, se sabe que también las cicatrices actúan de forma semejante. A este tema, por su importancia, le hemos dedicado todo un capítulo (▶ Cap. 25).

Comprobación de cargas geopáticas y electromagnéticas. Sobre todo en enfermos crónicos es aconsejable examinar el lugar donde se duerme, el lugar donde se vive y el lugar donde se trabaja, a fin de localizar posibles zonas de irritación de la Tierra y del entorno. Se ha de evitar el uso excesivo de aparatos eléctricos y microondas [5], por ejemplo, en la cocina, y trabajar durante mucho tiempo frente al ordenador, con iluminación halógena, calefacción eléctrica en el suelo y teléfonos móviles («electroestrés»).

Cuidado del equilibrio interior. Una de las «medidas complementarias» más importantes que puede adoptar una persona para activar sus fuerzas curativas, e incluso una **condición** para ello, es la conciencia de sí misma, en especial cuando en su enfermedad debe enfrentarse a un grave proceso de sufrimiento. Forman parte de dicha «conciencia de sí misma»:

- La disposición a cambiar costumbres y maneras de pensar arraigadas.
- El trato amigable y cariñoso con las propias debilidades y con las de los demás.
- Preguntarse acerca del sentido y del contenido de la propia vida.
- Pedir y dar las gracias cuando toca.
- Las experiencias religiosas que, en el sentido estricto de reconexión, allanan el camino hacia la renovación interior.
- Perdonar y pedir perdón.
- El respeto y la tolerancia frente a las decisiones y puntos de vista de los demás, particularmente cuando estos no se corresponden con los nuestros.

18.6 Terapia de las zonas reflejas de la mano

18.6.1 Manos y pies, una comparación

Ambos, manos y pies, poseen una relación directa con toda la persona, si bien de una manera distinta.

A las **manos** se les han asignado tareas y facetas de la vida específicas. Por lo general, están abiertas al mundo y dispuestas al contacto, de ahí que tiendan, en el sentido estricto de la palabra, a actuar. Su capacidad de movimiento en el elemento aire es amplia y muchas de sus funciones tienen que ver con las otras personas y con los sentimientos.

Por el contrario, el «interlocutor» de los **pies** es la Tierra. Ella nos ayuda, mediante su resistencia, a mantenernos erguidos y nos brinda la posibilidad tanto de avanzar hacia un objetivo como de mantenernos en movimiento.

Muchas personas experimentan a diario que los pies están más relacionados con nuestro bienestar físico general que las manos: con los pies fríos es difícil dormir; todas las madres saben que deben proteger a sus hijos de los pies mojados y fríos, ya que a menudo los enfriamientos de este tipo contribuyen directamente a la aparición de dolores de garganta, infecciones de la vejiga y de los riñones, tos, dolores de oído y bronquitis.

Andar descalzo por el bosque y el campo o junto al mar es una actividad muy apreciada por los entendidos en la materia. Debería practicarse con tanta frecuencia como fuera posible, ya que dicho estímulo natural actúa fortaleciendo el organismo, provoca un efecto reparador, aviva la circulación sanguínea y nos une, también interiormente, con nuestra «Madre Tierra».

Con frecuencia, los pies se ven, asimismo, reprimidos y descuidados, por razones que se derivan de nuestra civilización y del clima. Puede comprobarse que los **cambios patológicos** la mayoría de las veces se manifiestan con mucha más rapidez precisamente en aquellos pies un tanto **descuidados**, no así en los **cuidados**.

18.6.2 La terapia de las zonas de la mano

En comparación con la de los pies, la terapia de las zonas de la mano se ha difundido mucho menos, si bien esta permitiría un acceso más libre al tratamiento, ya que, por lo general, está mejor cuidada y más acostumbrada también al contacto.

Sin embargo, las zonas reflejas de la mano han demostrado con creces su eficacia tanto como complemento, o bien como alternativa a las zonas del pie. De modo que, por ejemplo, en el caso de pacientes con una pierna amputada o a los que no pueda aplicárseles la terapia en los pies por otros motivos (accidentes u otros traumatismos, escayolas, etc.), la mano y sus zonas reflejas suponen un medio alternativo.

Además, cabe la posibilidad de combinarla con el tratamiento de los pies cuando, por ejemplo, la zona sintomática de la mano se incluye en una TZR. También representa una práctica opción para los **deberes terapéuticos**, con los que el propio paciente puede contribuir de forma activa a la mejora de su salud.

18.6.3 Ejecución de la terapia de la mano

Las diez zonas del cuerpo trazadas por FitzGerald también pueden trasladarse en gran parte a las manos. La división de la mano en tres regiones es igualmente posible:
1. Los dedos corresponden a la **cabeza/cuello**.
2. La parte distal de la palma de la mano corresponde al **tórax** y al **epigastrio**.
3. La parte proximal, hasta los huesos de la muñeca inclusive, corresponde a la **región abdominal y pelviana**.

Las zonas de la mano se tratan mediante las maniobras de la TZR ya explicados, puesto que también en este caso el objetivo terapéutico no es otro que la buena irrigación sanguínea del tejido.

18.6.4 Ámbitos de aplicación especiales

Algunas zonas de la mano están particularmente indicadas en pacientes con molestias o dolores **agudos**, por ejemplo:
- Exprimir con fuerza la **zona del estómago** situada en el pliegue de la membrana interdigital, entre el pulgar y el índice, ha demostrado ser eficaz en el caso de sufrir sensación de pesadez o ardor de estómago.
- En **dolores de muelas**, el tratamiento para estados agudos de las zonas de los dientes en las falanges proximal y media de los dedos posee un efecto tan positivo como el que se produce aplicando el tratamiento en los dedos de los pies, y puede suponer una ayuda eficaz para superar de forma relativamente tolerable los momentos de dolor en los que no se pueda acudir al dentista, ya sean horas o días. Las zonas de los dientes están dispuestas en el mismo orden y en el mismo emplazamiento anatómico que en el pie.
- En el caso de sufrir **dolores menstruales**, se obtendrá un rápido alivio frotando intensamente las muñecas y la eminencia tenar (zonas correspondientes a los órganos de la pelvis menor), de tal modo que se logre estimular la circulación sanguínea.
- Exprimir los **pliegues de la membrana interdigital** entre todos los dedos supone un gran alivio en el caso de inicio de resfriados y fiebre del heno. Además, los pacientes pueden aplicar el tratamiento varias veces al día a modo de prevención.

Casos concretos tratados en mi consulta

En el decurso de los años he podido comprobar en no pocas ocasiones que, en pacientes que han sufrido amputaciones de pies o de piernas, las zonas reflejas de la mano del mismo lado responden mejor a la terapia que las zonas de la otra mano. El estímulo aplicado desencadena más rápidamente una hiperemia en los tejidos, y el tono de las zonas dolorosas se modifica con mayor rapidez.

19 Autotratamiento, «ayudas para los pies»

19.1
Autotratamiento

19.1.1 Posibilidades

El autotratamiento ofrece a los **principiantes** la inmejorable oportunidad de poder adquirir experiencia en la aplicación de la TZR, de forma despreocupada y sin presión externa. Pero también los **pacientes**, con las debidas instrucciones, pueden recurrir al autotratamiento a modo de «primeros auxilios», sobre todo, en el caso de dolores agudos.

> Con el autotratamiento también se obtienen buenos resultados terapéuticos, ya que ningún tratamiento manual pretende tan solo transmitir energía ajena, sino conseguir que la fuerza vital estancada o bloqueada en el propio organismo recobre de nuevo un flujo ordenado.

Las regiones en las que la **fuerza vital se estanca a menudo** son por ejemplo:
- Inflamaciones y espasmos en el tracto intestinal
- Trastornos en la postura
- Campos de interferencia, como la inflamación crónica de las amígdalas, dientes desvitalizados (= «sin vida») o cicatrices
- Inflamaciones tanto agudas como crónicas en el ámbito estático muscular y orgánico
- Congestiones en los sistemas de flujo de riñones, sangre y linfa
- Represiones en el nivel emocional para evitar que «afloren» cuestiones vitales pendientes. Estas cuestiones retienen gran cantidad de fuerza vital.

El **principal objetivo** del autotratamiento debería ser, antes que nada, el **cuidado de la salud** (prevención). En la actualidad, debido a la exagerada preferencia que se concede a la lucha frontal contra la enfermedad, ya no se otorga a la **profilaxis** la atención que realmente merece.

19.1.2 Limitaciones

Las limitaciones se derivan, por un lado, del hecho de que el paciente y el terapeuta son la misma persona, de modo que no se establece el deseado equilibrio en el ámbito interpersonal. Por otro lado, el entusiasmo inicial se debilita paulatinamente, y la puntualidad en las sesiones se respeta menos que si el tratamiento lo aplicara un terapeuta profesional.

Además, algunas personas sufren restricciones de movilidad de las articulaciones y músculos. Si a ello le añadimos la propia corpulencia, acceder a sus propios pies puede convertirse en una tarea bastante ardua.

19.1.3 Indicaciones de probada eficacia para el autotratamiento

En **situaciones agudas** como dolores de muelas, ciáticas, indigestiones, fiebre del heno, dolores menstruales o diarrea, la mayoría de las veces es suficiente con **sedar** las zonas sintomáticas.

Enfermedades crónicas: en estos casos, el autotratamiento tiene un efecto de refuerzo, sobre todo, en dolencias de la columna vertebral o del sistema digestivo, sinusitis, etc.

En el caso de molestias **agudas**, se puede aplicar brevemente el tratamiento a diario o varias veces al día, mientras que en las **crónicas** se realizará de una a dos veces por semana.

19.1.4 Resumen

A pesar de que el autotratamiento puede resultar muy eficaz, lo óptimo es cuando se produce la «confluencia de intereses» entre:
- Un **paciente** de mentalidad abierta que esté dispuesto a convertirse en un colaborador activo de la terapia.
- Un **médico** que conozca el tema y esté interesado en él, y que no se ciña solo a recetar la terapia, sino también a dar instrucciones acerca de cómo desarrollarla.
- Un **terapeuta** bien formado, que trate a los pacientes a lo largo de una serie de sesiones y que pueda valorar en su justa medida tanto las posibilidades como las limitaciones de la terapia.
- Un **podólogo** competente, que se circunscriba al **cuidado** de los pies y cuyos conocimientos le

19 Autotratamiento, «ayudas para los pies»

permitan intuir cuándo puede ser útil su intervención profesional como respaldo a la terapia.

19.2
«Ayudas para los pies»

Entre las personas ajenas a la profesión médica pero sí preocupadas por el desarrollo de la salud (y también convincentes vendedores), las denominadas «ayudas para los pies» tienen buena salida. Las distintas esterillas, planchas, plantillas y rodillos de madera, plástico, arcilla o goma poseen —siempre y cuando se utilicen de forma correcta— un efecto **generalmente** beneficioso, y se pueden utilizar adicionalmente a un tratamiento manual de los pies para **reforzarlos**.

Dichas ayudas permiten, por ejemplo, mejorar la **circulación sanguínea** de los pies y las piernas, combatiendo de este modo las congestiones y los pies fríos. Pero, sobre todo, permiten —cuando se utilizan de forma regular— que la persona posea una **percepción más consciente** de sus propios pies. Sin embargo, estas ayudas no deben sustituir a ninguna terapia, sino tan solo complementarla. Suelen utilizarse de diez a quince minutos tanto por la mañana como por la noche, o durante unas semanas después de haber terminado una serie de sesiones de tratamiento.

Cuando por desconocimiento de las interrelaciones existentes se tratan única y exclusivamente determinados puntos del pie con uno de estos aparatos, o bien se aplican estímulos muy intensos y demasiado prolongados, es probable que las molestias, lejos de mejorar, **empeoren**. Por eso, las experiencias obtenidas con esta suerte de instrumentos de ayuda, que hace unas décadas aún tenían su validez, deberían hoy relativizarse y reconsiderarse, si tenemos en cuenta la situación bastante más compleja del enfermo actual.

20 Posibilidades y limitaciones del diagnóstico

20.1
Generalidades

Existen muy pocos métodos en los que la terapia y los aspectos relacionados con el diagnóstico estén tan relacionados como en la TZR. Qué es lo que posee más importancia dentro de un tratamiento es en cada caso una cuestión que atañe a la formación profesional del terapeuta, a sus tendencias personales y a las prioridades establecidas.

Ya desde el inicio de mi actividad docente, decidí insistir en el nivel **terapéutico** (más que en el diagnóstico) por dos motivos: por un lado, la gran mayoría de los participantes en los cursos procedían de profesiones médico-manuales, en las que el trabajo terapéutico se realiza por prescripción facultativa. Por otro lado, el empleo del diagnóstico no agota por sí solo las posibilidades que la TZR puede ofrecer, y forzosamente —a veces sin necesidad— conduce a la utilización de otros métodos (por ejemplo, la administración de medicamentos o inyecciones).

Sin embargo, en tanto que **diagnóstico orientativo** o **diferencial**, la TZR puede integrarse a la perfección en otro tipo de reconocimientos. No obstante, hay que tener en cuenta algunos aspectos:

- El diagnóstico y la terapia en la TZR **se combinan** formando un todo, una suerte de mónada (= unidad indivisible) diagnóstico-terapéutica. Esto es lo que caracteriza el paso del diagnóstico al tratamiento típico de la TZR: cada diagnóstico lleva implícito el inicio de la terapia, y en cada tratamiento se obtienen nuevas revelaciones que perfilan el diagnóstico.
- No puede realizarse un diagnóstico que pretenda ser completo y fiable a partir de una serie de puntos alterados en el pie, ya que **cada contacto**, por muy bien que se realice, «toca» a la persona en su conjunto y modifica a su vez el estado emocional del paciente.

> De ahí que los diagnósticos que se efectúan a largo plazo deban cuestionarse a cada paso. Entendemos cada diagnóstico como un **proceso que fluye**.

- No es posible establecer un diagnóstico concluyente sobre el **tipo** y la **duración** de la alteración, ya que tanto los trastornos que se hallan en su fase preclínica como aquellos otros trastornos funcionales y orgánicos de enfermedades declaradas se ponen de manifiesto de la misma manera: como una irritación de las zonas reflejas.

20.2
Diagnóstico orientativo y diferencial

Las afirmaciones pueden ser válidas tanto para las zonas sintomáticas como para las zonas relacionadas.

Ejemplos

- Paciente con **abdomen agudo**:
- En este caso pueden diferenciarse con relativa facilidad las distintas zonas del pie susceptibles de estar en el origen de una inflamación, ya que en su mayoría se encuentran claramente separadas entre sí:
  - Vesícula biliar, sobre todo su localización dorsal en el pie
  - Riñón derecho, uréter derecho
  - Píloro con el duodeno
  - Apéndice, válvula ileocecal
  - Ovario derecho

  Adicionalmente, las **reacciones** que aparezcan en el marco de una serie de sesiones, podrán ayudar a esclarecer las causas y sus relaciones con la enfermedad.

- Paciente con **dolores** agudos en la **columna lumbar**:
  Para obtener un diagnóstico orientativo deberemos examinar, además de la región inferior de la columna vertebral como zona sintomática, los riñones, la región genital y el intestino. Si ni la zona sintomática, ni los riñones, los genitales o el intestino responden al estímulo del tratamiento, deberán inspeccionarse zonas que contengan **cicatrices**, sobre todo en el bajo vientre, así como las **zonas de los dientes** (posible foco).
  En el caso de que se trate de causas **psicógenas**, es aconsejable recurrir, además de a las zonas de

20 Posibilidades y limitaciones del diagnóstico

la columna vertebral, a las del sistema hormonal, plexo solar, diafragma (armonización de la actividad respiratoria) y tracto estomacal e intestinal («digerir» un problema).

- Pacientes con **dolores de cabeza** agudos o crónicos:
En este caso, la mayoría de las veces pueden delimitarse bien las interrelaciones que permiten establecer un diagnóstico diferencial. En las zonas reflejas relacionadas pueden distinguirse alteraciones en el intestino, los riñones, el hígado y la vesícula biliar, la región superior o inferior de la columna vertebral, el estómago y el páncreas, los genitales, la región maxilar-dental, así como el sistema vegetativo.
No obstante, suelen ser **varios** los grupos de zonas que reaccionan al mismo tiempo (▶ Cap. 16).

De este modo, el paciente puede convertirse en un aliado atento del terapeuta.

El siguiente ejemplo pretende aclarar la diferencia entre **exploración** y **diagnóstico**:

Cuando la zona del estómago reacciona dolorosamente, **no** es posible **diferenciar** entre:

- Una úlcera de estómago
- Una ptosis (estómago caído)
- Un trastorno funcional debido al estrés
- Un estómago momentáneamente sobrecargado tras una comida de difícil digestión
- Una gastritis crónica o aguda
- Un estado postoperatorio

No obstante, el terapeuta sabe, cuando da con una zona afectada, lo que es **importante** para él: ¡que ese punto necesita tratamiento!

Por los motivos mencionados, es aconsejable mantener una actitud **muy prudente** a la hora de formular indicaciones diagnósticas.

20.3 Otras indicaciones

Puesto que la TZR reúne en sí misma elementos terapéuticos y diagnósticos, puede existir la necesidad, fruto entre otros de la inseguridad del principiante, de demostrar al paciente que se está bien informado. En ocasiones, esto se traduce, al realizar la palpación de las zonas afectadas, en afirmaciones **diagnósticas** irreflexivas, que no se pueden corroborar objetivamente. Por el contrario, las manifestaciones de este tipo más bien ponen en entredicho la credibilidad del terapeuta.

Ejemplos:
- «¿Qué es lo que le pasa a su estómago?»
- «¿No tendrá usted piedras en la vesícula?»
- «Seguramente suele tener fuertes dolores de espalda, ¿verdad?»

Tal como ya se ha puesto de relieve en otros capítulos, hay que tener en cuenta que un punto doloroso en el pie, de entrada, **no** puede aportar información sobre el tipo, la duración y las causas de la enfermedad que padece el paciente. Por lo tanto, no debería confrontar al paciente con diagnósticos «de cosecha propia», sino más bien guiarle hacia una **vivencia** práctica del tratamiento, con preguntas como:

- «¿Cómo siente esta maniobra en su pie?»
- «¿Qué ha cambiado tras tratar repetidamente el punto doloroso?»
- «Es importante que hasta la próxima sesión observe qué reacciones se producen como consecuencia del tratamiento»

21 Ejemplos de tratamientos

21.1

Generalidades

> Puesto que la enfermedad, su sintomatología y su evolución siempre poseen un carácter personal, las sugerencias escritas para el tratamiento solo pueden circunscribirse a indicaciones generales. No tratamos enfermedades, sino personas con todo su bagaje individual.

En la actualidad, en el **día a día de las consultas**, por cuestiones de tiempo, se renuncia con relativa frecuencia a la exhaustiva exploración inicial. A menudo, también es suficiente si, además de las zonas sintomáticas, se incluyen las principales zonas relacionadas correspondientes desde un punto de vista funcional, es decir, además de la «punta del iceberg» (= síntoma), los componentes centrales de la «base del iceberg» (= el terreno sobre el cual pudo desarrollarse la sintomatología). No obstante, un tratamiento **exclusivo** de las zonas sintomáticas raras veces es sinónimo de éxito en los pacientes actuales, pudiendo incluso empeorar la sintomatología.

Sin embargo, en **enfermos crónicos** o en el caso de dolencias poco claras de los pacientes, tiene sentido y es necesario realizar una **exploración inicial** con una inspección exhaustiva y palpación de ambos pies. Será su resultado el que nos diga de forma fiable qué regiones son el origen del cuadro clínico.

En general, puede afirmarse que, en la fase **aguda** de la enfermedad o en dolores agudos de los pacientes, primero se aplicará un tratamiento **sedante** y tranquilizante de la **zona sintomática** (▶ Cap. 3); por lo general, las **zonas relacionadas** se **tonifican**.

En la fase **crónica** de una enfermedad, la mayoría de las veces se pueden **tonificar** tanto las zonas sintomáticas como las relacionadas. Como siempre, será la reacción espontánea del paciente la que determine la intensidad y la duración del tratamiento.

21.1.1 Tonificar – Sedar

Los términos **tonificar** y **sedar**, que se emplean con frecuencia en las sugerencias de tratamiento, en principio no son vinculantes, puesto que a veces se decide in situ qué zona requiere qué tipo de tratamiento y cuándo. En todas las situaciones disfuncionales, en las que el terapeuta no esté seguro sobre cómo reaccionará el paciente a los estímulos terapéuticos, al principio ha demostrado ser eficaz una atenta y suave tonificación de **calidad neutral**, encaminada a **regular**.

A menudo, tras esta fase neutral, se puede decidir más claramente si el tratamiento debe proseguir de forma más precisa, eligiendo sedar o tonificar como medio de tratamiento. Incluso no es extraño que, durante **un** tratamiento, se pase de movimientos sedantes a tonificantes, y viceversa. Desde un punto de vista práctico, la mayoría de las veces, los pacientes son la mejor ayuda, puesto que perciben espontáneamente qué les sienta bien. Por este motivo, una de las preguntas más importantes durante el tratamiento es: «**¿Cómo se siente?**»

Además, las reacciones del **sistema nervioso vegetativo** son una escala fiable para medir el estado del paciente. Si este muestra signos de sobrecarga (p. ej. humedecimiento rápido de las manos, boca seca, modificación del ritmo respiratorio y de la temperatura corporal), en ningún caso continuará trabajándose de forma estimulante, aunque el paciente, desde un punto de vista subjetivo, muestre «buena voluntad» y nos anime a continuar trabajando con intensidad. En este caso, deberá optarse siempre por maniobras de regulación y/o movimientos eutónicos.

Importante: El importante reto de localizar una zona en el pie de la forma más exacta posible y tratarla, aunque sea loable, no es fiable desde un punto de vista práctico. «Desde fuera», a menudo no podemos decidir con precisión, si realmente estamos tratando el órgano o tejido que pensamos, puesto que la **ubicación** de los órganos y tejidos puede modificarse tanto fisiológica como patológicamente: el tamaño del estómago tras un ayuno terapéutico, la caída del colon transverso, el crecimiento del feto en el seno materno, los riñones ectópicos, etc.

21 Ejemplos de tratamientos

> Sin embargo, podemos confiar en que:
> - Cada estímulo individual tiene un «radio de acción», de modo que no tiene una importancia decisiva si se trata o no una zona con precisión milimétrica.
> - La intensidad de las diferentes maniobras puede ser regulada «internamente» por la capacidad de curación y regulación de la persona, siempre que no se realice el tratamiento con demasiada fuerza y durante demasiado tiempo.

La **calidad del contacto**, la empatía y la seriedad con la que trabajamos tiene una importancia decisiva a tenor de nuestra experiencia. Una vez más, me gustaría insistir en la indicación ya formulada en capítulos anteriores: una zona afectada en el pie, de entrada, no nos dice **nada** sobre la causa, el tipo y la duración de la enfermedad. Pero siempre nos informa de lo más fundamental: ¡ese punto necesita nuestra ayuda! A lo largo del tratamiento, las reacciones de los pacientes nos guiarán siempre de forma fiable sobre las zonas que requieren tratamiento y los pasos terapéuticos necesarios.

Encontrará indicaciones adicionales sobre los siguientes cuadros clínicos en:
- Cap. 5 «Indicaciones y contraindicaciones»
- Cap. 14 «Reacciones entre sesión y sesión»
- Cap. 16 «Tratamiento para estados agudos»
- Cap. 16.3 «Tratamiento prudente de las zonas sintomáticas en determinados procesos patológicos»
- Cap. 22 «Acerca del embarazo y el parto»
- Cap. 23 «Tratamiento de lactantes y niños»
- Cap. 24 «Grupos de pacientes especiales»
- Cap. 31 «Informes de TZR a partir de la práctica diaria de TZR»

Las sugerencias de tratamiento se presentan en el marco de los **siete grupos de zonas** ya descritos en el
▶ Cap. 10. En los gráficos utilizaré los colores:
- rojo para las zonas sintomáticas, y
- verde para las posibles zonas relacionadas.

En los temas correspondientes, en parte se aportan gráficos de **similitudes de formas**.

> Las formas anatómicas similares en las personas indican relaciones utilizables terapéuticamente, puesto que surgen conjuntamente a partir del plan interno de un nivel de desarrollo sutil previo, que se condensa paulatinamente en materia.

21.2 Grupo de zonas de la cabeza y del cuello

21.2.1 Generalidades

Pocas veces se da un grupo de indicaciones en el que las zonas relacionadas puedan aparecer con tanta variedad y frecuencia, además de con tanta claridad, como en este grupo de zonas, especialmente en el caso del dolor de cabeza, en todas sus distintas variantes específicas, como la migraña, la cefalea en racimos o la neuralgia del trigémino.

En la **exploración inicial**, las zonas sintomáticas se encuentran siempre en la región de la cabeza, es decir, en los dedos. Las zonas relacionadas aparecen preferentemente, ya sea solas o bien acopladas, en las siguientes áreas:
- Intestino, sobre todo el intestino delgado
- Región del epigastrio con hígado/vesícula biliar, estómago y páncreas
- Columna vertebral y musculatura, en su totalidad o por secciones
- Zona de los genitales, sobre todo en las mujeres
- Riñones y vías urinarias
- Senos paranasales
- Dientes como importante microsistema
- Sistema nervioso vegetativo, que tiene importantes efectos en el nivel emocional
- Cicatrices, no solo en la región de la cabeza

Puesto que en el 70-80% de todos los pacientes que padecen dolor de cabeza llaman la atención las zonas del tracto digestivo, es importante hacer hincapié en la importancia del orden en la **alimentación**. En el caso de alteraciones de los órganos digestivos y en procesos infecciosos, las **lavativas** o enemas han demostrado su eficacia, puesto que ayudan a eliminar rápidamente los productos metabólicos finales y sustancias nocivas acumuladas. Lamentablemente, este tratamiento efectivo a menudo cae en el olvido en la actualidad.

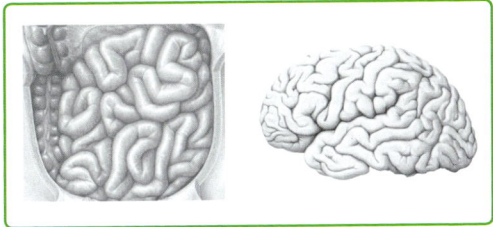

▶ **Fig. 21.1** Similitud de formas entre las asas intestinales y las circunvoluciones cerebrales.

La **similitud de formas** entre el cerebro y el intestino también indica relaciones utilizables terapéuticamente (▶ Fig. 21.1).

21.2.2 Sugerencias para el tratamiento

Dolores de cabeza en el caso de alteraciones en la digestión

Zonas sintomáticas: Región de la cabeza en su conjunto. En estado agudo, las zonas sintomáticas se tratan primero de forma sedante. Una vez ya no estén cargadas (lo que a veces sucede incluso durante la primera sesión de tratamiento), se pueden tonificar, primero con suavidad y, después, también de manera más intensa.

Posibles zonas relacionadas: Intestino grueso con sus ángulos hepático y esplénico, sigmoide, recto. Intestino delgado con válvula ileocecal. Suelo pelviano, sobre todo el ano. Columna lumbar —relaciones segmentales con el intestino—. Diafragma, puesto que su movimiento ascendente/descendente puede verse disminuido por meteorismos o similares y, por consiguiente, el «masaje» rítmico de los órganos abdominales ya no está garantizado. Sistema vegetativo. Plexo solar, en especial, si existen cargas emocionales («digerir» en sentido figurado), pero también todas las demás maniobras de regulación.

Dolores de cabeza provocados por molestias en la región del epigastrio

Zonas sintomáticas: Hígado, vesícula biliar. Estómago con cardias y píloro.

Posibles zonas relacionadas: Cintura escapular derecha — relaciones segmentales con el hígado/la vesícula biliar. Parte central e inferior de la columna dorsal — inervación. Páncreas, bazo. Plexo solar y otras maniobras de regulación para estabilizar el sistema vegetativo.

A menudo, es oportuno hacer sugerencias sobre una modificación de los hábitos alimentarios.

Dolores de cabeza en el caso de sobrecargas de la columna vertebral

Zonas sintomáticas: Cabeza, sobre todo el occipital con la apófisis mastoides. Columna cervical con la musculatura de la nuca.

Posibles zonas relacionadas: Columna lumbar en tanto que lordosis inferior implicada. Cintura escapular con esternón y articulación esternoclavicular.
  Hueso sacro con articulación sacroilíaca. Coxis, sobre todo, tras accidentes.
  Cintura pelviana — relación estático-muscular con cintura escapular.
  Glándula tiroides, puesto que puede haber un déficit de calcio en los huesos.
  Plexo solar y/u otras maniobras de regulación.

Dolores de cabeza provocados por molestias en el hipogastrio, sobre todo en mujeres

Zonas sintomáticas: Cabeza en su conjunto, hipófisis. Cavidad nasofaríngea — desarrollo de las mucosas a partir de la misma hoja blastodérmica que las del hipogastrio. Trompas de Eustaquio (tienen los oviductos como correspondencia, que también se denominan «trompas» de Falopio).

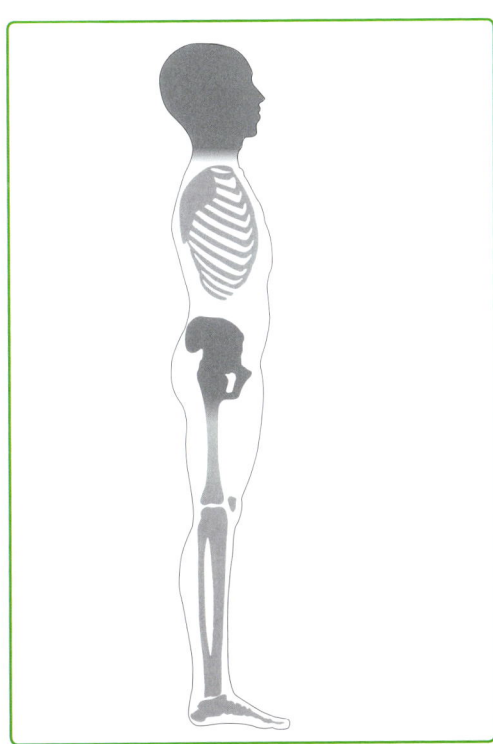

▶ **Fig. 21.2** Similitud de formas entre la cabeza y la pelvis.

Posibles zonas relacionadas: Todos los órganos de la pelvis menor, también el suelo pelviano.

Parte inferior de la nuca con la 7ª vértebra cervical, también conocida popularmente como «giba hormonal».

Región inferior de la columna vertebral, también hueso sacro con articulación sacroilíaca — inervación, relaciones segmentales con la pelvis menor.

Todas las demás glándulas endocrinas. Vías linfáticas de la ingle para su descongestión.

Sistema vegetativo: plexo solar y/o elección de otras maniobras de regulación.

Dolores de cabeza en el caso de sobrecargas de las vías urinarias

Zonas sintomáticas: Cabeza en su conjunto, sobre todo, ojos, bóveda craneal y región occipital (el meridiano de la vejiga también suministra energía a los ojos y a la parte superior y posterior de la cabeza).

Importante: Puesto que los dolores de cabeza con un trasfondo renal a menudo están relacionados con una tensión arterial elevada, eventualmente deberán tratarse las zonas relacionadas **antes** que las zonas sintomáticas. De este modo, podrá aliviarse la sintomatología. En las zonas de la cabeza, primero se trabajará con suavidad.

Posibles zonas relacionadas: Riñones, uréteres, vejiga. Al principio, ¡proceder también cuidadosamente! La región inferior de la columna vertebral, sobre todo el hueso sacro (zona de la vejiga segmental in situ). Vías linfáticas de la ingle.

Tonificar el canal ungueal lateral del 5º dedo del pie (punto terminal del meridiano de la vejiga, que entre otros abastece de energía a las vías urinarias. En caso de embarazo, ¡aplicar únicamente si se poseen los conocimientos específicos correspondientes!).

Bazo y otros órganos linfáticos, intestino, p. ej. en caso de cistitis sin fiebre. Plexo solar y/u otras maniobras de regulación.

Dolores de cabeza en el caso de sinusitis

Zonas sintomáticas: Senos frontal y maxilar, también en las mitades proximales de las uñas de los dedos de los pies 2 hasta 4. Cavidad nasofaríngea con trompas de Eustaquio. Vías linfáticas superiores en las membranas interdigitales.

En el caso de sinusitis **crónica** (▶ Fig. 21.3) también se tonificarán las zonas sintomáticas. En estado **agudo**, realizar primero un tratamiento sedante, pasando a tonificante, para estimular la eliminación de las secreciones.

Los cuatro pliegues de piel entre los dedos de los pies (vías linfáticas superiores) se exprimirán cuidadosamente varias veces hasta que estén más «permeables». A continuación, se pueden aumentar la intensidad y la cantidad de movimientos para exprimir.

En el caso de **hongos en los pies**, tratar los pliegues de las membranas interdigitales entre los dedos de las manos.

Posibles zonas relacionadas: Intestino, sobre todo el intestino delgado: la calidad de la mucosa intestinal influye en la calidad de todos los demás órganos y sistemas recubiertos con mucosas.

Hígado, bazo y timo en todos los procesos infecciosos e inflamatorios.

Amígdalas y apéndice como importantes órganos linfáticos. Vías linfáticas de la ingle.

Órganos de la pelvis menor: las «trompas» (tanto las trompas de Eustaquio como las de Falopio) se desarrollan a partir de la misma hoja blastodérmica.

Sistema vegetativo: plexo solar y/o elección de otras maniobras de regulación.

Dolores de cabeza en el caso de alergias

Para el tema de las alergias, consultar también el ▶ Cap. 24.5.

Zonas sintomáticas: Cabeza en su conjunto. Zonas linfáticas de la cabeza y del cuello con las amígdalas. (En el caso de hongos en los pies: tratar las membranas interdigitales en las manos o que el propio paciente realice el tratamiento.)

Posibles zonas relacionadas: A menudo no se pueden determinar fácilmente, puesto que las alergias pueden provocar síntomas diferentes. No obstante, por lo general, están afectados: intestino, sobre todo el intestino delgado con la válvula ileocecal. Bazo e hígado. Apéndice (en terapias integrales, también denominado la «amígdala del abdomen»). Timo para fortalecer el sistema inmunitario. Vías urinarias.

Sistema vegetativo, que se puede estabilizar a través del plexo solar y/u otras maniobras de regulación.

Una serie de sesiones de tratamiento linfático mediante TZR ha demostrado su eficacia tanto a modo de **prevención** como para el tratamiento de fases **agudas** (▶ Cap. 29).

Dolores de cabeza provocados por cicatrices tras operaciones y accidentes

Zonas sintomáticas: Cabeza y cuello en su conjunto. En general, iniciar el tratamiento con cautela, hasta determinar la capacidad de reacción individual. Eventualmente, empezar por las zonas relacionadas,

21.2 Grupo de zonas de la cabeza y del cuello

Paciente con sinusitis crónica

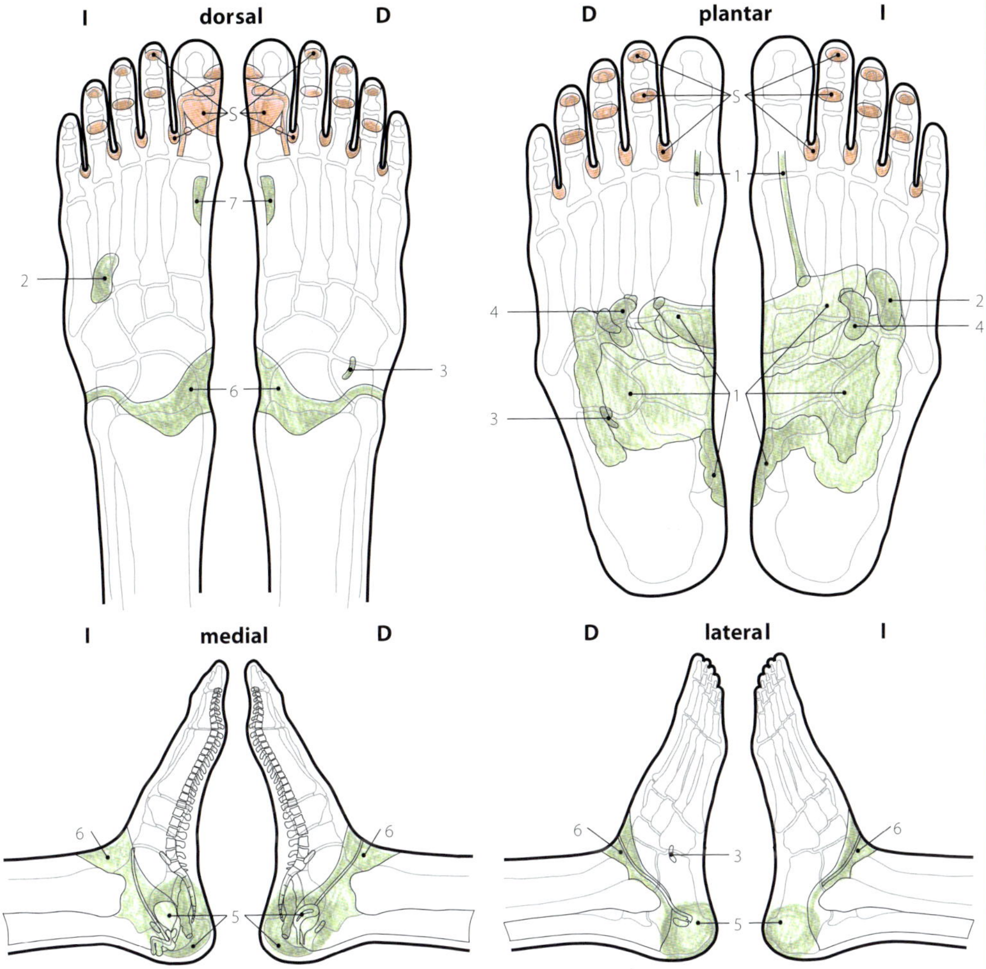

Zonas sintomáticas (S):
Senos nasales paranasales
Región linfática de la cabeza y del cuello
Cavidad nasofaríngea

Zonas relacionadas:
Estómago / Tracto intestinal (1)
Bazo (2)
Apéndice (3)
(2 + 3: activación del sistema linfático)
Riñones y cápsulas suprarrenales (4)
(estimulación de la excreción)
Órganos de la pelvis menor (5)
(relación con los senos paranasales de la cabeza)
Región linfática de la ingle (6)
Timo (7)

▶ **Fig. 21.3** Paciente con sinusitis crónica.

sobre todo, en pacientes con operaciones y accidentes directamente en la zona de la cabeza.

Posibles zonas relacionadas: Cicatrices, no solo en la cabeza. Sobre todo, las cicatrices en una ubicación central en la línea mediana vertical (p. ej. laparoscopia, cesárea, operaciones de abdomen y corazón, suturas intestinales), pero también otras, pueden provocar dolores de cabeza. En el ▶ Cap. 25 se describe detalladamente el **tratamiento de cicatrices** mediante TZR.

Columna vertebral y/o articulaciones afectadas por accidentes y operaciones, p. ej. columna cervical y región occipital en el caso de latigazo cervical (▶ Cap. 16).

Riñones/Cápsulas suprarrenales — Secreción de adrenalina en situaciones de *shock*. Sistema vegetativo: plexo solar y/u otras maniobras de regulación.

Dolores de cabeza provocados por sobrecargas de los dientes

Generalidades: Normalmente estos pacientes son atendidos por el dentista. No obstante, al realizar un análisis integral de un cuadro patológico, pueden aparecer relaciones recíprocas entre el órgano enfermo y los dientes correspondientes (más información en el ▶ Cap. 26), que se pueden utilizar desde un punto de vista terapéutico.

Los dientes afectados in situ no siempre llaman la atención desde un punto de vista **sintomático**, es decir, no presentan dolor, pero pueden reaccionar de forma alterada en sus **correspondencias zonales**: dientes retenidos y endodoncias, dientes empastados con amalgamas de mercurio o composites mal tolerados, quistes, fundas, que puedan albergar focos infecciosos crónicos, etc.

Zonas sintomáticas: Los dientes afectados y su odontón (raíz, tejidos, nervios y parte ósea). Cavidad nasofaríngea, especialmente los senos frontal y maxilar. Linfa de la cabeza y del cuello.

Posibles zonas relacionadas: Los órganos y sistemas correspondientes energéticamente al diente afectado. En el caso de procesos infecciosos asociados en la cavidad bucal: intestino, hígado, bazo, sistema linfático.

Para la estabilización del sistema vegetativo: plexo solar y/u otras maniobras de regulación tan a menudo como sea necesario.

Pérdida de oído — Síndrome de Menière

Esto también incluye vértigos y acúfenos.

Zonas sintomáticas: Oídos, occipital, región superior de la columna cervical y trompas de Eustaquio. **Siempre**, incluso en estadios **sin** dolor, se tratarán con la maniobra sedante, puesto que al tonificar existe el peligro de un empeoramiento de la situación. En el caso de molestias **en un lado**, se trabajará en **ambos** lados, primero en el lado **sin** dolor.

Vías linfáticas laterales; para drenar las congestiones, se pueden tratar suavemente, aunque en profundidad, con suaves pases, hasta que el tejido se note «permeable» (▶ Cap. 29).

En estado **agudo**, es aconsejable no empezar con las zonas sintomáticas, sino con las posibles **zonas relacionadas**: aunque no se conozca la causa que haya originado el trastorno, las zonas que estabilizan el **sistema vegetativo** son de gran importancia (plexo solar y/u otras maniobras de regulación). Antes, durante y después del tratamiento se deberían integrar siempre que sea necesario. Normalmente, basta con elegir una o dos maniobras.

Toda la columna vertebral de distal a proximal, sobre todo, la región inferior con el hueso sacro y la articulación sacroilíaca. Pelvis, tanto desde el punto de vista musculoesquelético como orgánico. Tras el Curso II se pueden tratar también las zonas de los ligamentos pélvicos (Froneberg) de forma diferenciada.

El diafragma, puesto que la regulación de la respiración también tiene un efecto armonizante en el sistema vegetativo.

La vesícula biliar y el intestino delgado, puesto que el meridiano de la vesícula biliar y del intestino delgado abastece energéticamente a la cabeza desde lateral (Curso III, véase «Estrella del Curso», ▶ pág. 210).

Adicionalmente, vale la pena averiguar si existen **campos de interferencia** en forma de cicatrices, focos dentales o bloqueos vertebrales. En tal caso, las medidas terapéutico-manuales u osteopáticas de calidad pueden ser muy útiles a modo de complemento.

En general, el tratamiento de estos pacientes no es sencillo. Requiere paciencia, tacto y experiencia. ¡Los principiantes no deberían empezar con estos cuadros patológicos!

Más a menudo de lo que se intuye inicialmente, las **experiencias traumáticas** u otras cargas emocionales graves pueden estar relacionadas con la aparición de trastornos de equilibrio y ataques de vértigo, aunque haya pasado mucho tiempo desde que sucedieron. Esto puede apreciarse a nivel lingüístico en expresiones como «perder el equilibrio» o «producir vértigo» (una expresión habitual para referirse al miedo que producen ciertas situaciones). Decidir cuándo y cómo deben abordarse estos temas depende de diferentes aspectos, como la disponibilidad del paciente de hablar sobre ellos, así como la competencia profesional y humana del terapeuta.

Dolores agudos de oído
Véase el ▶ **Cap. 16** «Tratamiento para estados agudos» y el ▶ **Cap. 23** «Tratamiento de lactantes y niños».

Glaucoma — «Catarata verde»
Sobre todo en el caso de glaucoma primario en edades avanzadas, provocado por fatiga excesiva, fotosensibilidad pronunciada o trastornos psíquicos, el aumento de la presión interna del ojo puede mejorar de forma considerable mediante una o dos series de TZR.

Zonas sintomáticas: Tratar primero los ojos y el centro visual con la maniobra sedante. Posteriormente también se puede trabajar de forma tonificante. Tratar la linfa de la cabeza y del cuello de forma suave pero meticulosa, con pases, a fin de eliminar el aumento de la presión (▶ Cap. 29).

Posibles zonas relacionadas: Cuello — relaciones neuromusculares, que se pueden observar al «echar una cabezada», cuando los ojos se cierran. Oídos — junto con los ojos, influyen en nuestro equilibrio.
　Riñones, uréteres, vejiga — (el meridiano de la vejiga también abastece energéticamente a los ojos).
　Páncreas — en las personas diabéticas, la zona del páncreas se debe tratar primero cuidadosamente, observando bien el nivel de azúcar en sangre.
　Glándula tiroides (exoftalmos). Colmillos, también denominados «dientes del ojo». Según la medición energética de Voll, están relacionados con los ojos (▶ Cap. 26). Eventualmente, comprobar que los dientes no actúen como campos interferentes.
　Estómago, ya que el meridiano del estómago, entre otros, también abastece energéticamente a los ojos.
　Plexo solar y/u otras maniobras de regulación, que estabilizan el sistema vegetativo.

Usuarios de lentes de contacto
A veces, los pacientes sufren de ojos llorosos e inflamados, a menudo con picor y/o una elevada sequedad, lo que se observa con frecuencia en personas alérgicas.

Zonas sintomáticas: Tratar primero los ojos y el centro visual con la maniobra sedante. Linfa de la cabeza y del cuello. Realizar pases drenantes hasta que el tejido se sienta «permeable» (▶ **Cap. 29**).

Posibles zonas relacionadas: Occipital, nuca. Órganos del sistema digestivo, sobre todo, hígado e intestino delgado. Riñones, uréteres, vejiga. Bazo en tanto que mayor órgano linfático. Apéndice y timo a fin de fortalecer el sistema inmunitario. Plexo solar y/u otras maniobras de regulación.

A modo de «**deberes terapéuticos**», se aconseja exprimir los pliegues de las membranas interdigitales de ambas manos a diario, varias veces, de forma intensa hasta que la sensación aguda remita considerablemente.

21.3
Grupo de zonas de la columna vertebral, la cintura escapular y la cintura pelviana

21.3.1　Generalidades

La aproximación más corporal a la columna vertebral revela su pleno significado si interpretamos el término alemán al pie de la letra: la estructura anatómica de esta vertebración constituye así una «columna de pujante fuerza vital», que permite a los humanos ir erguidos y elevarse, también mentalmente, entre cielo y tierra.

El lenguaje también nos aporta información similar sobre las articulaciones y su significado: en tanto que uniones entre dos o más huesos, las articulaciones articulan el movimiento, marcando el camino.

En pacientes con alteraciones de la columna vertebral y de las articulaciones, siempre es aconsejable, de manera complementaria, una corrección dinámica de la postura, que también incluya la actitud mental (p. ej. técnica de Alexander, eutonía, Feldenkrais). De este modo, la persona podrá andar erguida y moverse también con aplomo a lo largo de su vida, siguiendo sus impulsos internos para realizar sus ideas.

En todas las **articulaciones de transición**, p. ej. codos y rodillas, siempre se deben comprobar las articulaciones superiores e inferiores.

> Dado que las formas anatómicas del cuerpo están integradas básicamente por materia sensible, el impulso terapéutico afectará siempre a la persona en **todos sus niveles y capas,** tanto si es consciente de ello como si no. Las fuerzas de autocuración intuyen el nivel en el cual deben producirse reacciones en cada tratamiento.

21 Ejemplos de tratamientos

El concepto genérico «**enfermedades reumáticas**» aglutina múltiples dolencias, como poliartritis, fibromialgia, espondilitis anquilosante, osteocondrosis, artrosis, neuromiopatías, epicondilitis, coxartrosis, psoriasis artropática, periartritis escapulohumeral, síndrome del túnel carpiano, «gota», además de diferentes enfermedades de los tejidos conjuntivos, como lupus eritematoso, etc.

El tratamiento de **personas reumáticas** debe realizarse primero de forma suave y con cautela, a fin de evitar empeoramientos. En lugar de las zonas sintomáticas de las diferentes articulaciones y grupos de músculos, son más importantes las zonas relacionadas con el **sistema metabólico**: intestino, vías urinarias, hígado, órganos respiratorios y sistema linfático.

El **sistema vegetativo** desempeña un papel fundamental (maniobras de regulación, plexo solar), puesto que la sintomatología a menudo también esconde complejos problemas psíquicos.

La TZR ha demostrado su eficacia en combinación con un cambio consecuente de los hábitos alimentarios, ayunos, homeopatía, p. ej. testando noxas (sustancias nocivas de diferente índole), psicoterapia orientada al cuerpo, etc. A menudo, los resultados son más convincentes que los tratamientos sintomáticos de la medicina convencional.

La TZR resulta muy eficaz como preparación tanto para la **quiropráctica** como para la **terapia manual** (▶ Cap. 18.2), así como para el tratamiento posterior a ambas.

Las tensiones musculares pueden tratarse previamente a través de las zonas reflejas del pie, de manera que la corrección de cada una de las vértebras se lleve a cabo de una manera mucho más suave y elegante. De vez en cuando, y merced a la relajación obtenida en los músculos y tendones, puede ocurrir que una vértebra se deslice durante la sesión de TZR, de modo audible y perceptible, hacia su posición correcta, sobre todo en la región de las vértebras cervicales y lumbares.

Las sobrecargas de las zonas en torno a la articulación sacroilíaca (columna vertebral inferior, articulación de la cadera, glúteos, sínfisis, muslos y rodillas) suelen indicar una diferencia en la **longitud de las piernas** como origen de las molestias. Esto deberá comprobarse y, cuando una serie de sesiones de tratamiento con TZR no produzca el resultado esperado, tendrán que adoptarse otros métodos de forma adicional.

Puesto que los **puntos de transición**, especialmente en la columna vertebral, a menudo se manifiestan como puntos débiles o áreas sensibles, quisiera mencionar los puntos de transición más importantes dentro de la columna vertebral:

- **Articulación atlantooccipital**: Cuidado con los movimientos de manipulación demasiado rápidos del dedo gordo en pacientes que hayan sufrido un accidente (traumatismos craneoencefálicos o latigazos cervicales). Véase el ▶ Cap. 16.3.
- **Punto de transición cervicotorácico**: Este punto se conoce, en el caso de modificaciones patológicas, como *hallux valgus* (flexión lateral demasiado pronunciada del dedo gordo). Debido a la alteración estática del pie, las ZR de la nuca, del corazón y de la glándula tiroides pueden verse perturbadas. No es tan relevante, desde el punto de vista terapéutico, qué relaciones son primarias y cuáles secundarias; la mayoría de las veces se trata de **efectos mutuos** entre la disposición estática y la orgánica, que se manifiestan como un debilitamiento de la articulación metatarsofalángica del dedo gordo.
- Por la articulación metatarsofalángica del dedo gordo, en su superficie dorsal, pasan los **meridianos del bazo/páncreas y del hígado**, cuyo flujo de energía puede estar alterado a causa de un cambio patológico de la posición del dedo gordo en la articulación metatarsofalángica. Las **cicatrices** que quedan tras una operación de *hallux valgus* deberían ser tratadas (▶ Cap. 25), ya que pueden convertirse en campos de interferencia tanto para las zonas reflejas como para las trayectorias de los meridianos. En el caso de padecer trastornos de este tipo en la articulación metatarsofalángica del dedo gordo, este deberá moverse y manipularse con sumo cuidado, eventualmente también con las posibilidades que brinda la ortobionomía [51].
- **Tórax central**: Esta zona a menudo es dolorosa debido a vicios posturales. La cifosis de la columna dorsal alta, normalmente debería convertirse ya en una suave lordosis a partir de la 6ª y 7ª vértebras dorsales, para garantizar un espacio libre y móvil entre los omóplatos. El hígado y el estómago encuentran allí su correspondencia segmental.
- **Punto de transición torácico-lumbar**: Se halla a la altura de la zona de los riñones. Al principio se trabaja siempre con suavidad y precaución. Puesto que la inervación de las extremidades inferiores procede de la región del plexo lumbar, estas zonas responderán con frecuencia en pacientes aquejados de dolores y molestias en la cintura pelviana y las piernas.

- **Punto de transición lumbosacral en el promontorio**: Debido a una colocación no fisiológica de la pelvis, suelen aparecer debilidades y sobrecargas que llegan hasta la articulación sacroilíaca y la cintura pelviana óseo-muscular. Todas ellas, en combinación con otras zonas, se pueden tratar muy bien con la TZR.
- Por lo general, no deberemos tratar los bloqueos, puntos débiles y puntos dolorosos en el sistema musculoesquelético únicamente desde un punto de vista patológico, sino admitir que también representan **funciones de protección**, que pueden proteger al organismo contra daños mayores hasta que tenga lugar la intervención terapéutica.

21.3.2 Sugerencias para el tratamiento de la columna vertebral

Síndrome lumbar (▶ Fig. 21.4)

Zonas sintomáticas: Columna lumbar. Musculatura abdominal lateral.

Posibles zonas relacionadas: Columna cervical como lordosis fisiológica superior. Hueso sacro con articulación sacroilíaca. Esternón, que está implicado en todos los movimientos del hueso sacro. Sínfisis, articulaciones de la cadera, glúteos.

Intestino - ¡Especialmente importante debido a las relaciones segmentales con la columna lumbar! Riñones en el caso de molestias confusas en la región lumbar inferior. Órganos de la pelvis menor con trastornos funcionales y/u orgánicos.

Los dientes como posibles campos de interferencia (▶ Cap. 26). Las mediciones de R. Voll constataron que 24 dientes guardan relaciones recíprocas con la columna lumbar (Curso II). Para la estabilización del sistema vegetativo, plexo solar y/u otras maniobras de regulación.

En estado **agudo**, se tratarán las zonas sintomáticas con la maniobra sedante. A menudo, se puede lograr más rápidamente un alivio del dolor si se empieza con la **musculatura abdominal lateral**, que es la antagonista de la columna lumbar. En función de la capacidad de reacción del paciente, incluso durante el tratamiento para estados agudos, ya se puede pasar del movimiento sedante a la tonificación, primero cuidadosamente, pero a continuación aumentando también la intensidad. Asimismo, la **maniobra eutónica de pelvis-pierna** aporta un alivio adicional (▶ Cap. 6.2).

En pacientes con **hernias o prolapsos discales**, el tratamiento es similar al del síndrome lumbar.

En este caso, junto con la corrección postural, también desempeñan un papel fundamental las cargas tóxicas del intestino y la aclaración de eventuales campos de interferencia, p. ej. cicatrices o focos dentales.

> Algo que se pasa por alto en muchas terapias: detrás y delante interaccionan, al igual que arriba y abajo, derecha e izquierda, dentro y fuera. Por ejemplo, una pequeña cicatriz fruto de una laparoscopia (= delante) puede provocar trastornos en la región inferior de la columna vertebral (= detrás).

Síndrome cervical

Los pacientes con latigazo cervical —aunque haya trascurrido mucho tiempo desde que sucedió—, con traumatismos craneoencefálicos y operaciones en la región ventral y dorsal del cuello, deberán tratarse **siempre** con precaución e inicialmente de forma suave. Eventualmente, empezar con maniobras de regulación y con las zonas relacionadas.

Zonas sintomáticas: Columna cervical. Base del cráneo con apófisis mastoides. Musculatura de la nuca.

Posibles zonas relacionadas: Columna lumbar con hueso sacro y articulación sacroilíaca. Borde del trapecio superior con cintura escapular y hombros. Esternón.

Corazón, ya que la 7ª vértebra cervical posee relaciones segmentales con el corazón. Linfa de la cabeza y del cuello. Glándula tiroidea.

Órganos de la pelvis menor (enfrente de la 7ª vértebra cervical está ubicada la glándula tiroidea, que en métodos de tratamiento integrales, se denomina el «tercer ovario»).

Plexo solar y/u otras maniobras de regulación para la estabilización general.

A lo largo de las sesiones de tratamiento, se puede proceder a una movilización cuidadosa de la articulación metatarsofalángica del dedo gordo. ¡No ejercer una tracción y rotación demasiado intensas! En este caso, las reglas de la ortobionomía [51] se han mostrado especialmente eficaces.

21.3.3 Generalidades sobre la cintura escapular y el tórax

Puesto que el movimiento del hombro también se origina en la **articulación esternoclavicular** y esta puede estar alterada, dicha área deberá examinarse en todos aquellos pacientes que presenten una sintomatología del hombro; en caso de ser dolorosas de-

21 Ejemplos de tratamientos

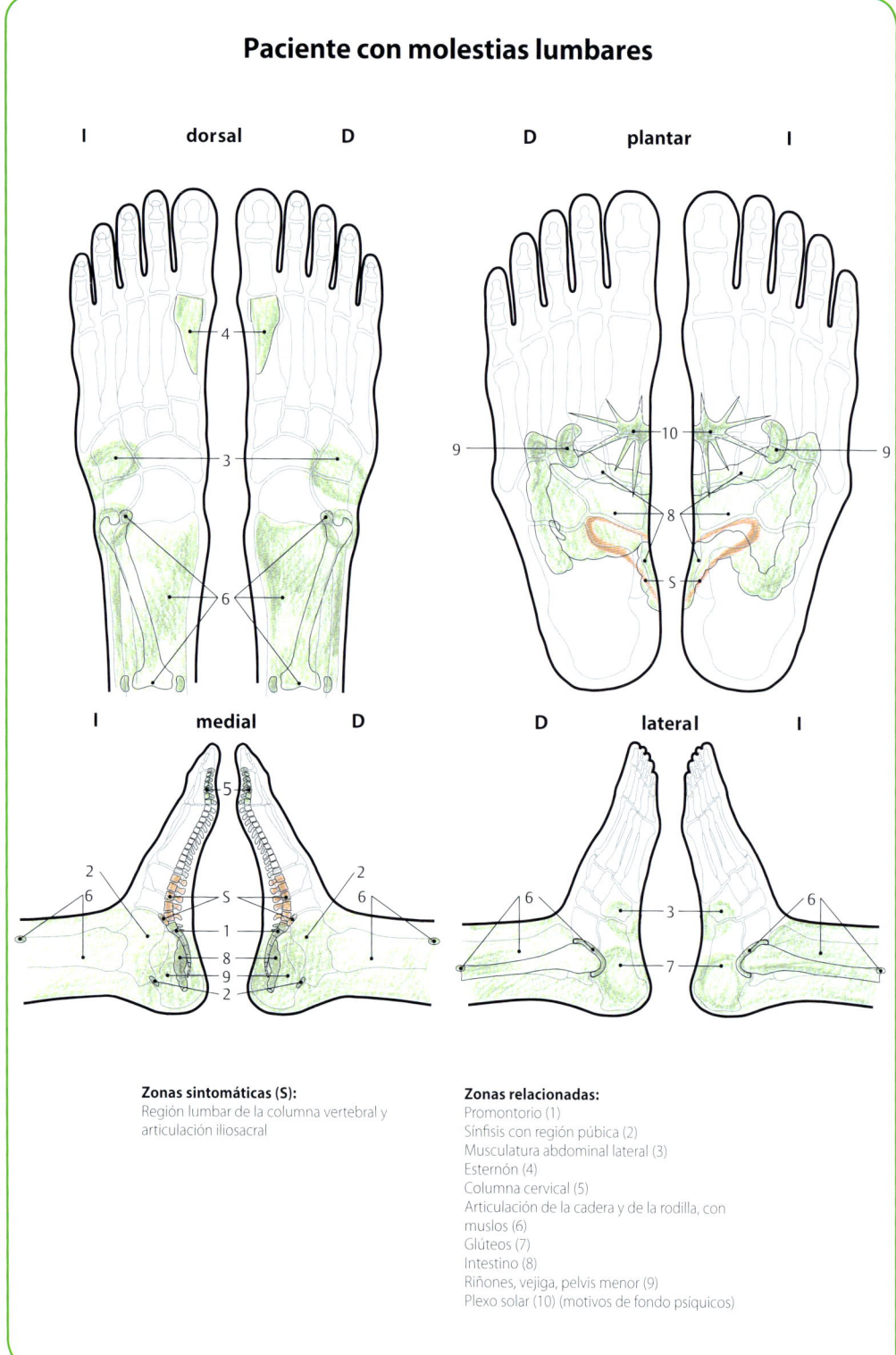

▶ **Fig. 21.4** Paciente con molestias lumbares.

berán tratarse conjuntamente. Se refuerza el tratamiento mediante movilización de las cabezas de los metatarsianos 1 y 2.

Las tensiones musculares en las zonas del lado derecho de las regiones de la nuca, el trapecio o el hombro están relacionadas a menudo con trastornos hepatobiliares; en el lado izquierdo, indican trastornos del corazón y del estómago.

A menudo la zona de la cintura escapular indica también **interrelaciones de carácter anímico**: un arco transversal muy tenso y poco móvil no solo representa una malformación estática, sino que puede indicar también una carga psíquica que pesa sobre los hombros de la persona. Por supuesto, ante el paciente no deberemos hacer ningún tipo de juicio previo o interpretación arbitraria sobre tales aspectos.

Considero el **esternón** como una de las zonas centrales dentro de la TZR. En él se concentra una gran variedad de relaciones de dependencia que pueden comprobarse y, al mismo tiempo, utilizarse terapéuticamente: puesto que la **línea alba** representa una relación musculotendinosa del esternón con la sínfisis, en el caso de pacientes con trastornos musculoesqueléticos en la **cintura pelviana** también deberá tratarse el esternón. En la zona del esternón se puede tratar asimismo el **timo**, con su extraordinaria importancia para el sistema inmunitario, la formación de la sangre y el metabolismo óseo.

Dado que la zona del esternón es parcialmente idéntica a la zona del corazón, en pacientes con trastornos orgánicos y funcionales del **corazón** y de los órganos respiratorios, al principio se trabajará con suavidad, hasta que pueda valorarse mejor su capacidad de reacción real.

Un **bloqueo de las articulaciones esternocostales** se propaga por las costillas como una limitación dolorosa del movimiento del tórax y de la columna vertebral dorsal. Como terapia adicional, se ha demostrado la eficacia de la TZR en tanto que tratamiento previo y posterior a otras prácticas terapéuticas manuales.

Una **estática incorrecta** del esternón repercute de forma negativa en la estática general de toda la persona, incluidas la región de la columna vertebral inferior y de la pelvis, así como las extremidades inferiores [6].

El esternón, como hueso plano, participa en la **formación de la sangre**, de ahí que en pacientes que presenten hemogramas alterados deba incluirse en el tratamiento, y más si se tiene en cuenta que a menudo presenta dolores.

Las personas demasiado retraídas suelen revelar su **introversión** encorvando los hombros y retrayendo de forma ostensible el esternón. En este caso concreto desaconsejo las correcciones mecánicas superficiales de la postura, ya que un cambio de la postura meramente externo no afecta a la raíz del problema. Algunas personas necesitan pasar temporadas de un cierto retraimiento interior, que se manifiesta «externamente» en una postura de protección en el más estricto sentido de la palabra.

El esternón está en nuestro círculo cultural estrechamente relacionado con la **propia persona**, ya que de forma instintiva lo elegimos como punto de contacto y referencia cuando hablamos de nosotros mismos. En ciertas manifestaciones **religioso-rituales**, el hombre se golpea el pecho para confesar sus culpas ante el Creador, golpes con los que estimula también la actividad de la glándula del timo.

En lo relativo a la **cintura escapular**, las referencias lingüísticas también resultan reveladoras:

Los pacientes con problemas crónicos en los hombros, además de verse afectados por alteraciones funcionales físicas, a menudo lo están también por graves problemas internos:

- «Llevar una carga demasiado pesada sobre los hombros»
- «Un problema que nos tiene acogotados»
- «La persona está doblada o rota»
- «Tener un comportamiento rígido»
- «Doblar el espinazo»... y otras similares.

21.3.4 Sugerencias para el tratamiento de la cintura escapular y del tórax

Síndrome de la cintura escapular

Zonas sintomáticas: Cintura escapular con musculatura y articulaciones, apófisis mastoides cerca del occipital. Columna cervical inferior, columna dorsal superior (plexo braquial como inervación para la extremidad superior). Esternón con articulación esternoclavicular.

En estado **agudo**, se realizará un tratamiento de la sintomatología con movimientos sedantes. Es aconsejable empezar con el lado sin dolor. Los **movimientos eutónicos** en la cintura escapular, aplicados antes o como culminación de la TZR, aliviarán adicionalmente las molestias (▶ Cap. 6.4).

Posibles zonas relacionadas: Región central e inferior de la columna vertebral. Cintura pelviana con ligamentos pélvicos (Curso II). En el caso de dolor en el lado **derecho**: hígado y vesícula biliar, por sus relaciones segmentales. En el caso de dolor en el lado **izquierdo**: estómago y corazón, también por sus relaciones segmentales.

Intestino y vesícula biliar — entre otros, los dos meridianos del intestino grueso y de la vesícula biliar abastecen energéticamente al brazo y hombro.

Eventualmente, comprobar la existencia de campos de interferencia en el caso de cicatrices, p. ej. **cicatriz por la vacunación antivariólica** en la zona ventral del músculo deltoides (trayectoria del meridiano del intestino grueso) en pacientes de edad avanzada. En función de la profesión, también se puede tratar mediante terapia neural (= inyección intracutánea o subcutánea de procaína).

Dientes afectados. Las 4 muelas del juicio; en el maxilar superior, las muelas delanteras y, en el maxilar inferior, las muelas posteriores están relacionadas energéticamente con la cintura escapular (▶ Cap. 26).

Plexo solar y/u otras maniobras de regulación. Tratamiento **colateral** y **contralateral** (▶ Cap. 18.4): la articulación del hombro derecho se corresponde con el izquierdo — contralateral; la articulación del hombro derecho se corresponde con la articulación de la cadera derecha — colateral.

Epicondilitis

Las **zonas sintomáticas** y las **zonas relacionadas** son similares a las del síndrome de la cintura escapular.

En el caso de aplicarse las relaciones **colaterales y contralaterales**, el codo derecho se corresponde con el izquierdo (contralateral), y el codo derecho con la rodilla derecha (colateral).

Neuralgia intercostal

Las **zonas sintomáticas** se tratarán con la maniobra sedante, a menudo intercalando el plexo solar y/u otras maniobras de regulación a fin de aliviar los dolores. En estado **agudo**, tratamiento diario breve contra el dolor (▶ Cap. 16): los puntos neurálgicos del tórax y esternón con las articulaciones esternocostales correspondientes, regiones asignadas de la columna vertebral.

Posibles zonas relacionadas: en estado **agudo**, tratar primero con cuidado. En el caso de bloqueo adicional de las costillas, tratar la columna dorsal en su totalidad.

Órganos de la región del epigastrio e intestino. Órganos linfáticos, bazo, apéndice.

Comprobar la **presencia de posibles focos**, como dientes afectados. Los órganos, situados cerca de la infección en el tórax (p. ej. hígado, bazo) también se tratarán primero con la maniobra sedante.

En pacientes con **culebrilla** (*herpes zoster*), en tanto que neuralgia intercostal viral, que va acompañada de intensos dolores y escozor, en la mayoría de los casos se puede lograr un considerable alivio mediante el tratamiento para estados agudos.

En el estadio **agudo** del exantema (las alteraciones inflamatorias de la piel suelen presentarse en trayectorias segmentales), se trabajará en estas zonas con movimientos **sedantes**. Las lavativas o enemas resultan útiles para contrarrestar la hiperacidez del intestino existente en toda clase de cuadros inflamatorios.

El estadio **crónico** tras la curación de pústulas y vesículas se caracteriza, en la mayoría de los casos, por intensos dolores neurálgicos, que a menudo pueden persistir durante semanas o incluso meses mostrándose «resistentes a la terapia». En tales casos, también se procederá a un tratamiento de las zonas sintomáticas mediante movimientos sedantes, pudiéndose lograr parcialmente una reducción espontánea del dolor.

Para ello, las zonas del sistema vegetativo, del tracto digestivo y del sistema linfático son especialmente importantes. En estos casos, la **homeopatía clásica** constituye adicionalmente una buena elección. Una alimentación estrictamente **alcalina** (patatas, verdura, evitando todo tipo de estimulantes) también ayudará al proceso de curación.

21.3.5 Generalidades sobre la cintura pelviana hasta la rodilla

La cintura pelviana musculoesquelética tiene relaciones funcionales con la cintura escapular:
- ventral a través de la línea alba
- dorsal a través de la columna vertebral
- a modo de conexión diagonal desde detrás arriba hacia delante abajo a través de la espiral de movimiento muscular, y
- a través de la clara relación funcional entre el esternón y el hueso sacro, que también resulta evidente debido a la similitud de formas entre ambos huesos.

Independientemente de esto, el tratamiento colateral y contralateral también hace referencia a estas relaciones (▶ Cap. 18.4.2). Por este motivo, en los pacientes con alteraciones de la cintura pelviana, siempre se deberían comprobar adicionalmente las zonas de la cintura escapular y, de ser necesario, aplicar también allí el tratamiento, y viceversa.

El hecho de que existen interrelaciones útiles desde un punto de vista terapéutico entre la **articulación de la cadera y de la mandíbula** ya no es algo sabido únicamente en la osteopatía y entre los dentistas que realizan un tratamiento integral (▶ Fig. 21.5). Desde hace décadas, a los profesionales de la TZR, nos sorprenden los buenos resultados que obtenemos en el tratamiento de pacientes mediante la implementación práctica de estas interrelaciones.

Un caso concreto tratado en mi consulta

En una paciente sometida a estrés desde hacía tiempo, tanto en el ámbito profesional como privado, pude observar que le resultaba muy difícil hablar, puesto que apenas podía mover la articulación de la mandíbula.

Durante el breve tratamiento para estados agudos (▶ Cap. 16), procedí a realizar movimientos sedantes en las zonas de la articulación de la mandíbula, la base del cráneo y la apófisis mastoides. Por otro lado, tonifiqué varias veces las dos zonas de la articulación de la cadera y de la articulación sacroilíaca. Puesto que tuvo una intensa reacción a nivel vegetativo (manos húmedas, respiración acelerada), entremedio pasé a menudo a la zona del plexo solar.

Transcurridos pocos minutos, pude observar que sus rasgos faciales se relajaban, los dolores en la articulación de la mandíbula remitieron considerablemente y prácticamente podía abrir la boca con normalidad. A continuación, tonifiqué con cuidado la zona de la vesícula biliar (tanto la articulación de la mandíbula como la de la cadera son abastecidas energéticamente, entre otros, por el meridiano de la vesícula biliar), que resultó ser muy dolorosa.

Al finalizar la sesión de tratamiento de un cuarto de hora, volví a comprobar la zona de la articulación de la mandíbula, y apenas presentaba dolor. La mujer volvió un total de cuatro veces durante las próximas semanas para someterse a sesiones de tratamiento más exhaustivas, que eliminaron por completo sus dolores.

En las zonas de las **articulaciones de la cadera** también se puede observar que la articulación in situ también está representada en el pie por una articulación, concretamente la sección lateral de la articulación tibioperoneo astragalina (▶ Fig. 10.1).

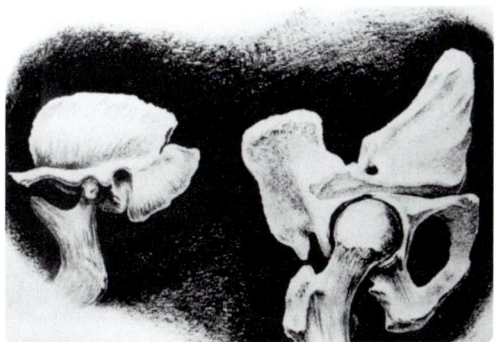

▶ **Fig. 21.5** Similitud de formas entre la articulación de la mandíbula y de la cadera [31].

En las mujeres más a menudo que en los hombres, el tejido alrededor de los **maléolos externos** e **internos** está edematoso, lo que independientemente de las causas linfáticas y venosas conocidas, también pueden indicar otras relaciones:

- En la TZR, estos puntos corresponden a la zona de la pelvis y de la cadera, con sus posibles múltiples alteraciones.
- En la **teoría de los meridianos**, el meridiano de la vejiga y el de la vesícula biliar abastecen energéticamente a los maléolos laterales desde dorsal y ventral; mientras que el meridiano del riñón abastece a la región alrededor de las secciones mediales del calcáneo y los maléolos internos.

> Puesto que entre un cuarto y un tercio de la energía de los meridianos también abastece a los órganos correspondientes, cuyo nombre llevan, en el caso de trastornos, también podemos tratar las zonas de estos órganos.

- El punto de contacto medial-proximal del calcáneo con el astrágalo está asignado a la zona de la **sínfisis**. Como parte de los órganos de la pelvis menor, a menudo no solo está afectada desde un punto de vista funcional, sino también emocional, por lo que siempre debería tratarse con cuidado.

Los puntos dolorosos evidentes en el calcáneo y alrededor de los maléolos a menudo se dan en pacientes con malformaciones estático-musculares de la pelvis y/o con trastornos orgánicos y funcionales de los órganos de la pelvis menor. Aquí están dispuestas, entre otras, las zonas de los **ligamentos pélvicos** [12], cuyo tratamiento está indicado en muchas dolencias, siendo también muy apreciado durante el embarazo y la preparación al parto (▶ Cap. 27).

La parte **plantar** del calcáneo, en tanto que zona correspondiente a los **glúteos** y debido a su estructura tisular recia, es eficaz desde un punto de vista terapéutico más bien en mujeres y niños. En el caso de un tejido más fuerte de la planta, resultan más adecuadas las secciones lateral-proximales del calcáneo, desde las cuales se pueden tratar los glúteos desde lateral. En su conjunto, el tratamiento de estas zonas provoca a menudo una **disolución profunda** de las tensiones en toda la región de la pelvis y la espalda, puesto que forman parte de la base estabilizante del tronco.

21.3.6 Sugerencias para el tratamiento

Dolencias de la articulación de la cadera

Zonas sintomáticas: Articulación de la cadera desde ventral y dorsal. En los cuadros **agudos** de dolor y limitación del movimiento, se tratará primero la sintomatología mediante movimientos sedantes. El tratamiento también se puede iniciar en la cadera opuesta, donde, a excepción de cuando existan fuertes dolores, se tonificará la zona, siempre ajustándose a las reacciones del paciente.

Posibles zonas relacionadas: Región inferior de la columna vertebral con hueso sacro y articulación sacroilíaca. Sínfisis, glúteos y musculatura abdominal lateral. Tracto iliotibial (refuerzo tendinoso de la cara exterior del muslo). Rodilla.

Articulación de la mandíbula. Colmillos (mediciones energéticas según el Dr. Voll).

Órganos del sistema digestivo, hígado/vesícula biliar. Vías urinarias. Vías linfáticas de la ingle. Bazo.

Tratamiento colateral y contralateral en el hombro del mismo lado y en la cadera del lado opuesto, tanto in situ como en las zonas reflejas correspondientes (▶ Cap. 18.4).

Cicatrices, p. ej. cicatriz de una apendicectomía, puesto que el meridiano de la vesícula biliar también abastece energéticamente a la región de la cadera con la espina ilíaca anterosuperior, donde suele empezar la cicatriz.

Plexo solar y/u otras maniobras de regulación para la estabilización del sistema vegetativo.

> El meridiano de la vesícula biliar discurre, como todos los meridianos, de forma par. Por el lado exterior de la persona abastece a cinco articulaciones: articulación de la mandíbula, del hombro, de la cadera y de la rodilla, así como la cara externa del tobillo. Si aparecen dolencias en **una** de estas articulaciones, deberán comprobarse las zonas de las otras cuatro articulaciones, al igual que la de la vesícula biliar (▶ Cap. 30).

Endoprótesis de la cadera

Pueden aplicarse las mismas sugerencias para el tratamiento que en el caso de las dolencias de las articulaciones de la cadera. No debería iniciarse el tratamiento cuidadoso de la zona sintomática hasta que se haya curado la herida, debiéndose dar preferencia, en algunos casos, al acceso a través de la articulación de la cadera opuesta.

Tras el implante de una articulación de cadera artificial, en los pacientes suele producirse una hinchazón mayor o menor alrededor del maléolo externo, en el lado donde se ha practicado la cirugía. Los pases suaves de lateral a medial en las zonas de la ingle no solo descongestionan el tejido local, sino que también tienen un efecto positivo sobre el proceso de curación en su conjunto. Una serie de tratamientos linfáticos mediante TZR (▶ Cap. 29) también ha demostrado su eficacia. No obstante, este tipo de hinchazones también pueden indicar un trastorno en el recorrido del meridiano de la vesícula biliar (véase arriba).

Dolencias de la rodilla de distinta índole y origen

> Normalmente, las terapias de regulación ofrecen a los pacientes con problemas de rodillas más posibilidades terapéuticas que las convencionales, en su mayoría orientadas al tratamiento de los síntomas. Con la TZR pueden abordarse, en especial, muchas de las interrelaciones existentes.

Zona sintomática: La rodilla afectada.

Posibles zonas relacionadas: Toda la cintura pelviana muscular y ósea. Muslo con músculos y fascias. La otra rodilla y el codo del mismo lado, tanto in situ como también la zona refleja correspondiente (▶ Cap. 18.4).

La región linfática de la ingle y del muslo. Todos los sistemas metabólicos, sobre todo en el caso de dolencias reumáticas. Vejiga, vesícula biliar, estómago, bazo, páncreas, hígado y riñones, puesto que estos meridianos, entre otros, también abastecen energéticamente a la rodilla.

Cicatrices; no solo las situadas en la rodilla, sino también las que estén más alejadas.

¡Existen un total de 20 dientes con relaciones energéticas con las rodillas! (▶ Cap. 26) Para la estabilización del sistema vegetativo, el plexo solar y/u otras maniobras de regulación.

21.4 Grupo de zonas del aparato urinario

21.4.1 Generalidades

Con relativa frecuencia, las enfermedades de los riñones transcurren sin apenas mostrar síntomas. De ahí que los dolores de espalda crónicos, difusos y poco claros deban tomarse en serio y haya que establecer un diagnóstico claro acerca de su origen. Por principio, las zonas de los riñones no deberán tonificarse con demasiada intensidad, ya que en lugar de estimular su función, esta se vería más bien entorpecida (excepción: cálculos renales). ¡Los enfermos de riñón necesitan **dormir mucho**!

- Si debido a una enfermedad renal se producen **retenciones de agua** (acúmulo de líquidos en órganos y tejidos), puede incluirse el tratamiento de las zonas reflejas del sistema linfático, sobre todo de los vasos colectores centrales y de la cavidad abdominal, antes de abordar el sistema excretor urinario.
- Se aplicarán estímulos suaves no solo en el sistema linfático, sino también en los riñones, uréteres y vejiga, los cuales resultan ser mucho más efectivos que los estímulos demasiado intensos, todo ello encaminado a la normalización de la actividad de los sistemas de flujo.
- En los pacientes sometidos a **diálisis**, proporciona muy buenos resultados, como terapia de apoyo, la TZR aplicada sobre todo al sistema linfático. De un lado, a fin de paliar procesos secundarios asociados a la enfermedad, como p. ej. trastornos de la circulación, los inducidos por el metabolismo en páncreas, intestinos e hígado, las retenciones linfáticas, así como las alteraciones de la percepción y la psique. De otro lado, para apoyar la función renal eventualmente remanente y aliviar los estados de agotamiento consecutivos a la diálisis de larga duración.
- La TZR, y en particular el tratamiento linfático, a menudo tiene como resultado una buena diuresis, tanto en pacientes con **edemas en las piernas** como en enfermos graves con **ascitis** y **derrames de pleura**. Por lo menos durante unas horas obtendrán así un alivio en los síntomas cardiocirculatorios y respiratorios. ¡Respetar los tiempos breves de tratamiento en enfermos graves!
- En épocas anteriores, el tratamiento de la **vejiga** se realizaba exclusivamente en la región de la zona del hueso sacro. Todavía en la actualidad puede influirse en sentido positivo en la función de la vejiga partiendo de ese punto. Sin embargo, el efecto obtenido no se explica por la vejiga en sí, sino por la relación segmental existente entre el sacro y ella; en el masaje del tejido conjuntivo se conoce, en la parte caudal del sacro, la llamada zona de la vejiga, la cual suele manifestarse en forma de hinchazón o retracción, tanto in situ como en la zona correspondiente del pie.
- En la práctica, la reacción misma del paciente decantará cuál de las dos posibilidades de tratamiento de la vejiga es más urgente; con frecuencia se impondrá el tratamiento de ambas regiones.
- En el caso de micción nocturna frecuente, debería pensarse también en una posible **insuficiencia cardiaca**: ¡aclarar el caso clínicamente!

21.4.2 Sugerencias para el tratamiento

Incontinencia urinaria

Zonas sintomáticas: Vejiga, esfínter urinario, suelo pelviano, sínfisis.

Al principio, muchos pacientes reaccionan mejor al tratamiento con movimientos **sedantes** del esfínter urinario y de la vejiga, puesto que la musculatura intenta evitar, mediante un refuerzo tensional, una micción demasiado frecuente y la enuresis. Posteriormente, se puede tonificar la zona.

Posibles zonas relacionadas: Región inferior de la columna vertebral, sobre todo hueso sacro — Inervación de los órganos de la pelvis menor. Ligamentos pélvicos (▶ Cap. 27). Todos los órganos de la pelvis menor. Cavidad nasofaríngea — Desarrollo a partir de la misma hoja blastodérmica. Todos los demás esfínteres (▶ Cap. 6). Uréteres y riñones. Linfa de la ingle. Plexo solar y/u otras maniobras de regulación para la estabilización del sistema vegetativo.

R. Tanzberger formula este estado del siguiente modo: «La incontinencia es un fenómeno de índole tensional, pero no una enfermedad.» [49]

Retención urinaria postoperativa

Al principio, el tratamiento se puede realizar varias veces al día a modo de tratamiento para estados agudos, bastando entre 8 y 10 minutos.

Zonas sintomáticas: Vejiga con esfínter urinario. Suelo pelviano. Primero se trabajará con movimientos sedantes. Una vez haya mejorado la sintomatología, se puede tonificar suavemente.

Las maniobras de regulación intercaladas, también el plexo solar, son fundamentales para la estabilización del sistema vegetativo.

Posibles zonas relacionadas: Región inferior de la columna vertebral, sobre todo el hueso sacro. Uréteres y riñones. Órganos de la pelvis menor. Todos los demás esfínteres.

La linfa de la pelvis y la ingle se pueden incorporar posteriormente. Tras la fase aguda, algunos tratamientos linfáticos mediante TZR (▶ **Cap. 29**) reforzarán la regeneración postoperatoria en su conjunto. El ▶ **Cap. 16** relativo al tratamiento para estados agudos incluye más indicaciones al respecto.

Un estudio llevado a cabo a lo largo de todo un año en un hospital suizo en 1993 documenta que, de 56 pacientes con retención urinaria postoperatoria, 41 se vieron libres de molestias después de tan solo dos o tres sesiones breves de tratamiento para estados agudos, sin necesitar medicación (anexo «Estudios y publicaciones», ▶ **pág. 230**).

Enuresis nocturna (▶ Fig. 21.6)

Zonas sintomáticas: Vejiga, uréteres, riñones.

Posibles zonas relacionadas: ¡Es especialmente importante intercalar con frecuencia el plexo solar y/u otras maniobras de regulación durante el tratamiento!

Región inferior de la columna vertebral, sobre todo el hueso sacro — Inervación de los órganos de la pelvis menor. Cintura pelviana musculoesquelética. Cavidad nasofaríngea — Desarrollo a partir de la misma hoja blastodérmica. Regiones linfáticas de la pelvis, ingle y muslo.

- Puesto que en el caso de niños con enuresis nocturna se trata de un debilitamiento y, la mayoría de las veces, de un trastorno funcional, las zonas sintomáticas y las zonas relacionadas podrán ser tonificadas ligeramente desde el principio.
- Aparte de conocer las relaciones del niño afectado con su entorno psicosocial, deberá aclararse, mediante un diagnóstico, si existe un desarrollo orgánico incorrecto de carácter congénito o una enfermedad en el sistema de excreción urinaria.
- Una buena relación de confianza entre el terapeuta y el niño es decisiva, ya que es evidente que en este cuadro clínico no solo el esfínter urinario está debilitado, sino que es todo el niño el que sufre, aunque no lo «sepa». Al margen del tratamiento de las zonas mencionadas más arriba, cuanto más se consiga ayudar al niño a **desarrollar** y estabilizar su propia **respiración**, mejor podrá soportar las cargas procedentes de su entorno, las que, por lo general, podrán modificarse poco y, en todo caso, de manera muy lenta.
- Puesto que el **bazo** presenta un amplio radio de acción, que también llega claramente hasta la psique, en este tipo de niños también debería tratarse (▶ **Cap. 21.8**).
- A la vista de las estrechas conexiones existentes entre la atmósfera familiar, la respiración, el sistema nervioso vegetativo, las funciones orgánicas y las glándulas endocrinas, se aconseja, además, el tratamiento de los **tres diafragmas**: suelo bucal, diafragma y suelo pelviano, ya que la normalización de su tono implica una considerable aportación a la armonización de la vitalidad en su conjunto.
- Las **cicatrices** que en el caso de estos niños suelen apreciarse en las cejas o en la frente a lo largo del meridiano de la vejiga, deberán examinarse por su posible condición de campo de interferencia, tratándolas si fuese necesario (▶ **Cap. 25**).
- Además de los distintos tratamientos terapéuticos (manuales, respiratorios o psicológicos), cambiar la **ubicación de la cama** (radiestesia) puede ser de gran importancia para la mejoría del estado.
- Deberá indicarse a los familiares con claridad y detalle que, con castigos y negando el afecto y la dedicación, se le presta un flaco favor al niño, así como también a los adultos que lo rodean.
- Muchas veces la irritación o resignación de los padres llega a ser tan grande que a ellos tampoco les vendrían mal unas cuantas sesiones de TZR.

Cólicos nefríticos y ureterales

En estos casos se aplica el **tratamiento para estados agudos** (▶ **Cap. 16**). Es válido lo siguiente: cuando el cálculo renal es demasiado grande para expulsarlo por las vías normales, se procederá a un tratamiento suave con movimientos sedantes en **ambas** zonas de los riñones o no se realizará tratamiento alguno. Es importante determinar con relativa rapidez el tamaño del cálculo, ya sea mediante una radiografía, ultrasonidos, una tomografía computerizada, etc., puesto que los cálculos renales pueden, en ocasiones, crecer rápidamente.

21.4 Grupo de zonas del aparato urinario

Paciente con molestias lumbares

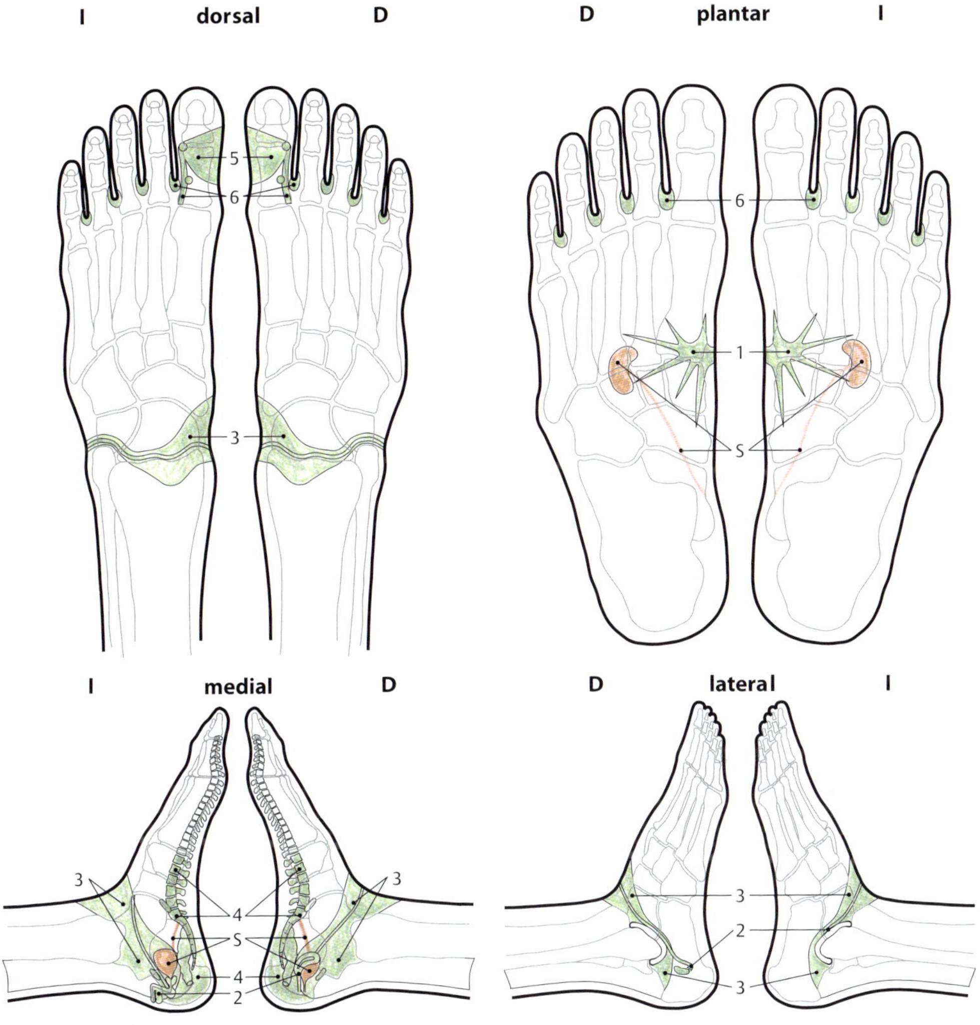

Zonas sintomáticas (S):
Vejiga
Riñones
Uretra

Zonas relacionadas:
Plexo solar (1)
Genitales (2)
Sistema linfático de la pelvis y de la ingle (3)
Parte inferior de la columna vertebral, sobre todo, el hueso sacro y la pelvis menor (4)
Cavidad nasofaríngea (5) (desarrollo de las mucosas a partir de la misma hoja blastodérmica)
Vasos linfáticos superiores (6)

▶ **Fig. 21.6** Niño con enuresis nocturna.

En aquellos cálculos renales que sean lo suficientemente pequeños para ser expulsados por las vías normales, deberán aplicarse las siguientes sugerencias para el tratamiento:

Zonas sintomáticas: Se tonifican vejiga, uréteres y riñones. Seguir este orden ha demostrado su eficacia a modo de preparación para la expulsión de los cálculos. Plexo solar y/u otras maniobras de regulación.

Posibles zonas relacionadas: En estado agudo, bastan las maniobras de regulación. Cuando disminuya el cólico y en sesiones posteriores de tratamiento, se pueden incorporar: la región inferior de la columna vertebral y la musculatura abdominal, los órganos de la pelvis menor con el suelo pelviano. Intestino.

Se puede tonificar con relativa intensidad, ajustándose al estado general del paciente. Existen buenas posibilidades de provocar con ello el movimiento del cálculo en dirección al uréter. Los cólicos que puedan producirse suelen ser menos dolorosos y de menor duración, y los pacientes los acostumbran a tolerar bien.

En el caso de que el cálculo renal ya se haya introducido en el **uréter** (intensos dolores irradiados en vejiga, sínfisis, genitales, cara interna de los muslos), se liberará el trayecto en el sentido inverso al flujo de la orina: **primero** se tonificará suavemente la zona de la vejiga y después la del uréter, hasta llegar a la altura del cálculo.

El punto correspondiente a la ubicación del cálculo se puede localizar muy bien: el paciente siente de forma espontánea un dolor agudo y punzante en dicho punto. Desde allí se ejecutarán algunos pases vigorosos con los dedos en dirección a la vejiga. Con un poco de suerte, el cálculo se pondrá en movimiento y se expulsará por sí solo durante las horas o los días siguientes.

A los pacientes les sienta bien, durante el tratamiento, colocarles sobre un paquete de fango o de algo caliente, a fin de que la espalda se pueda relajar mejor.

En el marco de las reacciones habituales entre sesión y sesión, se observa a menudo la expulsión de **arenilla renal**, algo relativamente indoloro. Los pacientes sufren un ligero dolor tirante y constatan un cambio en el color y la consistencia de la orina.

Procurar una alimentación alcalina, incrementar del aporte de líquidos (lo mejor es agua caliente o infusiones suaves de hierbas medicinales), mayor movimiento y evitar estimulantes.

21.5
Grupo de zonas del sistema hormonal

21.5.1 Generalidades

En el tratamiento de trastornos en el sistema endocrino, es importante que, aunque la sintomatología afecte aparentemente solo a **una** de las glándulas de secreción interna, siempre los tratemos en su interacción funcional con las otras glándulas hormonales y los órganos metabólicos.

Las zonas que afectan al sistema vegetativo —p. ej. maniobras de regulación, zonas linfáticas— también pertenecen a este ámbito funcional, puesto que el **sistema hormonal**, el **sistema vegetativo** y el **nivel emocional** están estrechamente relacionados.

A pesar de la importancia y del alivio que supuso el descubrimiento de hormonas artificiales (p. ej. insulina, tiroxina), es un hecho que los trastornos en este sistema a menudo son consecuencia de un modo de vida poco natural, tal y como es habitual desde hace décadas en nuestro mundo ultracivilizado. Así, por ejemplo, aunque la píldora anticonceptiva supuso una revolución en la vida de las mujeres, no todo son ventajas.

> Las **influencias dañinas** del electrosmog (radiación electromagnética), muy especialmente en el sistema hormonal, aún se ignoran con demasiada frecuencia, y el hecho de que a menudo injiramos hormonas artificiales y antibióticos al consumir carne es algo que muchos de nuestros pacientes consideran casi obvio.

El **procedimiento** en pacientes con disfunciones hormonales deberá ser primero cuidadoso, sobre todo en las zonas sintomáticas. En ocasiones, las maniobras de regulación y/o los movimientos eutónicos, así como un tiempo suficiente de **reposo posterior**, son fundamentales durante las primeras sesiones de tratamiento.

21.5.2 Sugerencias para el tratamiento

Trastornos menstruales (▶ Fig. 21.7)

En mujeres con dolores menstruales **agudos** y una abundante menstruación, resulta adecuado realizar un breve tratamiento para estados agudos (▶ Cap. 16). A menudo es suficiente la maniobra sedante en la zona del útero y del plexo solar. La región inferior de la columna vertebral con la columna lumbar, el hueso sacro y la articulación sacroilíaca se pueden tonificar suavemente.

Los trastornos **que se prolonguen durante largo tiempo**, como dismenorrea crónica, formas leves de endometriosis (mucosa uterina que se extiende fuera del útero), trastornos del ciclo en forma de adelantos o retrasos en las menstruaciones a largo plazo, se tratan del siguiente modo:

Zonas sintomáticas: Empezar sedando el útero y los ovarios, también la hipófisis. Si no se producen reacciones intensas, en sesiones posteriores de tratamiento, también se podrán tonificar estas zonas.

Posibles zonas relacionadas: Las otras glándulas endocrinas. Intestino, en especial la región inferior debido a su proximidad inmediata con los órganos genitales. Región inferior de la columna vertebral, sobre todo hueso sacro y articulación sacroilíaca. Ligamentos pélvicos (▶ **Cap. 27**) con suelo pelviano.

Cavidad nasofaríngea — El revestimiento mucoso para los órganos de la pelvis menor y los espacios de la cabeza se desarrolla a partir de la misma hoja blastodérmica. Zonas linfáticas del abdomen y de la pelvis.

Dientes afectados y cicatrices, p. ej. a lo largo del meridiano de la vejiga o del denominado vaso concepción (▶ **Cap. 30**).

Maniobras de regulación y/o movimientos eutónicos con tanta frecuencia como sea precisa. A excepción de los ligamentos pélvicos, se pueden **tonificar** todas las áreas, aunque primero con precaución.

En el caso de que durante un breve periodo y como reacción, aparezca **flujo**, en la mayoría de casos debe interpretarse como un claro indicio de limpieza y estabilización de los órganos del bajo vientre. No obstante, a menudo también nos encontramos con que un flujo existente en parte durante años, tras uno o dos ciclos menstruales, desaparece por completo. Si el flujo se mantiene durante largo tiempo y cambia de color, consistencia u olor, deberá determinarse la causa mediante exploración ginecológica.

Los **ayunos terapéuticos** y otras **curas de depuración** tienen un extraordinario efecto regenerativo en el caso de trastornos ginecológicos, puesto que la frecuente dispepsia fermentativa u otros trastornos en el equilibrio ácido-básico del tracto digestivo afectan a todos los demás órganos con revestimiento mucoso, provocando su debilitamiento y alteración [53].

Un caso de mi consulta

Mujer de cincuenta y tantos años, se presenta en mi consulta por dolores crónicos en la región de las vértebras lumbares y del sacro, así como síntomas de fatiga crónica. La primera exploración apenas detectó alteraciones en la parte inferior de la columna vertebral, aunque sí estaban muy dolorosas las zonas de la pelvis menor, la articulación sacroilíaca y pared abdominal lateral. Después de la segunda sesión de TZR, presentó un fuerte flujo de olor nauseabundo; la última menstruación databa de 8 años atrás.

Después de la 4ª sesión llamó por teléfono por la mañana para informar de una fuerte hemorragia desde hacía algunas horas, simultánea a la desaparición de los dolores en la región inferior de la columna vertebral. En la visita domiciliaria se administró un tratamiento mediante movimientos sedantes en las zonas del útero, ovarios, suelo pelviano, hueso sacro, recto y bazo. A los diez minutos empezó a remitir visiblemente la hemorragia. Una exploración ginecológica (¡la última databa de 10 años atrás!) reveló la presencia de un mioma más grande que un puño. Pocos días después fue intervenida.

Después la traté una o dos veces por semana durante un mes, a fin de estabilizar su condición general. Probablemente mi tratamiento de las zonas contribuyó a agudizar el proceso abdominal crónico e insidioso, permitiendo así identificarlo. Pese a todo el dramatismo de la situación en su fase aguda, la paciente conservó una asombrosa ecuanimidad y dijo haber tenido desde hacía tiempo el presentimiento de que iba a ocurrirle «algo decisivo».

Dificultades para procrear, esterilidad e infertilidad

En el caso de trastornos de este tipo en hombres y mujeres, con la TZR siempre se han obtenido resultados asombrosamente positivos, en gran parte porque no solo los órganos pélvicos y todo el sistema endocrino recuperan el equilibrio, sino porque también la persona se estabiliza en su conjunto, incluso a nivel emocional. Aunque el resultado no sea siempre el embarazo deseado, a los hombres y mujeres les resulta más fácil aceptar la situación.

La **primera exploración** mostrará, a partir de las zonas afectadas, si es más importante el tratamiento en la mujer o en el hombre; a tenor de la experiencia, predominan los trastornos en mujeres. Las zonas correspondientes deberán tratarse durante dos a tres ciclos menstruales, de una a dos veces por semana.

Zonas sintomáticas: Los órganos de la pelvis menor y las glándulas endocrinas, sobre todo, la hipófisis.

21 Ejemplos de tratamientos

Paciente con trastornos menstruales

I dorsal D · D plantar I

I medial D · D lateral I

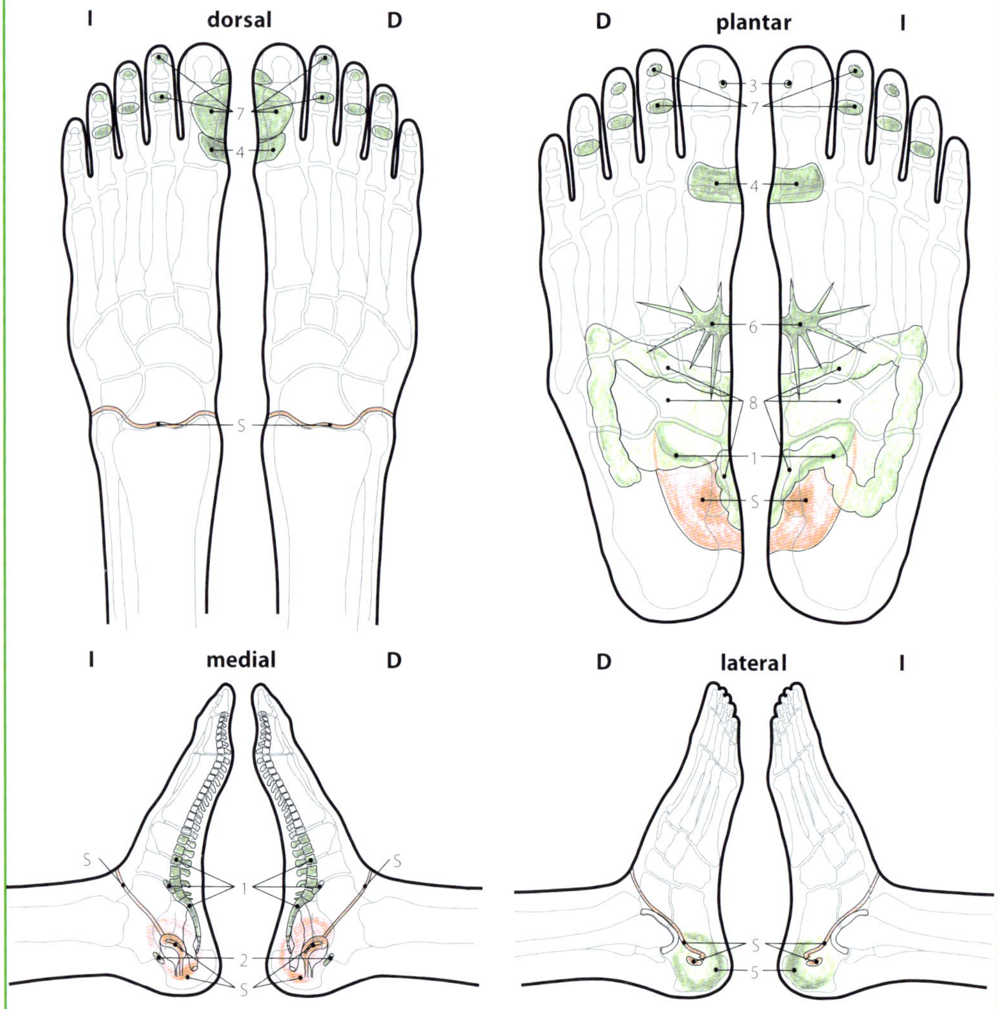

Zonas sintomáticas (S):
Útero
Ovarios
Trompas uterinas
Pelvis menor
Suelo pelviano
Todas las zonas a la derecha y a la izquierda

Zonas relacionadas:
Parte inferior de la columna vertebral y articulación sacroilíaca (1)
Sínfisis (2)
Hipófisis (3)
Zona de relación con la tiroides (4)
Glúteos (5)
Plexo solar (6)
Cavidad nasofaríngea con cavidades sinusales (7)
Intestino grueso e intestino delgado (8)

▶ **Fig. 21.7** Paciente con trastornos menstruales.

Posibles zonas relacionadas: Todas las regiones que afecten al sistema vegetativo, además de maniobras de regulación y movimientos eutónicos, también el timo y el bazo. (Los médicos y los terapeutas de orientación antroposófica dicen que el bazo es el órgano donde se coordinan todos los ritmos del ser humano.)

El sistema musculoesquelético de la cintura pelviana, en especial, los ligamentos pélvicos.

Cavidad nasofaríngea con laringe y cuerdas vocales. Intestino, sobre todo intestino delgado. Meridianos que abastecen energéticamente a los órganos de la pelvis y que, eventualmente, pueden estar alterados debido a cicatrices o similares.

Los dientes en tanto que posibles campos de interferencia (según las mediciones energéticas de Voll, los incisivos están asignados a los órganos de la pelvis menor).

También se deben tener en cuenta los puntos de vista **radiestésicos** (fallas terrestres, perturbaciones en el lugar en el que trabaja o duerme el paciente debido a radiación electromagnética, p. ej. el teléfono móvil siempre encendido, la televisión en el dormitorio, etc.).

Amenorrea primaria o secundaria

Puesto que los factores desencadenantes son a menudo traumas, situaciones de *shock* y pérdida de peso debido a trastornos alimentarios (en su mayoría, también a causa de motivos psíquicos), en este caso las zonas primordiales serán aquellas que estabilicen el **sistema nervioso vegetativo**:

- A través del **plexo solar** y otras maniobras de regulación se inicia correctamente una regulación.
- La zona del **esternón** (idéntica a la del timo) también se tratará. El esternón tiene una relación muy directa con nuestra persona: para referirnos a nosotros mismos, tocamos esta zona. Cuando la fuerza del yo está debilitada, la ubicación del esternón está un poco retraída; cuando está demasiado hacia delante, el lenguaje corporal expresa, entre otras cuestiones, que la persona se otorga demasiada importancia.
- El **sistema linfático**, al igual que otros sistemas de flujo, también posee una relación directa con el sistema vegetativo y el estado de ánimo.
- Si el paciente puede aceptar un contacto tan cercano como requiere este tipo de movimientos, los **movimientos eutónicos** y sus posicionamientos son de gran ayuda para la percepción de la corporalidad propia. Es fundamental tener una relación de confianza con la persona que realiza el tratamiento.

En especial para este grupo de pacientes, la TZR representa un apoyo importante y en profundidad de los métodos psicoterapéuticos; ¡sería deseable que estas experiencias fueran conocidas por un círculo más amplio de especialistas!

Para el tratamiento **concreto** de las niñas y mujeres jóvenes resultan adecuadas las zonas que se indican en los «trastornos menstruales».

Quistes ováricos

Tienden a reabsorberse espontáneamente, sobre todo, en mujeres al inicio del climaterio. No obstante, la experiencia también ha demostrado que las mujeres más jóvenes responden con inhabitual rapidez a un tratamiento con TZR de los quistes. Los ginecólogos confirman que, en el decurso de tres o cuatro semanas, su tamaño se reduce considerablemente o incluso desaparecen.

Para lograr resultados permanentes y, al mismo tiempo, fortalecer los órganos de la pelvis menor, aconsejamos continuar el tratamiento en los pies durante dos ciclos menstruales, de una a dos veces por semana.

Durante la **exploración inicial** se aprecian con relativa frecuencia alteraciones crónicas de la **cavidad nasofaríngea**, desde sinusitis crónica hasta síntomas alérgicos, amigdalitis, supuración del oído medio y catarros de las trompas de Eustaquio. (En el uso idiomático general, los oviductos también se denominan «trompas» de Falopio.)

Testículos no descendidos

Siempre que sea posible, debe explicarse a los padres que los niños con criptorquidia (testículos no visibles ni palpables) se deben tratar lo antes posible. Si durante los primeros años de vida los testículos no descienden al escroto, pueden resultar seriamente dañados debido a la temperatura interna del tronco, de modo que la consecuencia puede ser la posterior esterilidad.

Antes de decidirse por un tratamiento operativo u hormonal, siempre vale la pena realizar una serie de tratamientos con TZR. Aunque no produzca el resultado deseado, estabilizará el estado del niño en su conjunto. El acceso al contacto debe ser siempre cuidadoso, puesto que el motivo interno por el que un órgano «se retrae» a menudo depende de trastornos emocionales durante el embarazo o el nacimiento, aunque no se tenga conciencia de los mismos.

Cuanto más pequeño sea el niño, más breve es el tiempo de tratamiento. Se puede instruir a los padres para que ellos mismos realicen algunas maniobras simples cada día por la mañana y por la noche. Al principio, bastarán entre tres y cinco minutos.

En niños de dos o tres años el tratamiento se puede prolongar. ¡Los **pies calientes** son fundamentales! A todos los niños les gusta que les masajeen amorosamente sus pequeños pies y que les «tiren» suavemente de los dedos.

Zonas sintomáticas: Órganos genitales, ingle.

Posibles zonas relacionadas: Todas las demás glándulas endocrinas. Sistema vegetativo, que se puede estabilizar con el plexo solar y otras maniobras de regulación. Región inferior de la columna vertebral con hueso sacro y articulación sacroilíaca.

Ingle. **Importante**: En este caso, han demostrado su eficacia los pases claros y repetidos partiendo del tendón del músculo tibial anterior (tendón a nivel de la espinilla, cerca del maléolo interno) hacia la región de los genitales. Esta es la vía normal de los testículos desde el canal inguinal al escroto.

Las manos sensibles del terapeuta notarán en este trayecto una pequeña solidificación de los tejidos, que modifica su ubicación cuanto más pueden avanzar los testículos en su dirección prevista. Los padres pueden realizar perfectamente estos pases.

Adenoma de próstata

El aumento de la próstata como tumefacción benigna del tejido epitelial es una enfermedad relativamente frecuente en hombres de más de 50 años. Si se trata en un estadio temprano, cabe esperar que los molestos síntomas concomitantes —como polaquiuria, disuria, ganas de orinar con mayor frecuencia y dificultad con poca excreción— disminuyan o incluso desaparezcan por completo. También se puede mejorar la micción retrasada con un flujo escaso de orina.

Zonas sintomáticas: Próstata, vejiga con uretra y escroto.

Posibles zonas relacionadas: Todas las glándulas endocrinas. Ligamentos pélvicos. Región inferior de la columna vertebral con hueso sacro y articulación sacroilíaca. Riñones, uréteres. Intestino.

Cicatrices en la parte **central** del cuerpo. Dientes en tanto que posibles campos de interferencia (▶ **Cap. 26**, sección «Comprobación de campos de interferencia»).

Las maniobras de regulación estabilizan la psique a menudo irritada.

Hipertiroidismo (enfermedad de Basedow)

Zonas sintomáticas: Glándula tiroides. Ha demostrado su eficacia que, durante la primera sesión de TZR, se realice solo un tratamiento con movimientos sedantes o que no se trate en absoluto.

Nuca. Puesto que existe una relación directa entre la glándula tiroides y la 7ª vértebra cervical («giba hormonal»), esta zona también se debe tratar procediendo con cuidado. De entrada debe evitarse totalmente realizar movilizaciones circulares del dedo gordo en las articulaciones metatarsofalángicas.

Posibles zonas relacionadas: Todas las demás glándulas endocrinas, sobre todo, la hipófisis y las del hipogastrio. (En la medicina integral, la glándula tiroides también se denomina «el tercer ovario».) El corazón, que a menudo reacciona en forma de taquicardias al hipertiroidismo.

Intestino, sobre todo el intestino delgado. Cicatrices, en especial aquellas situadas en la parte **central** del cuerpo sobre el meridiano de vaso concepción.

Plexo solar y/u otras maniobras de regulación. El movimiento eutónico hombro-brazo (▶ **Cap. 6**) tiene un efecto de especial descongestión y alivio del cuello, nuca y cintura escapular, así como de la persona en su conjunto.

A tener en cuenta: Los pacientes con hipertiroidismo, al principio, no deberán tratarse más de **20 minutos**. Los tratamientos que producen los mejores resultados son aquellos que se realizan durante la primera mitad del día, puesto que si se efectúan más tarde, pueden perturbar el **sueño nocturno**.

Diabetes mellitus

Aunque la TZR no está contraindicada en las personas diabéticas, estos pacientes, sobre todo los insulinodependientes, deben ser tratados por terapeutas con suficiente experiencia en TZR. Puesto que la capacidad de regulación de la TZR puede ocasionar oscilaciones en el nivel de azúcar en la sangre y en la orina, es fundamental su comprobación meticulosa y frecuente durante una serie de tratamientos con TZR.

Otros aspectos:

- En el caso de un tratamiento demasiado intenso y solo centrado en la zona del páncreas, como reacción espontánea se puede producir una **hipoglucemia** (bajada de la glucosa en sangre con temblores, sudor frío, taquicardia, palidez de la piel hasta la apatía).

> El tratamiento más eficaz para la hipoglucemia consiste en la administración inmediata de glucosa, p. ej. en forma de un terrón de azúcar o una cucharada de miel (▶ Cap. 16.3).

- Existe la posibilidad de **limitar** poco a poco la **cantidad** de insulina. No obstante, esto requiere una colaboración especialmente buena entre médico, terapeuta y paciente.
- De manera general, las maniobras específicas de la TZR siempre aportan de forma neutral un mejor **riego sanguíneo de los tejidos** de los pies, pudiendo prevenir efectos posteriores como trastornos de sensibilidad, etc.
- Puesto que la diabetes puede ser una de las causas del **fallo renal crónico**, en todos los diabéticos es importante realizar un tratamiento meticuloso de las vías urinarias.
- Los mejores resultados se obtienen con **diabéticos de edad avanzada**, sobre todo si no son insulinodependientes. También en este grupo hay que observar con atención posibles oscilaciones en el nivel de azúcar en sangre. Además de una alimentación sana, hay que señalar la importancia decisiva de realizar mucho **ejercicio** al aire libre para el bienestar de estos pacientes.

En la diabetes **juvenil** (infantil), aunque no podrá modificarse el crecimiento del páncreas, se puede mejorar la **calidad de vida** del paciente en su conjunto:

- Las manos y pies crónicamente fríos reciben un mejor aporte sanguíneo.
- La tendencia a sufrir infecciones en el tracto respiratorio y urogenital disminuye.
- El hambre y la sed se perciben más y se sacian mejor.
- El estado anímico experimenta un cambio y se adquiere un mayor equilibrio y vivacidad.
- El sueño es más reparador.

Sugerencias generales sobre el tratamiento:

Zonas sintomáticas: Páncreas. También en este caso, de modo similar al hipertiroidismo, es aconsejable tratar la zona con suavidad o ni tan siquiera tratarla durante las primeras sesiones, hasta que las reacciones del paciente se puedan valorar con mayor precisión.

Posibles zonas relacionadas: Todas las demás glándulas hormonales. Cabeza, sobre todo ojos (en el caso de diabéticos de larga duración, peligro de enturbiamiento de la retina). Región inferior de la columna dorsal (inervación). Intestino, sobre todo intestino delgado. Hígado, bazo. Maniobras de regulación tan a menudo como sea preciso. Puesto que la zona del plexo solar no se puede diferenciar de la del páncreas, será mejor elegir otras maniobras de regulación.

Campos de interferencia en forma de focos dentales y/o cicatrices. En este sentido, no debería pasarse por alto que incluso las cicatrices más pequeñas pueden provocar graves trastornos. Por ejemplo, una de las dos **microcicatrices** que quedan tras una eliminación quirúrgica de la uña del dedo gordo está situada exactamente en el primer punto del **meridiano del bazo-páncreas**, y esto no solo puede influir negativamente en el flujo energético de este meridiano, sino también afectar considerablemente a los órganos del bazo y, sobre todo, al páncreas. (La segunda pequeña cicatriz está situada en el primer punto del meridiano del hígado, donde también puede ocasionar importantes trastornos metabólicos.)

En este caso, el tratamiento mediante **terapia neural** de la pequeña cicatriz por parte de un especialista experimentado sería una opción adecuada. En tal caso, debe observarse atentamente el estado general del paciente, puesto que el **nivel de azúcar en sangre se puede** modificar **de forma inmediata** y **considerable**.

21.5.3 El timo

Como el timo guarda relación tanto con el sistema endocrino como con el vegetativo y el linfático, también podríamos comentarlo en otro lugar. Los amplios efectos de esta glándula situada tras el esternón se subestimaron durante mucho tiempo, quizá por la regresión de tamaño que experimenta en el tránsito de la infancia a la edad adulta. (Con el apéndice, puede observarse una evolución similar.)

La importancia fundamental del timo radica en el **sistema inmunitario** de las personas. Podemos partir de la base de que, en amplios tramos, representa un **sistema que se autorregula**. Al mismo tiempo, cabe recordar que la inmunidad no es solo una cuestión de órganos corporales que funcionen correctamente, sino que también depende de las exigencias ético-morales de la persona, tanto en lo relativo a sí misma como con respecto a su entorno.

La zona del timo se integra en el tratamiento en el caso de:
- Desregulaciones hormonales en edad infantil, juvenil y adulta, sobre todo también en el periodo de inicio de la menopausia.
- Todas las alteraciones e irritaciones del sistema nervioso vegetativo, como sobrecargas físicas, distrés emocional, dormir poco, etc.
- Trastornos linfáticos de todo tipo, p. ej. inflamaciones agudas y crónicas, cáncer, metabolismo lento general.

Puesto que esta zona es prácticamente idéntica a la zona del esternón, podemos variar la técnica de tratamiento en función de las indicaciones:
- Si el **esternón** forma parte de las relaciones estático-musculares, trabajaremos con los habituales movimientos dinámicos; en la mayoría de casos, el dedo índice es el más adecuado, como en las demás zonas del **dorso** del pie.
- Si se debe tratar el **timo** como parte del sistema inmunitario, los golpes suaves y ligeros con las dos yemas de los índices han demostrado su eficacia.

21.6
Grupo de zonas de la respiración y del corazón

21.6.1 Generalidades – Respiración

El **diafragma** es un músculo importante para la **función de la respiración y del corazón**: en los primeros años de la TZR (según Ingham) solo se trataba como zona refleja del diafragma un pequeño punto en el centro del borde proximal del arco transversal, que al mismo tiempo correspondía a la «antigua» zona del plexo solar. Puesto que esta región tiene un efecto estabilizador sobre la respiración —en cualquier caso, según los conocimientos actuales, como mínimo es una **parte** de todo el borde superior del diafragma—, desde hace décadas apreciamos la zona como una de nuestras maniobras de regulación (▶ Fig. 6.3).

No obstante, entretanto, la zona del diafragma, de acuerdo con el tamaño de este músculo, se ha ampliado considerablemente y abarca, en ambos pies, aproximadamente la mitad proximal de los metatarsianos hasta la línea de Lisfranc (▶ Fig. 10.24).

Puesto que el movimiento dinámico ascendente y descendente del diafragma no se puede representar bien gráficamente, para el trabajo práctico se aplicará lo siguiente: in situ **y** en la zona refleja, la ubicación anatómica de este músculo cambia con cada movimiento respiratorio. Por este motivo, la zona del diafragma se puede ampliar hasta la región superior de la cavidad abdominal (es decir, hasta el inicio de la hilera distal de los huesos del tarso). La cúpula del borde superior del diafragma se puede reconocer bien en los pies debido a la similitud de formas: cuando los dedos de los pies están en extensión, es decir doblados hacia la cabeza del paciente, se vuelve visible en el borde inferior del arco transversal.

La *pars lumbalis* del diafragma («pilares del diafragma»): muchos pacientes con enfermedades respiratorias responden al tratamiento de las zonas de la columna lumbar con una mejoría de su capacidad respiratoria, lo que se puede atribuir a diferentes motivos:
- Partes del origen de este gran músculo, como formando un grupo de tendones, la llamada *pars lumbalis*, se unen a la parte ventral de las vértebras lumbares 1 a 3, a veces también hasta la vértebra 4, de manera que la **columna lumbar está directamente implicada en cada movimiento respiratorio**.
- La región lumbar, a través del sistema musculoesquelético, mantiene una relación funcional con el tórax.
- La evidente proximidad de la columna lumbar con partes del intestino y el solapamiento de estas zonas, en el caso de sobrecargas, a menudo indica alteraciones metabólicas. Puesto que la calidad de la función del intestino y de los múltiples ganglios linfáticos allí ubicados influye en gran medida en todas las demás regiones mucosas del organismo, en pacientes con enfermedades respiratorias, el tratamiento del **intestino** reviste una importancia **fundamental**.

> **A tener en cuenta:** No se puede diferenciar si con el estímulo realizado en este punto se trata la columna lumbar, la *pars lumbalis* del diafragma o más bien partes del intestino; desde un punto de vista terapéutico, es más bien insignificante, puesto que todas estas zonas están interrelacionadas a nivel funcional.

En personas sanas, el diafragma **une** el tórax y el abdomen; por el contrario, en personas enfermas, los separa. En tanto que «puente respiratorio» rítmico, mueve y masajea los órganos de la cavidad abdominal/pelvis, así como los del tórax, también el corazón, los pulmones y los grandes vasos sanguíneos de la aorta y vena cava superior. Por consiguiente, si funciona correctamente, contribuye a su actividad normal. No hay que olvidar que, en cada fase de inspiración y espiración, también participan los otros dos diafragmas: **suelo bucal y suelo pelviano**.

La **maniobra de tracción de talones** (▶ Fig. 6.1, ▶ Fig. 6.2, ▶ pág. 28) y la **maniobra de regulación de la respiración** (▶ Fig. 6.3, ▶ pág. 29) resultan especialmente adecuadas para ayudar a la respiración. Paralelamente, contribuyen a la estabilización vegetativa del paciente. No obstante, la respiración no debe ser controlada deliberadamente ni por el propio paciente ni por parte del terapeuta. Si primero acompañamos el ritmo respiratorio existente tal como **es** sin entrar en valoraciones (sobre lo que es «malo» y lo que es «bueno»), las dos maniobras podrán «seducirlo» para adoptar un ritmo natural lo antes posible.

21.6.2 Sugerencias para el tratamiento de los órganos respiratorios
(▶ Fig. 21.8)

Crisis asmática aguda
Zonas sintomáticas: Los pulmones, los bronquios y el diafragma no son tan importantes como se asume teóricamente. En la mayoría de casos, una crisis asmática se puede atajar más rápidamente mediante un tratamiento intenso y tonificante de las **zonas relacionadas** del intestino, sobre todo, el intestino delgado.

Cápsulas suprarrenales (idénticas a los riñones). Suelo pelviano. Eventualmente, bazo. A continuación, si es necesario, se puede aplicar la maniobra sedante a las **zonas sintomáticas** de la laringe, la tráquea, los bronquios y los pulmones, así como el diafragma, pero a menudo se constata que en gran medida ya no es necesario.

Para la estabilización vegetativa, se utilizarán las maniobras arriba mencionadas de tracción de talones y regulación de la respiración, así como el plexo solar.

Asma crónica
Aprovechando alguna de las fases **libres** de crisis o en estado crónico, deberá elaborarse una meticulosa exploración inicial para determinar individualmente las zonas más afectadas. Con seguridad, el **intestino** desempeñará un papel decisivo en todos los pacientes, puesto que en las personas asmáticas, el tema de la hiperacidez siempre está sobre la mesa. No en vano

el intestino se denomina a menudo «el campo de interferencia más amplio» ([41], [53]).

A tener en cuenta: No todos los pacientes aquejados de asma poseen siempre cargas psicógenas. A veces, ocupan un lugar preponderante los efectos de **sustancias nocivas** (aditivos artificiales en alimentos, intolerancia a medicamentos, factores alérgicos existentes en la vivienda o en el entorno), los cuales deberían eliminarse en la medida de lo posible.

Además de las zonas detalladas en la sección «Ataque agudo de asma», deberán tenerse en cuenta otras **zonas relacionadas**: el sistema linfático en su conjunto. Corazón. Hígado/vesícula biliar. Válvula ileocecal. Vías urinarias. Esfínteres (▶ Cap. 6). Timo.

Eventualmente, campos de interferencia en forma de focos dentales; existen ocho dientes relacionados energéticamente con las vías respiratorias.

Maniobras de regulación (véase arriba), pero también movimientos eutónicos para la regulación general del tono y para el apoyo de la psique, ya que siempre —ya sea de forma primaria o secundaria— está relacionada con las alteraciones de la respiración [16].

Bronquitis crónica
Las sugerencias para el tratamiento de los pacientes de asma se pueden aplicar igualmente en este caso. No obstante, a menudo habrá que incluir en el tratamiento los **senos frontales y maxilares**, así como los órganos de la pelvis menor (la mucosa de la región superior e inferior se desarrolla a partir de la misma hoja blastodérmica).

21.6.3 Generalidades – El corazón
Es ampliamente sabido que existe una relación directa entre las múltiples irritaciones actuales de las condiciones de vida externas y las crecientes enfermedades cardiovasculares.

Sin embargo, a menudo no se tiene suficientemente en cuenta el papel fundamental que desempeñan el **intestino**, la **linfa** y todas las demás **excreciones y secreciones internas** en el conjunto de la actividad cardiovascular y circulatoria.

En 1928, el cardiólogo y catedrático **Martin Mendelsohn** formuló:
- que «cada enfermedad tiene su origen en un trastorno metabólico y que los órganos alterados (también el corazón) son la **consecuencia secundaria**, pero nunca el origen»;
- que «todas las glándulas secretoras que operan en el cuerpo representan una tremenda fuente

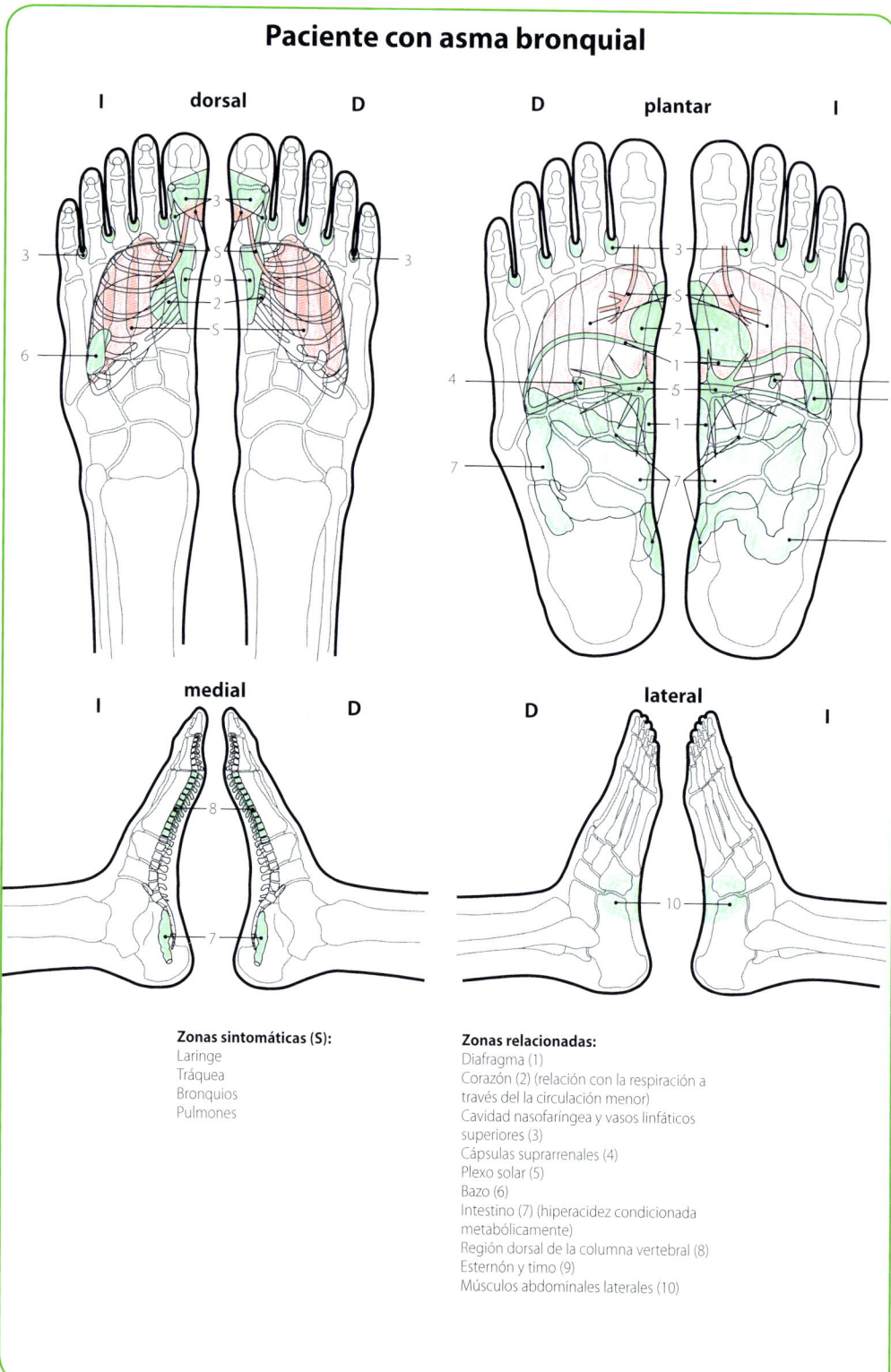

▶ Fig. 21.8 Paciente con asma bronquial.

de energía para la circulación de los humores del cuerpo; y

- que «el metabolismo de todos los tejidos vivos se produce a modo de movimiento activo de líquidos», donde el corazón solo tiene una participación secundaria.

Esto viene a confirmar nuestras experiencias con la TZR en pacientes con problemas cardiacos: las **zonas relacionadas** suelen mostrarse más necesitadas de tratamiento que la sintomatología.

21.6.4 Sugerencias para el tratamiento del corazón y del sistema circulatorio

Angina de pecho (▶ Fig. 21.9)

El nombre de este cuadro clínico indica la sintomatología principal de la estenocardia o la insuficiencia coronaria: la sensación de opresión en el pecho. En principio, los pacientes aquejados de angina de pecho deben contemplarse como posibles pacientes de infarto cardiaco en el futuro. Es obvio que la TZR solo puede cumplir la función de **terapia coadyuvante**; no obstante, la experiencia dice mucho en favor de su aplicación regular, sobre todo porque la relación funcional con los otros sistemas corporales afectados se puede tratar bien con la TZR.

Zonas sintomáticas: El corazón, la región inferior de la columna cervical y la región superior de la columna dorsal se tratarán primero con una dosificación prudente. Si se pone demasiado énfasis en las zonas sintomáticas, es posible que las molestias más bien empeoren en lugar de mejorar, porque no se habrá tratado el terreno sobre el cual estas se originaron.

A tener en cuenta: Puesto que en la acupuntura, en el denominado circuito de energía de los 12 pares de meridianos [47], los meridianos del bazo y del corazón están interrelacionados (el bazo transmite su energía al corazón), tiene sentido anteponer la zona del **bazo** a la del corazón. La zona del bazo suele reaccionar bien al tratamiento mediante tonificación. Igualmente, es recomendable tonificar intensamente también las zonas del **intestino delgado antes** de la zona sintomática. Independientemente de la obstrucción del intestino y sus glándulas linfáticas, los pacientes con problemas cardiacos a menudo presentan una **elevación del diafragma** debido al agrandamiento de la cavidad abdominal. Esto puede provocar que no se produzca el movimiento activo de líquidos en todo el tronco y el movimiento rítmico ascendente y descendente del diafragma.

Posibles zonas relacionadas: Intestino, órganos de la región del epigastrio, hígado, páncreas. Sistema linfático. Glándulas endocrinas. Diafragma. Cintura escapular izquierda (relaciones segmentales), columna vertebral. Suelo pelviano («diafragma» inferior).

Selección de maniobras de regulación y movimientos eutónicos. Cicatrices p. ej. a lo largo del meridiano del corazón y/o del maestro de corazón.

La **articulación metatarsofalángica** debe movilizarse cuidadosamente, puesto que se corresponde con las zonas del corazón, la región inferior de la columna cervical, la región superior de la columna dorsal y la glándula tiroides. Para ello, resulta especialmente adecuado el tratamiento **ortobiónomico** según A. Pauls [51].

Infarto cardiaco

1. Llamar al médico.
2. Conservar la calma.
3. **Receta de urgencia**: 6-8 comprimidos de natrón disueltas en un vaso de agua tibia proporcionarán un alivio espontáneo, ya que poseen un fuerte efecto alcalinizante y, por consiguiente, contrarrestan los efectos de la hiperacidez masiva. El natrón tiene el mismo efecto como primeros auxilios en el caso de pacientes con un ataque de apoplejía. ¡En toda consulta se debería tener a mano un frasco con tabletas de natrón para situaciones agudas!
4. Si existe la posibilidad de tomar los pies del paciente entre las manos, las maniobras de regulación, sobre todo la **maniobra del plexo solar**, le tranquilizarán. La zona del plexo solar en la mano tiene un efecto similar. Se puede aplicar la maniobra sedante en la zona del corazón. (De la bibliografía temprana de E. Ingham se desprende que sugiere una **tonificación** intensa. Lamentablemente, carecemos de experiencias prácticas en este sentido, por lo que aconsejamos los movimientos sedantes en la zona del corazón hasta que sea posible que el paciente reciba asistencia médica.)
5. **Flores de Bach nº 39** [45], conocidas como Remedio Rescate: verter unas gotas sobre la lengua o en el centro de la palma de la mano (= zona del plexo solar en la mano). ¡También son beneficiosas para el terapeuta en este tipo de situaciones!

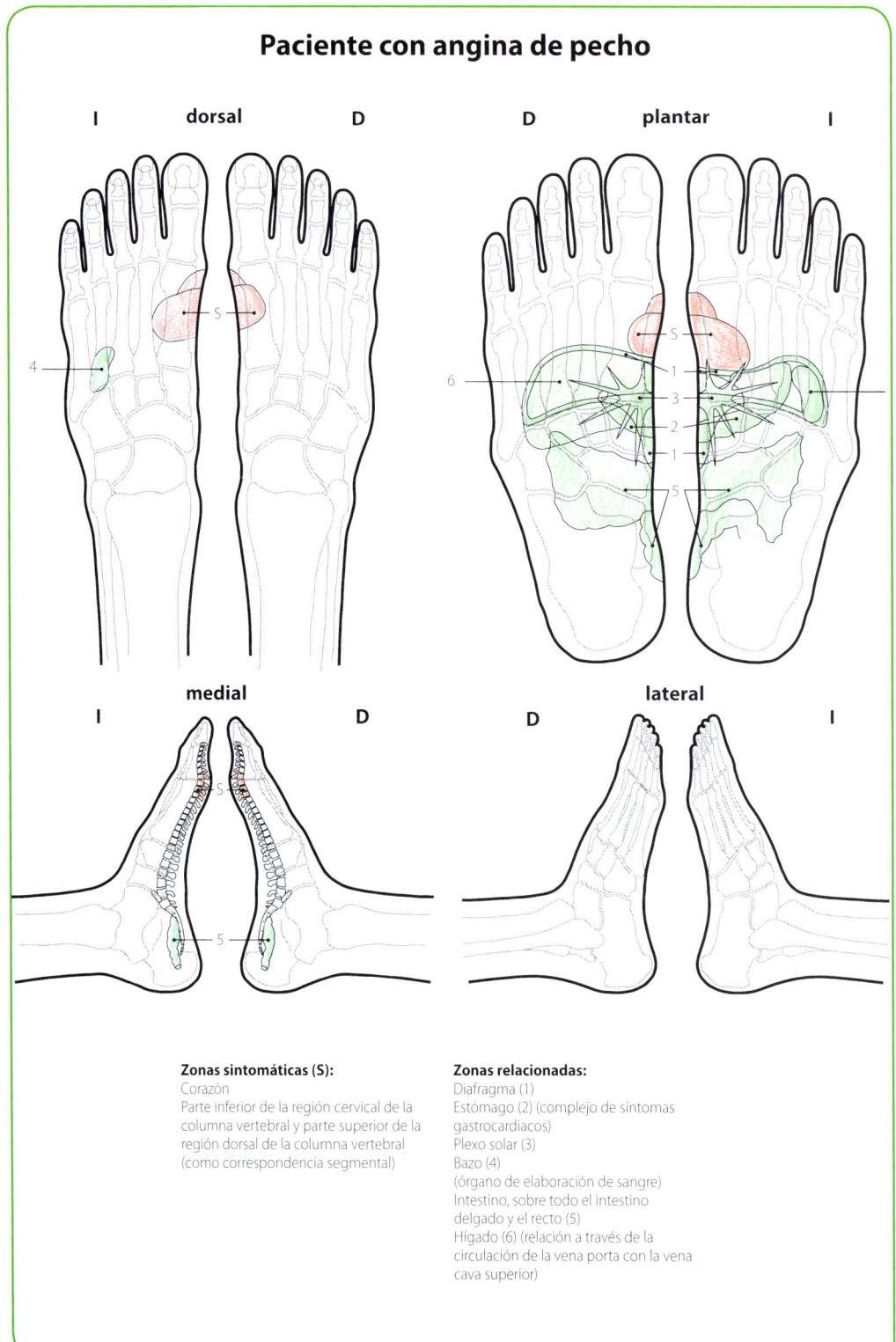

▶ **Fig. 21.9** Paciente con angina de pecho.

Trastornos funcionales del sistema circulatorio

A menudo, en estos pacientes no es posible demostrar ninguna causa orgánica. Puesto que, por su propia naturaleza, la TZR permite abordar bien los trastornos **funcionales**, resulta especialmente adecuada para este tipo de alteraciones.

Cabe destacar: En las zonas de los pies, las alteraciones ya se muestran en el denominado estadio preclínico, es decir, antes de que se manifiesten clínicamente. De ello se deriva que una primera exploración sorprendentemente presente muchas zonas que reaccionan de forma anormal, aunque al paciente «no le ocurra nada en realidad», aparte de su labilidad circulatoria.

Zonas sintomáticas: Sistema nervioso vegetativo, que se puede estabilizar bien mediante una selección de maniobras de regulación. Tratar el corazón primero con movimientos sedantes, pudiéndose tonificar posteriormente.

Posibles zonas relacionadas: ¡Suelen ser más importantes que las zonas sintomáticas! Bazo. Intestino, sobre todo intestino delgado, órganos de la región del epigastrio. Sistema linfático en su conjunto. Cabeza. Diafragma. Sistema hormonal. Columna vertebral. Órganos de la pelvis menor.

Campos de interferencia en la zona de los dientes y en el caso de cicatrices. Maniobras de regulación. La **maniobra** eutónica **del hueso sacro** (▶ Cap. 6) tiene un efecto muy armonizante sobre todos los órganos, puesto que despliega su eficacia de forma central en la cavidad abdominal.

Cuando los trastornos circulatorios se manifiestan como un **síndrome cardiaco hipercinético** (taquicardia, aumento de la presión arterial diferencial, sensación súbita de frío o sudoración, fuertes oscilaciones emocionales), deberán tratarse mediante la maniobra sedante la glándula tiroides y la 7ª vértebra cervical (relación funcional), y al principio se deberán tratar con cuidado todas las demás zonas.

Las maniobras de regulación y las maniobras y colocaciones eutónicas estarán en primer plano al principio.

Si la **hipotonía** que sigue a la insuficiencia circulatoria aparece tras enfermedades graves o infecciones, normalmente se optará por una serie de tratamientos linfáticos con TZR. De este modo, se podrán eliminar tanto las cargas tóxicas del organismo como fortalecer el corazón/sistema circulatorio y el sistema vegetativo.

En más personas de las que se creía inicialmente, los **traumas** de diferente índole constituyen la base de trastornos funcionales u orgánicos del corazón. También los problemas no procesados y el estrés continuo en ámbitos personales o profesionales provocan dolencias de este tipo. A menudo se «olvidan» o ni tan siquiera se relacionan con la enfermedad. En el marco del acompañamiento terapéutico, debemos ser conscientes de estos aspectos; las reacciones del paciente, que acompañaremos de forma empática y segura, nos indicarán si debemos mantener una conversación o prescribir otras medidas terapéuticas.

21.7

Grupo de zonas de los órganos digestivos

21.7.1 Generalidades

Es bien sabido que, en la actualidad, la mayor parte de las personas presentan importantes alteraciones de las múltiples funciones de su tracto gastrointestinal. Los factores principales a los que se debe son una alimentación desnaturalizada y el comportamiento alimentario: se come demasiado rápido, en demasiada cantidad (en ocasiones también en cantidad insuficiente), a horas inadecuadas, con demasiadas distracciones y sin otorgarle la importancia necesaria.

> No obstante, en principio **aquello** que comemos no es determinante para nuestra salud, sino aquello que el organismo puede aprovechar y procesar de todo lo que le ofrecemos.

Hay que tener en cuenta que los **problemas metabólicos** constituyen la base de casi todas las enfermedades, aunque la relación no resulte obvia a primera vista. El hecho de que el distrés prolongado tiene efectos negativos sobre la composición de la flora bacteriana pone de relieve que los factores psíquicos también desempeñan un papel fundamental, puesto que «digerir» también es un proceso emocional.

Es sabido que en pacientes con íleo inminente o **postoperatorio** (parálisis intestinal u oclusión intestinal), tras la tonificación intensa de las zonas del intestino, se vuelven a iniciar los movimientos peristálticos. El breve tratamiento de las zonas sintomáticas se puede realizar varias veces al día. Siempre vale la pena intentarlo, puesto que el tratamiento no perjudica; «en el peor de los casos», no se obtendrá el resultado esperado. ¡Sería deseable que esta sencilla medida terapéutica se utilizara más a menudo en los hospitales!

21.7.2 Sugerencias para el tratamiento

Estreñimiento crónico

Zonas sintomáticas: El intestino en todo su conjunto, primero cuidadosamente y más tarde con una tonificación intensa.

Posibles zonas relacionadas: Todos los esfínteres. Sistema linfático. Órganos de la región del epigastrio y la pared abdominal. Toda la columna vertebral, sobre todo la columna lumbar y el hueso sacro. Ligamentos pélvicos. Glándulas hormonales. Campos de interferencia (cicatrices, dientes).

Maniobras de regulación y/o movimientos eutónicos para la regulación del sistema vegetativo.

Mal de Crohn, colitis ulcerosa
(▶ **Fig. 21.10**)

Zona sintomática: Durante las primeras sesiones de tratamiento es aconsejable obviar la zona del intestino o tratarla con mucha suavidad hasta que se pueda valorar correctamente la capacidad de reacción del paciente. Sin embargo, sorprendentemente, algunos pacientes incluso reaccionan positivamente a un tratamiento tonificante.

Posibles zonas relacionadas: Región inferior de la columna vertebral (relación segmental con el intestino; véase enfermedades respiratorias: diafragma). Todos los esfínteres. Órganos de la región del epigastrio: hígado, estómago, páncreas. Órganos linfáticos o todo el sistema linfático.

Cabeza, similitud de formas entre cerebro e intestino (▶ **Fig. 21.1**). Sistema hormonal. Corazón. Ligamentos pélvicos. Comprobación de campos de interferencia en forma de cicatrices o focos dentales.

Puesto que de forma primaria o secundaria, con frecuencia hay cargas psíquicas que acompañan la sintomatología, la regulación del sistema vegetativo resulta especialmente importante. Al principio, lo adecuado podrán ser incluso dos o tres tratamientos de los pies que **solo** sirvan a la estabilización. Los movimientos eutónicos y otras maniobras de regulación resultan adecuados, aunque no deberían utilizarse demasiados movimientos al mismo tiempo.

Es indispensable realizar una comprobación exacta de los **hábitos** alimentarios, debiéndose aplicar el resultado de manera consecuente. Puesto que el cuadro clínico debido a la diarrea a menudo va acompañado de una **deshidratación**, hay que asegurarse de aportar suficientes líquidos, a ser posible agua o infusiones suaves de hierbas medicinales.

Colon irritable (▶ **Fig. 21.10**)

En este caso se aplicarán a grandes trazos las sugerencias anteriores para el tratamiento. Dado que en este cuadro clínico se alternan la diarrea con el estreñimiento, se deberá observar bien la capacidad de reacción general del paciente. La experiencia demuestra que, incluso en las fases de estreñimiento, no siempre es adecuado tonificar la zona sintomática del intestino.

Si los pacientes toman medicamentos anticoagulantes (p. ej. **Sintrom**), la **zona del hígado** se deberá tratar con especial cuidado. En la medicina tradicional china (MTC), es sabido que en el caso de trastornos digestivos de todo tipo, esta zona reacciona bien a las hierbas medicinales **relajantes**. La TZR también puede beneficiarse de esta experiencia, tratando la zona del hígado más bien con suavidad y de forma relajante.

Complejo sintomático gastrocardiaco, síndrome de Roemheld

Se trata en su mayor parte de hombres que padecen esta dolencia como consecuencia del estrés de diferente índole.

Zonas sintomáticas: Estómago con cardias y píloro, primero con movimientos sedantes. Hígado, vesícula biliar, páncreas.

Posibles zonas relacionadas: Todos los demás esfínteres, para lograr una estabilización del sistema vegetativo (▶ **Cap. 6**). Intestino, sobre todo intestino delgado. Diafragma con *pars lumbalis*. Suelo pelviano. Corazón. Cabeza con articulación de la mandíbula y nuca. Columna vertebral, sobre todo región central e inferior de la columna dorsal por su relación segmental.

Deberá respetarse de forma consecuente el tiempo de **reposo posterior**, para que los estímulos del tratamiento puedan acabar de ser asimilados.

Hemorroides

Suelen ser consideradas como un simple trastorno desagradable, pero deberá comprobarse si pueden ser indicio de una enfermedad grave no diagnosticada. Siempre se da una fuerte hiperacidez de los órganos metabólicos, que se puede remediar rápidamente con una alimentación sana y un buen aprovechamiento de los alimentos.

21.7 Grupo de zonas de los órganos digestivos

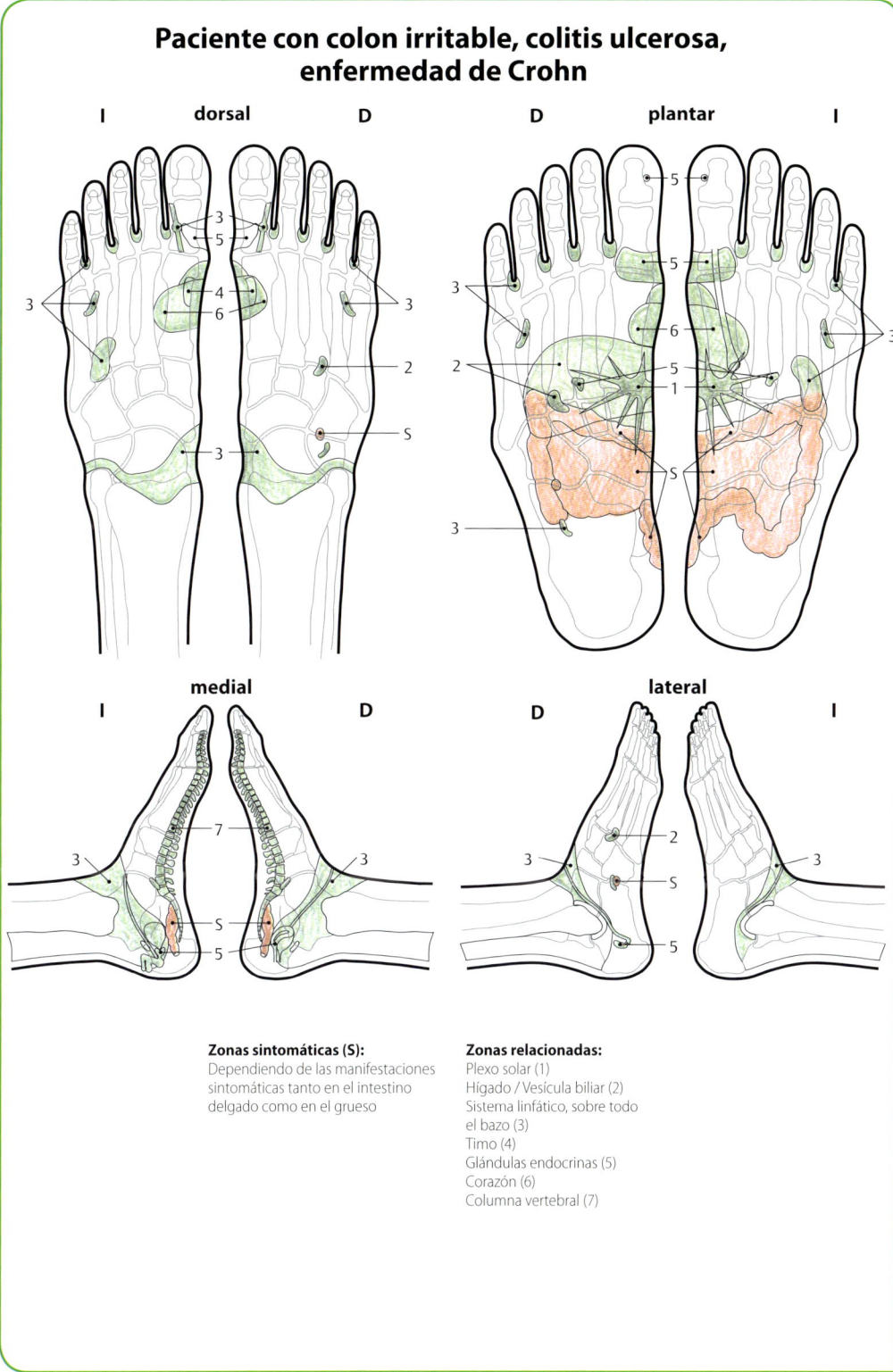

▶ **Fig. 21.10** Paciente con colon irritable, colitis ulcerosa, mal de Crohn.

Zonas sintomáticas: Ano y suelo pelviano. En estado **agudo**, la maniobra sedante suele tener un efecto muy rápido. Estiramientos en toda la zona del suelo pelviano hacia ventral y dorsal también ayuda a descongestionar.

Posibles zonas relacionadas: La cavidad bucal y los labios, en tanto que «polo opuesto», se tonificarán con intensidad. Todo el tracto gastrointestinal y las vías urinarias para la regulación básica del metabolismo. Todos los demás esfínteres (▶ **Cap. 6**). Sistema linfático. Ligamentos pélvicos.

Las maniobras de regulación resultan especialmente importantes, puesto que un estado emocional equilibrado hace que todos los esfínteres tengan un tono normal. Se sabe que **reír alegremente** tiene un efecto ritmificante sobre el diafragma grande **y** sobre el pequeño, el suelo pelviano; y puesto que el inicio y el fin siempre deben ir compaginados, resulta comprensible que el esfínter inferior reaccione a una distensión del superior.

Prolapso rectal

Zonas sintomáticas: El recto, el ano y el suelo pelviano se tratarán primero con suavidad, tonificándose después con mayor intensidad.

Posibles zonas relacionadas: Órganos y músculos de la pelvis menor. Primero tratamiento sedante de los ligamentos pélvicos, para después tonificarlos. Tracto digestivo. Todos los demás esfínteres.

Columna vertebral, sobre todo hueso sacro/coxis. Diafragma, suelo bucal. Sistema linfático y hormonal. Maniobras de regulación, que estimulan la respiración y la hacen más profunda, p. ej. la maniobra de tracción de talones.

21.8
Grupo de zonas del sistema linfático

21.8.1 Generalidades

La relación funcional entre el sistema linfático, el sistema inmunitario, la digestión, el sistema nervioso vegetativo y el sistema hormonal resulta obvia en muchos cuadros clínicos a raíz de las alteraciones de las zonas correspondientes. El **anillo linfático faríngeo** con las amígdalas y la elevada densidad de las **placas de Peyer** en el intestino delgado, junto con el **apéndice**, indican importantes puntos linfáticos dentro del organismo.

En la práctica diaria, nos encontramos con trastornos linfáticos directos y visibles mayormente en caso de procesos inflamatorios y congestivos en la región de la puerta de entrada superior de la cavidad nasofaríngea y en las extremidades, sobre todo de brazos y piernas.

En general se observa que el sistema de flujo linfático desempeña un papel fundamental en la estabilización del estado **emocional** del paciente.

Un caso concreto tratado en mi consulta

Cuando empezaba la etapa de desarrollo de las zonas linfáticas hace unos 30 años, una madre trajo a mi consulta a sus dos niños de cinco y seis años para el tratamiento de resfriados crónicos recurrentes. En la cuarta sesión de TZR me confesó: «Apenas me atrevo a decirlo, pero desde el último tratamiento de los pies, los niños juegan juntos, mientras que antes no hacían más que pelearse y estaban de mal humor todo el día. Ahora por las mañanas se levantan descansados y con ganas de hacer cosas».

Tras 10 sesiones de tratamiento con TZR, en uno de los niños los pólipos pronunciados habían remitido tanto que podía volver a respirar bien por la nariz; en el otro, los ataques febriles e inflamatorios en la garganta habían mejorado considerablemente, de tal manera que podía volver a ir a la escuela con regularidad. En ambos remitieron las diarreas malolientes. Sin embargo, lo que más me llamó la atención, porque no me lo esperaba en absoluto, fue la armonización persistente del nivel emocional.

(Cabe añadir que, durante los meses siguientes, para evitar recaídas, los niños tuvieron que abstenerse de ingerir demasiados dulces y determinados cereales.)

En esa época también tomamos conciencia de la importancia del **bazo**, al que antes no le habíamos prestado demasiada atención. En inglés se denomina «spleen» (que también significa «ira, cólera»), con lo que —desde un punto de vista lingüístico— hace referencia a su relación con el **nivel emocional**. El bazo requiere un tratamiento detallado con mucha más frecuencia de la que se creía antes. Hace tiempo que en la medicina es sabido que, en tanto que órgano de almacenamiento y transformación de la sangre, participa en gran medida en la destrucción de los eritrocitos y trombocitos viejos, sin embargo también está relacionado con otros procesos:

Según la medicina tradicional china (MTC), es más frecuente que, en caso de enfermedad, el bazo se presente más bien debilitado en lugar de sobreexcitado. Por eso, se administran alimentos y hierbas medicinales que **estimulan** la actividad del bazo. En la TZR hemos comprobado algo similar: los pacientes suelen reaccionar positivamente a un tratamiento tonificante de la zona del bazo. Sin embargo, hemos observado que, al principio, no siempre se presenta dolorosa, sino que se «despierta» tras algunas sesiones de tratamiento de los pies.

Entretanto existen claramente **más indicaciones** en las que el bazo se puede integrar en el programa de tratamiento:

- Hemogramas alterados, **inflamaciones** e infecciones (en el bazo se generan los linfocitos, que son responsables de atajar las infecciones.)
- **Alergias** de distinta índole, también en estadio preclínico, p. ej. en el caso de la fiebre del heno, donde el bazo ya se incluye en el tratamiento durante la fase asintomática.
- **Enfermedades cardiacas**. La teoría de los meridianos parte de la base de que la energía del meridiano del bazo se traslada al meridiano del corazón en el ciclo circadiano de 24 horas.
- Todos los trastornos e irritaciones de tipo vegetativo y emocional. En la medicina antroposófica, se atribuye al bazo la coordinación de todos los **procesos rítmicos** del ser humano.

El **timo**, que también se debe incluir en el sistema linfático, ya se ha abordado detalladamente en el ▶ Cap. 21.5.3.

21.8.2 Sugerencias para el tratamiento

Inflamaciones agudas y crónicas en la zona de la cabeza y del cuello

En el caso de que las mucosas de la cavidad nasofaríngea y los senos paranasales no puedan expulsar las secreciones acumuladas, se tonificarán las zonas sintomáticas en la medida en la que lo permita la actual capacidad de reacción del paciente. No obstante, en los vasos linfáticos laterales con las amígdalas se deberán aplicar los pases alternos indicados en el tratamiento linfático mediante TZR para lograr un mejor flujo de la linfa.

Como en otras indicaciones, en este caso también son más importantes las zonas relacionadas para, mediante el fortalecimiento del terreno desbordado y alterado, quitarle a la sintomatología su sustrato. Para lograr una regulación exitosa, también se pueden ofrecer entre seis y ocho tratamientos exclusivamente linfáticos.

Zonas sintomáticas: Cavidad nasofaríngea con los senos y las trompas de Eustaquio, las amígdalas con los vasos linfáticos laterales del cuello. Membranas interdigitales entre los dedos de los pies (= linfa de la cabeza y del cuello).

Exprimir las membranas interdigitales de los dedos de la mano también se puede proponer al paciente como deberes terapéuticos: si se realiza por la mañana y por la noche durante algunos minutos, la sensación penetrante en el tejido normalmente remite tras unas pocas sesiones de autotratamiento.

Posibles zonas relacionadas: Intestino, sobre todo intestino delgado. Apéndice, timo. Órganos de la pelvis menor con linfa de la ingle y la pelvis. Bazo. Cápsulas suprarrenales.

Maniobras de regulación y/o movimientos eutónicos.

Importante: Es aconsejable comprobar los hábitos alimentarios y, si procede, recomendar un cambio de hábitos. A menudo, las intolerancias a la lactosa o la fructosa y/o las reacciones alérgicas a los cereales (sobre todo el trigo) están presentes en las causas de estas alteraciones de las mucosas.

Congestiones linfáticas en las piernas

Su aparición tiene múltiples **motivos**: debilidad congénita de los tejidos conjuntivos, importantes alteraciones metabólicas sobre todo del intestino debido a malos hábitos alimentarios, aporte insuficiente de líquidos, falta de movimiento, disfunciones hormonales, etc.

Zonas sintomáticas: Región linfática de la ingle, la pelvis y los muslos, donde los pases alternos han demostrado su eficacia, tal como se describe en el ▶ Cap. 29.

Posibles zonas relacionadas: El intestino en su conjunto. Órganos de la pelvis menor. Región del epigastrio, especialmente el hígado. Vías urinarias. Corazón, bazo. Apéndice, timo. Glándulas endocrinas. Vías linfáticas superiores.

Maniobras de regulación y/o movimientos eutónicos. Comprobar los posibles **campos de interferencia** en forma de cicatrices o dientes afectados, así como su tratamiento específico.

Mastectomía (▶ Fig. 21.11)

En el caso de mujeres con un carcinoma de mama, haya sido operado o no, la TZR ha demostrado ser eficaz como medida complementaria desde hace años.

> De acuerdo con nuestra experiencia, la TZR no favorece la metástasis, más bien fortalece la capacidad de autocuración de las mujeres. Una de las reglas de todas las terapias de regulación y, por lo tanto, también de la TZR es que, si se dosifican con corrección y se aceptan las contraindicaciones, los tratamientos de este tipo no pueden interferir de forma negativa en los procesos sanos, pero en cambio pueden fortalecer los órganos y sistemas debilitados y enfermos, siempre dentro de las posibilidades de regeneración existentes.

Zonas sintomáticas: Deberán **anteponerse** aquellas zonas y maniobras que estabilicen el sistema vegetativo de la paciente: sistema endocrino, tratamiento de los esfínteres, selección de maniobras de regulación y/o movimientos eutónicos. Todo ello encaminado a que las mujeres recuperen también su equilibrio interno.

La zona de la cicatriz de la operación primero se tocará con suavidad o se realizarán pases suaves desde el esternón hacia la axila. Una vez cicatrizada la herida, se puede ofrecer el **tratamiento de cicatrices mediante TZR** (▶ Cap. 25). Una serie de tratamientos linfáticos mediante TZR tiene un efecto de prevención y eliminación de todas las **congestiones linfáticas en los brazos** —sobre todo, tras la extracción parcial o total de los nódulos linfáticos de la axila.

Posibles zonas relacionadas: El tejido torácico del lado contrario. La columna vertebral dorsal y la cintura escapular con las articulaciones esternoclavicular y esternocostal, primero con movimientos sedantes. Sistema hormonal y órganos de la pelvis menor (el pecho femenino tiene claras relaciones con el sistema endocrino). Todos los demás órganos excretores y linfáticos.

A tener en cuenta: Durante la **radioterapia** o **quimioterapia**, no se deberán realizar estímulos puntuales. No obstante, en estas fases, también son de ayuda las maniobras suaves y neutrales, que apoyen el sistema nervioso vegetativo y la actividad del intestino, los riñones y el corazón.

Las **cremas para cicatrices** estimulan el proceso de curación, tanto a nivel físico como emocional. Puesto que tras las operaciones de esta índole las mujeres no solo están afectadas corporalmente, sino que sobre todo desorientadas en lo íntimo y estético, el siguiente **tratamiento para estados agudos** ha demostrado su eficacia:

Mientras la **zona** del pecho amputado se trata suavemente con la crema para cicatrices, la mujer coloca su mano (por encima o por debajo de la ropa) sobre la cicatriz y, de este modo, sin mediar demasiadas palabras, tiene la posibilidad de procesar mejor las consecuencias de su *shock*. Si se puede implicar a la pareja en el cuidado de la cicatriz, esto resultará positivo para ambas partes. La **maniobra** eutónica **de hombro-brazo** tiene un efecto de armonización extraordinaria y de liberación de las tensiones estático-musculares en la espalda y todo el tórax.

En el ▶ Cap. 29 «Zonas reflejas del sistema linfático» y en el ▶ Cap. 23 «Tratamiento de lactantes y niños», podrán encontrarse más indicaciones sobre enfermedades linfáticas.

21.8 Grupo de zonas del sistema linfático

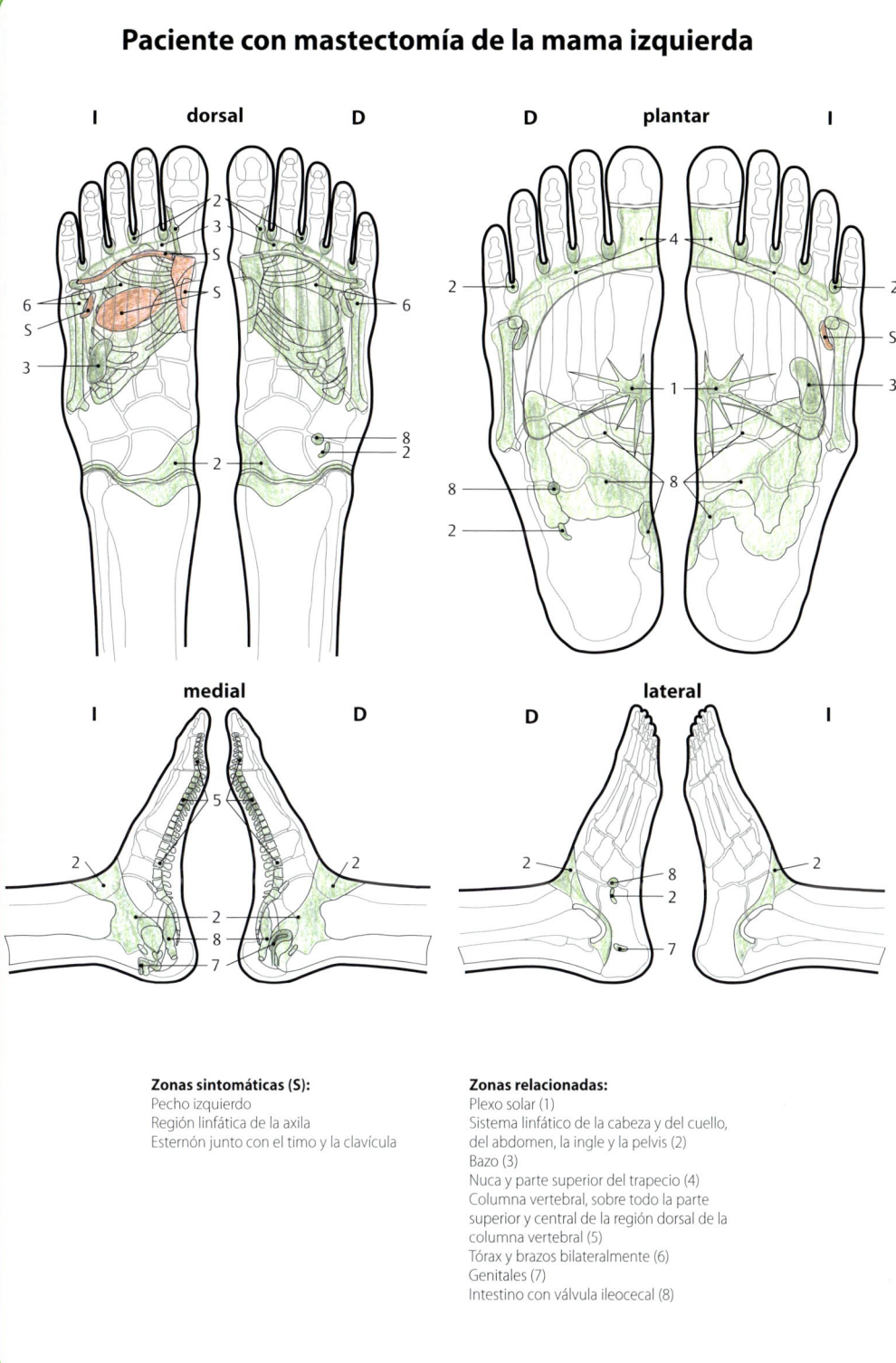

Zonas sintomáticas (S):
Pecho izquierdo
Región linfática de la axila
Esternón junto con el timo y la clavícula

Zonas relacionadas:
Plexo solar (1)
Sistema linfático de la cabeza y del cuello, del abdomen, la ingle y la pelvis (2)
Bazo (3)
Nuca y parte superior del trapecio (4)
Columna vertebral, sobre todo la parte superior y central de la región dorsal de la columna vertebral (5)
Tórax y brazos bilateralmente (6)
Genitales (7)
Intestino con válvula ileocecal (8)

▶ **Fig. 21.11** Mastectomía de la mama izquierda.

22 Acerca del embarazo y el parto

22.1 Indicaciones generales

Las comadronas y los especialistas de las profesiones correspondientes pueden incorporar a su trabajo no poca información de la práctica y de los fundamentos de la TZR: en la asistencia a las mujeres ya desde el primer momento tras la concepción hasta la atención a madres e hijos durante el puerperio. Aunque el embarazo es un proceso biológico del todo normal, cada vez hay más mujeres que durante este periodo de «circunstancias especiales» experimentan bastantes molestias.

En principio, para el cuidado de la mujer a lo largo del embarazo, así como la asistencia durante y después del parto, la TZR es beneficiosa y **estabilizadora** incluso cuando no sienta molestias. Se recomienda iniciar las aplicaciones en los pies con regularidad (digamos, una vez por semana) a partir del 4º mes de gestación.

Con frecuencia, sin embargo, los procesos vitales naturales se hallan entorpecidos por toda clase de irritaciones y por las cargas crecientes de la vida actual. Es por ello que la futura madre necesita ayuda, teniendo en cuenta que el vigor de las maniobras terapéuticas debe dosificarse en las embarazadas reduciéndolo a tan solo **la mitad de la dosificación habitual**.

Como es habitual en la asistencia normal, a las mujeres embarazadas se les realizará una **exploración inicial**, sobre todo en aquellos casos en los que el contacto con la comadrona se establezca en un estadio **temprano** del embarazo que todavía permita la aplicación de una serie de tratamientos.

Pero si el tiempo que queda hasta el parto no es excesivo, es más habitual que se produzcan situaciones que requieran un **tratamiento breve y para estados agudos**.

> Durante el parto, en circunstancias normales, la madre y el niño llevan a cabo un trabajo de equipo, sutilmente coordinado, que sin duda debe asistirse con atención y de manera profesional, pero en el que no hay que inmiscuirse perturbando el proceso con nuestra actividad.

22.2 Tratamiento durante el embarazo

22.2.1 Tratamiento básico

Para hacerles más llevadero a las mujeres el periodo del embarazo, sobre todo a partir del sexto al séptimo mes, cuando el peso creciente del niño ocasiona cambios estático-musculares, se ha comprobado la eficacia de la siguiente «**receta básica**»:

- **Maniobras de regulación** antes, durante y después de la sesión, adaptadas al estado general de la mujer.
- Tonificación suave de las zonas de la región inferior de la columna vertebral, de los glúteos y los abdominales, del intestino, los riñones y la vejiga, del sistema linfático (pases alternos) y del diafragma.
- En las primeras sesiones, la **zona del útero** puede —aunque no debe— dejarse de lado hasta que pueda valorarse mejor la capacidad general de reacción de la mujer.
- La **reacción** espontánea **del niño**, en forma, por ejemplo, de un marcado aumento de los movimientos, y el comportamiento de la futura madre proporcionan indicaciones muy útiles para saber si se ha calculado correctamente el umbral de dosificación. (¡Si se produce una sobredosificación, utilizar las maniobras de regulación!)
- Este tratamiento facilitará la dilatación y el ensanchamiento paulatino y regular de las

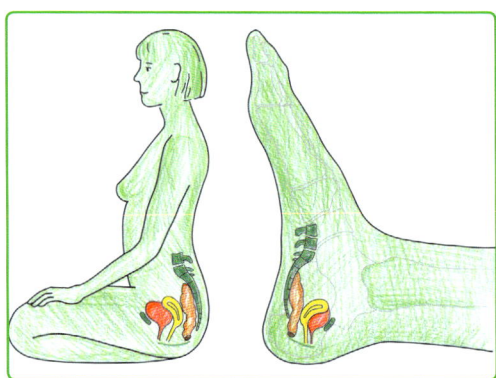

▶ **Fig. 22.1** Órganos femeninos de la pelvis in situ y como zonas reflejas.

estructuras musculoesqueléticas de la pelvis, y el niño disfrutará del espacio natural que necesita para su desarrollo y movimiento.
- El **diafragma** puede oscilar con entera libertad en su movimiento ascendente/descendente, y de esta manera tanto el corazón como el sistema circulatorio y la respiración gozarán de una descarga notable.
- Las zonas reflejas propuestas pueden o bien incluirse en el transcurso normal de la sesión o bien proponerse como una sesión aislada, de menor duración.
- El **reposo posterior** es particularmente importante en todas las embarazadas y deberá respetarse al menos durante 20 minutos, pudiendo prolongarse siempre que sea necesario y conveniente.

Otras indicaciones prácticas

Las mujeres muy irritables y temerosas muestran con frecuencia, ya antes del tratamiento y como señal de su reducida capacidad de resistencia, finas gotas de agua repartidas en la cara interior de ambos calcáneos, donde se encuentran las zonas correspondientes a los órganos de la pelvis menor.

- En dichos casos deberán incluirse, durante las primeras sesiones, abundantes maniobras de regulación. El tratamiento directo de las zonas se irá incluyendo poco a poco, a lo largo de la serie de sesiones, en función siempre de la creciente estabilización vegetativa de la paciente.
- En cada sesión se intercalarán movimientos sedantes en la zona del plexo solar, que se irán repitiendo con una cierta regularidad. Por experiencia, la tonificación suave y oscilante en el sentido de **regulación** de esta zona tiene un efecto comparable.
- En el caso de estas mujeres tan poco resistentes, al principio ha demostrado su eficacia trabajar a través de **los pies cubiertos**, para que no se sientan directamente «agredidas».

22.2.2 Molestias frecuentes

La asistencia a mujeres embarazadas mediante la TZR es apreciada por la mayoría de ellas, ya que notan el efecto positivo que produce este «tratamiento de las raíces», tanto en sus molestias físicas como también en su estado anímico.

Las zonas que se mencionarán a continuación pueden ampliarse o reducirse en función de la carga personal a que esté sometida cada mujer.

Importante: En la mayoría de las indicaciones que siguen, deberá tratarse de manera puntual, mediante la maniobra sedante, el borde inferior proximal del talón medial y lateral, así como el maléolo externo, ya que en tales puntos pueden abarcarse, al mismo tiempo y **de forma no específica**, las zonas de los ligamentos pélvicos (▶ Cap. 28). El tratamiento **concreto** de estas zonas aporta un gran alivio y más espacio.

Casi todas las mujeres perciben los **pases alternos** suaves, sobre todo los aplicados en las zonas de los muslos, como una ayuda general que «descongestiona» no solo las piernas, sino también toda la región del abdomen y de la pelvis.

Vómitos y mareos durante el embarazo (*hyperemesis gravidarum*)

En primer término están las **maniobras de regulación**.

Maniobra sedante en las zonas del estómago, junto con el cardias (¡a menudo lo más importante!) y el píloro, la válvula ileocecal, el plexo solar, la región central de la columna vertebral dorsal, el diafragma y el hígado. Tras la mejora de la sintomatología, estas zonas también se pueden tonificar suavemente.

La tonificación suave de las zonas del intestino delgado y de la región rectal/anal, junto con el suelo pelviano y el bazo, suele producir un alivio espontáneo.

Este tratamiento breve puede ofrecerse varias veces al día si se cuenta con un cónyuge hábil u otra persona allegada, actuando de preferencia sobre las zonas del estómago y el plexo solar.

Dolores de espalda

A medida que avanza el embarazo, es más frecuente que las mujeres sufran **dolores de espalda**. En el caso de sufrir molestias **agudas**, son válidas las reglas del tratamiento para estados agudos tal y como se han indicado para aquellos pacientes con trastornos lumbares (▶ Cap. 16, ▶ Cap. 21.3.2, sección «Síndrome lumbar»).

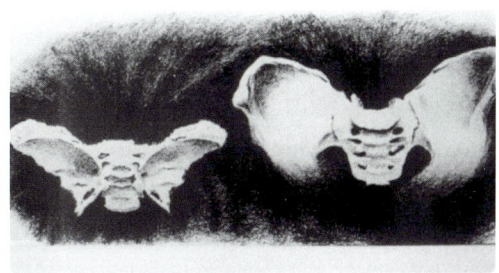

▶ **Fig. 22.2** Similitud de formas entre el esfenoides (base del cráneo) y el sacro con los ilíacos [31].

Las mujeres embarazadas que padecen **dolores de espalda** pueden elegir la postura que les resulte más cómoda sobre la camilla, en función de su estado, por ejemplo tumbadas de lado o bien casi sentadas. En los casos en que pueda presentarse un posible inicio del **síndrome de la vena cava inferior**, la mujer se echará sobre su lado **izquierdo**. Se seguirá actuando en esta posición también tras la realización de las maniobras de regulación.

Las zonas de los **músculos abdominales laterales**, en tanto que antagonistas respecto de la región lumbar de la columna vertebral, son particularmente importantes, ya que debido a la dilatación del perímetro del abdomen, pueden aparecer múltiples tensiones. Dichas zonas se tratarán mediante la maniobra sedante, tal y como se hacía en el caso de las zonas de la parte baja de la columna vertebral y de la articulación sacroilíaca, aunque después también se podrán tonificar suavemente.

Las mujeres embarazadas deberán revisar y, llegado el caso, introducir cambios en su postura, al estar sentadas o de pie, e incluso al andar, de tal forma que puedan adaptarla al creciente cambio de peso ventral originado por el crecimiento del niño [10], [22].

Debido al cambio de posición que experimentan los órganos y al aumento de tamaño del útero, suele producirse una **elevación del diafragma**. Ya que el diafragma, en su porción caudal-dorsal, los pilares del diafragma, está ligado a la región lumbar superior, se tratarán estos puntos primero mediante la maniobra sedante, mientras que los glúteos y el intestino se tonificarán ligeramente.

Un leve masaje local tanto de la **región occipital** como de la **nuca** ejerce un efecto muy relajante sobre los órganos de la pelvis. En la osteopatía craneosacral [27], también se conocen las relaciones terapéuticas entre arriba y abajo.

Congestiones venosas y linfáticas de la pelvis y las piernas

Puesto que en este caso no se trata de ningún estado agudo, lo más indicado es realizar la **exploración inicial** como es habitual. A menudo nos facilitará la elección de las zonas:

Tratar mediante la maniobra sedante la región inferior de la columna vertebral y los músculos abdominales (suelen presentar numerosas tensiones). Tonificar, empleando una buena dosificación, el hígado, los riñones, el bazo y el tracto digestivo. No obstante, la mayoría de veces lo más adecuado son tres o cuatro tratamientos exclusivamente linfáticos mediante TZR.

Las mujeres suelen observar, incluso tras la primera sesión, un **aumento de la diuresis**, así como una mejoría en las piernas y la pelvis.

Aparición prematura de las contracciones

En tal circunstancia, las **maniobras de regulación** son especialmente indicadas para quitarle el miedo a la mujer. Adicionalmente, **movimientos sedantes** en las zonas de la hipófisis, útero, ovarios, plexo solar, tiroides, cápsulas suprarrenales, región inferior de la columna vertebral, articulación sacroilíaca, sínfisis, ligamentos pélvicos, o bien solo una selección dentro de estas zonas.

El tratamiento puede aplicarse diariamente durante unos 10 a 15 minutos, o también varias veces al día, hasta que las contracciones prematuras hayan remitido.

Cistitis

Mientras la fiebre no se deje ver, lo cual indica la ausencia de una infección en las vías urinarias, la TZR puede utilizarse como sigue:

Aplicar maniobras suaves en las zonas de los vasos linfáticos laterales del cuello, así como pases alternos en las zonas de los muslos y la pelvis, incluyendo así el sistema de flujo de la linfa que precede al de las vías de secreción urinaria.

Tonificar las zonas de la cavidad nasofaríngea, dada su condición de región polar de la mucosa correspondiente, así como las del bazo (estabilización de la irritación vegetativa y estimulación de la función linfática).

Emplear la **maniobra sedante** en las zonas de la vejiga y de la parte inferior del hueso sacro (relación segmental con la vejiga) y de la articulación sacroilíaca. Opcionalmente también puede tratarse la zona de la vejiga en primer lugar.

¡Emplear abundantes **maniobras de regulación**!

22.3

Molestias antes, durante y después del parto

Falta de tono en las contracciones, dilatación insuficiente del cuello de la matriz

Tonificar las zonas del útero en dirección a la vagina, sínfisis, hipófisis, cápsulas suprarrenales, tiroides, región inferior de la columna vertebral y articulación sacroilíaca.

Cuello de la matriz: **maniobra sedante**; después tonificar.

Contracciones de dilatación demasiado fuertes o contracciones abortivas

Las mismas zonas que se han mencionado en el caso de sufrir falta de tono en las contracciones se tratarán mediante el **movimiento sedante**, cuando las contracciones sean demasiado intensas.

Las **maniobras de regulación** se aplicarán preferentemente **al inicio** de una pausa entre las contracciones. La **maniobra sedante** es adecuada, por su parte, **al final** de la pausa entre las contracciones, justo cuando empieza la siguiente fase dolorosa.

Desprendimiento incompleto de la placenta

Tonificar con intensidad las zonas del útero, ovarios, hipófisis, hueso sacro, articulación sacroilíaca, vejiga y suelo pelviano, ajustándose siempre a la capacidad de reacción de la mujer en cada momento.

En la mayoría de casos, al cabo de pocos minutos y por medio de algunas contracciones débiles, **se expulsará totalmente** el resto de la placenta. Sin embargo, el tratamiento deberá seguir aplicándose (normalmente entre seis y diez días) hasta que se hayan normalizado el color, el olor y la consistencia de la secreción uterina (loquios), aunque ya no habrá que tonificar las zonas con la misma intensidad y podrán irse incluyendo otras zonas.

¡Intercalar con tanta frecuencia como sea necesaria las **maniobras de regulación**!

Contracciones demasiado intensas en el postparto

En mujeres **multíparas**, las contracciones del postparto para la involución de los órganos, a menudo son tan intensas como las contracciones del parto. La TZR suele actuar al cabo de 10 a 15 minutos, de modo que los dolores de postparto sean bastante menos agresivos, sin perjudicar la contracción del útero, muy importante desde el punto de vista fisiológico.

La **maniobra sedante** se aplicará en las zonas del útero, de los ovarios y de la hipófisis, y a veces también en la región inferior de la columna vertebral, articulación sacroilíaca y sínfisis. ¡Es muy importante intercalar **maniobras de regulación**! Este tratamiento breve se puede aplicar varias veces al día.

Espasmos de la vejiga tras el parto

Antes, durante y después del tratamiento se recomienda aplicar **maniobras de regulación**.

La **maniobra sedante** se aplicará en las zonas de la vejiga, el hueso sacro, el ano, el suelo pelviano, la articulación sacroilíaca y el plexo solar.

Se emplearán **pases alternos** en la región linfática del pliegue inguinal, la pelvis y el muslo.

Es importante **tonificar** las zonas de la **cavidad nasofaríngea**, en su calidad de región polar correspondiente a la zona urogenital. La experiencia práctica de muchas comadronas confirma la **relación recíproca** existente entre las mucosas de la cabeza/cuello y de la pelvis.

¡De esta manera, en muchas ocasiones se les puede **ahorrar** a las mujeres un **sondaje de la vejiga**!

Incontinencia de la vejiga

Primero **sedar** y después **tonificar** todas las zonas de la pelvis: vejiga y esfínter de la vejiga, suelo pelviano, útero, región inferior de la columna vertebral, ano, articulación sacroilíaca, sínfisis, glúteos y musculatura abdominal lateral [48].

Se aplicará un tratamiento estimulante (= tonificante), siguiendo la regla de Arndt-Schulz: los estímulos débiles aumentan la actividad fisiológica, los fuertes la inhiben y los más fuertes la paralizan.

Intercalar **maniobras de regulación** con tanta frecuencia como sea necesario. ¡Indicar **ejercicios activos** para la estabilización de la musculatura del suelo pelviano!

Mujeres que presentan dificultades con la lactancia

- Cuando la **leche** es **demasiado escasa**:
- Trabajar bastante mediante **maniobras de regulación**, ya que los sistemas de flujo, también el de la leche materna, pueden llevar a cabo mucho mejor su función en el marco de un sistema vegetativo equilibrado. **Tonificar** las zonas de la hipófisis, la nuca, la parte superior y central de la región dorsal de la columna vertebral, el intestino, así como todas las demás zonas de secreción endocrinas.
- En la zona de las glándulas mamarias se ha de trabajar suavemente **en dirección a la axila**, si procede, adicionalmente mediante el movimiento que hemos llamado de «patita de terciopelo» (trabajar suavemente de medial a lateral con las yemas de los dedos, colocadas una frente a la otra).
- En este caso, también ha probado su eficacia el **tratamiento linfático mediante TZR** (de forma parcial o en su totalidad), el cual se puede ofrecer a diario.
- En el caso de que aparezca un **exceso de producción de leche** o una **mastitis**:
- Aplicar primero la **maniobra sedante** sobre la zona del pecho, y también en las zonas de la hipófisis y el esternón.

22 Acerca del embarazo y el parto

- **Tonificar** suavemente las zonas del bazo y del intestino (clarificación del medio intestinal, lo cual influye en la calidad de la leche materna).
- Puesto que en las mujeres que presentan dificultades con la lactancia también puede estar alterado el **loquios normal**, a menudo se obtiene un buen resultado mediante la tonificación suave de las zonas de los genitales, tanto en lo relativo a la normalización del loquios como de los problemas de lactancia.
- Tras la fase aguda, ha demostrado su eficacia realizar partes del tratamiento linfático mediante TZR, siendo especialmente importantes las maniobras de recogida linfática y las zonas de conexión linfática (▶ Cap. 29).
- Los **cataplasmas de hojas de col** o **de requesón** sobre el pecho producen un alivio adicional de las molestias.

Ayuda para la involución de los órganos durante el puerperio

Tonificar con suavidad o con firmeza, según sea la capacidad de reacción de la mujer y procurando siempre una dosificación correcta, las zonas del útero, la hipófisis, la vejiga, el intestino, la articulación sacroilíaca, la región inferior de la columna vertebral y la pared abdominal. ¡**Maniobras de regulación**!

Recomendaremos como refuerzo del tratamiento la realización de ejercicios activos para fortalecer los músculos abdominales y del suelo pelviano.

Sutura dolorosa del perineo (episiotomía)

Para empezar, aplicar la **maniobra sedante** sobre las zonas del suelo pelviano y del ano, en el pie derecho o en el izquierdo, o bien en ambos; la elección dependerá de la ubicación del corte del perineo. Más adelante también se podrá **tonificar** con delicadeza la zona sintomática, al igual que la zona del útero y las otras zonas de la pelvis.

Pases alternos en la región linfática de la pelvis y los muslos.

Además del diafragma del suelo pelviano, se tratarán asimismo el **diafragma torácico** y el **suelo bucal** (también diafragmas), a base de **tonificar** estas zonas.

22.4 Tratamiento de recién nacidos

Probablemente, cualquier madre considerará un gesto natural tocar y sostener los pies del recién nacido, cuando yace con ella tras el parto.

> Los trastornos existentes o que aparezcan en el recién nacido pueden tratarse, mediante la TZR, justo después del parto, ya que esta terapia estimula la capacidad de autorregulación del niño y refuerza, de forma natural, los órganos y sistemas debilitados.

Ictericia en el recién nacido

Los recién nacidos que presenten una ictericia, comprobada a simple vista por la intensa tonalidad amarillenta de la piel, o bien mediante un análisis de sangre, deberán ser tratados a diario, y en algunos casos incluso dos veces al día:

La mayoría de las veces bastará con **tonificar** con suavidad las zonas del intestino delgado, el bazo, el páncreas y el corazón. La zona del hígado se tratara con suavidad, al principio incluso con la **maniobra sedante**, a fin de fortalecerla y estabilizarla.

Para **compensar** los estímulos tonificantes, al niño le va bien que el terapeuta le sostenga los pies en fases intercaladas durante el tratamiento. Hay que poner una particular atención en el hecho de que los pies mantengan una buena irrigación sanguínea, y que **estén y permanezcan calientes**.

«Bebés aletargados»

Debido a distintas circunstancias agravantes, algunos recién nacidos no pueden realizar el paso del espacio intrauterino, acuoso y protegido, al aire libre, sin mostrar claras dificultades de adaptación.

> Múltiples experiencias demuestran que, mediante una TZR de pocos minutos, puede conseguirse un notable aumento de la vitalidad, lo cual se manifiesta en una mejora de la respiración, de la frecuencia del pulso y de los movimientos activos, así como una normalización del color de la piel.

Tonificar con suavidad las zonas del diafragma y del plexo solar. Pueden incluirse también las zonas de los pulmones, del aparato digestivo y —con sumo cuidado— de la cabeza. El objetivo de este tratamiento de pocos minutos es **mejorar el riego sanguíneo** no solo de sus pequeños pies, sino de toda la criatura. De esta manera se proporciona al recién nacido una valiosa ayuda para que tome posesión de su cuerpo un tanto debilitado.

Este tratamiento puede aplicarse varias veces durante las primeras horas y los primeros días de vida del niño. Entre sesión y sesión también en este caso es particularmente importante que el niño conserve los **pies calientes**. El calor natural de la mano humana transmite, además del calor físico, la sensación de seguridad y protección.

Vías respiratorias alteradas

Muchas veces, después del parto, las vías respiratorias del recién nacido deben ser aspiradas mediante un tubo, para evitar que llegue demasiado líquido amniótico a los pulmones o que se quede allí. Esta sorprendente invasión supone para el niño una irritación de las vías respiratorias superiores que puede compensarse mediante el tratamiento en los pies:

Pases delicados, de distal a proximal, en las zonas plantares y dorsales de la tráquea y a los bronquios. Breve y suave **tonificación** de las zonas de los pulmones, del intestino y del diafragma. Si se desea favorecer la expulsión (expectoración) de la mucosidad, puede ser conveniente trabajar de proximal a distal, es decir, en sentido contrario.

Maniobra sedante en la zona del plexo solar. El hecho de sostener tranquilamente los pies con las manos calientes regula además el tono general del niño.

Indicaciones prácticas

Los efectos positivos de la TZR en los recién nacidos que presentan trastornos como los que se mencionan a continuación, se han visto confirmados reiteradamente por la experiencia de madres, comadronas y terapeutas:

Se ha observado, por ejemplo, que muchos recién nacidos y lactantes reaccionan al contacto en torno a la articulación metatarsofalángica del dedo gordo del pie, es decir, alrededor de las zonas del cuello y de las vías respiratorias superiores que han resultado agredidas por el tubo, con estremecimiento y una marcada restricción de la respiración. Tocar estas zonas con tranquilidad y suavidad tiene como resultado una rápida reducción de los síntomas. En aquellos recién nacidos cuyo **cordón umbilical** se les había enroscado en torno al cuello este tratamiento presenta el mismo efecto positivo.

Se han comprobado reacciones similares en aquellos partos en los que se habían utilizado **fórceps** o **ventosa**. Los recién nacidos, tras un contacto delicado y un tratamiento muy suave de los dedos gordos, en la parte lateral o distal (zonas de los parietales y de la bóveda craneal), reaccionaron **sin tanto espanto** y con una **respiración** más regular.

> Traumas de este u otro tipo que se producen durante el parto acompañan a muchas personas hasta su madurez, sin ser reconocidos. Pueden aparecer, a cualquier edad, como reacción a un tratamiento de las zonas reflejas; emergen del inconsciente hasta el nivel perceptible de los sentimientos y del conocimiento. Es entonces cuando existe la posibilidad de asimilarlos.

Aparte de la TZR, los recién nacidos cuya venida al mundo haya sido difícil pueden tratarse aplicándoles, en el centro de la palma de la mano o bien en la zona del plexo solar, la **esencia floral de Bach nº 39** (Remedio Rescate) en pomada o gotas ([8], [45]), al principio incluso varias veces al día. Con frecuencia conviene administrar a la madre el mismo tratamiento, o aprovechar las posibilidades que ofrece la **homeopatía clásica**.

En la década de 1990 tuvo gran divulgación en Europa otro método manual de gran especificidad, la **osteopatía craneosacral** [27]. Después de que en muchos recién nacidos la estrechez del canal vaginal o la utilización de fórceps o ventosa pueda haber causado un desplazamiento de la osamenta craneal (incluso de una fracción de milímetros será susceptible de producir secuelas en el desarrollo, aun años más tarde), se puede intervenir mediante la acción reguladora de la osteopatía craneosacral desde las primeras semanas de vida, con muy buenos resultados cara a la futura evolución de la criatura.

22.4.1 Resumen

Al igual que el niño, también la madre ha debido pasar por esfuerzos extraordinarios. A las comadronas que han asistido a nuestros cursos les parece de lo más normal, tras el parto, sentarse unos minutos a los **pies de la madre** y, cuando es posible, indicarle a su pareja cómo realizar la terapia.

Todas las madres y padres deberían ser informados acerca de la importancia que tiene —aparte de las posibilidades terapéuticas— el **contacto natural** con los pies del niño. Algunos pequeños se ven obligados a asimilar situaciones traumáticas extremas durante el embarazo y el parto, con lo que interiormente ya han «perdido pie antes de tocar el suelo». Trabajar con recién nacidos y con las cargas que sobrellevan es, en este sentido, una de las experiencias más **conmovedoras** y **gratificantes** que nos ofrece nuestra profesión.

En el tratamiento de embarazadas, madres jóvenes y recién nacidos deberá trabajarse con mucha **serenidad**, **confianza** y **calma**.

23 Tratamiento de lactantes y niños

23.1
Generalidades

El dolor desencadenado mediante el estímulo terapéutico en una zona alterada es una clara característica de la TZR. De ello podría deducirse que la TZR no es adecuada para el tratamiento de lactantes y niños pequeños. Sin embargo, la experiencia confirma lo contrario:

Los niños poseen por lo general una relación mucho más natural con el dolor que los adultos, y pueden soportarlo mejor de lo que sus padres, preocupados en exceso, creen a veces. Quizá su interior intuye aún que un dolor de este tipo entraña un sentido y que no representa nada negativo.

En los niños, la **capacidad de regeneración** puede estimularse rápidamente, ya que todavía no está tan bloqueada y debilitada como en la edad adulta.

En el tratamiento de lactantes y niños, la **relación interpersonal** desempeña un papel importante. Por eso el contacto personal es tan decisivo en el éxito del tratamiento. Si el niño se siente cómodo con el terapeuta, asistirá a cada nueva sesión con ganas, incluso aunque a veces el dolor sea claramente perceptible.

Con frecuencia se opina que unas zonas tan diminutas no pueden palparse con precisión. Un simple ensayo bastará para persuadir espontáneamente a la mayoría de los terapeutas, ¡incluso a los que tienen manos grandes!

Al aplicar el tratamiento en los pies de los niños, estos nos dedicarán a menudo su total atención, confianza y simpatía, lo cual contribuirá a reafirmarnos en la creencia de que vale la pena fomentar, ya desde niño, una actitud natural y sin prejuicios ante el tratamiento de los pies, a fin de que esta **naturalidad ante el contacto con los pies** se mantenga también en la edad adulta.

En lactantes y niños pequeños no puede elaborarse una exploración inicial exhaustiva, ya que acostumbran a intranquilizarse al poco rato. Dependiendo de la edad, preferirán sentarse y «colaborar», o bien tumbarse boca abajo. En cualquier caso, se les debe permitir esta libertad de movimiento.

Los **lactantes** se sienten mucho mejor cuando son llevados en brazos o sostenidos por la madre o por una persona conocida. Cuando se trate de **niños un poco mayores**, sin embargo, quizá sea mejor que los familiares esperen en la sala contigua, a fin de preservar tanto la neutralidad como la seriedad del desarrollo de la sesión.

Puesto que el tratamiento de niños pequeños y de lactantes solo dura de unos minutos a un cuarto de hora, puede efectuarse diariamente, o incluso varias veces al día en situaciones agudas.

23.2
Indicaciones para la dosificación

En el tratamiento de niños deben alternarse las fases un tanto dolorosas con otras más lúdicas y de compensación. Las **maniobras de regulación** pueden intercalarse con una frecuencia mayor de lo habitual.

Tan pronto como el niño pueda expresarse verbalmente, hacia los dos o tres años, se tendrá en cuenta su opinión para la dosificación.

En los **lactantes**, los indicadores que nos marcarán los límites de la intensidad de las maniobras serán, sobre todo, las señales **vegetativas** (manos húmedas, intranquilidad e incomodidad). Aun en el supuesto de que en algún momento el lactante grite un poco, tras una breve maniobra de regulación, normalmente permitirá que lo sigamos tratando sin enfadarse por las molestias.

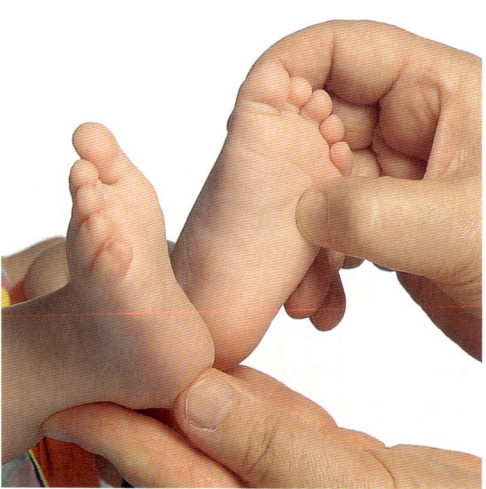

▶ **Fig. 23.1** Los pies de un niño pequeño en buenas manos.

23.3
Indicaciones probadas

Las enfermedades en el lactante y el niño que se describen a continuación pueden tratarse adecuadamente mediante la TZR, que se empleará unas veces en exclusiva y otras como terapia complementaria.

Espasmo de píloro, «cólico de los tres meses» o cólico umbilical

Los niños que presentan una fuerte irritación vegetativa reaccionan particularmente bien al tratamiento siguiente, si primero se sostienen y mueven sus pequeños pies con manos cálidas. ¡Realizar **maniobras de regulación** con frecuencia!

Maniobra sedante en las zonas del plexo solar, del estómago con cardias y píloro, del hígado, de la región inferior de la columna dorsal y de la válvula ileocecal. También se tratará en un principio, mediante la maniobra sedante, la zona del ano, en su calidad de importante esfínter final del tracto digestivo.

Tonificar con suavidad las zonas del diafragma, del bazo y del intestino delgado.

Estreñimiento, meteorismo

Suave **tonificación** de las zonas del estómago, del intestino y del páncreas. **Maniobra sedante** en el plexo solar. Puesto que el esfínter del ano a menudo está tenso, en esta zona resulta adecuado aplicar primero la maniobra sedante. También deberán comprobarse las zonas del cardias y del píloro y de ser necesario, se sedarán.

Las zonas de la **musculatura de los esfínteres** presentan una relación directa con el **sistema vegetativo**; regulando su tono se obtiene la armonización de todo el sistema nervioso (▶ **Cap. 6**).

Puesto que la **cavidad bucal** representa el inicio del tracto digestivo, también deberá incluirse esta zona en el tratamiento, tonificándola, al igual que las **zonas de los dientes** que se hallan localizadas en cada uno de los dedos del pie. En los pies de lactantes y niños, bastará con efectuar pases y con frotar los dedos en toda su superficie.

Dificultades en la dentición

La mayoría de las veces estas van unidas a dificultades digestivas agudas, dolores, fiebre y alteraciones del sueño en el niño y toda la familia.

Debido al pequeño tamaño de los dedos de los pies, es difícil diferenciar entre sí las distintas zonas de los dientes, por lo que se tonificarán **todos los dedos** con suavidad, o también con mayor intensidad, tal y como se ha descrito más arriba. Poco después, se percibirá un enrojecimiento suave y uniforme de los dedos de los pies, lo cual indicará una mejora de la irrigación sanguínea.

Para descargar el sistema linfático de la cabeza y del cuello, se exprimirán las **membranas interdigitales**.

Primero **maniobra sedante** en las zonas del tracto gastrointestinal hasta el recto y el ano, también en la zona del plexo solar. Una vez que se aprecie mejoría, se podrá trabajar sobre esas mismas zonas tonificándolas.

No es extraño que **una mejilla** intensamente **enrojecida** (signo asociado en la homeopatía al remedio *Chamomilla*) recupere su color normal durante los 5 a 8 minutos siguientes al tratamiento en los pies, y que el niño duerma profundamente unas horas y se despierte sin dolores.

Este breve tratamiento puede aplicarse varias veces al día durante la fase aguda, para lo cual sería interesante que la madre u otra persona allegada aprendiese a realizar estas maniobras.

Niños con alteraciones linfáticas

Véase también el ▶ **Cap. 21.8** «Grupo de zonas del sistema linfático» y el ▶ **Cap. 31** «De la práctica — para la práctica».

Por lo general, en niños con alteraciones linfáticas en la cavidad nasofaríngea, el sistema linfático suele regenerarse especialmente bien.

Las zonas sintomáticas de la cabeza y del cuello se **tonificarán** suavemente cuando haya alteraciones **crónicas**, adecuando siempre la intensidad a la propia resistencia del niño. En la fase **aguda**, se aplicará la **maniobra sedante** sobre la cavidad nasofaríngea.

Tanto en la fase aguda como en la crónica, se tratarán con suavidad los vasos linfáticos laterales del cuello.

Una de las **zonas relacionadas** más importantes es el tracto gastrointestinal y, a menudo, también otras zonas linfáticas como el apéndice, el timo y el bazo, al igual que el plexo solar y los órganos de la pelvis menor. Todas ellas pueden tonificarse. La zona del hígado se tratará con suavidad.

La **mejoría** en el sistema linfático de los niños es reconocible por:

- la normalización de la digestión y la remisión de las flatulencias;
- el deshincharse de las amígdalas y los vasos linfáticos laterales;
- la involución de pólipos y la respiración nasal libre de trabas durante el sueño;

- el brillo claro de los ojos y la remisión de la conjuntivitis;
- la disminución de infecciones en el oído medio y el oído externo, acompañada de una normalización de los tejidos del cuello y una mejor audición.

> A menudo el **estado anímico** del niño mejora de un modo llamativo, ya que el sistema de flujo de la linfa forma, junto con el sistema vegetativo y el hormonal, un trío interdependiente cuya armonización repercute en el nivel emocional.

A veces, la mejoría se iniciará con una **reactivación pasajera** de las molestias (secreción nasal de mucosidades más intensa, ojos hinchados y mayor desasosiego), pero ello no debe entenderse como un «empeoramiento».

> Téngase en cuenta que **toda** inflamación, aparte del trastorno subjetivo que acarrea, es una reacción de autodefensa del organismo y, por lo tanto, no hay que luchar contra sus síntomas, sino ayudar a la capacidad de autocuración en su conjunto.

Niños hiperactivos

Los niños hiperactivos y también los que padecen dificultades de concentración o similares (p. ej. TDA = síndrome del déficit de atención) suelen responder bien a la TZR.

Algunos aspectos prácticos:

- Suelen desempeñar un papel destacado las **zonas linfáticas** (especialmente el bazo, el apéndice y las amígdalas).
- En algunos niños da muy buenos resultados **exprimir** de forma suave los **dedos de los pies**. El efecto armonizador se aprecia por la mayor regularidad y profundidad de la respiración.
- El tratamiento más intenso de zonas de la cabeza se dejará para cuando el tratamiento esté más avanzado. Adicionalmente a las zonas de la cabeza, se incluirán en el tratamiento las zonas de la **pelvis** y de las **glándulas endocrinas**.
- Entre las **maniobras de regulación**, la mayoría de niños aprecia especialmente la maniobra de tracción de talones, así como la maniobra de palmas de las manos contra las plantas de los pies. También proporciona un buen resultado el simple y tranquilo contacto con la zona del plexo solar al comienzo y al final de cada sesión.

- Al principio, las sesiones no deben prolongarse más de unos **10 a 15 minutos**, aumentando poco a poco (de dos a tres veces por semana, para pasar luego a una vez por semana) en función del estado de la criatura.
- Al principio de una serie de sesiones, a veces conviene **no** insistir en el reposo posterior, aunque debería ofrecerse siempre.
- Si el tratamiento tiene para el niño el sentido de una experiencia **agradable** (le duele «solo un poquito», pero tiene la sensación de que alguien se ocupa de él), acudirá más dispuesto que si se le plantea como una «obligación» estricta.
- Tampoco es imprescindible que se esté quieto en todo momento; podemos consentir que **se incorpore** e incluso que «participe» en su tratamiento.
- En ocasiones un par de sesiones de tratamiento a la madre estresada **antes** de pasar a las series para el niño puede facilitar las cosas.
- En niños hiperactivos deberá comprobarse si existen **intolerancias alimentarias** (p. ej. a los fosfatos).
- El **ritual** de un baño de pies caliente antes de acostarlo, seguido de la fricción de los pies de la criatura con una pomada de perfume agradable, servirá para transmitirle seguridad incluso durante el descanso nocturno.
- La **saturación de estímulos excesivamente intensos** (sesiones prolongadas de televisión o juegos de ordenador), como se sabe, intensifica la irritación y conviene tratar de imponer un poco de disciplina.
- A veces se pasa por alto que los niños «que no paran quietos» muchas veces no son sino niños **superdotados** a los que no se estimula lo suficiente individualmente.

Pseudocrup

Siempre que sea posible, los niños que padezcan esta inflamación de las vías respiratorias y de la laringe —que la mayoría de las veces suele ser de carácter alérgico— deberán acudir al tratamiento durante el estadio **libre** de crisis.

- Utilizar abundantes **maniobras de regulación**. **Tonificar**, con una dosificación adecuada, las zonas de las cápsulas suprarrenales, así como las del estómago y el intestino, y eventualmente las de la pelvis menor, a fin de mejorar el medio mucoso central de los órganos metabólicos.
- Tratamiento sedante en las **zonas de los esfínteres** cardias, píloro y, sobre todo, ano; tratamiento suave en la zona del hígado.

- Además, **tonificar** las zonas del timo, del bazo y del diafragma, hasta los pilares diafragmáticos en la columna lumbar, al igual que las de la cavidad nasofaríngea, la tráquea y los bronquios. En fase **aguda**, maniobra sedante.
- Tratar con suavidad la zona de los vasos linfáticos laterales del cuello y exprimir, también de forma suave, las membranas interdigitales, a fin de **estimular el flujo de la linfa** en la cabeza y el cuello, lo que contribuirá al alivio de la sintomatología.
- Puede ser muy tranquilizador para los padres de los niños que padecen pseudocrup que se les instruya en el tratamiento de las principales zonas, de manera que cuando se produzca una crisis por la noche **ellos mismos puedan asistir** al niño hasta que reciba ayuda terapéutica o médica.
- Siempre que sea posible, los padres u otras personas cercanas al niño, cada noche deberían tomar sus pies con las manos, ya que el contacto afectuoso actúa relajando y equilibrando.
- **Importante**: En los niños que manifiestan un claro **rechazo al contacto físico**, la persona de referencia, que suele ser la madre, podrá tocar los pies del niño mientras este duerme, y quizás incluso a través de una manta. En estado de vigilia, unos leotardos o unos calcetines le proporcionarán la protección necesaria que precisa para poder soportar mejor la proximidad humana del contacto. Durante el **baño** también es más fácil que estos niños permitan que les toquen los pies bajo el agua.

> Cualquier niño que se muestre esquivo o con miedo frente al contacto físico en general, y en especial en los pies, ha debido de pasar por algunas experiencias que han alterado sobremanera su confianza, por ejemplo, traumas en el parto, extracciones de sangre en la primera infancia, operaciones, ausencia de contacto con la madre o *shocks* durante el embarazo.

Algunos casos concretos tratados en mi consulta

Ya al principio de mi trabajo en los pies pude hacer interesantes observaciones, aunque de un modo más casual que premeditado:

También en niños relativamente sanos y **sin molestias** encontré zonas del pie alteradas, donde no las había esperado. Solo cuando establecí una comparación con el estado de los pies de la madre y del padre obtuve más información: las zonas dolorosas de padres e hijos mostraban una sorprendente coincidencia, con la única diferencia de que, en el caso de los niños, el estado de las zonas se normalizaba al cabo de tres o cuatro sesiones, mientras que en los padres las zonas solo se mostraban libres de molestias tras un periodo mucho más largo.

Cabe suponer que en los pies del niño puede apreciarse un componente **constitucional latente**, que se manifiesta en los padres al concurrir una predisposición análoga con síntomas y enfermedades bien perceptibles.

Por **constitución** entendemos la suma de todas las características físicas y psíquicas que hemos heredado; el concepto de **predisposición** hace referencia a la receptividad para las enfermedades que se producen a partir de factores internos ya existentes y factores externos adquiridos.

Constitución **y** predisposición forman el punto actual de partida para la afección observada en el paciente.

23.4 Resumen

Las sugerencias de tratamiento indicadas para lactantes y niños se pueden complementar mediante otras **medidas complementarias**, p. ej. modificación de los hábitos alimentarios y puntos de vista radiestésicos (▶ Cap. 18.5).

El tratamiento de lactantes y niños **no** debería limitarse a las **situaciones de enfermedad**. Precisamente el tratamiento de los pies está indicado en esta primera etapa vital, al ayudar desde un principio a que el individuo inicie su andadura bien provisto.

Parte III
Temas especiales y desarrollos posteriores

24	Grupos especiales de pacientes	178
25	Tratamiento de cicatrices mediante TZR	186
26	Zonas de los dientes y sus correlaciones energéticas	190
27	Zonas reflejas de los ligamentos pélvicos	196
28	Zonas reflejas de la cara y del cuello	198
29	Zonas reflejas del sistema linfático	202
30	Correlaciones entre las zonas reflejas en los pies y los meridianos	207
31	De la práctica — para la práctica	211
32	Resumen del método	228

24 Grupos especiales de pacientes

24.1 Enfermos crónicos y enfermos que deben guardar cama

24.1.1 Indicaciones generales

La TZR ha probado su eficacia como **asistencia complementaria y a largo plazo**, con el fin de mejorar la calidad de vida, aliviar los dolores fuertes y mantener el contacto interpersonal.

Dependiendo de la capacidad de regeneración del paciente, puede esperarse una mejoría en las **funciones básicas** del intestino, los riñones, la respiración y el sistema cardiocirculatorio.

En pacientes que padecen cualquier tipo de trastornos en su sensibilidad, puede desarrollarse y estimularse la **percepción del propio cuerpo** gracias a la experiencia consciente de interiorizar las reacciones que se derivan de los puntos del pie tratados.

A menudo, muchos de estos enfermos suelen tener los pies muy **fríos** y **desvitalizados**, por lo que agradecen el contacto físico y el aumento de temperatura que experimentan. Con frecuencia puede ser beneficioso enseñar a familiares y amigos a mover y masajear correctamente los pies del paciente. La aplicación de un buen aceite o crema siempre es gratificante.

En **pacientes con dolores crónicos**, la estabilización del sistema vegetativo (maniobras de regulación, zona del plexo solar) es prioritaria, a fin de atajar la espiral de tensión, dolor y miedos.

La sintomatología individual del dolor se puede tratar en el marco de un breve **tratamiento para estados agudos** (▶ Cap. 16). Adicionalmente, se tonificarán las zonas de los órganos excretores y metabólicos (intestino, vías urinarias, sistema linfático junto al bazo y el timo, cavidad nasofaríngea, pulmones), así como las del sistema hormonal, ajustándose siempre a la capacidad de reacción del paciente.

24.1.2 Enfermedades crónicas especiales

Esclerosis múltiple

En los pacientes que se encuentran inmersos en las primeras fases de la enfermedad, aún puede realizarse una exploración inicial, durante la cual se establecerán las zonas que requieren tratamiento.

Si, por el contrario, la enfermedad ya está avanzada, la exploración inicial proporcionará resultados menos útiles, ya que los trastornos en la sensibilidad, las paresias, así como las limitaciones o el enlentecimiento de todos los movimientos, no permiten obtener una respuesta fiable del estímulo aplicado.

Indicaciones prácticas

- Los síntomas que han surgido como consecuencia de la afectación cerebral y espinal, y que son los que más afectan a los pacientes, ocupan un lugar preferente en la terapia. Sin embargo, las primeras sesiones deberán abarcar los pies en su totalidad, aplicándoseles un **estímulo no específico**, junto con abundantes maniobras de regulación, con la finalidad de estimar correctamente la capacidad de reacción del paciente en ese momento.
- Durante la **fase aguda**, se ejecutarán con preferencia maniobras de regulación y se evitarán los estímulos intensos. Las zonas sintomáticas del cerebro y de la columna vertebral deberán tratarse con delicadeza mediante la maniobra sedante, sin insistir en ellas.
- Puede esperarse un alivio de la **sintomatología** en el caso de:
  - **Evacuación de la vejiga y del intestino**: a veces tiene lugar una excreción espontánea justo a continuación de la sesión; en ocasiones, la actividad de ambos sistemas mejora tras una serie prolongada de tratamientos.
    Dentro de las zonas de las vías urinarias y del tracto digestivo, se tratarán también los **esfínteres** mediante la maniobra sedante (equilibrio neurovegetativo).
  - **Paresia espástica**: las reglas del tratamiento para estados agudos son válidas para las zonas de los grupos de músculos espásticos que se hallen paralizados total o

parcialmente, siempre y cuando sean tratables como zonas reflejas. Con el tratamiento relativamente intenso llevado a cabo mediante la maniobra sedante, a menudo y de modo pasajero, el espasmo aumenta ligeramente, para pasar después a una fase de claro relajamiento de músculos y articulaciones, que se mantiene durante algunas horas.
- **Dificultades al deglutir**: aplicar primero la maniobra sedante y, posteriormente, tonificar suavemente las zonas siguientes: región ventral y dorsal del cuello, sobre todo la zona de la laringe, así como el diafragma y el suelo pelviano (correspondencia con el suelo bucal), el tracto gastrointestinal y todas las zonas de los esfínteres, en especial la del ano. Tratar los vasos linfáticos laterales del cuello a conciencia y con suavidad.
- Intercalar con frecuencia maniobras de regulación, sobre todo del plexo solar. Los movimientos eutónicos (▶ Cap. 6) también han demostrado su eficacia.

Geriatría

Está muy difundida, por desgracia, la errónea opinión de que vejez y enfermedad son sinónimos. Aunque es verdad que los terapeutas profesionales apenas vemos ancianos que no se hallen **enfermos**. La TZR ofrece una serie de posibilidades para mejorar la condición de estas personas:
- La **soledad**, síndrome frecuente, muchas veces se alivia con la «medicina» del contacto humano. El contacto aplicado en los pies incluso bajo la forma de maniobras neutrales de masaje o baños repercuten intensamente en todo el individuo, representando un «cuidado de la raíz». Al fin y al cabo, el ser humano, mientras permanece erguido, recorre su camino vital, absolutamente real y personal, sobre los pies. Por estos motivos, desde hace tiempo impartimos formación en TZR al personal de las residencias de ancianos.
- Puesto que las **funciones metabólicas básicas**, por naturaleza, son más lentas en los ancianos, en el caso de los enfermos se puede practicar una acción coadyuvante tratando mediante tonificación suave las zonas vinculadas a las áreas siguientes: cerebro, corazón, respiración, digestión, riñones, piel, así como sistema inmunitario y linfático.
- A menudo se pasa por alto la **deshidratación que sufren los ancianos**, y que no puede corregirse exclusivamente con los recursos de la TZR: en estos casos, el tratamiento pasa forzosamente por aumentar la ingesta de líquidos.

Enfermedad de Parkinson

En estos pacientes, primero se recomienda tratar todas las zonas mediante estímulos no específicos. Las zonas del cerebro y de la columna vertebral (zonas sintomáticas) deberán tratarse al principio con mucho cuidado y, si la capacidad de reacción fuese óptima, se podría ir aumentando paulatinamente la intensidad y tratarse mediante tonificación. También proporciona buenos resultados el tratamiento del sistema linfático por TZR (▶ Cap. 10.8.4).

Cabe esperar las siguientes **mejoras** parciales:
- La disminución motora en el caso de síntomas de hipocinesia, también en la musculatura **mímica**, recupera a menudo una mayor viveza y expresión.
- El ceder a sacudidas de la resistencia muscular, sobre todo en el caso de un movimiento pasivo, conocido como **fenómeno de la rueda dentada**, puede manifestarse con menos frecuencia o de una manera no tan acentuada.
- El **temblor postural** puede reducirse tanto en su intensidad como en su frecuencia.
- Se producen cambios sobre todo en la **fragilidad anímica** —a menudo claramente presente—, en el sentido de que se recupera un mayor equilibrio.

Enfermedad de Bechterew (espondilitis anquilosante)

El tratamiento puede aplicarse en cualquier fase de la enfermedad; incluso en la fase terminal, se ha comprobado un buen efecto paliativo.

Pueden perseguirse y conseguirse las siguientes mejoras sintomáticas y funcionales:
- Existe, por ejemplo, la posibilidad de retardar el **anquilosamiento** óseo y capsular **de las articulaciones** y contrarrestar la amenazadora pérdida total de movimiento. Por eso se da preferencia al tratamiento de las zonas de la columna vertebral y de las articulaciones, y también de la sínfisis, la articulación sacroilíaca y el esternón, junto con sus articulaciones con el tórax, utilizando, al principio, la maniobra sedante. Más adelante, si fuera necesario, se podrían tonificar ligeramente.
- Puesto que, debido a la **cifosis** toracolumbar incipiente o ya claramente manifiesta, la función y el movimiento normal de la caja torácica y los órganos abdominales se ven muy limitados, se recomienda en estos casos, como tratamiento de

apoyo, tonificar las zonas del corazón, respiración y tracto digestivo, lo que puede proporcionar un claro alivio.
- También da buenos resultados ofrecer una serie de tratamientos del sistema linfático en el pie, ya que produce un efecto reequilibrador del nivel emocional.
- Los movimientos eutónicos aportan alivio durante horas.

Hemiplejia, paraplejia, tetraplejia

Todos estos pacientes corresponden en su totalidad a parálisis de regiones orgánicas o partes del cuerpo, fruto de una falta completa (plejía) o parcial (paresia) de las inervaciones motoras y sensitivas de la médula espinal, o de una lesión del sistema nervioso central. La mayoría de las veces los desencadenantes de estos cuadros patológicos son accidentes o enfermedades del sistema nervioso central.

> Puesto que en estos casos la percepción sensitiva normal a través de la red nerviosa está dañada total o parcialmente, además de los pies, **deberán tocarse, con tanta frecuencia como sea posible,** las partes del cuerpo paralizadas para estimular y entrenar otros niveles de percepción más sutiles ([13], [15]), a fin de que el paciente no mantenga una actitud de aislamiento, indiferencia o rechazo frente a las regiones dañadas.

Indicaciones prácticas

- En las lesiones medulares incompletas deberán tratarse, mediante tonificación suave, los grupos de órganos correspondientes a las molestas manifestaciones concomitantes a la falta de control sobre la función de la vejiga y del intestino.
  Es frecuente que los pacientes oigan ruidos intestinales y noten movimientos peristálticos durante la TZR, pudiendo llegar a la evacuación espontánea. También, y aunque con resultados diferentes en función de la persona, se consigue reforzar el control voluntario de la micción. Pero, sobre todo, remiten las recidivas crónicas de infección ascendente de las vías urinarias.
- La región de la columna vertebral en la que se ha producido la lesión deberá tratarse primero con cuidado, mediante la maniobra sedante (▶ Cap. 16.3). Posteriormente, en función de la capacidad de reacción vegetativa del paciente, también se podrá tonificar, en determinadas circunstancias, incluso con intensidad. El tratamiento empieza distal respecto a la zona dañada y, más allá de la propia lesión, incluye asimismo la parte proximal de la columna vertebral. De esta manera, a menudo es posible aliviar los intensos dolores.
- El tratamiento del corazón y de los órganos respiratorios mejora el sistema circulatorio, incluso en sus ramificaciones más periféricas, y puede, al mismo tiempo, prevenir infecciones de los bronquios y de los pulmones.
- En pacientes que hayan sufrido una apoplejía (ictus), al principio del tratamiento habrá que conceder preferencia al pie que no esté afectado por la parálisis. Los estímulos podrán aplicarse también en el pie afectado, aunque con mucha precaución y prestando atención al umbral de dosificación, para evitar espasmos adicionales. Las zonas de la cabeza, en su condición de zonas sintomáticas, se abordarán con particular atención para evitar así cualquier sobredosificación.
  La mayoría de las veces, los apopléticos, tras una o dos series de TZR, suelen experimentar mejoras en:
  - las funciones básicas de sus órganos metabólicos y excretores;
  - la articulación verbal, y
  - la movilidad del lado paralizado del cuerpo, adquiriendo sobre todo una mayor estabilidad anímica.

  El tratamiento es recomendable asimismo aunque haya transcurrido mucho tiempo desde el ataque.
- En el tratamiento de paresias o plejías deberán observarse muy bien las señales **vegetativas** que vayan apareciendo (▶ Cap. 4.2) en tanto que indicación del umbral de dosificación, ya que los pacientes, como consecuencia de su enfermedad, no perciben el estímulo terapéutico y a menudo creen que se podría trabajar con mayor intensidad. Se intercalará con frecuencia el tratamiento ligeramente tonificante del plexo solar.

Mediante el contacto con las partes del cuerpo que sufren parálisis, el terapeuta transmite implícitamente su conocimiento de que los graves traumatismos en la columna vertebral y en la cabeza afectan profundamente la personalidad del paciente, con independencia de que sea o no consciente de ello.

La viveza del contacto empático con las partes del cuerpo carentes de percepción sensitiva tiene así una calidad especial.

Cáncer

Por lo general, la TZR es muy apreciada como terapia asistencial fiable por aquellos pacientes que se ven afectados por un cáncer.

- Nuestra experiencia nos aconseja tratar a los pacientes **durante** la quimioterapia o radioterapia, **sin aplicar un estímulo específico**, es decir, utilizando abundantes maniobras de regulación y movimientos suaves en las zonas del corazón, de la columna vertebral, el sistema linfático, el tracto digestivo y el sistema hormonal.
Unas dos o tres semanas después de que haya finalizado la radio o la quimioterapia y dependiendo de la capacidad de reacción, pueden aplicarse de nuevo estímulos en las zonas reflejas, insistiendo en determinados órganos y aumentando la intensidad del movimiento. Esto se refiere principalmente a las zonas sintomáticas, también en el caso de que los órganos hayan sido extirpados. Según nuestras observaciones, el estado tanto físico como psíquico del paciente se estabiliza más rápidamente de lo habitual mediante la oferta terapéutica adicional de la TZR. La calidad de vida mejora en el marco de la situación global.
- Los enfermos de cáncer que debido a la gravedad de su enfermedad padezcan **dolores** extremadamente fuertes reaccionan ante un tratamiento para estados agudos en las zonas sintomáticas (▶ Cap. 16) con una disminución de los dolores durante algunas horas, pudiéndose recuperar durante una fase de sueño relativamente tranquila.

24.1.3 Resumen

Tratar tanto a enfermos crónicos como a enfermos graves puede significar un notable esfuerzo, en parte debido a la enorme dedicación física requerida y, en parte, asimismo, por el hecho de asumir irritaciones y cargas adicionales, ya que el destino de dichos pacientes también nos afecta y nos conmueve interiormente.

Por todo ello debemos permanecer atentos para saber administrar nuestras propias fuerzas en todo momento, concediéndonos tiempo suficiente de recuperación y relajación. Lavarse las manos en agua corriente, beber suficiente y ventilar la habitación son acciones que ayudan a neutralizar el campo energético propio.

> Haber asumido los dolores y síntomas de los pacientes durante una sesión de tratamiento, es decir, llegar a sentirlos en el propio cuerpo, demuestra que poseemos gran sensibilidad, pero también revela que debemos aprender a regular nuestro potencial energético.

A pesar de las buenas intenciones que se atesoren, se debe respetar que la enfermedad, con sus múltiples aspectos, pertenece única y exclusivamente al **paciente**, y que nosotros solo podemos tratarlo y acompañarlo.

24.2 Asistencia a pacientes en estado terminal

El paso de la vida a la muerte suele ser un tema tabú. Muchas personas sienten inseguridad y miedo a la hora de afrontarlo, sobre todo, cuando se trata de familiares y amigos (Dr. G. D. Borasio, Über das Sterben [*Sobre el bien morir*, Plataforma, Barcelona]).

Quisiera animar a todos aquellos que se hallen cerca de una persona en estado terminal a que le toquen los pies con tanta frecuencia como sea posible. Aunque no cabe esperar una mejoría del estado general, este tipo de contacto interpersonal no invasivo tiene efectos positivos: ¿qué otra parte del cuerpo humano podría ser más adecuada para acompañarlo a otra vida que los pies, con los que la persona ha «andado» hasta ahora por su propia vida de forma real? Además, el contacto con los pies a menudo resulta más fácil de aceptar por el paciente que un contacto con otras zonas más próximas.

24.2.1 Asistencia profesional llevada a cabo por personal sanitario

- El tiempo invertido durante el cuidado diario se limita a unos **pocos minutos**, ya que normalmente bastan un par de maniobras bien elegidas para proporcionar alivio a los pacientes. Lo más adecuado suelen ser las maniobras de regulación (▶ Cap. 6), que estabilizan el **sistema vegetativo** y, de este modo, pueden aplacar el estado de ánimo. La lemniscata (el símbolo del infinito) ha probado su eficacia en muchos pacientes en estado terminal.
- Los pacientes que sufren **dolores** muy **fuertes** pueden ser tratados en las zonas sintomáticas mediante la maniobra sedante, primero procediendo con cuidado y, después, también

con mayor intensidad. **Ejemplos**: En pacientes en estado terminal con carcinoma de estómago, se aplica un movimiento sedante en la zona del estómago; con tumores de cabeza, en la zona de la cabeza, siempre acompañados de muchas maniobras de regulación.

- Los centros vitales de la **respiración** y del **corazón/sistema circulatorio** experimentan una mejora funcional cuando se estiran las zonas del diafragma y se tonifica con suavidad la zona del corazón.
- La excreción a través del **intestino** se puede mejorar mediante el tratamiento de las zonas intestinales —siempre dentro de las posibilidades que ofrezca cada caso. En el caso de íleo, también postoperatorio, la tonificación intensa ha demostrado su eficacia. Se aplica varias veces al día durante algunos minutos, pudiendo ayudar a evitar otra intervención quirúrgica.
- En el caso de padecer **fuertes edemas** en los tejidos, por ejemplo en las piernas y en los pies, así como en el tronco en el caso de ascitis, la aplicación de pases alternos en las zonas de las regiones linfáticas y una tonificación cuidadosa de los riñones y del corazón aporta un alivio, al menos durante unas horas, lo cual se manifiesta en una mejora de la diuresis.
- La zona central del **plexo solar** se debería incluir con frecuencia en las maniobras específicas. En función del estado del paciente, se actuará con movimientos sedantes o con tonificación suave. De este modo, la persona se tranquilizará más y descansará mejor durante las fases de sueño.
- Los **movimientos eutónicos** (▶ **Cap. 6**) relajan especialmente, ya que durante algunas horas permiten una postura más relajada de todo el cuerpo.

24.2.2 Asistencia por parte de personas próximas al paciente

- Tras recibir unas breves instrucciones, la mayoría de maniobras arriba mencionadas también pueden ser ejecutadas por **familiares** y amigos. El «medicamento del contacto» es importante para ambas partes, ya que a través de este puente, sin necesidad de decir nada, es posible establecer una comunicación sobre muchas cuestiones y cerrar temas, donde las palabras estarían de más [24].
- El solo hecho de **acariciar** los pies con cariño y entrega tiene un efecto beneficioso y elimina, al mismo tiempo, la sensación de indefensión, y crea, a pesar de la proximidad interior, una distancia objetiva. Puede utilizarse un aceite de olor agradable o una crema de calidad para reforzar el efecto.
- Para los pacientes supone un gran alivio cuando sienten: un tratamiento breve, p.ej. con la maniobra de tracción de talones o la maniobra de palmas contra plantas les aporta apoyo, pero que a pesar de toda la tristeza y dolor de las personas allegadas, **no se les retiene**.
- En los pacientes **comatosos** también son adecuadas la mayoría de maniobras. Aunque ya no las pueden percibir en el nivel de la conciencia, les aportan alivio, lo que se confirma objetivamente mediante la modificación de las constantes en los **monitores**.

24.3 Trastornos del sueño

El sano intercambio entre el sueño y la vigilia puede verse perjudicado en muchas personas a causa de todo un amplio abanico de trastornos. Al realizar la exploración inicial ya se manifiestan, a través de las correspondientes zonas reflejas relacionadas, las más diversas implicaciones.

Indicaciones prácticas

A menudo las zonas del tracto digestivo responden de un exceso de fermentación en el intestino, lo cual altera la actividad de los órganos metabólicos durante la noche (p. ej. debido a la ingesta de alimentos crudos por la noche, que un tracto digestivo debilitado difícilmente podrá procesar de forma suficiente).

- Las **zonas de la cabeza** reaccionan a menudo con muchos puntos dolorosos (campos de interferencia por dientes afectados o desvitalizados, bimetalismo y/o galvanismo dental, por una acumulación excesiva de preocupaciones o por congestiones linfáticas en la cabeza y el cuello).
- Cuando existen bloqueos **estático-musculares**, a muchas personas no les resulta posible conciliar el sueño. Con frecuencia creen que la causa de su falta de relajación es el hecho de dormir en una cama demasiado dura o demasiado blanda. Sin embargo, son antes que nada sus propias tensiones las que entorpecen el descanso nocturno.
- También las **disfunciones hormonales** pueden mermar la calidad y la cantidad del sueño.

Además de las zonas correspondientes a las glándulas endocrinas, deben tenerse en cuenta las zonas linfáticas en tanto que expresión de un importante sistema de flujo. Puesto que una hiperacidez del medio intestinal puede también influir en la regulación hormonal, a menudo será necesario aplicar un tratamiento adicional intensivo de los órganos digestivos.

- Las **molestias durante la menopausia**, incluidos los sofocos y los impulsos tanto depresivos como agresivos, en mujeres que se encuentran en el climaterio constituyen una de las **mejores indicaciones** para la TZR. La zona del plexo solar y otras maniobras de regulación se deberán incluir con frecuencia en cada tratamiento. Una exhaustiva exploración inicial nos indicará las zonas que hay que tratar.
- En los pacientes con dificultades en el sueño, también hay que tener en cuenta, en ocasiones, aquellos factores que pueden comprobarse mediante la **radiestesia**, como perturbaciones en el lugar donde se duerme.
- Debe prestarse atención al electroestrés producido por radios o despertadores eléctricos situados cerca de la cabeza, televisores en el dormitorio y mantas eléctricas en la cama. En alteraciones de esta índole, los pacientes indicarán indefectiblemente que las molestias aparecen sobre todo por la noche y por la mañana, y que no se sienten descansados después del sueño nocturno. El resultado de desconectar o alejar estos aparatos del dormitorio durante 10 a 14 noches es más convincente que cualquier discusión teórica.
- A veces, el mero hecho de **pensar** que quizá, nuevamente, no podremos conciliar el sueño durante una o varias horas por la noche añade una intranquilidad interior y una tensión perturbadora adicional que de por sí nos impide sumergirnos en un sueño reparador. Un cambio de actitud ante una fase de vigilia nocturna puede proporcionarnos un nuevo punto de vista y diferentes consideraciones.
- Teniendo en cuenta el habitual bombardeo de estímulos a que estamos sometidos y la excesiva importancia que hoy se concede a la vida social, cobra especial relevancia saber poner punto final al día de una manera **consciente** y **agradecida**, a fin de abandonarse durante la noche a las fuerzas curativas y regenerativas que atesoramos en nuestro interior y más allá de él.

24.4
Anorexia nerviosa y bulimia nerviosa

Estas enfermedades las padecen casi de forma exclusiva las mujeres jóvenes. El comportamiento alimentario alterado tiene sus causas en procesos profundamente perturbados de desarrollo de la propia personalidad, maltratada a menudo por experiencias difíciles de encajar.

La TZR supone un complemento eficaz al resto de acciones terapéuticas conocidas (incluidas la psicológica y las terapias respiratorias). Puede incluso ser un importante fundamento, ya que es una realidad anatómico-funcional que estas jóvenes necesitan realmente de sus pies para intentar dar nuevos pasos en su penosa vida y encontrar su camino personal.

Mi propia experiencia en la consulta me ha confirmado que el apoyo proporcionado desde los pies supone una ayuda fundamental para conseguir una mayor **confianza en la vida** y valor para enfrentarse con una actitud distinta al proceso que las llevará a convertirse en personas adultas y en mujeres.

El **lenguaje** ofrece un buen número de ejemplos que permiten deducir el valor que poseen los pies en general, independientemente de que determinados grupos y sistemas de órganos puedan tratarse específicamente mediante la TZR.

Estos son algunos ejemplos de lo dicho:
- Con pie firme
- A pies juntillas
- Sacar el pie del lodo
- Entrar con buen pie
- Nacer de pie

Las chicas que padecen anorexia pueden experimentar, mediante el contacto en los pies, la dedicación y fuerza vital que les transmitimos, sin que sea preciso hablar demasiado de ello. Por otro lado, los pies se encuentran a una «distancia prudente» del resto de la persona, lo que hace que habitualmente pueda aceptarse el tratamiento sin más problema.

Indicaciones prácticas
- Al principio resulta más adecuado aplicar un tratamiento de carácter neutro que puede consistir en pases, maniobras de regulación, así como estímulos delicados y diferenciados, con la finalidad de ir ejercitando de nuevo, paso a paso, la conciencia un tanto fragmentada del propio cuerpo. A veces, al iniciar el tratamiento tal como lo hemos expuesto, puede significar una

24 Grupos especiales de pacientes

- ayuda adicional mantener cubiertos los pies de la paciente durante las primeras sesiones.
- La ley de Arndt-Schulz (psiquiatra alemán, 1835-1900), como regla biológica básica, también es válida en este caso: «Los estímulos débiles despiertan la vitalidad, los de intensidad media la estimulan, los fuertes la inhiben y los muy fuertes la suprimen» (Pschyrembel Naturheilkunde).
- Observando con suma atención el umbral de dosificación, también puede tratarse a estas jóvenes a diario durante una semana, en sesiones de unos veinte a treinta minutos, sobre todo si puede garantizarse un periodo de reposo posterior suficiente.
- Tras algunas sesiones, podrán aplicarse estímulos más específicos en las zonas del tracto gastrointestinal, del sistema hormonal, de la cabeza, de la columna vertebral y de los riñones, siempre y cuando se adecue su intensidad al grado de energía vital de la paciente. No obstante, tan pronto como pueda trabajarse con mayor intensidad, se hará necesario dejar transcurrir de uno a dos días entre las sesiones.
- En estas pacientes están especialmente amenazados los **riñones**, precisando atentos cuidados, también mediante el aporte de líquido en abundancia y, si procede, de complementos vitamínicos y minerales.
- Se estimulará con precaución la zona de los riñones (¡recordando que «los estímulos débiles aumentan la vitalidad»!). Para el aporte de líquido, se recomienda en especial la ingesta de agua templada o caliente a sorbos, a fin de que el organismo no utilice su poca energía corporal para calentar el líquido.
- Los encuentros en la consulta con jóvenes anoréxicas me han demostrado que la mayoría de las veces, para que se produzca un cambio real, no basta con mantener conversaciones sobre los problemas que se han ido aplazando, sino que además debe añadirse la experiencia concreta de la **percepción del propio cuerpo**.

> Solo la experiencia vital que aporta el contacto físico puede proporcionar una nueva calidad de vida, más sana, que no se limita a elucubraciones y discusiones, sino que abarca la percepción sensorial y también las vivencias. El contacto manual resulta más profundo que el visual o verbal.

24.5 Alergias

Las alergias son síntomas de energía vital debilitada o estancada. Normalmente el término «alergia» se limita a los síntomas siguientes: fiebre del heno, asma e irritaciones cutáneas de todo tipo. No obstante, detrás de muchas de las habituales descripciones que nuestros pacientes hacen de sus enfermedades también puede ocultarse un componente alérgico o una intolerancia, como por ejemplo, en el caso de que aquellos que sufren:

- Migrañas
- Reuma
- Hipotonía e hipertonía
- Depresiones
- Problemas digestivos de toda índole
- Propensión a las infecciones, entre otros trastornos.

La pregunta: «¿**Quién** o **qué** le produce una reacción alérgica?» está justificada, ya que más allá de los desencadenantes alérgicos contenidos en la alimentación, el entorno y los medicamentos, algunos pacientes son alérgicos asimismo a otras personas y a sus comportamientos. Esto también lo recoge el lenguaje, en tanto que expresión de la experiencia humana, por ejemplo:

- «A esa persona no puedo ni olerla» es una expresión común a algunos pacientes que sufren la fiebre del heno, además de otros componentes.
- «Me quedo sin respiración», dicen los asmáticos que tienen grandes dificultades en su entorno personal.
- «Tengo la piel demasiado fina» manifiestan muchas personas hipersensibles que no pueden superar el estrés profesional o familiar y que acuden a la consulta como consecuencia de diversos trastornos cutáneos.
- «No puedo tocar el tema» expresan aquellos pacientes que padecen afonía crónica o los que tienen la voz velada.
- «Esto o aquello no me pica» afirman algunos que sufren una erupción, para añadir poco después: «Se puso hecho un volcán al…».

A menudo, no es posible influir desde fuera en las situaciones difíciles de la vida de nuestros pacientes, ya que, por lo general, van ligadas a temas de naturaleza exclusivamente personal y es el propio paciente quien tiene que superarlas. La alergia es solo el **molesto agente** que señala, de una manera llamativa e insistente, tanto la oportunidad como la necesidad de cambio.

Sin embargo, podemos ofrecer a los pacientes una ayuda terapéutica que les permita estabilizarse y convertir su **hipersensibilidad** en una sana **sensibilidad**.

Como disciplina acorde a las orientaciones de la medicina de carácter integral, la TZR ofrece la oportunidad de activar la fuerza autocurativa de la persona y reducir su susceptibilidad frente a aquellos factores desencadenantes de la enfermedad. Sobre todo, en este sentido, debe tenerse en cuenta el **tratamiento linfático mediante TZR**, ya que ha demostrado ser eficaz tanto como tratamiento único como también acompañando a otras terapias naturales.

Los pacientes alérgicos exigen por parte del terapeuta una gran estabilidad interna y una no menor capacidad de comprensión. Optar por la paciencia y avanzar paso a paso es, a menudo, una buena manera de enfocar la terapia.

Indicaciones prácticas

- Al igual que en otros grupos de pacientes, a la hora de tratar a personas alérgicas al principio se realizará una exploración inicial. La experiencia ha demostrado que en todas las alergias, cualquiera que sea su tipo y etiología, se presentan alterados los órganos y sistemas siguientes:
- **Tracto intestinal**, junto con los órganos de la región del epigastrio, el intestino delgado, el recto y el ano.
- Al emprender una serie de sesiones, tendremos que tonificar con suavidad. La intensidad del movimiento puede irse incrementando a medida que aumente la estabilización. A menudo, la zona del hígado reacciona mejor a un tratamiento suave. Los pacientes con trastornos intestinales inflamatorios de carácter crónico constituyen una excepción; en este caso se trabajará primero con la maniobra sedante en las zonas intestinales. Al principio de la serie de sesiones, este movimiento también se utilizará de manera más suave. Una de las formulaciones de **Pischinger** alude a la importancia manifiesta del tracto digestivo al calificarlo como «el campo interferente más extenso».

> ¡Hay estudios que demuestran que el estrés psíquico tiene un efecto negativo en la calidad de la flora bacteriana intestinal!

- **Sistema vegetativo**: primero se tratarán mediante la maniobra sedante las zonas del plexo solar y de los esfínteres, sobre todo, el cardias, el píloro y el ano. Luego podrán tonificarse suavemente. No se ha de olvidar que la musculatura de los esfínteres está en relación directa con el sistema vegetativo, y en el caso de personas alérgicas se encuentra a menudo bajo una fuerte tensión. También las maniobras de regulación y los movimientos eutónicos actúan en este punto estimulando la armonía vegetativa.
- **Sistema linfático**: las zonas de las amígdalas, los vasos linfáticos laterales, la pelvis y el pliegue inguinal se tratarán detenidamente, pero de forma suave. Se pueden tonificar el timo, el apéndice y el bazo. El tratamiento específico del sistema linfático ha demostrado ser muy eficaz en todas las personas alérgicas, en tanto que regulador para el procesamiento de sustancias nocivas y toxinas.
- **Sistema hormonal**: preferentemente las zonas de las cápsulas suprarrenales y del tiroides, aunque también las de la hipófisis y de los genitales. Las cápsulas suprarrenales acostumbran a tolerar una tonificación intensa; en otras zonas, por el contrario, hay que tener muy en cuenta la capacidad de reacción vegetativa.
- Cuando los pacientes afectados por procesos alérgicos acuden a la consulta con una **crisis aguda**, se recomienda aplicar un tratamiento para estados agudos (▶ Cap. 16). En tal circunstancia, además de las zonas sintomáticas, deberán tratarse en primer lugar las zonas reflejas relacionadas correspondientes a riñones/cápsulas suprarrenales, bazo e intestino delgado, utilizando además muchas maniobras de regulación.
- Las zonas reflejas relacionadas suelen ser más importantes que las sintomáticas, ya que a través de ellas puede mejorarse el medio alterado y de esta manera ejercer una influencia reguladora sobre las molestias agudas.
- En los pacientes afectados por **neurodermitis** y **psoriasis**, considero la TZR como importante terapia complementaria. Sin embargo, la homeopatía clásica ha demostrado su eficacia a la hora de identificar y tratar las profundas cargas genéticas, a menudo desconocidas, que suelen hallarse tras esta sintomatología. Por otra parte, los síntomas, que suelen ser sumamente molestos (prurito, irritación psíquica, aspectos estéticos), pueden paliarse considerablemente mediante la rigurosa observancia de un régimen dietético ([40], [44], [50]). En el tratamiento de estos pacientes se observarán las mismas reglas que para las alergias.

El **reposo posterior** deberá ser particularmente prolongado en todos los grupos de pacientes mencionados.

25 Tratamiento de cicatrices mediante TZR

25.1

Generalidades

Casi todo el mundo tiene cicatrices. Sin embargo, muchas heridas y lesiones se cierran siguiendo un proceso de curación natural y no dejan, ni física ni anímicamente, un rastro importante. Pero, como hemos comprobado con frecuencia, las cicatrices, tarde o temprano, pueden llegar a convertirse en **campos de interferencia** en relación con diferentes funciones del cuerpo humano. En dichos casos, suelen estar tan adheridas a los tejidos que las rodean que originan congestiones en ellos, además de provocar trastornos locales en la irrigación sanguínea, así como una limitación del movimiento.

También en **la acupuntura** se sabe que ciertas cicatrices entorpecen el flujo de energía de los meridianos.

Teniendo en cuenta que en la actualidad es mayor el número de personas que mantienen una actitud abierta respecto de este tipo de interrelaciones negativas para la salud, se ha ido desarrollando toda una serie de métodos muy efectivos, como por ejemplo:

- Masaje del tejido conjuntivo
- Masaje clásico aplicado a cicatrices
- Terapia neural
- Drenaje linfático manual
- Acupunto-masaje y otras terapias que trabajan sobre los meridianos [35]
- Fototerapia, cromoterapia y gemoterapia, etc.

El método que se emplee en cada caso dependerá de la formación del terapeuta y de la disposición del paciente. Sin embargo, ya desde la exploración inicial debemos pensar en la **«cicatriz como campo de interferencia»** y preguntar concretamente a los pacientes por la existencia de cicatrices.

Los pacientes no siempre recuerdan, cuando se les pregunta, las cicatrices que tienen. Por ese motivo es aconsejable repasar brevemente aquellos acontecimientos que con mayor frecuencia pueden producir la aparición de cicatrices:

Operaciones, mordeduras de perro, caídas de bicicleta, rozaduras con alambres espinosos, cortes con cuchillos de cocina o fragmentos de cristales, heridas de guerra, pedradas, sutura del perineo en el parto, cicatrices de la vacuna contra la viruela, accidentes laborales o deportivos, extirpación de forúnculos, heridas provocadas por herramientas de jardín, quemaduras, accidentes de tráfico, etc. En el caso de que el paciente presente una constitución debilitada y una situación momentánea apurada, las cicatrices de los **piercings** también pueden convertirse en campos de interferencia.

> Cualquier cicatriz puede convertirse, tarde o temprano, en un campo de interferencia, independientemente de que sea reciente o antigua, grande o pequeña, dolorosa o, por el contrario, imperceptible.

El **campo de interferencia de una cicatriz** se reconoce:

- por la aparición de molestias que nunca se habían experimentado antes y que temporalmente se manifiestan después de la formación de la cicatriz, ya sea en un punto del organismo alejado de ella, cerca de la misma o en su entorno;
- efectuando mediciones con diferentes aparatos de medición eléctrica de la tensión tisular de la cicatriz y su entorno;
- por la descripción que hace el paciente de sensaciones desagradables o dolorosas en la región de la cicatriz;
- por las reacciones anímicas un tanto sorprendentes que los pacientes experimentan cuando se les habla de la cicatriz o cuando la tocamos;
- por la reacción que se produce en las **zonas reflejas** de los pies correspondientes a la cicatriz. Esto puede manifestarse a través de:
  - dolores en la zona,
  - señales de irritación vegetativa durante el tratamiento de la zona, y/o
  - impulsos emocionales inesperados, desencadenados por el tratamiento de la zona que corresponde in situ a la cicatriz, lo que a menudo despierta **recuerdos** sobre la formación de la cicatriz.

Cuando el tratamiento de la zona de la cicatriz no desencadena ningún tipo de reacción física o emocional —o no la ha desencadenado hasta la siguiente sesión—, por lo general puede extraerse la conclusión de que no representa **ningún** campo de interferencia.

25.2 Ejecución

25.2.1 Elección de las cicatrices para la TZR

Sobre todo son adecuadas para la TZR las cicatrices **grandes** situadas en la cabeza, el cuello y el tronco.

Las cicatrices de las **extremidades**, hasta el codo y la rodilla, aún pueden tratarse como zonas reflejas. Sin embargo, en las extremidades se aconseja asimismo la terapia colateral o bien la contralateral (▶ Cap. 18.4), en especial en las piernas y los pies, y en los antebrazos y las manos.

Las cicatrices **pequeñas** se tratarán de un modo más efectivo mediante otros métodos terapéuticos, por ejemplo, la terapia neural, el acupunto-masaje [37] o similares.

Importante: A los pacientes se les advertirá que durante el tratamiento de cicatrices es posible que se liberen bloqueos existentes, tanto físicos como anímicos, y que pueden y deben también manifestar todos aquellos sentimientos que salgan a la luz en esos momentos.

25.2.2 Localización de las zonas reflejas de las cicatrices

(▶ Fig. 25.1)
La experiencia demuestra que las zonas reflejas de las cicatrices se encuentran preferentemente en la superficie **dorsal** del pie, ya que la mayoría de las incisiones quirúrgicas se producen en la superficie **ventral** de la región de la caja torácica y del abdomen.

Al intentar localizar las zonas reflejas de las cicatrices se sigue el mismo principio de la terapia en general: la similitud de formas entre la persona sentada y sus pies.

Las zonas de cicatrices se encuentran:
- en la región de los dedos, las de la cabeza y del cuello;
- en el metatarso, las de la caja torácica y del epigastrio;
- en la región del tarso, las del abdomen y la pelvis;
- en la parte distal de la pierna, las de los muslos y las rodillas.

25.2.3 Técnica del tratamiento de las zonas de cicatrices

El objetivo inmediato del tratamiento de las cicatrices debe ser la normalización de la zona podal correspondiente. En estos puntos pueden hallarse «almacenados» muchos traumas, tanto corporales como psíquicos, de modo que inicialmente recurriremos a la **maniobra sedante**. Una vez se hayan aliviado las molestias, podremos pasar a una acción tonificante.

Seguidamente, en los pacientes **resistentes**, trataremos la zona del tejido cicatricial escarificándola con la **uña** como si quisiéramos dibujar una rejilla. Si esto resulta demasiado doloroso para el paciente, simplemente friccionaremos con las **yemas** de los dedos sobre el tejido de la zona de la cicatriz. Esto estimulará ampliamente la circulación en esta área.

A partir de las **reacciones** que se produzcan durante o después de un tratamiento de las cicatrices mediante TZR, podremos observar si predomina el aspecto físico o psíquico; según la situación observada, se configurará el resto del tratamiento:
- En el caso de reacciones predominantemente **corporales** (por ejemplo, remisión del dolor y, con carácter general, de las molestias originadas en la propia cicatriz in situ, así como en los grupos de músculos u órganos correspondientes), normalmente bastará un dilatado periodo de reposo posterior.
- Si predominan las reacciones **emocionales**, se impondrá un seguimiento más prolongado, de acuerdo con las directrices expuestas en el ▶ Cap. 17.

La aplicación de **cremas para las cicatrices** (por ejemplo, la crema del Remedio Rescate de Bach (Rescue Cream), o la crema APM de Penzel) se recomienda a la terminación del tratamiento y debe realizarse tanto en la zona podal como en la cicatriz misma.

Estas aplicaciones deberán proseguirlas los pacientes una o dos veces al día durante varias semanas:
- por los efectos fisiológicos de la reconexión de trayectorias de energía cortadas (que suelen ser segmentos, meridianos o zonas reflejas de diversos tipos);
- por el efecto psicológico, teniendo en cuenta el **efecto curativo de todo contacto físico grato**.

La oportunidad y frecuencia del tratamiento administrado a las zonas cicatriciales depende de:
- el estado de la cicatriz in situ, así como de su zona refleja;
- la mejoría sintomática que subjetivamente manifieste el paciente después del tratamiento;
- la duración de dicha mejoría.

Los **intervalos** entre las sesiones de tratamiento de las cicatrices abarcan lapsos de tiempo diferentes, que pueden oscilar entre unos días, unas semanas e incluso meses. Normalmente, después de dos o tres sesiones de TZR clásicas, se examinará de nuevo el estado de la zona de la cicatriz, para decidir entonces si el tratamiento debe repetirse o no. A veces, una sola sesión desencadena tales tensiones y cargas emotivas reprimidas (habitualmente inconscientes), que una segunda sesión se hace del todo innecesaria y tal vez podría resultar incluso excesiva.

Importante: Los tratamientos de este tipo requieren tranquilidad y tiempo. Dado que solo durante el transcurso de la sesión se verá si el paciente necesita nuestra compañía durante más rato del habitual, es mejor reservarle de antemano más tiempo, o bien atenderle como última visita de la tarde.

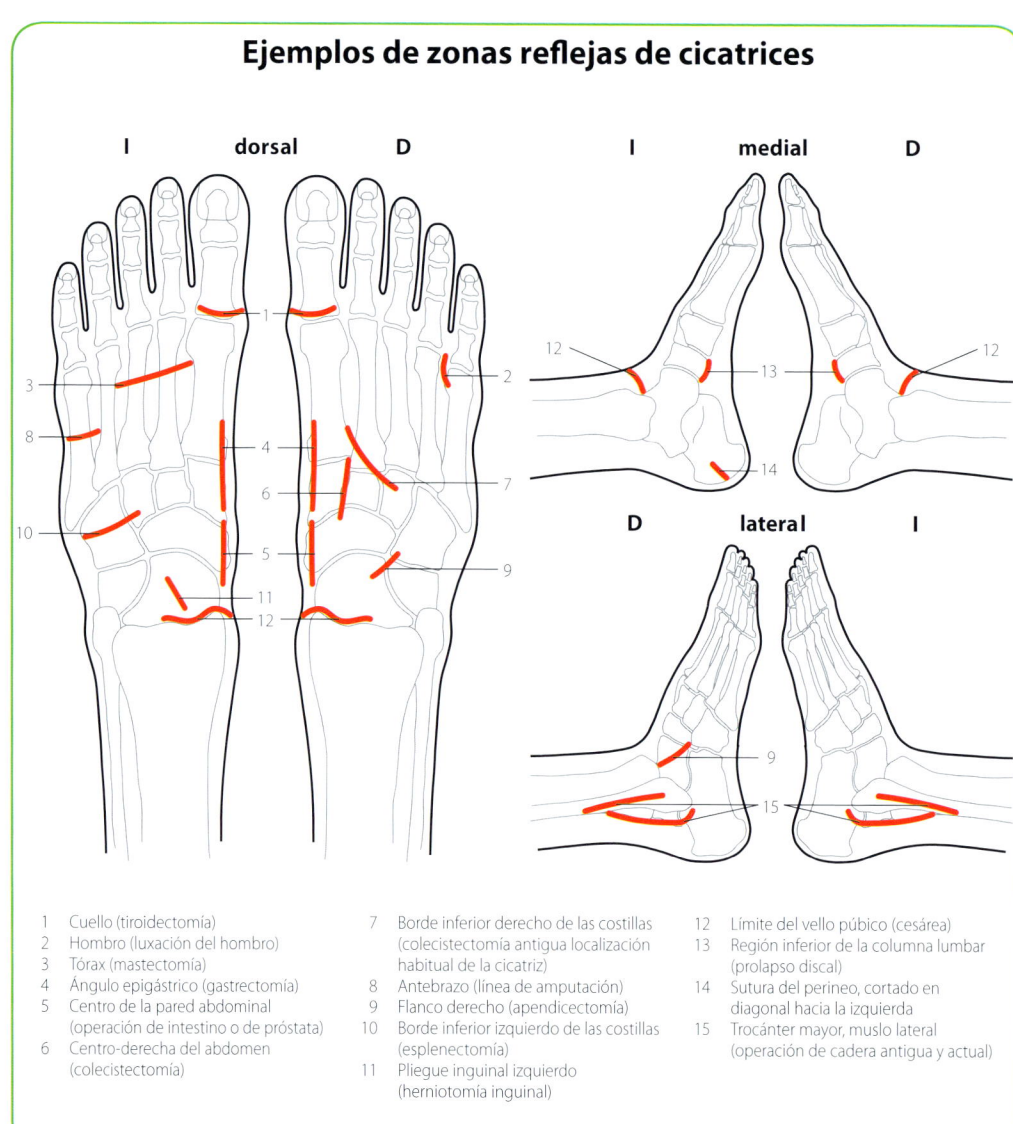

1 Cuello (tiroidectomía)
2 Hombro (luxación del hombro)
3 Tórax (mastectomía)
4 Ángulo epigástrico (gastrectomía)
5 Centro de la pared abdominal (operación de intestino o de próstata)
6 Centro-derecha del abdomen (colecistectomía)
7 Borde inferior derecho de las costillas (colecistectomía antigua localización habitual de la cicatriz)
8 Antebrazo (línea de amputación)
9 Flanco derecho (apendicectomía)
10 Borde inferior izquierdo de las costillas (esplenectomía)
11 Pliegue inguinal izquierdo (herniotomía inguinal)
12 Límite del vello púbico (cesárea)
13 Región inferior de la columna lumbar (prolapso discal)
14 Sutura del perineo, cortado en diagonal hacia la izquierda
15 Trocánter mayor, muslo lateral (operación de cadera antigua y actual)

▶ Fig. 25.1 Ejemplos de zonas reflejas de cicatrices.

25.3 Resumen

La experiencia del tratamiento de cicatrices nos enseña que toda cicatriz tiene su origen en **experiencias «incisivas»**, no solo a nivel corporal, sino a menudo también emocional. Esas vivencias dejan huellas externas e internas y, si bien no cambian al individuo en su conjunto, sí que alteran frecuentemente la relación del sujeto consigo mismo y con su entorno. La experiencia de décadas asistiendo y realizando el seguimiento de pacientes con cicatrices que les afectaban seriamente me ha enseñado que su tratamiento puede liberar un gran potencial de **vitalidad** y **alegría de vivir**.

26 Zonas de los dientes y sus correlaciones energéticas

26.1
Generalidades

Las zonas de los dientes ya se han descrito de forma neutral en el ▶ Cap. 10.2.3, en la sección «La región maxilar-dental», y su localización en los diferentes dedos de los pies se puede ver en las ▶ Fig. 10.2 y ▶ Fig. 10.3. No obstante, los dientes constituyen asimismo un **microsistema** que se utiliza desde hace tiempo en la odontología neurofocal.

El Dr. med. **Reinhold Voll** descubrió la importancia de la correlación entre la región maxilar-dental y todo el organismo a mediados del siglo pasado. Obtuvo sus numerosos resultados de medición a través del diagnóstico por electroacupuntura (EA). El esquema actual fue compendiado por el Dr. med. dent. **Fritz Kramer** [23], y debe «ayudarnos a facilitar el diagnóstico en pacientes enfermos por focos dentales o en los que se intuyen tales focos, así como a mejorar la terapia».

Puesto que en la época de mis primeras tentativas con la TZR aún tuve la oportunidad de conocer personalmente al Dr. Voll, a principios de la década de 1970 ya surgieron las reflexiones sobre:
- si en los pies pueden localizarse y tratarse los diferentes dientes como zonas reflejas; y
- si los múltiples vínculos energéticos, que en in situ eran conocidos en círculos odontológicos especializados, también se reproducen en las zonas de los pies.

Ambas cuestiones se han confirmado. Así, desde hace tiempo tenemos la posibilidad de tratar el microsistema de los dientes y, simultáneamente, sus relaciones energéticas con órganos y sistemas del organismo también a través de las zonas reflejas de los pies, ¡lo que constituye **una mina terapéutica**! Aunque también existen tablas con algunas variaciones, hemos conservado el esquema dental según Voll/Kramer, puesto que ha demostrado su eficacia en el marco de nuestro trabajo.

Los pacientes casi nunca acuden a nuestra consulta principalmente por problemas dentales; sin embargo, mediante la conexión entre ambos métodos, podemos influir positivamente en determinados cuadros patológicos, así como contribuir a su esclarecimiento y averiguar:

- si un determinado diente está relacionado con las molestias correspondientes del paciente;
- si un tratamiento específico realizado por un dentista neurofocal es pertinente y necesario. Todo esto se puede determinar mediante la comprobación de las zonas de las correlaciones con ayuda del esquema dental.

En el ▶ Cap. 16.2.2, en el ejemplo 1, ya se ha descrito que, **en caso necesario**, podemos tratar a los pacientes con dolores de muelas agudos —y cómo debemos proceder— hasta que el paciente pueda acudir al médico.

26.2
El esquema dental

Explicado por el Dr. Kramer (basándose en las mediciones EA de Voll) para terapeutas de la TZR, pensando en la práctica: en el centro horizontal de la figura aparecen numerados del 1 al 8 los dientes del maxilar superior e inferior, así como sus odontones (unidad funcional constituida por los huesos maxilares, los tejidos que lo rodean, las mucosas y los nervios):

Los dientes del maxilar **superior** derecho tienen antepuesto el 1, los izquierdos el 2, los dientes del maxilar **inferior** izquierdo el 3, los derechos el 4. De este modo, los cuatro cuadrantes, empezando por la parte superior derecha, están dispuestos del 1 al 4 en el sentido de las agujas del reloj.
- Todas las asignaciones de tejidos y órganos que se mencionan **encima** de la primera serie de números en los cuadrantes 1 y 2 tienen relaciones energéticas con los dientes del maxilar **superior**.
- Todas las mencionadas **debajo** de la segunda serie de números en los cuadrantes 3 y 4 guardan una relación energética con los dientes del maxilar **inferior**.

Puesto que el esquema dental se elaboró en primera instancia para odontólogos neurofocales (¡y no para profesionales de las terapias manuales!), en algunas asignaciones no existen zonas en los pies, por ejemplo, la región cubital y radial de la mano, pie, dedo gordo del pie, arterias, etc.

26.2.1 Aplicación práctica

Pacientes con dolores agudos de muelas

Adicionalmente a las posibilidades descritas en el ▶ Cap. 16.2.2:

En la zona dental correspondiente se trabajará con la maniobra sedante, al igual que en las zonas dentales adyacentes a derecha e izquierda. En este sentido, cabe tener en cuenta la intercambiabilidad derecha-izquierda de las zonas (▶ Cap. 15). Todos los órganos y tejidos asignados por Voll a este diente se tonificarán, a excepción de aquellos muy cercanos a la zona sintomática.

Ejemplo: En el caso de que el paciente presente dolores agudos de la muela del juicio, no se tonificará la zona del oído, sino que también se aplicará la maniobra sedante.

Se incluirán las zonas de la linfa de la cabeza y del cuello, los órganos digestivos, el bazo, así como maniobras de regulación pertinentes. Para el **autotratamiento** en casos de emergencia, también resultan adecuadas las zonas de los dientes en la **mano**, a las cuales se puede aplicar la maniobra sedante breve varias veces al día. A partir de su ubicación anatómica en los dedos de los pies, se podrán trasladar a los dedos de las manos.

En **lactantes con dificultades en la dentición** —lo que normalmente es una «enfermedad familiar»—, la TZR ha demostrado su eficacia desde hace tiempo y también puede ser ejecutada por las personas allegadas: se estimulará la irrigación sanguínea de todos los dedos de los pies (lo que puede verse en el tono rosáceo de los mismos) mediante maniobras adecuadas y se exprimirán las membranas interdigitales, primero procediendo con cuidado y pudiendo aumentar la intensidad posteriormente. En función de la alteración existente, se realizará un movimiento sedante o tonificante de las zonas del intestino y del suelo pelviano, junto con el ano. ¡Las diarreas y el escozor en la región del esfínter inferior son señales indicativas de la relación existente con los dientes!

Enfermedades no situadas en la región maxilar-dental

En el esquema de Voll se pueden encontrar relaciones con los dientes en casi todos los cuadros patológicos de los pacientes. En cada caso deberá determinarse si se incluyen de inmediato en la TZR como zonas relacionadas.

Ejemplo: En pacientes con problemas de cadera, se comprobarán las zonas dentales 13, 23, 33 y 43 asignadas a la cadera; en molestias estomacales, las correspondientes al estómago: en el maxilar superior, los molares —muelas posteriores— (16, 17 y 26, 27); en el maxilar inferior, los premolares —muelas delanteras— (34, 35 y 44, 45). Si las zonas dentales correspondientes presentan dolor, también se tratarán. Cuando el dolor sea agudo, se aplicará la maniobra sedante; de lo contrario, se tonificarán. Adicionalmente, todas las relaciones de Voll se pueden tratar con el diente correspondiente, sobre todo en enfermos crónicos.

A tener en cuenta: Desde un punto de vista subjetivo, los dientes correspondientes in situ no siempre presentan alteraciones. No obstante, puesto que pertenecen a la unidad funcional de la enfermedad existente, sus **zonas reflejas** pueden reaccionar de forma absolutamente anormal.

Comprobación de campos de interferencia

- Pueden ser campos de interferencia:
- Dientes endodonciados (muertos, desvitalizados).
- Dientes torcidos, desplazados o retenidos (que no han salido y siguen encerrados en los maxilares).
- Inflamaciones crónicas y agudas, supuraciones.
- Intolerancias a materiales (a menudo, la amalgama).
- Cicatrices de intervenciones quirúrgicas en la cavidad bucal, quistes.

Primero se tonificará la zona dental afectada. No obstante, de existir enfermedades dolorosas y agudas del diente y su odontón, se aplicará la maniobra sedante. Seguidamente, se comprobarán todas las asignaciones del esquema de Voll mediante tonificación. Si **más de la mitad** de estas asignaciones dentales reaccionan de forma anormal y **continúan** alteradas tras algunas sesiones de tratamiento, está claro que el diente puede considerarse un campo de interferencia. A fin de confirmarlo, un dentista neurofocal debería realizar una comprobación más exhaustiva.

Conclusión inversa: el foco **primario** de la alteración no debe estar situado siempre en un diente, sino que también puede radicar en uno de los órganos o tejidos asignados energéticamente a este diente.

26 Zonas de los dientes y sus correlaciones energéticas

Las correlaciones energéticas entre la región maxilar-dental y el resto del organismo

Las correlaciones de los odontones del maxilar superior con el resto del organismo	ÓRGANOS SENSORIALES	Oído interno	Seno maxilar	Células etmoidales	Ojo	Seno frontal		
	ARTICULACIONES	Hombro / Codo	Mandíbula	Hombro / Codo	Rodilla detrás			
		Mano cubital, Pie plantar, Dedos de los pies y art. sacroilíaca	Rodilla delante	Mano radial / Pie / Dedo gordo	Cadera	Hueso sacro / Coxis		
					Pie			
	SEGMENTOS DE LA MÉDULA ESPINAL	C 8 Th 1 / Th 7 Th 6 Th 5 / S 3 S 2 S 1	Th 12 Th 11 / L 1	C 7 C 6 C 5 / Th 4 Th 3 Th 2 / L 5 L 4	Th 8 / Th 9 / Th 10	L 3 L 2 / Co S 5 S 4		
	VÉRTEBRAS	C 7 D 1 / D 6 D 5 / S 2 S 1	D 12 D 11 / L 1	C 7 C 6 C 5 / D 4 D 3 / L 5 L 4	D 9 / D 10	L 3 L 2 / Co S 5 S 4 S 3		
	ÓRGANOS Yin	Corazón derecha	Páncreas	Pulmón derecho	Hígado derecha	Riñón derecho		
	ÓRGANOS Yang	Duodeno	Estómago derecha	Intestino grueso derecha	Vesícula biliar	Vejiga derecha / Región urogenital		
	GLÁNDULAS ENDOCRINAS	Lóbulo anterior de la hipófisis	Glándula paratiroides	Tiroides	Timo	Lóbulo posterior de la hipófisis	Epífisis	
	OTROS	Sistema nervioso central, Psique	Glándula mamaria derecha					
Nueva nomenclatura para los dientes del maxilar superior		18	17	16	15	14	13	12	11
Nueva nomenclatura para los dientes del maxilar inferior		48	47	46	45	44	43	42	41
Las correlaciones de los odontones del maxilar inferior con el resto del organismo	OTROS	Reserva energética		Glándula mamaria derecha				
	GLÁNDULAS ENDOCRINAS, VASOS	Nervios periféricos	Arterias	Venas	Vasos linfáticos	Glándulas sexuales	Cápsulas suprarrenales	
	ÓRGANOS Yang	Íleon derecho / Región ileocecal	Intestino grueso derecha	Estómago derecha / Píloro	Vesícula biliar	Vejiga derecha / Región urogenital		
	ÓRGANOS Yin	Corazón derecha	Pulmón derecho	Páncreas	Hígado derecha	Riñón derecho		
	VÉRTEBRAS	C 7 D 1 / D 6 D 5 / S 2 S 1	C 7 C 6 C 5 / D 4 D 3 / L 5 L 4	D 12 D 11 / L 1	D 9 / D 10	L 3 L 2 / Co S 5 S 4 S 3		
	SEGMENTOS DE LA MÉDULA ESPINAL	C 8 Th 1 / Th 7 Th 6 Th 5 / S 3 S 2 S 1	C 7 C 6 C 5 / Th 4 Th 3 Th 2 / L 5 L 4	Th 12 Th 11 / L 1	Th 8 / Th 9 / Th 10	L 3 L 2 / Co S 5 S 4		
	ARTICULACIONES	Hombro — Codo		Rodilla delante	Rodilla detrás			
		Mano cubital, Pie plantar Dedos de los pies y art. sacroilíaca	Mano radial / Pie / Dedo gordo		Cadera	Hueso sacro / Coxis		
				Mandíbula		Pie		
	ÓRGANOS SENSORIALES	Oído	Células etmoidales	Seno maxilar	Ojo	Seno frontal		

▶ **Fig. 26.1** Relaciones de los dientes.

26.2 El esquema dental

Seno frontal	Ojo	Células etmoidales	Seno maxilar		Oído interno	ÓRGANOS SENSORIALES
Rodilla detrás		Hombro Codo	Mandíbula		Hombro Codo	ARTICULACIONES
Hueso sacro / Coxis	Cadera	Mano radial Pie Dedo gordo		Rodilla delante	Mano cubital, Pie plantar Dedos de los pies y art. sacroilíaca	
Pie						
L2 L3 S4 S5 Co	Th 8 Th 9 Th 10	C5 C6 C7 Th 2 Th 3 Th 4 L4 L5	Th 11 Th 12 L 1		C 8 Th 1 Th 5 Th 6 Th 7 S1 S2 S3	SEGMENTOS DE LA MÉDULA ESPINAL
L2 L3 S3 S4 S5 Co	D9 D10	C5 C6 C7 D3 D4 L4 L5	D11 D12 L 1		C7 D1 D5 D6 S1 S2	VÉRTEBRAS
Riñón izquierdo	Hígado izquierda	Pulmón izquierdo	Bazo		Corazón izquierda	Yin
Vejiga izquierda Región urogenital	Conductos biliares izquierda	Intestino grueso izquierdo	Estómago izquierdo		Yeyuno Íleon izquierda	Yang	ÓRGANOS
Epífisis	Lóbulo posterior de la hipófisis		Timo	Tiroides	Glándula paratiroides	Lóbulo anterior de la hipófisis	GLÁNDULAS ENDOCRINAS
			Glándula mamaria izquierda		Sistema nervioso central Psique	OTROS
21	22	23	24	25	26	27	28	Nueva nomenclatura para los dientes del maxilar superior
31	32	33	34	35	36	37	38	Nueva nomenclatura para los dientes del maxilar inferior
		Glándula mamaria izquierda			Reserva energética	OTROS
Cápsulas suprarrenales	Glándulas sexuales		Vasos linfáticos	Venas	Arterias	Nervios periféricos	GLÁNDULAS ENDOCRINAS, VASOS
Vejiga izquierda Región urogenital	Conductos biliares izquierda	Estómago izquierdo	Intestino grueso izquierdo		Yeyuno Íleon izquierda	Yang	ÓRGANOS
Riñón izquierdo	Hígado izquierda	Bazo	Pulmón izquierdo		Corazón izquierda	Yin
L2 L3 S3 S4 S5 Co	D9 D10	D11 D12 L 1	C5 C6 C7 D3 D4 L4 L5		C7 D1 D5 D6 S1 S2	VÉRTEBRAS
L2 L3 S4 S5 Co	Th 8 Th 9 Th 10	Th 11 Th 12 L 1	C5 C6 C7 Th 2 Th 3 Th 4 L4 L5		C 8 Th 1 Th 5 Th 6 Th 7 S1 S2 S3	SEGMENTOS DE LA MÉDULA ESPINAL
Rodilla detrás		Rodilla delante	Hombro — Codo			ARTICULACIONES
Hueso sacro / Coxis	Cadera		Mano radial Pie Dedo gordo		Mano cubital, Pie plantar Dedos de los pies y art. sacroilíaca	
Pie		Mandíbula				
Seno frontal	Ojo	Seno maxilar	Células etmoidales		Oído	ÓRGANOS SENSORIALES

Las correlaciones de los odontones del maxilar superior con el resto del organismo

Las correlaciones de los odontones del maxilar inferior con el resto del organismo

Temas especiales

Abreviaturas: C: segmentos de la médula espinal de la columna cervical y vértebras cervicales, Th: segmentos torácicos, D: vértebras dorsales, L: segmentos y vértebras lumbares, Co: segmentos y vértebras coccígeos/as.

26 Zonas de los dientes y sus correlaciones energéticas

Ejemplo: Los dolores prolongados en la parte derecha de la articulación sacroilíaca, con el tiempo, pueden contribuir a una irritación de los dientes y de las zonas dentales 18 y 48. Cuando las molestias en la articulación sacroilíaca hayan mejorado, los dientes y las zonas correspondientes pueden regenerarse, es decir, las inflamaciones in situ pueden remitir y las fístulas dentales pueden retroceder.

A tener en cuenta: Todo diente afectado puede tener un impacto negativo en regiones de la persona cuya constitución esté debilitada, independientemente del esquema de Voll. En tal caso, los resultados de medición de odontólogos neurofocales serán el medio elegido (Internet).

Terapia complementaria durante el saneamiento dental integral

El **saneamiento dental integral** significa la implementación de los resultados de mediciones energéticas y diferentes exploraciones clásicas. Puede referirse a:
- Retirada de materiales que supongan intolerancias, como amalgamas o composites de distinta índole.
- Extracción de dientes y, si es necesario, realización de puentes, etc.
- Verificación de la existencia de dientes muertos o dientes desplazados y que puedan representar campos de interferencia.
- Extracción operativa de dientes retenidos, etc.

Las zonas correspondientes podrán empezar a tratarse ya algunas semanas **antes** del inicio del saneamiento. En la mayoría de casos, en las zonas dentales se aplicará la maniobra sedante, mientras que en sus asignaciones (esquema dental de Voll) se actuará de forma tonificante.

Las **reacciones fuertes** pueden mitigarse considerablemente, si directamente tras la visita al dentista y durante los días posteriores se tratan las zonas dentales afectadas mediante una breve maniobra sedante. Para ayudar al proceso de curación, los pacientes también podrán aplicar una breve maniobra sedante en estas zonas en las manos, varias veces al día, a modo de **autotratamiento**.

Importante: Las mujeres deben asegurarse de que durante el embarazo y la lactancia no les apliquen empastes con amalgama de mercurio y que tampoco se los retiren durante estos periodos.

Para el **drenaje de toxinas y sustancias nocivas**, se incluirán las zonas de la linfa de la cabeza y del cuello, el intestino, hígado, bazo y riñones, tonificándolas con suavidad. Si no se realiza una terapia específica coadyuvante o de drenaje con remedios unitarios o complejos homeopáticos, la ingesta de **carbón de café** (fórmula: Carbo Königsfeld Dr. Heisler, laboratorios Müller de Göppingen) ha demostrado adicionalmente su eficacia: insalivar dos veces al día una cucharadita colmada. El carbón de café se considera desde hace décadas un **medio reabsorbente** de toxinas en el tracto gastrointestinal y el sistema linfático, incluso en niños. Además, en el caso de parodontopatías, se puede aplicar por la mañana y por la noche localmente sobre las encías.

Ayuda para corregir la posición de los dientes

Es aplicable a personas que lleven aparatos de ortodoncia, pacientes cuya oclusión normal (el correcto contacto de los dientes para morder) se deba restablecer, y muchas otras afecciones.

En la época de la corrección dental, debe prestarse especial atención a las frecuentes **irritaciones** vegetativas y/u orgánicas que se producen, sobre todo en adolescentes:
- Aumento del nerviosismo
- Reducción de la resistencia corporal
- Trastornos del sueño
- Fuertes cambios emocionales
- Aumento de sudoración o ataques de frío
- Capacidad de concentración mermada

Estas reacciones se pueden entender a partir del conocimiento de las correlaciones existentes entre dientes y el organismo en su conjunto.

En este sentido, en tanto que tratamiento coadyuvante, la TZR resulta adecuada durante toda la época en la que se prolonga la corrección. Mediante la TZR se puede lograr que se estabilice la normalización pretendida de la posición de los dientes y que los dientes permanezcan mejor en su posición prevista.

La TZR resulta especialmente eficaz como tratamiento para estados agudos en el caso de **dificultades de adaptación** de los aparatos de ortodoncia. Las zonas dentales se tonificarán suavemente en su conjunto y se incluirán las relaciones según Voll allí donde existan especiales tensiones en la cavidad bucal. También se tratarán las zonas de las vías linfáticas superiores, la occipital, la columna cervical, el intestino y los ligamentos pélvicos, así como el plexo solar y/o una selección de maniobras de regulación. Esta misma sugerencia terapéutica se aplicará a pacientes que

—normalmente por la noche— hagan **rechinar los dientes**, motivo por el cual a menudo tienen que llevar férulas de descarga.

La **terapia Bionator** del profesor **Balters** constituye una regulación maxilar-dental especial. Se trata de una terapia ortopédica maxilar, de carácter funcional, en la que se coloca una pequeña placa de plástico con aros metálicos debajo de la lengua durante un largo periodo de tiempo. Sirviéndose de las fuerzas musculares de la región mandibular, la terapia logra que se produzcan transformaciones de las arcadas dentales y modificaciones de las posiciones de los dientes y la mandíbula [17].

26.3
Resumen

Cualquier intervención odontológica en la «región íntima de la boca» también puede desencadenar alteraciones en el **estado de ánimo**. En las extracciones de dientes, hay que tener en cuenta que siempre representan una pérdida, que en ocasiones, y de forma inesperada y espontánea, se puede traducir en irritaciones emocionales. Un buen ejemplo de ello es la formulación «muela del juicio», que según las mediciones energéticas de Voll, entre otras, también está relacionada con la psique. Esta denominación popular de esta muela tiene equivalentes similares en muchos otros idiomas.

En saneamientos más amplios en la cavidad bucal (extracción de amalgama de plata, selección de nuevos materiales de relleno), se aconseja encarecidamente llevarlos a cabo solo tras haber realizado previamente **mediciones expertas**, por ejemplo, EAV, biorresonancia, kinesiología, así como pedir siempre una segunda opinión. Los dentistas neurofocales proporcionan una amplia aclaración sobre las posibilidades existentes.

Importante: ¡Hoy en día, muchos pacientes no soportan la extracción de más de **una** pieza en cada visita al dentista! ¡Se debería informar detalladamente a los pacientes de ello!

Casos prácticos

Informe de una terapeuta de TZR: «A una chica de 16 años le extrajeron hace tres días las cuatro muelas del juicio en **una** sola sesión. Complicación con fuerte hemorragia, fuerte hinchazón de toda la cara, fuertes dolores.

Tratamiento mediante TZR: Durante tres días seguidos, se aplica el tratamiento para estados agudos de forma cuidadosa, con movimientos sedantes en las cuatro zonas dentales y tratamiento de las correlaciones energéticas según Voll. Se intercalan con frecuencia maniobras de regulación. Para finalizar el tratamiento, se tratan las zonas linfáticas de la cabeza, del cuello y del tórax. Abundante tiempo de reposo posterior.

Deberes terapéuticos: Entre tres y cuatro veces al día, breve autotratamiento de las cuatro zonas dentales en los dedos meñiques con la maniobra sedante, exprimir las membranas interdigitales entre los dedos para estimular el flujo linfático.

Resultado: Tras la primera sesión, considerable disminución del hinchazón de la cara y de los dolores. Sueño más reparador, la paciente agradece "haberle salvado la vida". Tras tres sesiones de tratamiento, mayor retroceso del hinchazón y estabilización del estado general.»

27 Zonas reflejas de los ligamentos pélvicos

Los ligamentos pélvicos, al igual que las fascias, los cartílagos y los huesos, se componen principalmente por tejido conjuntivo colagenoso, y sirven para la **unión**, **estabilización** y **movilidad** de las estructuras óseas y orgánicas de la pelvis.

Las zonas de los ligamentos pélvicos fueron desarrolladas por **Walter Froneberg** (▶ Fig. 27.1) a principios de la década de 1980 basándose en los fundamentos de nuestros cursos, y posteriormente se complementaron y modificaron a partir de experiencias propias. Al principio, su uso se limitaba más bien a alteraciones estático-musculares de la pelvis, pero pronto se demostró que tenían una amplitud indicativa considerablemente más grande.

27.1
Indicaciones

- Alteraciones estático-musculares como basculación pélvica, lumbalgias, dolores de la columna cervical, prolapso discal, escoliosis, coxartrosis y gonartrosis, síndrome de la cintura escapular, epicondilitis.
- Pies fríos crónicos; congestiones venosas, arteriales o linfáticas de las piernas y de la pelvis.
- Tras operaciones en la cavidad abdominal, en la pelvis menor o en las piernas una vez concluida la cicatrización.
- Disfunciones funcionales u orgánicas de los órganos de la pelvis menor, como dolores menstruales y durante el climaterio, adherencias de las trompas de Falopio, dolores producidos por ptosis, problemas de próstata, esterilidad, impotencia.
- Desequilibrio corporal, inestabilidad psíquica.
- Migrañas, cefalea tensional, tinnitus.
- Problemas en la mandíbula y la articulación de la mandíbula, p. ej. personas que llevan aparatos de ortodoncia o férulas de descarga, alteraciones en la oclusión (mordida), personas que rechinan los dientes por la noche (véase la ▶ Fig. 21.5 Similitud de formas entre la articulación de la mandíbula y de la cadera).

27.2
Contraindicaciones

- Operaciones recientes en la región del abdomen y de la pelvis.
- Inflamaciones en la región del abdomen y de la pelvis.
- Hasta aproximadamente el 4º mes de embarazo.
- Congestiones linfáticas muy pronunciadas en las piernas y los pies (p. ej. elefantiasis) y varices que lleguen hasta las zonas de los pies.
- Todas las contraindicaciones del curso básico.

27.3
Técnica de tratamiento

La realización del tratamiento requiere unas instrucciones prácticas precisas, puesto que aunque la técnica se asemeja a la maniobra sedante, se debe practicar bien. El ángulo correcto, con el que se trabaja en dirección al periostio, es decisivo para el tratamiento certero de las zonas de los ligamentos pélvicos.

Puesto que las diferentes zonas están situadas, en su mayor parte, en el periostio del talón interno y externo, suelen ser un poco dolorosas. Se considera que existe una **alteración** cuando el dolor en una zona se prolonga durante más de aproximadamente cinco segundos. La maniobra se mantendrá en ese punto hasta que la intensidad del dolor remita considerablemente, pero no más de unos 15-20 segundos. Aunque solo presenten dolor algunas zonas, es aconsejable comprobar brevemente **todas** las zonas.

A modo de **preparación** para el tratamiento de las zonas de los ligamentos pélvicos, toda la región de la pelvis menor, así como la región inferior de la columna vertebral con el hueso sacro y la articulación sacroilíaca, se tratarán con movimientos suaves a fin de relajar estas zonas. Optar por maniobras de regulación también suele estar indicado para la regulación del tono.

En función del cuadro clínico, también resulta adecuado tratar las zonas de los órganos y sistemas que forman parte del conjunto de molestias del paciente, por ejemplo, el sistema hormonal en mujeres con dolores menstruales o la región superior de la columna vertebral junto con la nuca en personas con dolores de cabeza de distinta índole.

27.3 Técnica de tratamiento

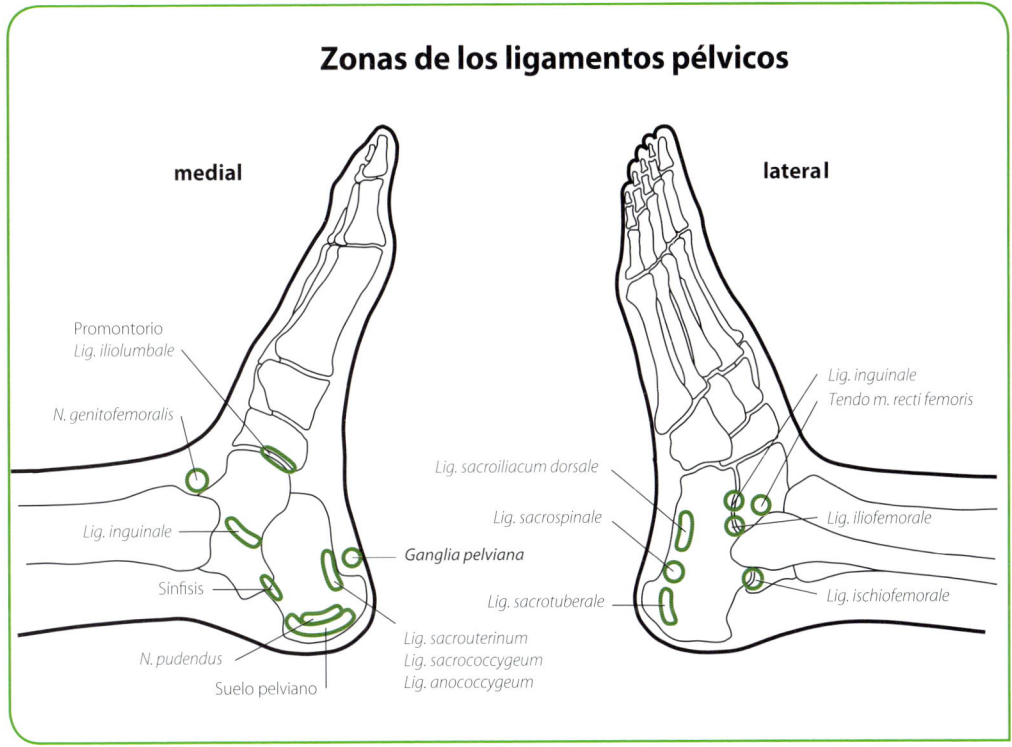

▶ **Fig. 27.1** Zonas de los ligamentos pélvicos según W. Froneberg (modificadas).

28 Zonas reflejas de la cara y del cuello

28.1 Generalidades

En el rostro de la persona se plasma claramente su individualidad. El diagnóstico del semblante y la patofisonomía dan buena cuenta de ello [38]. Sin embargo, las relaciones funcionales entre las diferentes zonas de la cara y del cuello y el organismo en su conjunto también se pueden utilizar desde un punto de vista terapéutico. Se pueden explicar mediante diferentes vías:
- Sistema nervioso
- Historia evolutiva
- Meridianos
- Similitudes de forma
- Empirismo

Se trata siempre de **relaciones recíprocas**: una enfermedad, por ejemplo, de los riñones puede influir en los ojos, y una enfermedad en los ojos puede tener un impacto en el funcionamiento de los riñones.

28.2 Las relaciones detalladas

Las diferentes zonas de la cara se pueden ver en la
▶ Fig. 28.1.
1. **Interrelaciones** entre los **ojos** y:
   - **Páncreas**: Como consecuencia tardía en diabéticos se conoce la destrucción de la retina.
   - **Glándula tiroides**: En el caso de hipertiroidismo, se puede desarrollar un exoftalmos (protrusión del globo ocular).
   - **Riñones**: Tanto los ojos como los riñones son órganos pares, estando ambos situados en las mismas zonas longitudinales de FitzGerald. Ambos están implicados en el transporte de líquidos («soluciones»).
   - **Hígado** y **vesícula biliar**: En las escleróticas es donde antes se puede detectar la ictericia (tránsito de partículas biliares a la sangre y otros tejidos corporales) debido al trasfondo blanco de la conjuntiva.
   - **Nuca**: Las personas con importantes deficiencias visuales presentan tensiones musculares con una relativa frecuencia. En caso de latigazo cervical, los ojos también quedan afectados. Desde un punto de vista neurofisiológico: cuando experimentamos cansancio, se cierran los párpados y el individuo «cabecea».
   - **Estómago**: «Se come con los ojos», es decir, la salivación y la secreción de jugos gástricos están compaginados en sus reacciones. El meridiano del estómago abastece energéticamente, entre otros, a los ojos y finaliza en las zonas de los ojos en los pies.
   - El **oído interno** y los ojos permiten conjuntamente la coordinación del movimiento (equilibrio). Ambos se desarrollan a partir de la misma hoja blastodérmica (ectodermo).
2. **Interrelaciones** entre las **cejas** y el **meridiano de la vejiga**: Su primer punto está situado en la región medial de ambas cejas. A lo largo de su recorrido hasta los dedos pequeños de los pies, abastece energéticamente, entre otros, a la musculatura de la espalda, los riñones, la vejiga, los órganos de la pelvis menor y las regiones dorsales de las piernas.
3. **Interrelaciones** entre la **boca** y la **cavidad nasofaríngea** y:
   - **Región genital y de la vejiga**: La mucosa se desarrolla a partir de la misma hoja blastodérmica (endodermo).
   - Órganos del bajo vientre: Los cambios en las mucosas de la región genital (p. ej. durante el embarazo) van acompañados, desde un punto de vista fisiológico y patológico, con modificaciones en la boca y la cavidad nasofaríngea.
   - **Sistema metabólico**: Cándidas en el interior de la cavidad bucal y herpes en los labios debido a disbiosis intestinal.
4. **Interrelaciones** entre los **labios** y:
   - **Esfínteres**: Los lactantes con dificultades en la dentición presentan escozor en la región del esfínter inferior, el ano. Beben de forma apresurada en el caso de espasmo de píloro («niños que chillan y vomitan»), etc.
   - **Orificio uterino**: El tono de los labios y del orificio uterino están relacionados, lo que han corroborado las observaciones realizadas por las comadronas.
   - Órganos digestivos: Cuando existen problemas gastrointestinales aparecen labios

28.2 Las relaciones detalladas

199

Zonas reflejas de la cara

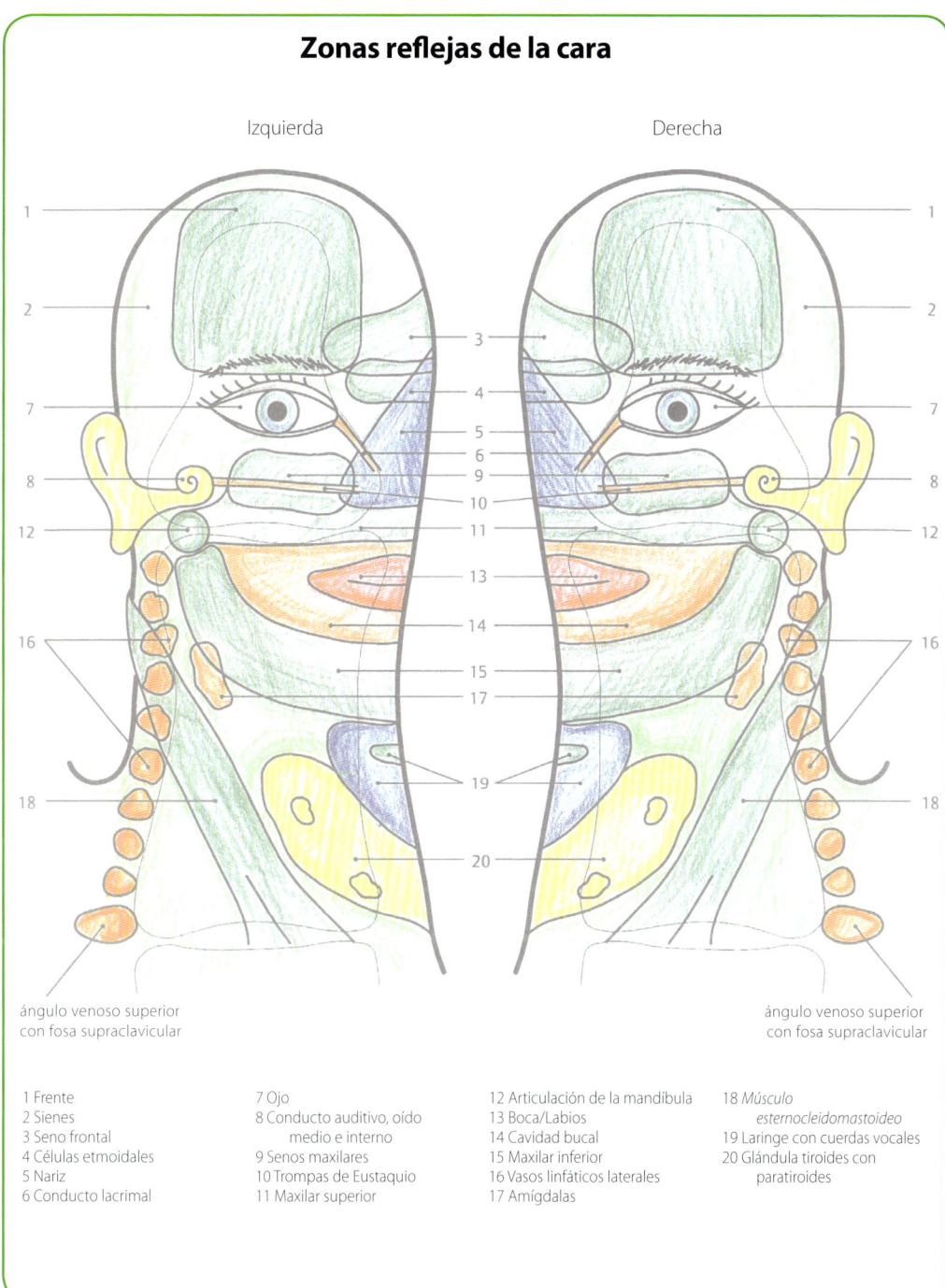

ángulo venoso superior
con fosa supraclavicular

ángulo venoso superior
con fosa supraclavicular

1 Frente
2 Sienes
3 Seno frontal
4 Células etmoidales
5 Nariz
6 Conducto lacrimal
7 Ojo
8 Conducto auditivo, oído medio e interno
9 Senos maxilares
10 Trompas de Eustaquio
11 Maxilar superior
12 Articulación de la mandíbula
13 Boca/Labios
14 Cavidad bucal
15 Maxilar inferior
16 Vasos linfáticos laterales
17 Amígdalas
18 *Músculo esternocleidomastoideo*
19 Laringe con cuerdas vocales
20 Glándula tiroides con paratiroides

▶ **Fig. 28.1** Zonas de la cara.

Temas especiales

secos, con muchos pliegues y grietas, rágade o herpes labial.
5. **Interrelaciones** entre las **cuerdas vocales** y los **genitales**:
   - Los cambios en la **voz** y en el estado de ánimo están relacionados con el embarazo, el ciclo menstrual, la pubertad («cambio de voz») y la menopausia. Las cantantes famosas deben cuidar su voz durante la menstruación.
   - Las enfermedades y las operaciones del bajo vientre pueden modificar el registro de la voz.
6. **Interrelaciones** entre las **trompas de Eustaquio** y las **trompas de Falopio o el cordón espermático**:
   - La estructura de los tejidos, su función y su forma son similares a las trompas de Eustaquio.
   - **Indicación lingüística**: ambas son «trompas»: las trompas de Eustaquio y las trompas de Falopio.
7. **Interrelaciones** entre la **articulación de la mandíbula** y:
   - **Articulación de la cadera**: Tanto la articulación de la mandíbula como la articulación de la cadera son abastecidas energéticamente por el meridiano de la vesícula biliar. Los pacientes con dolencias de cadera presentan con relativa frecuencia alteraciones en la vesícula biliar, y viceversa. **Similitud de formas** entre la articulación de la mandíbula y de la cadera (▶ **Fig. 21.5**, ▶ pág. 143).
   - **Sistema vegetativo**: La articulación y la musculatura correspondiente a menudo presentan tensiones cuando existen dificultades emocionales.
8. **Interrelaciones** entre los **oídos** y:
   - **Intestino**: Relación con la hoja blastodérmica: el endodermo constituye el epitelio de la cavidad timpánica y el tracto gastrointestinal.
   - El **meridiano del intestino delgado** acaba en el lóbulo de la oreja.
   - **Genitales**: El pabellón de la oreja y las glándulas sexuales se desarrollan a partir del mesodermo. Las orejas forman parte de las zonas erógenas. En el caso de paperas, se pueden producir complicaciones en forma de orquitis (inflamación de los testículos) y esterilidad.
   - **Riñones**: Las orejas y los riñones son órganos pares, poseen formas similares y ambos se desarrollan a partir del mesodermo.
   - **Amígdalas**: Están en las inmediaciones de las orejas, y también ejercen su función de filtro en la región de los oídos. Ambos, orejas y amígdalas, se desarrollan a partir del ectodermo.
9. **Interrelaciones** entre los **dientes** y el **tracto digestivo**:
   - Aquí es donde, tras triturar los alimentos, empieza la **digestión**; la enzima salival, ptialina, se encarga de predigerir los hidratos de carbono.
   - A través de **mediciones energéticas**, se han asignado 24 dientes al tracto digestivo.
   - Las **alteraciones intestinales** se producen a menudo en niños con dificultades en la dentición.
   - **Estado emocional**: «Mordemos granito» ante problemas que no podemos «digerir».
10. **Interrelaciones** entre la **glándula tiroides** y:
    - **Genitales**: En terapias de orientación integral, la glándula tiroides se denomina el «tercer ovario». En chicas y mujeres a menudo se producen problemas de tiroides en la pubertad y durante el climaterio.
    - **Corazón**: Las hormonas de la tiroides influyen, entre otros, en el ritmo cardiaco (taquicardia paroxística).
    - **Ojos**: Hipertiroidismo (v. arriba).
    - **7ª vértebra cervical**: El espesamiento de los tejidos conjuntivos en esta región, la denominada «giba hormonal», se da tras importantes operaciones del bajo vientre y también en la menopausia.
    - **Todas las glándulas endocrinas**: Están interrelacionadas.
11. **Interrelaciones** entre las **amígdalas** y:
    - **Orejas**: Función de filtro de las amígdalas (v. arriba).
    - **Riñones**: Ambos son órganos pares, ambos tienen funciones de filtro y poseen formas similares.
    - **Articulaciones**: Las amígdalas crónicamente inflamadas pueden estar implicadas en la aparición de enfermedades reumáticas (y de otra índole).
    - **Corazón**: La amigdalitis bacteriana puede provocar una miocarditis.
    - **Hígado**: Ambos se desarrollan a partir de la misma hoja blastodérmica (endodermo) y ambos son importantes órganos de desintoxicación.

Procedimiento: El dedo índice es el más indicado para el tratamiento puntual de estas zonas. En el caso de congestiones linfáticas en la región de la cara y del cuello, es adecuado realizar los pases alternos del tratamiento linfático mediante TZR.

Uso de las zonas de la cara: Para una mejor comprensión: tal y como ya se ha descrito en el ▶ Cap. 10.2.3, las zonas de la cabeza y del cuello se pueden tratar íntegramente en todos los dedos de los pies desde plantar, dorsal, medial y lateral. No obstante, en las ▶ Fig. 10.2 y ▶ 10.3, las zonas de la cara solo se muestran de forma **general** en ambos dedos gordos.

No se representan de forma **detallada** hasta el presente capítulo y, en concreto, se describen en la ▶ Fig. 28.1, puesto que la localización de todas las zonas de la cara de forma concentrada en ambos dedos gordos se ha obtenido a partir de experiencias prácticas a lo largo de las décadas. Puede entenderse como un microsistema aún más reducido.

Para la **práctica diaria en la consulta** debe aplicarse lo siguiente:
- Las zonas detalladas de la cara en los dedos gordos simplifican la **exploración inicial**, puesto que pueden comprobarse todas las zonas en una superficie pequeña en poco tiempo.
- No obstante, a lo largo de las **sesiones posteriores**, es importante tratar las zonas afectadas también en todos los demás dedos.
- La práctica ha demostrado que, tanto las zonas de los oídos en ambos dedos gordos como también las situadas en los dedos 4 y 5, suelen requerir tratamiento.
- Desde un punto de vista terapéutico, son especialmente interesantes las **correlaciones funcionales** descritas en este capítulo que se pueden establecer entre las zonas de la cara y muchos órganos de la persona (Curso II). Permiten un tratamiento amplio de las molestias de los pacientes.

Un caso de mi consulta

A finales de la década de 1970, en cuestión de pocas semanas, acudieron a mi consulta tres pacientes cuyo líquido lacrimal solo podía fluir con dificultad a través del canal lagrimal hasta la cavidad nasofaríngea. Dos mujeres padecían inflamaciones crónicas y alergias en la región de la cabeza, mientras que en el tercer paciente todos los huesos de la cara habían quedado destrozados debido a un grave accidente.

Después de que según E. Ingham las zonas de la frente ya existieran en las uñas de los dedos gordos y también de forma neutral las de la cavidad nasofaríngea, mi reflexión era si sería posible localizar con exactitud las zonas del canal lagrimal. La exploración mediante palpación mostró en ambas mujeres un espesamiento pequeño (milimétrico), duro y muy doloroso en la región proximal de las uñas (= parte de la cavidad nasofaríngea). En el tercer paciente, toda la superficie presentaba una elevada sensibilidad.

En la medida en la que, a lo largo de algunas sesiones, en ambas pacientes se disolvieron los duros espesamientos tisulares, las secreciones volvieron a fluir con normalidad hacia dentro. En el tercer paciente, el líquido lacrimal siguió fluyendo hacia fuera, aunque sus dolores faciales remitieron considerablemente. Además de las zonas sintomáticas, en los tres traté también otras zonas y, sobre todo, fueron necesarias maniobras de regulación con frecuencia.

A partir de esa impresionante vivencia y, junto con las experiencias de los terapeutas docentes y de los participantes en sus cursos, se desarrolló la actual descripción detallada de las zonas de la cara.

29 Zonas reflejas del sistema linfático

29.1
Generalidades

> Al igual que no se puede aprender a tocar un instrumento simplemente leyendo, tampoco se puede asimilar el complejo trabajo terapéutico en las zonas del sistema linfático con tan solo leer. Para poder aplicarlo realmente, los conocimientos teóricos se deben trasladar al ámbito empírico mediante ejercicios prácticos y experiencias.

En mi opinión, el desarrollo de las zonas específicas del sistema linfático es uno de los **principales avances** en la TZR. Las experiencias prácticas de las décadas anteriores han demostrado que cada vez podíamos confiar más y más en que el ser humano, en tanto que «reproducción del todo», se podía tratar a través de sus pies de forma extremadamente exacta.

Así, a mediados de la década de 1980, consideré lógico empezar el intento de trasladar también el sistema de flujo de la linfa a las áreas correspondientes en los pies. Tras algunos años de experiencias propias y de observación de las reacciones en los grupos de pacientes correspondientes, en 1993 las zonas del sistema linfático se integraron oficialmente en todos nuestros centros de formación en el Curso III.

No obstante, algunas zonas linfáticas ya eran conocidas por W. FitzGerald y E. Ingham: amígdalas, apéndice, bazo, regiones linfáticas de la ingle. Pero resultaba obvio que la técnica de tratamiento puntual desarrollada hasta ese momento se debía modificar para dar respuesta al principio del sistema linfático en su totalidad. De este modo, con pases suaves y específicos, surgió una **nueva técnica de tratamiento**, en la que nos basamos en la dirección de flujo fisiológico de la linfa.

Interesante: Si se tiene en cuenta que todos los órganos excepto el cerebro disponen de vasos linfáticos, resulta comprensible porque incluso **antes** del amplio tratamiento linfático ya obteníamos buenos resultados con la TZR clásica, sobre todo en pacientes con alteraciones linfáticas **generales**. No obstante, se ha demostrado que los resultados con el nuevo método de tratar **específicamente** el sistema linfático se pueden mejorar considerablemente en las **indicaciones linfáticas** especiales.

29.2
Ventajas del tratamiento linfático mediante TZR

- **No** es **doloroso**. Hoy en día, cada vez acuden a la consulta más pacientes que, por diversos motivos, no pueden soportar el dolor. Experimentan con alivio cómo los suaves pases del trabajo linfático mediante TZR, pueden volver a poner en marcha procesos paralizados.
- Tiene efectos importantes en el **nivel emocional**. Aunque al principio se observó más el impacto positivo en el cuerpo, pronto se detectó que los pacientes también experimentaban una estabilización psíquica. (Como curiosidad: otra palabra para referirse a «líquidos» es «soluciones». Puesto que la linfa también es un líquido, el doble significado de la palabra «solución» viene a confirmar nuestras experiencias durante décadas.)
- Se puede combinar bien con el **drenaje linfático manual**, tanto en una misma sesión como en una serie de sesiones.
- Requiere **poco tiempo**, puesto que el tratamiento se concentra en la pequeña superficie de los pies.

29.3
Indicaciones, contraindicaciones

Están **indicadas**:
- Enfermedades linfáticas de diferente índole, también postoperatorias.
- Infecciones crónicas de las cavidades sinusales y oídos.
- Alergias, sobre todo también en niños, debilidad general de las defensas.
- Todas las alteraciones estático-musculares, limitaciones del movimiento de las articulaciones (excepto en fases de inflamación aguda).
- Lesiones deportivas de diferente índole, rehabilitación tras accidentes.
- Insuficiencias en el transporte de diferentes líquidos corporales, p. ej. estasis venosa, alteraciones circulatorias, micción reducida, síndrome premenstrual, dificultades en la lactancia en mujeres que dan el pecho, etc.

- Enfermedades crónicas, como esclerosis múltiple, enfermedad de Parkinson, apoplejía.
- Irritaciones psicovegetativas, como intranquilidad, abatimiento.
- Problemas para conciliar el sueño y dormir sin despertarse, hiperactividad, TDA en niños y adultos.
- Molestias del embarazo de diferente índole a partir del 4º mes aproximadamente, también inestabilidad emocional.
- Acompañamiento durante curas de ayuno y para depurar el organismo, así como en saneamientos dentales integrales para estimular la expulsión de toxinas.
- Asistencia en fases terminales en tanto que tratamiento breve y que aporta alivio.

Están **contraindicadas**:
- Fuertes infecciones, p. ej. gripe vírica con fiebre alta, inflamación aguda de amígdalas, hepatitis aguda.
- Inflamaciones en el sistema linfático y venoso, como linfangitis o flebitis.
- Flemones (inflamaciones difusas en el tejido conjuntivo con señales locales y fuertes de inflamación).
- Edema cardiaco y otras enfermedades cardiacas graves.
- Enfermedades renales degenerativas, enfisema pulmonar.
- Hipertensión arterial crónica de origen incierto, sobre todo en personas de edad avanzada.

Además, se deberán tener en cuenta todas las contraindicaciones descritas en el ▶ Cap. 5.2.

29.4 Práctica del tratamiento linfático mediante TZR

Los tres apartados del tratamiento linfático mediante TZR:

1. La **preparación**: se realiza en aquellas zonas que tienen una relación directa con la linfa:
   - Vías urinarias
   - Intestino, hígado
   - Bazo, corazón
   - Timo

   Las zonas se tonificarán con las maniobras conocidas. Como punto final de la preparación, se realizarán una o dos maniobras de regulación, puesto que la linfa recupera más fácilmente su equilibrio de flujo si el sistema vegetativo está estabilizado.

2. El **tratamiento específico en las zonas linfáticas**: diferenciamos dos maniobras diferentes:
   - El tratamiento de los cuatro **vasos colectores**: ángulo venoso superior en la fosa supraclavicular, cisterna del quilo, ganglios linfáticos inguinales mediales, ganglios linfáticos axilares. Se tratarán puntualmente con movimientos circulares suaves hasta la profundidad de los tejidos, a fin de garantizar el flujo de la linfa en estos puntos centrales.
   - El tratamiento de los **vasos linfáticos** en su dirección de flujo: se realizará mediante los denominados «pases alternos». El dedo de una mano efectúa pases suaves en la vía hacia el vaso colector asignado. Antes de finalizar cada pase, el dedo de la otra mano actúa sobre la misma vía para estimular el flujo de la linfa de manera uniforme. En función del tamaño de la superficie a tratar y de los pies del paciente, también se pueden utilizar dos o tres dedos.

   Todo el tratamiento linfático mediante TZR se divide en **cinco grupos de zonas**:
   - Cabeza y cuello
   - Tórax y región del epigastrio
   - Región abdominal y pelvis
   - Ingle y glúteos
   - Muslos hasta la rodilla

   Cada pase alterno se repetirá en la zona en cuestión tantas veces como sea necesario hasta que la eventual congestión existente de los tejidos haya mejorado. Normalmente bastarán entre cuatro y cinco pases, aunque

29 Zonas reflejas del sistema linfático

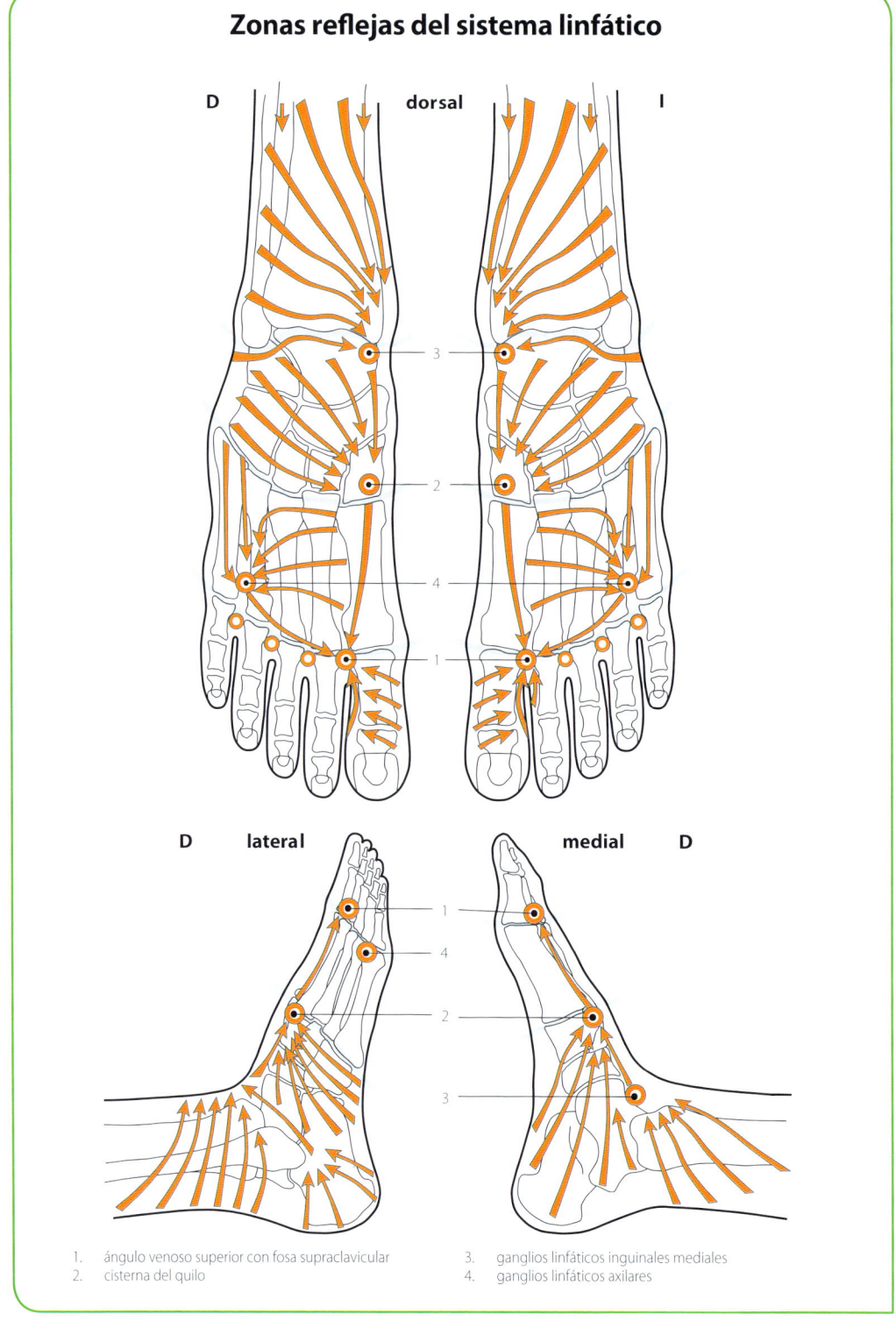

▶ **Fig. 29.1** Zonas linfáticas en la división cabeza-cuello, tórax-región del epigastrio, región abdominal-pelvis, muslos hasta rodilla.

en función del resultado de la exploración a veces pueden ser menos o más.
La mejora se percibirá en cuanto los dedos puedan realizar los pases por el tejido de forma uniforme y no de forma entrecortada. Tras cada grupo se deberán volver a tratar los vasos colectores asignados. Para pasar al siguiente grupo de zonas, se tonificarán las zonas del corazón, riñones e intestino.
3. La **finalización** adopta la misma forma que la preparación.
El **reposo posterior** para permitir que se inicie el proceso de regeneración es especialmente importante, así como el aumento de la ingesta de líquidos, a ser posible agua o infusiones suaves de hierbas.

29.5 Posibles reacciones

Aunque se realice de forma suave, no debería subestimarse que con el tratamiento linfático mediante TZR también pueden producirse **fuertes reacciones**. Siempre dependerán del cuadro patológico y de la capacidad de regeneración del paciente. Todas las reacciones habituales del sistema nervioso vegetativo, según lo detallado en el ▶ Cap. 4.2, también serán válidas en este caso.

a. Reacciones especiales **durante** el tratamiento linfático:
- Presión y congestión en el esternón, corazón, cabeza y cuello.
- Presión ocular, ojos secos o escozor en los ojos, sobre todo en personas alérgicas.
- Menos salivación, boca seca.
- Mareos persistentes, tanto estando estirado como de pie.
- Malestar momentáneo de origen gástrico o circulatorio.
- Intranquilidad motora.
- Aumento de la presión en la zona de los riñones.

Cómo manejar a los pacientes **durante** el tratamiento linfático:
- Tonificar la zona del corazón para una mejor absorción del líquido linfático en la circulación sanguínea, y/o
- Tonificar la zona de los riñones, que es casi idéntica a la zona de las cápsulas suprarrenales (secreción de adrenalina), y/o
- Intercalar una maniobra de regulación o un movimiento eutónico, y/o
- Tratamiento del plexo solar (▶ Cap. 10.8.4)
- Extenso periodo de reposo posterior y animar a beber más

Bastarán una o dos de las maniobras sugeridas.

b. Reacciones en los **intervalos** entre sesiones de tratamiento:
- Aumento de la micción. Durante las primeras sesiones, también pueden producirse a corto plazo una retención adicional, que no obstante remitirá a lo largo del tratamiento.
- Mayor sensación de sed, en ocasiones también sano apetito.
- Mejor estado de ánimo en tanto que indicio de una armonización psicovegetativa.
- Sueños más intensos como señal de que los temas vitales actuales se traducen en imágenes internas.
- El hecho de bostezar mucho indica una liberación profunda de tensiones y que el estrés se puede eliminar. Al mismo tiempo, la respiración será más profunda y tranquila.
- Ruidos intestinales como indicadores de que los bloqueos emocionales inconscientes o reprimidos se están liberando [4].
- Menos retenciones de líquidos en las manos y brazos, pies y piernas, y también en el tronco, p. ej. en pacientes con ascitis. Todo esto son señales de que se está estimulando el metabolismo.

> En el caso de edemas linfáticos en las extremidades, p. ej. en mujeres tras una mastectomía o en personas con importantes retenciones de líquidos en las piernas, antes, durante y después de una serie de tratamientos linfáticos mediante TZR, se deberían realizar **mediciones perimetrales** en distintos puntos de la extremidad afectada a fin de poder objetivar los cambios que se produzcan.

- Modificaciones en el estado de la piel: tono tisular más flojo o tenso (p. ej. en la cara), disminución o a veces aumento puntual del picor, cambio en la sudoración.

c. **Duración e intervalos del tratamiento**:
El valor medio de una sesión **individual** de tratamiento son entre 25 y 30 minutos.
Precaución en los pacientes muy debilitados: en estos casos, al principio, bastarán 15 minutos, durante los cuales se tratarán sobre todo los vasos colectores centrales, junto con maniobras

de regulación. Los pacientes estables se pueden tratar durante más tiempo en función de la indicación.

Las **series**, en función de la enfermedad, pueden incluir entre 6 y 8, y hasta 10 sesiones de tratamiento. Al principio, se ofrecerán dos o tres veces por semana y, más adelante, los intervalos pueden ser semanales, cada 14 días o una vez al mes. En **pacientes permanentes**, hay que observar bien cuándo desaparece el efecto de cambio que supone el tratamiento linfático mediante TZR. Eventualmente, se pueden intercalar drenajes linfáticos manuales u otros tratamientos adecuados.

Tras el tratamiento linfático mediante TZR, los terapeutas también deberían beber más y lavarse bien las manos, para **neutralizarse** desde un punto de vista energético antes de iniciar el siguiente tratamiento.

30 Correlaciones entre las zonas reflejas en los pies y los meridianos

30.1
Generalidades

Todos los sistemas que conforman el ser humano, los visibles y los invisibles, están interrelacionados. Su interacción garantiza el funcionamiento armónico de todas las funciones vitales. Entre muchos otros, también se pueden combinar los principios energéticos de los meridianos y las zonas reflejas de los pies.

El «**puente**» terapéutico entre ambos métodos radica en que entre una cuarta y una tercera parte de la fuerza vital que fluye por un meridiano también está a disposición del órgano o tejido cuyo nombre lleva. Puesto que la mayoría de denominaciones de meridianos tienen correspondencias en las zonas de los pies, en el caso de producirse alteraciones, también se pueden tratar.

30.2
¿Qué son los meridianos?

El término «meridiano» proviene de la medicina china y designa vías especiales de un sistema de flujo energético que atraviesa todo el cuerpo humano. Los puntos de la acupuntura están dispuestos sobre los meridianos. El principio es similar al de una red de metro, en la que dichos puntos se corresponderían con las estaciones de metro. El Dr. med. **Reinhold Voll** [49] fue uno de los primeros que, a mediados del siglo pasado, hizo posible la medición de esta energía con el aparato de electroacupuntura (EAV) desarrollado por él mismo.

El flujo de energía en los meridianos conforma un circuito dinámico, conocido como «**reloj chino de los órganos**». Cada uno de los 12 meridianos principales, en el lapso de 24 horas, se encuentra dos horas en una fase activa y durante un periodo igual de largo en una fase de reposo. Tras el tiempo álgido de dos horas del meridiano, este entrega su energía al meridiano siguiente. Al cabo de 24 horas, el circuito vuelve a empezar.

Los **12 meridianos principales** están dispuestos en el ser humano por pares y discurren de forma simétrica respecto de la línea central. Se asignan seis meridianos al yin y otros seis al yang. Estas dos fuerzas complementarias del universo ya eran conocidas en la filosofía natural de la Antigua China, y en cierta medida son comparables a las funciones del sistema nervioso simpático y parasimpático.

Los **meridianos yin** se denominan meridiano del riñón, del hígado y del bazo-páncreas, y conducen su energía de forma ventral desde los pies hasta el tronco. En la ▶ **Fig. 30.1** están marcados de color azul. Los **meridianos yang**: meridiano de la vejiga, de la vesícula biliar y del estómago, cuya energía fluye desde la cabeza hasta los pies; en la figura se les ha asignado el color rojo.

Además de los 12 meridianos principales, se cuentan otros dos en la línea media vertical delantera y posterior: el meridiano yin central que discurre por delante se denomina **vaso concepción**, mientras que el meridiano yang central que principalmente discurre por detrás se llama **vaso gobernador**. Juntos forman una elipsis, que, entre otros W. Penzel [36], denominó «pequeño circuito de energía» (▶ **Cap. 6**).

En relación con la TZR y atendiendo al tema que nos ocupa, hablaremos de aquellos meridianos que conciernen a los **pies**, donde también discurren por pares.

30.3
Aplicación práctica

Hay tres pares de meridianos yin y tres pares de meridianos yang que abastecen in situ los pies (▶ **Fig. 30.1**). Por eso, en el caso de supuestas alteraciones, en estas **zonas** deberían aplicarse también los conocimientos sobre el recorrido de los **meridianos**.

Ejemplos:
1. **Meridianos yin:**
El **meridiano del riñón** atraviesa, entre otras, las zonas de los órganos de la pelvis menor en la cara medial del talón. De este modo, las hinchazones, el frío o el calor considerable, las arañas vasculares o los dolores en esta región también se pueden ver como alteraciones del flujo de energía. Consecuencia terapéutica: comprobar la **zona** de los riñones y, en el caso de presentarse alterada, tratarla.

Los **meridianos** del **bazo-páncreas** y del **hígado** empiezan desde medial y lateral en la uña del dedo gordo. Las cicatrices, como por ejemplo, las que surgen a raíz de una extracción quirúrgica de la uña o una operación de juanete, pueden alterar el flujo energético de estos dos meridianos. Las tres **zonas** orgánicas correspondientes se comprobarán y, de estar alteradas, se tratarán.

Los **tres meridianos yin** mencionados se cruzan entre tres y cuatro dedos por encima del maléolo interno. Si en este punto se producen congestiones, dolores, oscilaciones de temperatura, varicosis y/o una úlcera crural, ello indica que el sistema metabólico está debilitado. Las cuatro **zonas** de los riñones, el bazo, el páncreas y el hígado se integrarán en el tratamiento en el caso de alteraciones.

2. **Meridianos yang**:

El **meridiano de la vejiga** discurre en su parte final por la región lateral/dorsal del pie hasta la uña del dedo 5. Si existen hinchazones y/o cicatrices en la región **posterior** externa del tobillo, así como claras malformaciones del dedo pequeño del pie, ello puede indicar un debilitamiento en este meridiano. Por lo tanto, se comprobará la **zona** de la vejiga y, en caso de presentarse alterada, se tratará.

El **meridiano de la vesícula biliar** finaliza en la uña del dedo 4. En el caso de congestiones, cicatrices y lesiones en la parte **anterior** externa del tobillo y/o alteraciones del dedo 4, se deberá comprobar la **zona** de la vesícula biliar y, si manifiesta dolores, se integrará en el tratamiento.

El **meridiano del estómago** llega hasta el dedo 2. Debido a su considerable longitud, es el que con mayor frecuencia se ve implicado en la malformación ortopédica del dedo en martillo. Si se observan alteraciones de este tipo, tiene sentido comprobar la **zona** del estómago y, si presenta alteraciones, tratarla. (El atlas de los meridianos para masajes de acupuntura de Penzel [35] aporta un resumen claro y sencillo sobre el recorrido de los meridianos.)

Ejemplos:
- El **meridiano de la vesícula biliar** abastece energéticamente a cinco regiones articulares en la parte lateral del ser humano: articulación de la mandíbula, del hombro, de la cadera, de la rodilla y del tobillo en su cara externa. En el caso de alteraciones en cualquier punto a lo largo del recorrido de este meridiano, por ejemplo debido a cicatrices quirúrgicas y/o accidentes, además de las zonas de las articulaciones, también deberán comprobarse las de la vesícula biliar.
- Las uniones de los meridianos revisten especial importancia en pacientes con **dolores de rodilla**. Si se tiene en cuenta que tres meridianos yin y tres meridianos yang abastecen energéticamente a la rodilla, ello indica la posibilidad de incluir en el tratamiento, en tanto que zonas de los pies, a los siete órganos cuyos nombres llevan los meridianos.
- Además, tanto a partir de los meridianos como de las zonas de los pies, se pueden establecer relaciones con el microsistema de los **dientes**.
  Ejemplo: El meridiano de la vejiga abastece energéticamente **in situ** a la articulación sacroilíaca, las muelas del juicio guardan una correlación energética con la articulación sacroilíaca, entre otras (mediciones del Dr. Voll). Puesto que mediante la TZR se pueden tratar la articulación sacroilíaca **y** las muelas del juicio y sus relaciones energéticas, se obtienen interesantes posibilidades de combinación.

30.4
Alteraciones de los meridianos in situ

Lo descrito hasta ahora hace referencia a alteraciones del flujo de energía de los meridianos en el ámbito de los **pies**. No obstante, en el marco del «puente» terapéutico entre ambos sistemas, si se poseen conocimientos sobre los meridianos, también se pueden tener en cuenta las alteraciones a lo largo de **todo** el recorrido de los meridianos. A menudo, cicatrices, inflamaciones o malposiciones estático-musculares ocasionan alteraciones de todo tipo.

30.4 Alteraciones de los meridianos in situ

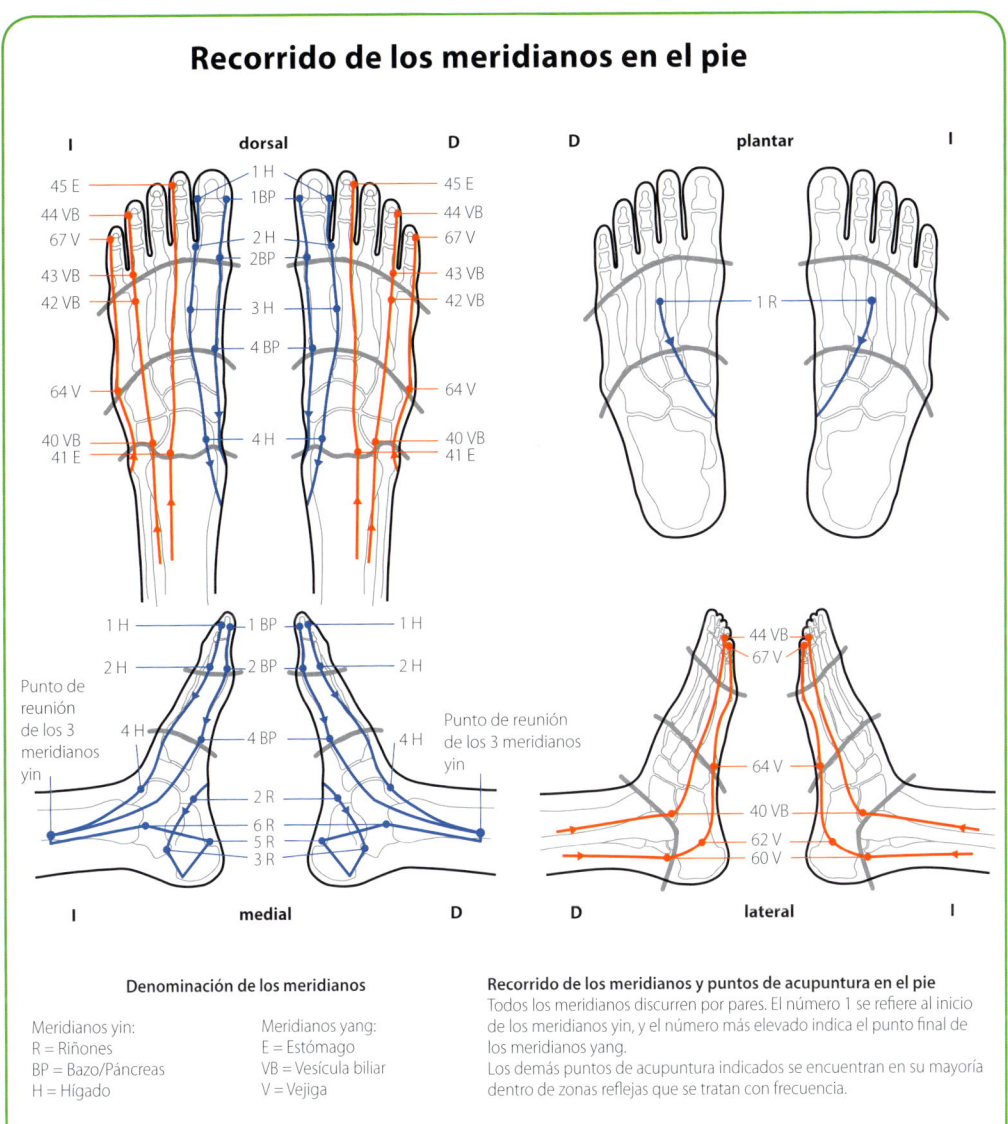

Fig. 30.1 Recorrido de los meridianos en el pie.

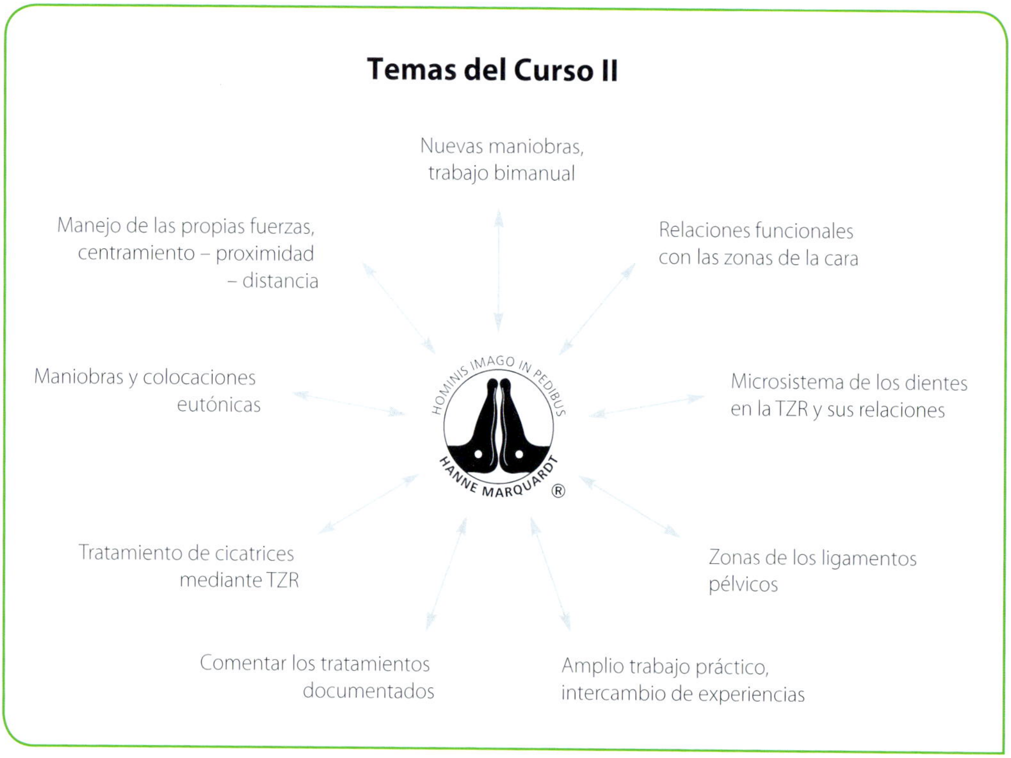

30 Correlaciones entre las zonas reflejas en los pies y los meridianos

Temas del Curso II

- Nuevas maniobras, trabajo bimanual
- Relaciones funcionales con las zonas de la cara
- Manejo de las propias fuerzas, centramiento – proximidad – distancia
- Microsistema de los dientes en la TZR y sus relaciones
- Maniobras y colocaciones eutónicas
- Zonas de los ligamentos pélvicos
- Tratamiento de cicatrices mediante TZR
- Amplio trabajo práctico, intercambio de experiencias
- Comentar los tratamientos documentados

▶ **Fig. 30.2** Estrella del Curso II

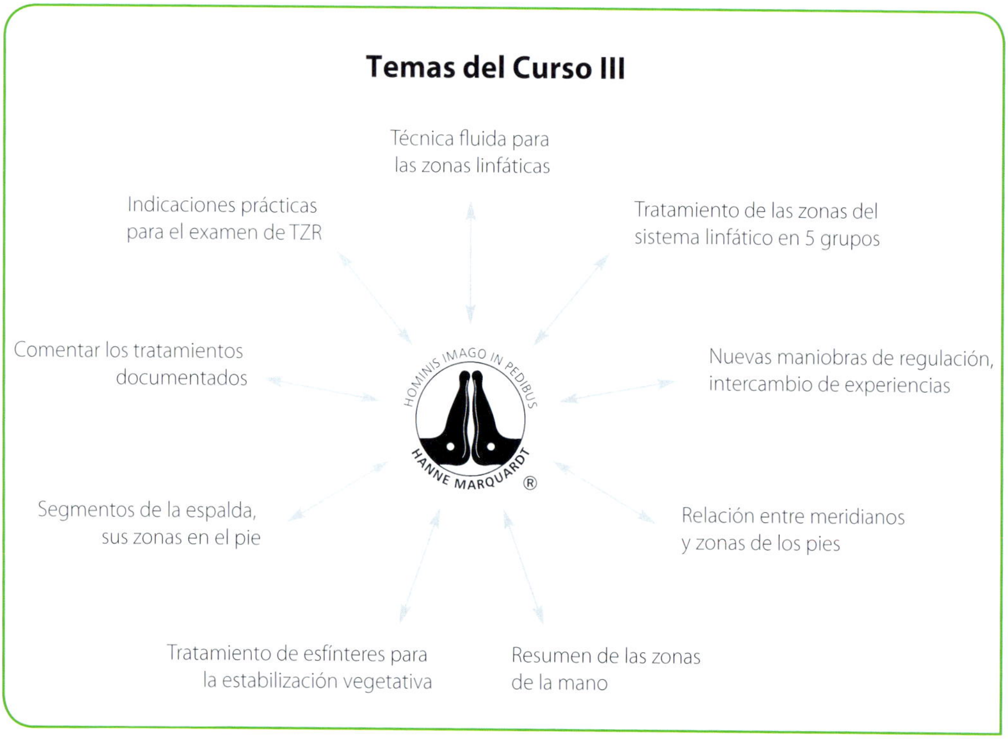

Temas del Curso III

- Técnica fluida para las zonas linfáticas
- Tratamiento de las zonas del sistema linfático en 5 grupos
- Indicaciones prácticas para el examen de TZR
- Nuevas maniobras de regulación, intercambio de experiencias
- Comentar los tratamientos documentados
- Relación entre meridianos y zonas de los pies
- Segmentos de la espalda, sus zonas en el pie
- Resumen de las zonas de la mano
- Tratamiento de esfínteres para la estabilización vegetativa

▶ **Fig. 30.3** Estrella del Curso III.

31 De la práctica — para la práctica

Las siguientes descripciones breves de series de TZR son un extracto de más de 1.000 informes que nos vienen enviando los participantes en nuestros cursos desde hace más de 16 años, algo que agradezco profundamente. Cada año se compendian de nuevo y, gracias a sus múltiples propuestas, han probado ser una «obra de consulta» práctica en el día a día de la TZR (v. www.verlaghannemarquardt.de).

A continuación, se reproducen dos o tres ejemplos de un total de **23 ámbitos indicativos**, en parte abreviados.

> En este sentido, cabrá aplicar lo mismo que en el ▶ Cap. 21: lo indicado no deberá trasladarse automáticamente a pacientes con una sintomatología similar, puesto que cada serie de tratamientos deberá ajustarse individualmente a las causas que en cada persona han dado origen a la enfermedad.

31.1 Tratamientos para estados agudos

31.1.1 Íleo inminente

Trabajo en una clínica de rehabilitación para enfermedades metabólicas y rehabilitación de cáncer intestinal.

Paciente de 82 años con cáncer intestinal que desde hace un día tiene dolores espasmódicos con vómitos. Diagnóstico médico: íleo inminente. Las infusiones, las lavativas y los medicamentos no le alivian.

Tratamiento: Tonificación relativamente intensa de la zona sintomática del intestino durante unos diez minutos, maniobras de regulación.

Resultado: Tras una hora, el paciente realiza una evacuación. Él y su mujer quedaron muy aliviados, puesto que le ahorró el traslado a otra clínica.

31.1.2 Limitación de movimiento del hombro izquierdo

Paciente de 43 años que, además de las molestias arriba mencionadas, presenta cambios inflamatorios en la articulación esternoclavicular con fuertes dolores.

Tratamientos previos: Diez semanas de psicoterapia, 12 sesiones de facilitación neuromuscular propioceptiva (PNF), sanguijuelas, con lo que las molestias remitieron un poco, pero en ningún caso desaparecieron.

Zonas tratadas: Articulación esternoclavicular y cintura escapular, maniobras de regulación frecuentes, puesto que las zonas presentaban mucho dolor. La paciente explicó, de pasada, que años atrás había padecido una lesión capsular en el 2º dedo del pie izquierdo (zona de la articulación esternoclavicular). Acto seguido, apliqué la maniobra sedante a esta zona, procediendo con cuidado, y volví a tratar las zonas arriba mencionadas con suavidad.

Resultado: Por sorpresa y alegría nuestra, inmediatamente tras la TZR, el hombro izquierdo ya no presentaba dolores y se podía mover con la misma facilidad que el derecho.

Interesante: En el 2º dedo del pie finaliza, además, el meridiano del estómago, que también abastece energéticamente a la articulación esternoclavicular, entre otras.

31.1.3 Amigdalitis aguda

Chica de 14 años con el diagnóstico anterior por parte del otorrinolaringólogo. No se ha tomado los antibióticos que le prescribieron.

Zonas tratadas: Durante unos 30 minutos, intestino, linfa de la cabeza, del cuello y del tórax. Maniobras de regulación frecuentes, con las que la chica se relaja maravillosamente.

Reacciones: La paciente está muy cansada, se duerme profundamente a medio día. Por la noche, baño de pies con sal alcalina, duerme profundamente durante toda la noche.

Resultado: A la mañana siguiente los dolores de garganta han desaparecido, incluso pudo hacer un examen y volvía a sentirse totalmente sana.

31.2 Enfermedades musculoesqueléticas

31.2.1 Ciática

Mi vecina de 31 años había dado a luz dos meses atrás. Desde hace cinco días fuertes dolores de espalda con irradiación hacia los glúteos, la cadera y los muslos. Los analgésicos y las formas de terapia manuales no surten efecto.

Zonas tratadas: Tres días seguidos, la región inferior de la columna vertebral junto con los ligamentos pélvicos, cintura escapular. Linfa de la cabeza/cuello y pelvis/muslos. Maniobras de regulación frecuentes, sobre todo la tracción de talones.

Resultado: Una vez finalizado el tratamiento, la mujer ya no tenía dolores. Al surgir las mismas molestias un año después, repetición de la TZR. Al día siguiente los dolores ya habían mejorado en un 70%.

31.2.2 Bursitis del codo izquierdo

Paciente de 62 años, que practica deporte, delgado, profesionalmente trabaja delante del ordenador, diestro. Durante el tratamiento de un ganglio en la muñeca derecha se le indicó que utilizara el ratón con la mano **izquierda**.

Zonas tratadas: Ambos codos (resulta interesante que la zona sintomática no llamaba la atención), articulaciones del hombro, la mandíbula, la cadera, órganos excretores, corazón. Cada dos TZR se aplica el tratamiento linfático, muchas maniobras de regulación. En el punto donde el meridiano de la vejiga pasa por la **zona** del codo, se aplica una tonificación especialmente intensa.

Reacciones y resultado: Tras la tercera TZR, constipado pero el paciente no se siente enfermo. Tras la cuarta TZR, breve hinchazón del codo **derecho**, aumento de la micción cuyo color es considerablemente más oscuro, aunque no bebe más de lo habitual. Tras siete sesiones de TZR, han desaparecido todos los dolores.

31.2.3 Fuertes dolores en el muslo y la cadera derecha

Paciente de 65 años con endoprótesis total de cadera en ambos lados, varias operaciones de rodilla y escoliosis. Actualmente tiene fuertes dolores en el muslo y la cadera derecha. Oscilaciones en el estado de ánimo.

Zonas que llaman la atención y zonas tratadas: Articulación de la cadera, muslo, rodilla, pelvis, tanto a nivel óseo como muscular, también ligamentos pélvicos y musculatura abdominal lateral, columna vertebral en su totalidad. Ingle, intestino, riñones/vejiga. Se alternan tonificación y movimientos sedantes. 6 sesiones de TZR, 2 veces a la semana.

Resultado: La paciente no presenta dolores al finalizar la serie y puede volver a andar trayectos largos, lo que también le sienta bien emocionalmente. Está entusiasmada con el resultado, después de haber pasado por muchos tratamientos con medicina convencional. ¡Para mí fue una gran alegría poder ver su cara radiante!

31.3 Lesiones deportivas

31.3.1 Fractura de calcáneo tras un accidente

Deportista de 47 años que hace un año sufrió una complicada fractura de calcáneo, le han operado posteriormente en algunas ocasiones debido a múltiples infecciones. Traslado del microsistema al macrosistema:

Primer tratamiento en la pelvis y los glúteos in situ en aquellos puntos que corresponden a la lesión del talón (= **zona** de la pelvis). Tonificación relativamente intensa.

Exploración visual: Cicatriz de 17 cm fruto del accidente en el borde lateral del talón hasta por encima del tobillo (a lo largo del meridiano de la vejiga), abultada, insensible. Todo el pie tiene un tono azulado y está hinchado.

Zonas tratadas posteriormente: Ligamentos pélvicos, región inferior de la columna vertebral, vejiga, dientes correspondientes, hombro/nuca, en función del dolor experimentado, mediante movimiento sedante o tonificando. Sorprendentemente, el tratamiento linfático mediante TZR no modificó la congestión.

Deberes terapéuticos: Aplicar crema sobre la cicatriz cada día, tratar de forma contralateral en el otro pie, estimular la circulación sanguínea de la muñeca del mismo lado aplicando maniobras de fricción.

Resultado: Tras 3 sesiones de TZR, ya no presenta dolor al arrancar, del que al principio no había dicho nada. El pie está notablemente más blando, apenas congestionado, ya no está azul. El paciente vuelve a ir en bicicleta al trabajo, después de haber estado de baja laboral durante un año.

31.3.2 Caída en el Tour de Francia, fractura de clavícula

Además, fisura muy fina en el omóplato. Operación con fijación, placa de titanio, inicio con la TZR en la rehabilitación.

Zonas tratadas: Además de la sintomatología, ligamentos pélvicos, columna vertebral, intestino, vías urinarias, genitales. Los meridianos de la vesícula biliar y de la vejiga en los pies presentan mucho dolor. Más adelante, tratamiento de cicatrices mediante TZR.

Resultado: Elevación, retroversión, abducción y aducción considerablemente mejoradas. Mejor funcionamiento renal e intestinal, sueño más profundo y reparador, menos dolores musculares, el paciente también se siente fuerte mentalmente.

Observaciones generales: Asisto a los deportistas durante el Tour de Francia. Mediante la TZR se logra una distensión total en un tiempo mínimo, una disminución del nivel de adrenalina, un calor beneficioso en las piernas, y las fases de respiración se prolongan. Experiencias muy positivas mediante la TZR, tanto en la preparación como durante el Tour de Francia.

Junto con la osteopatía y el drenaje linfático, los profesionales no quieren renunciar a esta forma terapéutica. Tengo el pleno apoyo del médico del equipo.

31.4 Enfermedades del tracto digestivo

31.4.1 Diverticulitis

Experiencias generales con cuatro pacientes: todos presentaban dolores en el abdomen y la espalda, flatulencias, diarrea, sensación de pesadez. En todos los casos, después de la primera sesión de TZR, remitieron considerablemente las molestias.

Zonas tratadas: El tracto digestivo en su conjunto, cabeza, nuca, región inferior de la columna vertebral, ligamentos pélvicos siempre aparecían muy alterados. Maniobras de regulación con frecuencia. Duración del tratamiento individual.

Resultado: En los cuatro pacientes desapareció la sintomatología en su mayor parte. La causa de los síntomas eran, en la mayoría de los casos, problemas psíquicos. Se acompañó la terapia mediante un cambio de los hábitos alimentarios.

31.4.2 Hemorroides y estreñimiento

Paciente de 40 años con las dolencias arriba mencionadas acude a nuestro hospital.

Transcurso del tratamiento: El tratamiento de las zonas del intestino le resultaba molesto y tampoco aportó resultados. Puesto que el paciente estaba sometido a fuertes presiones laborales, traté las zonas de su cabeza (¡«digerir» no es solo un proceso físico!).

Reacciones: Durante la primera sesión de TZR el paciente ya tranquilizó, su digestión se puso en funcionamiento, los dolores por hemorroides remitieron. Volver a las zonas de los órganos digestivos tampoco fue beneficioso a posteriori, de modo que me centré principalmente en las zonas de la cabeza y maniobras de regulación.

31.4.3 Molestias digestivas

Paciente de 24 años que, desde su niñez, solo evacua una vez a la semana, a pesar de llevar una alimentación sana. Inicio de la TZR cuatro meses tras el nacimiento de su hijo.

1ª sesión de TZR: Se tonifican suavemente las zonas correspondientes a la digestión, maniobras de regulación frecuentes. Dos días después: desde entonces, evacuación regular a diario. **2ª sesión de TZR**: una semana después un poco más intensa.

Reacción: Cólico biliar, ¡el primero de su vida! Con expulsión de una piedra, de la cual no sabía nada. El examen médico indicó que existían más cálculos biliares, recomendación de operación, que rechaza porque aún está dando el pecho.

Observación personal: Para mi gran alivio, la paciente no valoró negativamente el cólico biliar, sino que lo vio como una solución a al estreñimiento que arrastraba desde hacía años.

31.5 Enfermedades de las vías urinarias

31.5.1 Cistitis recidivante, dolores de espalda

Mujer activa de 75 años que desde hace 20 años va teniendo cistitis. Parece contraída, no se relaja. Cicatrices en la cadera izquierda, operación de bajo vientre, hemorroides. Viene semanalmente y después cada 14 días durante nueve meses, también por otras dolencias.

Zonas tratadas: Sistema linfático, vías urinarias, región inferior de la columna vertebral, intestino, todos los esfínteres. Tratamiento de cicatrices mediante TZR.

Reacciones: Físicamente, irritaciones breves en vejiga, estómago, recto, espalda. Los ojos y la nariz «no paran de excretar líquidos», sueño reparador. Emocionalmente, tristeza, lloros, rabia, habla bastante durante las sesiones. Con el tratamiento linfático mediante TZR se tranquiliza totalmente, el tratamiento de los esfínteres lo siente como una vivificación de todo el organismo.

Resultado: «Por fin tengo energía de ordenar la casa, el escritorio y mi vida.» La vejiga sigue dando señales de vida de vez en cuando pero de forma más debilitada, y los dolores de espalda han mejorado considerablemente.

31.5.2 Cálculo en el uréter derecho

Viuda de 51 años, depresiva desde la muerte de su marido, aferrándose ahora a su único hijo. Viene por arenilla en los riñones y una piedra en el uréter.

Exploración inicial: En conjunto, muy tensa, pero los pies parece que no tengan energía. Fuertes dolores: vejiga, uréter, riñón derecho, órganos de la pelvis menor.

Zonas tratadas: Con frecuencia maniobras de regulación, columna vertebral. Pases frecuentes e intensos en el uréter en dirección a la vejiga. Ligamentos pélvicos. Más adelante, cabeza, sistema hormonal, partes del tratamiento linfático mediante TZR.

Reacciones: La orina adquiere un color más oscuro. Tras la segunda sesión de TZR, expulsa el cálculo de uréter sin dolores. Desde entonces, la paciente está mucho más estable y relajada, sigue viniendo a grandes intervalos y afirma: «¡Sencillamente lo necesito!»

31.6
Enfermedades de las vías respiratorias

31.6.1 Estado tras una neumonía

Paciente de 65 años que acude con problemas respiratorios tras una grave neumonía, está débil, agotada. Tensión arterial elevada. Le administran cortisona y medicamentos para la circulación.

Exploración inicial y zonas tratadas: Tórax con cintura escapular, cuello, estómago, páncreas, caderas, articulación sacroilíaca, ligamentos pélvicos, rodilla izquierda. Con frecuencia, maniobras de regulación. La paciente tiene mucha necesidad de hablar, porque vive sola.

Reacciones: Agudización de la problemática pulmonar con tos y expectoración de color amarillo verdoso. Sudoración extrema, diarrea. Tras la tercera sesión de TZR, brevemente dolores de oído, tras la 7ª sesión hace acto de presencia el diente 43, cuya raíz se trata. Nueve sesiones de TZR, primero 1 vez por semana y después cada 14 días.

Resultado: Tras la 4ª sesión de TZR, las molestias pulmonares han desaparecido, la tensión arterial se ha normalizado al finalizar la serie y pudo dejar de tomar cortisona tras consultarlo con su médico.

Observación personal: La paciente acudió a la consulta empujada por su hija, primero se mostró muy escéptica, pero quedó convencida con el desarrollo del tratamiento y el resultado de la TZR.

31.6.2 Congestión nasal crónica

Mi vecina de 58 años tiene desde hace años la nariz tapada por las mañanas, con una voz muy nasal. Gracias a un curso de perfeccionamiento de TZR, aprendí que mediante la tonificación de las vías linfáticas del cuello se puede liberar la nariz.

Zonas tratadas: Al día siguiente, varios movimientos de tonificación de las vías linfáticas laterales, intestino, pulmón, bazo, corazón, pelvis menor, columna vertebral. Maniobras de regulación.

Reacciones y resultado: Durante la primera sesión de TZR la mujer ya podía respirar con más facilidad. A la mañana siguiente, excreción muy fuerte de mucosidad por la nariz. Le siguieron otras cuatro sesiones, después de lo cual los ganglios linfáticos del cuello ya no presentaban dolor y la nariz quedó libre, y sigue así desde hace tres años.

31.7
Dolores de cabeza

31.7.1 Dolores de cabeza desde la niñez

Paciente de 22 años, pálida, expresión facial sin vida, ojos sin brillo alguno.

Zonas afectadas: Todas las zonas de la cabeza, sobre todo base del cráneo, nuca, cintura escapular, columna vertebral junto con hueso sacro/articulación sacroilíaca, suelo pelviano y ligamentos pélvicos.

Inicio del tratamiento con movimientos sedantes desde la pelvis (polo opuesto), tratamiento linfático mediante TZR. Más adelante, otras zonas de la región de la cabeza y la nuca.

Reacciones: Tras la primera sesión de TZR, clara relajación. Tras la 2ª sesión, dos días sin dolor de cabeza, relajamiento de la musculatura de la nuca y los hombros. La localización del dolor de cabeza cambia. 5ª sesión: la postura y la forma de andar están llenas de brío, los ojos brillan. Tras la 8ª sesión, susurros y pitidos en la cabeza debido al estrés en el trabajo, que remiten considerablemente con movimientos sedantes en las zonas de la cabeza y la nuca.

Resultado: Tras 11 sesiones de TZR, los dolores prácticamente han desaparecido. La paciente quiere venir dentro de un par de meses para realizar otra serie. Se recomienda el método de Feldenkrais [10], para compensar la falta de equilibrio del aparato locomotor.

Observación personal: Creo que es horrible que a los pacientes que padecen dolores de cabeza en su mayoría solo se les «administren» medicamentos, aunque existan muchas otras opciones.

31.7.2 Migraña

Paciente de 53 años que padece semanalmente migraña, dolores desde el ojo hasta la nuca, acompañados de vómitos. Problemas de nuca y de columna lumbar, estómago sensible con acidez, diarrea. Varias cicatrices pequeñas.

Zonas tratadas: Movimiento sedante de la cabeza, tonificación de estómago/intestino, bazo, columna lumbar. Dos veces de tratamiento linfático y de los esfínteres. Maniobras de regulación con frecuencia, sobre todo plexo solar.

Reacciones: Breve agudización de los dolores de cabeza, digestión de consistencia mayor. Ataques de tos con mucosidad, ojos muy llorosos. Aumento de los dolores de estómago, «como si el corazón latiera hasta el estómago».

Resultado: Tras las primeras sesiones de tratamiento, apenas ataques de migraña. Tras la 6ª sesión, desaparición total. Acidez y diarreas solucionadas. Columna lumbar y zona de hombros-nuca sin dolores, el paciente se siente completamente «a gusto».

31.8 Ginecología

31.8.1 Sofocos

Paciente de 66 años que padece desde hace 15 años sofocos extremos varias veces al día, tan fuertes que se forman gotas de sudor sobre la piel. Casi siempre tiene pies fríos.

Zonas tratadas: 12 veces los órganos excretores, sistema hormonal, cintura escapular, cabeza (sobre todo yemas de los dedos de los pies), tratamiento linfático mediante TZR.

Resultado: Tras la 4ª sesión de TZR, ya presenta menos sofocos, al finalizar la serie han desaparecido totalmente.

31.8.2 Amenorrea

Paciente de 26 años que no tiene el periodo desde hace seis años, a pesar de tomar regularmente la «píldora».

Exploración inicial, zonas tratadas: Órganos de la pelvis menor, intestino grueso, páncreas, 5º metatarsiano desde dorsal (recorrido del meridiano de la vejiga). Dedos de los pies 2-4. Movimientos eutónicos, sobre todo la «maniobra de la pala de panadero» en el hueso sacro.

Reacciones: Tras la exploración ya empieza la menstruación, coincidiendo casualmente con la «pausa de la píldora». Fuerte tensión en la articulación de la mandíbula, dolores de nuca, aumento de la diuresis. Fuerte picor de oído, síntomas de resfriado, siente mucho las muelas del juicio. Ocho sesiones de TZR.

Resultado: La paciente se siente bien y, tras finalizar esta serie, quiere dejar la «píldora», puesto que desea quedarse embarazada. Seis meses después y tras una nueva serie de TZR, lo consigue.

31.8.3 Quiste en el ovario izquierdo

Mi amiga de 26 años acude a mí porque su ginecólogo ha detectado un quiste de 6 cm durante una ecografía, que debía operarse de inmediato. Como supuesta preparación para la operación, le ofrecí la TZR.

Zonas tratadas: Muchas maniobras de regulación. Tonificación de columna vertebral, corazón, bazo, intestino. En la zona ovarial izquierda, palpé un pequeño nódulo de unos 3-4 mm. Puesto que el punto era muy doloroso, traté profusamente los ligamentos pélvicos. Con los movimientos linfáticos le saltaron las lágrimas, su abdomen estaba muy caliente, se quedó dormida.

Reacciones: Por la noche le subió la fiebre y le aparecieron dolores como de menstruación. Tenía la sensación de que su organismo estaba concentrando toda la energía en un solo punto. A la mañana siguiente, el día de la operación, su madre insistió en que le realizaran otra ecografía. El ginecólogo accedió a regañadientes y constató, para su sorpresa, que el quiste ya no estaba. Para cerciorarse, realizó una segunda ecografía, con el mismo resultado.

31.9 Acerca del embarazo y el parto

31.9.1 Preparación al parto

Madre primeriza de 29 años que espera gemelos. Acude a mí en tanto que comadrona en la semana 25 de la gestación con grandes miedos, porque el examen por ultrasonidos ha mostrado que uno de los gemelos está mal alimentado. Fuertes dolores de espalda, tirones en el abdomen, duerme poco.

Zonas tratadas: Al principio solo maniobras de regulación, sobre todo el plexo solar, a fin de estabilizar el sistema vegetativo. Más adelante: columna vertebral, articulación sacroilíaca, órganos digestivos, corazón, timo, glándulas hormonales.

Reacciones: Durante las tres primeras sesiones de tratamiento la mujer se quedó dormida. A lo largo de las demás sesiones, todos los síntomas experimentaron una clara mejoría. Un nuevo examen por ultrasonidos mostró que el 2º niño también estaba evolucionando correctamente. La delicada mujer ya se encuentra en avanzado estado de gestación, todo le resulta más fatigoso.

Edemas en la semana 31. Se logra una buena diuresis a través de un extenso tratamiento linfático mediante TZR alternado con «merima» (= tratamiento de los meridianos en el microsistema del pie) dos veces por semana hasta el parto.

En la semana 35, estancamiento del aumento de peso del segundo gemelo. En la semana 37, recomendación de la ginecóloga de provocar el parto mediante cesárea, porque el gemelo más pequeño estaba colocado en la pelvis de tal modo que hubiera sido el primero en tener que soportar los intensos esfuerzos del parto.

Finalmente: Los niños estaban bien, no tuvieron que ser ingresados en la clínica pediátrica y el tercer día (¡algo poco habitual!) ya pudieron ir a casa con su madre. Les pudo dar el pecho, lo que en partos por cesárea no siempre es así.

31.9.2 Retención urinaria en la novena semana de embarazo

Mujer primeriza de 39 años ingresada en el hospital por retención urinaria, donde ya llega con un catéter vesical. La paciente debía permanecer tan solo dos o tres días en el hospital. Nuestra doctora estuvo de acuerdo con la decisión de intentar aplicar la TZR.

Indicaciones de la paciente: Miedo de ir al lavabo, cree que el niño podría caerse. Desde hace varios días, no evacua, lo que le parece «normal».

Zonas tratadas: Maniobras de regulación frecuentes, sobre todo el plexo solar. Tonificación suave de hipófisis, vías urinarias, intestino y, para finalizar, movimientos linfáticos. La paciente se relajó bien, se mostró más abierta durante el tratamiento y pudo hablar sobre sus miedos.

Reacciones: Al día siguiente, después de haber podido orinar sin problemas, la mujer yacía sin catéter en la cama, el mismo día de la TZR había evacuado y solicitó un segundo tratamiento en los pies. Se incidió en las zonas de las vías urinarias, el intestino y, durante un poco más de tiempo, las regiones linfáticas. Al día siguiente, ya sin dolores, pudo abandonar el hospital.

31.9.3 Provocación del parto a través de los pies

Una amiga de 27 años que ha salido de cuentas hace tres días. El médico recomienda cesárea, porque su pelvis es muy estrecha. En la segunda clínica se decide que el parto se provocará al día siguiente y que, solo si es necesario, se practicará una cesárea.

Mi amiga quiere una sesión de TZR como preparación. Está ligeramente nerviosa, porque es su primer parto. Tiene unos pies «virginales», muy delicados, que se humedecen con rapidez. Reacciona muy bien a la maniobra de tracción de talones.

Zonas tratadas: Maniobra de fricción en la musculatura abdominal. Maniobra sedante en el plexo solar y el suelo pelviano, muy agradable. Tonificación en la columna vertebral, hueso sacro, sínfisis, articulaciones de la cadera, cintura escapular, sistema endocrino, intestino y útero. Destacan especialmente los ligamentos pélvicos *N. genitofemoralis* y *Lig. sacroiliacum dorsale*. Duración del tratamiento, con muchas maniobras de regulación, aproximadamente una hora.

Resultado: Al día siguiente supe con gran alegría que Timo había venido al mundo por la noche de forma natural.

31.10
Tratamiento de lactantes

31.10.1 Experiencias en la unidad de neonatos

Informe de la comadrona: En nuestra unidad asistimos a neonatos a partir de la semana 28, con un peso al nacer de unos 1.160 g, y también a recién nacidos con problemas respiratorios, que en parte necesitan ayuda mecánica para respirar. Tras el curso básico, empecé a tratar a estos niños con la TZR, de forma adicional a la medicina convencional.

- **Problemas respiratorios:** Las zonas más importantes son: tórax, intestino delgado y plexo solar, que se deben tonificar suavemente varias veces al día durante un par de minutos. En algunos casos, la ayuda para respirar ya se puede retirar a las 12 horas siguientes, pudiéndose reducir o incluso eliminar totalmente el oxígeno adicional en la incubadora.
- **Eructar tras beber:** Si los niños tienen dificultades para eructar, he tenido muy buenas experiencias con la maniobra sedante en la zona del cardias.

- **Hinchazón linfático de las piernas**: Tras el curso linfático, durante dos días seguidos apliqué un tratamiento linfático mediante TZR completo, aunque breve, a un lactante que lo disfrutó mucho. La hinchazón remitió considerablemente tras la primera sesión de TZR. No pude observar la evolución posterior, ya que el niño recibió el alta y se fue a casa con su madre.
- **Maniobras de regulación**: Para mí es muy impresionante que, incluso en pies muy pequeños (un niño que pesaba 1.160 g), se puede trabajar muy bien con las maniobras de regulación. Una niña me tendió formalmente los pies al realizar los pases yin-yang.

¡Estoy muy satisfecha de poder integrar también la TZR en mi trabajo!

31.10.2 Cólicos intestinales, tortícolis congénita

Un niño de nueve semanas (nacido en la semana 35) tiene importantes problemas abdominales inmediatamente tras ser alimentado con biberones: cólicos, evacuaciones de color verde oscuro solo cada dos o tres días con mucho lloriqueo. El médico diagnosticó una intolerancia a la lactosa y prescribió alimentación especial. Seguidamente, la situación se agudizó: abdomen muy hinchado, evacuación solo cada cinco días, ataques de gritos durante horas. Adicionalmente, se detectó que tenía tortícolis, lo que se había pasado por alto en el postparto.

Exploración inicial, zonas tratadas: El niño tiene sudoración fría, patalea y grita. Abdomen hinchado de color rojo azulado. Tratamiento cuidadoso de intestino, región del epigastrio, diafragma, suelo pelviano. Maniobras de regulación frecuentes. Maniobra sedante del músculo esternocleidomastoideo y de la articulación de la mandíbula.

Reacciones: Una hora tras la primera sesión de TZR, defecación consistente, en parte ensangrentada, y por la noche nuevamente. Concilió el sueño sin ataques de gritos, la hinchazón del abdomen remitió, la piel adquirió un tono más rosáceo. Interesante: el niño empezó a oler mal; los pliegues del cuello, las manos y los pies desprendían un fuerte olor a «queso».

Evolución y resultado: Tras 10 sesiones de TZR, el mal olor había desaparecido por completo. Al niño le gustaba poner sus piececitos sobre mis manos, y disfrutaba del contacto. Evacuación diaria desde la tercera sesión, las fuertes flatulencias remitieron. El cuello torcido se reguló por completo, el niño es ahora un niño feliz que berrea alegremente.

31.10.3 Canal lagrimal obstruido

Niño de tres meses alimentado exclusivamente mediante lactancia materna. Ojo izquierdo enrojecido, pegado. La mitad izquierda de la cara también está enrojecida y presenta importantes manchas rojas. Impresión general: un niño triste y apático.

Tratamiento: Maniobras de regulación frecuentes, especialmente los pases yin-yang. Tonificación suave de las zonas de la cara, canal lagrimal, que se puede palpar bien. Los tres diafragmas (suelo bucal, diafragma, suelo pelviano). Intestino grueso y delgado: llama la atención el tono elevado. Vías urinarias, en especial, la uretra (similitud de formas con el canal lagrimal), que también se tonifican con suavidad.

Reacciones: Primero considerable agudización. Sin embargo, el líquido lagrimal espeso y amarillento pronto pasó a ser más claro y líquido. Dos evacuaciones con mal olor, orina con fuerte olor, erupción cutánea en todo el cuerpo, en parte con exudado.

Resultado: Tras seis sesiones de TZR de entre 10 y 15 minutos, se ha convertido en un niño radiante, muy curioso y despierto.

31.11 Tratamiento de niños

31.11.1 Tortícolis espástica, aguda

Niño de 12 años que en mitad de clase tuvo de repente un ataque fuerte de tortícolis, y que ya no podía girar ni ladear la cabeza hacia la izquierda. Su madre, amiga mía, me pidió que lo tratara con terapia manual. Puesto que debido a los fuertes dolores no podía trabajar in situ, apliqué la TZR —recién salida del Curso I.

Tratamiento: Para mí fue de gran ayuda que Jan me pudiera decir con exactitud dónde, con qué intensidad y durante cuánto tiempo podía trabajar en determinadas zonas: maniobra sedante de la nuca, columna cervical izquierda, falanges medias de los dedos 2 a 4 (base del cráneo) en ambos lados, coxis junto con recto, todas las regiones en total tres veces. La última vez, añadí un prudente masaje de nuca in situ.

Reacciones y resultado: Mientras durante la primera sesión de TZR aplicaba la maniobra de palmas contra plantas, gritó de repente: «¡Mira, puedo volver a girar la cabeza!» Dos días después, las zonas prácticamente ya no estaban alteradas, y al tercer día Jan ya no tenía dolores.

Observación personal: Tras muchos años en la profesión como fisioterapeuta, estoy contenta de haber encontrado en la TZR un trabajo que trata al **individuo en su totalidad**.

31.11.2 Tics que se traducen en parpadeos de ojos

Me traen a la consulta a un niño de 4 años para el tratamiento de tics que tiene desde hace nueve meses. El desencadenante fue un insecto en el ojo, que fue extraído por el médico mientras el niño oponía una fuerte resistencia —varias personas tuvieron que sujetarle—. Los tics aumentan en situaciones de estrés, por ejemplo, al ver televisión o cuando no puede jugar con los juguetes del hermano mayor. El psicólogo tampoco logra avances.

Primer tratamiento y sesiones posteriores: El niño apenas podía parar quieto, manifestaba la necesidad de moverse constantemente. Maniobra sedante en las zonas de los ojos, también cabeza/cuello, linfa (membranas interdigitales), tórax, pelvis menor desde lateral, puesto que todas ellas presentaban una elevada sensibilidad. Tonificación de intestino, bazo e hígado.

Reacciones interesantes: Algunas maniobras de regulación, por ejemplo, pases yin-yang y palmas contra plantas, le encantaron al niño, mientras otras aumentaron su agitación, como la maniobra de tracción de talones. Tuvo que «soltar pedos» con frecuencia durante la TZR. Tras la primera sesión de TZR, los tics se agudizaron durante un día, estando visiblemente cansado. Después los tics disminuyeron de una sesión a otra, desapareciendo a partir de la 5ª sesión.

Resultado: Los intervalos entre sesiones de tratamiento fueron de hasta cuatro semanas; el niño está más calmado y se mueve menos.

31.11.3 Estreñimiento, peristaltismo insuficiente

La madre de esta niña de 6 años está preocupada porque hace una semana le vaciaron el intestino en el hospital infantil bajo los efectos de la anestesia. Cree que esta experiencia puede ser traumática para la niña y quiere evitar un nuevo vaciado manual. ¡La niña tiene todas las vacunas infantiles estándares!

Zonas tratadas: Tonificación de cabeza, dientes, todos los órganos digestivos y esfínteres, columna lumbar, pared abdominal. Maniobra de tracción de talones para el equilibrio vegetativo.

Resultado: Defecación esa misma tarde.

Indicaciones para la madre: Evitar los dulces en la medida de lo posible, más fruta y verdura, aumentar la ingesta de líquidos. Masajear a diario las zonas de la columna lumbar y de los glúteos con aceite de oliva, prestando una mayor atención a la niña.

El tratamiento se realizó cada tres días durante tres semanas y desde entonces la niña puede evacuar con regularidad.

31.12

Tratamiento de personas de edad avanzada

31.12.1 Sordera con 101 años

A petición de una compañera, traté a un hombre de 101 años a quien habían invitado a una entrevista en televisión, pero que a pesar de los audífonos oía muy mal. Se sentía muy inseguro por si no entendería bien las preguntas del moderador.

Zonas tratadas: Además de la sintomatología, linfa de cabeza/cuello, trompas de Eustaquio, muelas del juicio (asignadas energéticamente al oído), intestino, vías urinarias, órganos de la pelvis, maniobras de regulación.

Reacciones: Sorprendentemente, el paciente se relajó y disfrutó visiblemente de la TZR.

Resultado: Inmediatamente después oía mejor. Evidentemente miré el programa de televisión: el anciano contestó de forma espontánea y detallada a todas las preguntas, y recibió un aplauso especialmente caluroso por el resumen de su larga y agitada vida. El moderador ni tan siquiera se percató de su sordera. Durante los dos años siguientes, acudió una vez al mes a sesiones de TZR hasta medio año antes de su muerte.

Observación personal: Aunque debido a su número 44 de calzado tuve bastante trabajo, pude comprobar —con satisfacción y sorpresa— que la capacidad de regeneración de las personas puede conservarse hasta edades bien avanzadas.

31.12.2 Estado tras una complicada fractura de radio y una mastectomía en el lado izquierdo

La paciente de 79 años había sufrido medio año antes una complicada fractura de radio en el lado izquierdo, con hospitalización. Muy debilitada en general, con una mastectomía cinco años atrás, y desde entonces limitación en el movimiento del hombro izquierdo. Alteraciones sensoriales en la mano izquierda. Su máximo deseo: en tres meses quiere volver a estar en forma para poder celebrar su 80º aniversario.

Exploración inicial, zonas tratadas: Pies muy tensos en su conjunto. Tonificación suave: cintura escapular, órganos de la pelvis menor, columna vertebral, región del epigastrio, válvula ileocecal. **Tratamiento de cicatrices**: En primer lugar, la cicatriz de la fractura, colateral y contralateral en la muñeca derecha y el tobillo izquierdo. En segundo lugar, la cicatriz de la operación de mama, que tenía un aspecto horrible: aprox. 10 cm alrededor de la cicatriz, tejido duro y nudoso, muy doloroso.

Reacciones: Las alteraciones sensoriales en la mano y la limitación en el movimiento del hombro solo disminuyeron tras el tratamiento de cicatrices mediante TZR en la zona del pecho. La paciente tenía una gran necesidad de hablar sobre sus múltiples miedos. Al principio, no se sentía capaz de aplicarse crema en la cicatriz del pecho, tal y como le había sugerido, puesto que la encontraba horrible y repugnante. Más adelante, fue capaz de hacerlo, lo que la alivió considerablemente.

Resultado: Tras 15 sesiones de TZR, considerable mejoría de la muñeca y del hombro, evacuación normal, estado general muy bueno para su edad. Afortunadamente, pudo celebrar su aniversario sin apenas dolores, tal como deseaba.

Observación personal: Trabajé durante algunos años como enfermera de cirugía, pero jamás había visto una cicatriz tan descuidada y quedé muy impresionada de los efectos que puede tener el tratamiento de cicatrices mediante TZR. Gracias a ello, la mujer pudo tomar conciencia y después desprenderse de antiguas experiencias y sentimientos que se habían manifestado físicamente. Precisamente en su caso también vi la importancia que en ocasiones puede tener hablar durante las sesiones de tratamiento.

31.13 Autotratamientos

31.13.1 Exploración ginecológica positiva

Informe propio: tengo 44 años. Me han detectado cambios en las mucosas del orificio uterino. En 4-6 semanas debía repetirse el frotis.

Tratamiento: Cada 2-3 días, durante cinco a diez minutos, unas doce veces tonificación de las zonas de la hipófisis, cápsulas suprarrenales, glándula tiroides, bazo, y de vez en cuando también el útero.

Resultado: El siguiente frotis tras seis semanas fue negativo, al igual que el siguiente examen preventivo. ¡Me alegré mucho de que no fuera necesario someterme a otro tratamiento o incluso una operación!

31.13.2 Tratamiento de cicatrices, pasar del microsistema al macrosistema

Tengo molestias por cicatrices en los dos maléolos internos y en el caso del pie derecho, también en su cara externa y en la tibia. Puesto que estas cicatrices representan simultáneamente asignaciones de zonas, en el curso me aconsejaron:
1. Tratar las cicatrices de manera colateral y contralateral.
2. Traspasar los puntos correspondientes al formato grande de la «persona sentada», y masajearlos allí intensamente en la musculatura.

Seguí este consejo. Además, desde hacía tiempo tenía dolores de tipo ciática y de rodilla. Paralelamente, en el curso tomé conciencia de una cicatriz en el muslo (caída de la bici de niño), que había olvidado por completo. También traté yo mismo esta cicatriz de manera colateral y contralateral (**brazo** del mismo lado y **muslo** del lado opuesto).

Resultado: Desde hace tres semanas no tengo ningún tipo de dolor y espero que siga así.

31.13.3 Quiste de ovario derecho

Con 43 años me detectaron mediante ultrasonidos un quiste de 4×5 cm en el ovario derecho, atravesado por septos y con sangrados. Me dijeron que la única opción era operar, ya que con este diagnóstico no cabía esperar una involución espontánea. Debía ingresar 24 días después en la clínica universitaria.

Puesto que ya había hecho un curso de TZR y había leído en el libro de texto que se puede ejercer una influencia positiva sobre los quistes, decidí realizarme yo misma un tratamiento intensivo.

Realicé una exploración inicial y me traté a diario durante unos 20-30 minutos, durante un total de 23 días.

Exploración, zonas tratadas: La zona sintomática del ovario era extremadamente dolorosa al principio; no obstante, el dolor remitió a lo largo del tratamiento y, pocos días antes de la fecha de ingreso en la clínica universitaria, había desaparecido por completo. Adicionalmente: útero, trompas de Falopio, cadera, cintura escapular, parcialmente el sistema linfático. Además, cada día apliqué la pomada iónica (según Helmboldt) a la zona del ovario derecho, tratando las zonas correspondientes de las manos.

Resultado: El profesor y la médico jefe consultada no encontraron el quiste en un nuevo examen por ultrasonidos. De este modo, gracias al autotratamiento con la TZR, me ahorré una operación.

31.14
Alteraciones linfáticas

31.14.1 Supuración crónica del oído medio, bronquitis, sinusitis

Tratamiento de un niño de 5 años por otitis media aguda.

Zonas tratadas: Maniobra sedante en oídos, cavidad nasofaríngea, trompas de Eustaquio. Linfa de cabeza/cuello. Tonificación suave de la zona de los genitales, intestino, apéndice, bazo, corazón y riñones.

Reacciones y resultado: Tras unas pocas maniobras, el pabellón de la oreja afectada se puso al rojo vivo. Poco tiempo después, las molestias remitieron. Durante y después de la TZR, aumento de la secreción mucosa.

En la siguiente sesión de TZR, la madre me informó de que el niño que antes era muy llorón e intranquilo, parecía otro después del tratamiento. Un total de tres sesiones de TZR, la última exclusivamente con tratamiento linfático mediante TZR. Mostré a la madre algunas maniobras, para que las continuara haciendo en casa.

Tras dos semanas de vacaciones en un lugar soleado, el niño volvió sano y contento, seguro que también gracias a los tratamientos de los padres. Desde entonces no ha habido más infecciones del oído medio, y ha tenido pocos resfriados, que además han sido de breve duración.

31.14.2 Fiebre ganglionar de Pfeiffer

Experiencia propia: Soy enfermera pediátrica, hace un año padecí la enfermedad arriba mencionada, tuve que guardar reposo estricto durante algunas semanas, cansancio extremo, muchos dolores de cabeza, durante meses, a veces me sentía mejor y en ocasiones peor. No obstante, decidí participar en el Curso III sobre el sistema linfático.

Reacciones: El último día, cuando practicamos todo el tratamiento linfático entre nosotros, mientras **yo** realizaba el tratamiento, me empezó a caer el sudor entre los pechos y por la espalda, los pliegues de los pantalones en la ingle también estaban totalmente mojados. Cuando **me** trataron, me fue muy bien, me sentí extremadamente bien. Inmediatamente después, tuve que orinar mucho, pero dejé de sudar.

Resultado: Fue **el** tratamiento que supuso un punto de inflexión en mi enfermedad. Ahora puedo volver a trabajar tal y como estaba acostumbrada antes.

PD: ¡Esta experiencia seguramente no se podrá repetir a voluntad, pero aun así resulta alentadora!

31.14.3 Edema linfático de ambas piernas

Mujer de 52 años que estaba siendo tratada con drenaje linfático manual desde hace un tiempo, pero sin experimentar una notable mejoría. Debido a un cambio de terapeuta, la mujer acudió a mí.

Zonas tratadas: Intestino muy alterado, al preguntarle a la paciente me informa sobre una grave enfermedad intestinal durante las vacaciones con hospitalización, hace mucho tiempo. Tratamiento linfático mediante TZR con los órganos correspondientes.

Resultado: Tras algunas sesiones de tratamiento, ya no presentaba problemas intestinales, los edemas habían remitido considerablemente, perdió 10 kg de peso. La paciente ahora practica más deporte y tiene más ganas de vivir.

Deberes terapéuticos: Se trata ella misma el intestino y los órganos de la pelvis menor en las zonas de las manos durante algún tiempo más.

31.15
Alergias, enfermedades cutáneas

31.15.1 Rinitis alérgica

A esta colega de 27 años la alergia le empezó ocho años atrás y, con cada temporada, aumentaba la fiebre del heno y el picor de ojos. Apariencia delgada, deportiva, piel clara con tendencia a presentar imperfecciones.

Exploración inicial y zonas tratadas: Cavidad nasofaríngea, intestino delgado y grueso, bazo, apéndice, órganos del bajo vientre, columna vertebral, cintura escapular, maniobras de regulación.

Reacciones: Tras las sesiones, pies calientes y muy cansada, pero por la noche rebosante de energía. Micciones menos frecuentes, pero en mayores cantidades. Hacia el final de la serie, constipado y amigdalitis; ambos remitieron rápidamente. 7 sesiones de TZR en 6 semanas.

Resultado: Ya no tiene picor de ojos, ataques de estornudos en raras ocasiones, menos imperfecciones en la piel. Tengo la impresión de que todas las regiones de las mucosas y la piel exterior se han beneficiado del tratamiento.

31.15.2 Tos alérgica

Mujer de 30 años que desde hace aproximadamente 15 años tiene fuertes ataques de tos cada noche antes de acostarse, con miedo de asfixia. Leve alergia a las gramíneas y al polvo. Solo evacúa una vez a la semana.

Exploración inicial, zonas tratadas: Llama la atención que tiene mucha piel callosa en los pies. Tonificación de cavidad nasofaríngea, cabeza, ligamentos pélvicos, linfa, tórax, columna vertebral, rodilla. Sorprendentemente, el intestino está poco alterado.

Reacciones: Al principio, aumento de los ataques de tos, extremadamente cansada. Tras la 5ª sesión de TZR, herpes extenso debajo de la nariz, fuertes dolores del diente nº 25 (relacionado, entre otros, con pulmón, timo e intestino grueso), que fue tratado de urgencia por el dentista.

Resultado: Tras 12 sesiones de TZR, ya no hay ataques de tos, evacuación regular cada dos días, la piel callosa prácticamente ha desaparecido, la paciente se siente bien.

PD: La paciente cambió de domicilio durante la serie. Reflexión: ¿quizás además de una alteración básica también estaba expuesta a sustancias que le provocaban alergia en su antigua vivienda?

31.15.3 Estado tras un herpes zóster, alergias

Mujer de 34 años, en apariencia estable, que tiene dolores en la región de las costillas y la columna dorsal, es alérgica a diferentes sustancias y tiene intolerancias alimentarias. Manos y pies húmedos. «Pliegue embrionario» (inversión embrionaria de un pliegue de tejido en la rodilla) en la rodilla izquierda eliminado quirúrgicamente.

Exploración inicial: Están alteradas las zonas del estómago, junto con cardias y píloro, ángulos hepático y esplénico del intestino grueso, órganos de la pelvis menor, todas las muelas del juicio y el diente nº 34, hombro/brazo.

Tratamiento: Al principio casi solo maniobras de regulación, puesto que se producen fuertes hiperreacciones vegetativas incluso con el más leve contacto. Más adelante, cuidadosamente las zonas del intestino, bazo, vesícula biliar, vías urinarias. Tratamiento de cicatrices mediante TZR para la cicatriz de la rodilla.

Reacciones: Con un breve tratamiento de las zonas de los ligamentos pélvicos, fuerte disfunción vegetativa, alergia en la cara, escozor en los ojos, pero el dolor fuerte y punzante en la zona de la «culebrilla» había desaparecido. La paciente se siente extremadamente cansada, bosteza y duerme mucho. Tiene mucha hambre y sed. Con el tratamiento linfático mediante TZR, la alergia de la cara remite. Habla mucho del cáncer de su madre.

Resultado: Tras 12 sesiones de TZR, los dolores del herpes zóster han desaparecido por completo, la paciente se siente bastante mejor, pero continúa necesitando dormir mucho.

31.16
Enfermedades neurológicas

31.16.1 Ataque de apoplejía (ictus) con derrame cerebral

Paciente de 71 años que, tras una semana de hospitalización, sufrió un paro respiratorio, tras lo cual pasó tres meses conectado a ventilación mecánica. Cada noche, fuerte sudoración, inquietud, le costaba mucho coger aire. Las visitas a diferentes médicos le aliviaron muy poco.

Apariencia: Su respiración es tan corta que apenas puede hablar. Gotas de sudor en la frente. Caja torácica y abdomen extremadamente tensos con cada respiración, entre 32 y 35 respiraciones por minuto.

Zonas tratadas: Elevación de la posición. Maniobras de regulación muy frecuentes. Ligera tonificación de intestino, cabeza. Movimientos eutónicos. Más adelante también: corazón, tórax junto con bronquios, columna vertebral, estiramiento del diafragma, crema para cicatrices para la cicatriz de la intubación. «Merima», tratamientos linfáticos.

Reacciones: Tras la 2ª sesión de TZR, se normaliza la respiración a 17 veces por minuto. En la 3ª sesión, agudización: la frecuencia respiratoria se acelera considerablemente. A partir de la 4ª sesión de TZR, la crisis se ha superado. En total, doce sesiones de TZR.

Resultado: Las respiraciones permanecen normales, ya no hay sudoración nocturna, duerme tranquilo y sin miedos. El paciente se muestra resplandeciente con cada tratamiento. También su esposa deja que la trate para reponerse de las muchas noches en vela.

Observación personal: Creo que, debido al uso prolongado de la ventilación mecánica, el paciente había perdido su propio ritmo y tenía que reencontrarlo lentamente. ¡Me alegré mucho de la rápida recuperación del señor B.!

31.16.2 Piernas inquietas

Paciente de 55 años que tiene estas molestias desde el fallecimiento de su esposo hace unos dos años.

Tratamiento: Primero solo sujeción estabilizante y movilización neutral de los pies, maniobras de regulación que le hicieron volver a sentirse segura.

Zonas tratadas: Cintura escapular, columna vertebral, suelo pelviano, intestino. Maniobra sedante de la cabeza junto con el tronco encefálico y la médula espinal.

Resultado: Tras la primera sesión de TZR, aunque agotada, la paciente se sentía aliviada. Ya no necesita el medicamento para el Parkinson que le habían prescrito. Desde hace tiempo, viene cada tres semanas y se siente estable.

31.16.3 Esclerosis múltiple, granuloma en maxilar superior derecho

Paciente de 54 años que tiene la enfermedad arriba mencionada desde hace 18 años. Cada 2-3 semanas tiene pequeños ataques, que remiten por sí solos. Pies fríos y húmedos.

Zonas tratadas: Cabeza y columna vertebral con cuidado. Tracto gastrointestinal, vías urinarias, pelvis menor, cadera derecha. Fuerte alteración de los dientes del lado superior derecho. Maniobras de regulación frecuentes.

Reacciones: Tras algunas sesiones de TZR, la tensión general remitió, las contracciones reflejas disminuyeron. Desaparición de las micciones nocturnas.

Resultado: Tras 12 sesiones de TZR, podía andar dos kilómetros sin ayuda, estado general considerablemente mejor, aunque sigue teniendo pequeños ataques de vez en cuando.

Más tarde: Debido a las zonas dentales alteradas, le aconsejé que visitara a un dentista neurofocal. Puesto que se había puesto fundas en los dientes correspondientes hacía tan solo un año, dudó. Más tarde, me explicó por teléfono que un día desayunando se le había roto una funda y que le empezaron a doler mucho los dientes. Le extirparon un granuloma entre los dientes 17 y 18 mediante resección parcial. Tardó algunas semanas en curarse. ¡Desde entonces ya **no tiene ataques**!

31.17 Cáncer

31.17.1 Carcinoma de pulmón en fase terminal

Paciente de 68 años, con el que desde hacía tiempo venía haciendo ejercicios respiratorios 2-3 por semana, yacía en la cama en su casa, cianótico, con fuertes problemas respiratorios y una mirada angustiada. El spray inhalador no le había ayudado.

Zonas tratadas: Maniobras de regulación, sobre todo maniobra de tracción de talones y del diafragma. Tonificación suave de los pulmones y de la musculatura intercostal.

Resultado: El paciente recuperó rápidamente el color normal de la cara, las respiraciones se hicieron más lentas y profundas. Desde entonces me solicitó repetidamente sesiones de TZR. Vivió aún tres meses.

31.17.2 Cistitis aguda tras una operación de cáncer de mama

Hace tiempo que trato a esta paciente de 40 años tras su operación, la quimioterapia y la radioterapia. Por suerte, la colaboración con los demás médicos del entorno es buena, de modo que los pacientes se pueden tratar mediante TZR siempre que lo deseen.

Tratamiento para estados agudos: Sorprendentemente, no desapareció totalmente el dolor de las zonas alteradas, como había sucedido en tratamientos anteriores en los pies. Por eso pregunté. El desencadenante de la cistitis aguda había sido un enfriamiento que la mujer había sufrido cuando se había dejado convencer por una conocida para que le ayudara en el trabajo.

Resultado: Durante la conversación reconoció que, una vez más, había hecho aquello que los **demás** esperaban de ella y no aquello que **ella** quería hacer. Cuando fue consciente de esto, el dolor en las zonas desapareció en cuestión de minutos.

Personalmente: Desde hace tiempo vengo observando que mediante la TZR se pueden abordar y procesar muchas cuestiones del plano emocional.

31.17.3 Estado tras un carcinoma de mama en el lado izquierdo

Paciente de 67 años que tiene un pronunciado linfedema en el pecho izquierdo, casi el doble de grande que el pecho derecho. Quimioterapia. Tras la radioterapia con quemaduras de 2º grado, piel marrón, fibrótica y con grandes poros.

Transcurso del tratamiento: La paciente acude para un drenaje linfático manual. Lo combino con el tratamiento linfático mediante TZR. Buen tratamiento previo en las zonas de los riñones, intestino, hígado y bazo. Seguidamente, tratamiento linfático mediante TZR de cabeza/cuello y tórax, con especial intensidad en las axilas a ambos lados. La maniobra del plexo solar le sienta especialmente bien en tanto que equilibrio vegetativo.

Afirmación del médico: «No hay nada que hacer, si está quemado». Pero sigo recibiendo prescripciones.

Reacciones: La paciente se siente muy bien, puede relajarse bien, después de haber sufrido muchos dolores. Viene dos veces a la semana durante medio año.

Resultado: El gran edema remite lentamente, tras seis meses es considerablemente más pequeño. Después de un año, la hinchazón ha desaparecido por completo, la piel en el lugar de la quemadura está en muy buen estado.

La paciente viene ahora una vez a la semana por tercer año, no ha recaído y está feliz con su buen estado general.

31.18 Asistencia paliativa, acompañamiento durante la fase terminal

31.18.1 Una despedida especial

Paciente de 38 años en fase terminal tras una operación de cáncer de mama. Metástasis múltiples, fallo cardiaco pulmonar, inestabilidad psíquica con intento de suicidio. La asistí en tanto que «enfermera de la caridad» de día durante dos meses y traté a diario sus pies.

Transcurso del tratamiento: Al principio, solo 10 minutos con maniobras de regulación, a menudo plexo solar. Más adelante, tonificación suave de las zonas del diafragma, intestino, sistema endocrino. Maniobra sedante de los esfínteres mediante TZR, «pequeño circuito de energía», tratamiento linfático mediante TZR, tratamiento de cicatrices también in situ.

Reacciones: A menudo manos húmedas, a veces la paciente se dormía durante la TZR. Tras los tratamientos linfáticos (4 veces) lloraba y se sentía débil. Con el tratamiento de los esfínteres, pies calientes. Más excreción de orina. Mediante el tratamiento de cicatrices, mejor expectoración de mucosidades, alivio de la respiración.

Resultado: Tras algunas sesiones de TZR, la paciente se sentía considerablemente más tranquila, ya no tenía pensamientos suicidas. Menor congestión linfática en el brazo izquierdo.

Observación personal: Después de que las prescripciones médicas convencionales no surtieran efecto, mediante la TZR pude ayudar a la paciente durante su fase vital final extremadamente difícil. Combiné los tratamientos con conversaciones espirituales y periodos de silencio activo. Para ella y su familia, tanto la empatía como el apoyo fueron particularmente importantes.

31.18.2 Experiencias con pacientes hospitalizados

En tanto que enfermera, formo parte de un grupo de especialistas médicos, terapeutas del dolor, fisioterapeutas y musicoterapeutas, psicooncólogos, pastores y trabajadores sociales. Nuestros pacientes son tratados de forma consecuente en función de sus necesidades.

Alteraciones frecuentes: Dolores, malestar, vómitos, problemas digestivos, fiebre, edemas, problemas circulatorios, miedos, estado emocional.

Elección del tratamiento: En muchos pacientes, **tratamiento linfático mediante TZR**, en especial los vasos colectores linfáticos. Muchas maniobras de regulación, órganos excretores. Normalmente, el tratamiento se divide en dos partes en días diferentes.

También siempre movimiento de los pies en su conjunto, estiramiento de las membranas interdigitales, a menudo tratamiento de los puntos iniciales y finales de los meridianos. En general, hay que proceder con precaución con las zonas sintomáticas, que en la mayoría de casos solo se deben tocar levemente.

- **Tratamiento de los esfínteres**: En pacientes con tumores abdominales, ascitis, malestar y vómitos, o carcinomas peritoneales aporta alivio, como mínimo durante un breve periodo de tiempo.
- **En pacientes con edemas** (p. ej. derrames pleurales, congestiones linfáticas en la zona inguinal por un tumor) siempre una buena excreción de líquidos; no obstante, la **dosificación correcta** (tanto de tiempo como de intensidad) es fundamental para evitar hiperreacciones.
- **Reacciones generales**: Las caras de los pacientes se relajan, las arrugas producidas por el dolor desaparecen de la frente, recuperan su tranquilidad y algunos se quedan dormidos. Los miedos desaparecen.
- **¿TZR en personas moribundas?** Si el proceso de la muerte ya ha empezado, a veces el contacto directo con el pie ya no resulta adecuado. Suelen ayudar los pacientes que nos indican qué necesitan. Siempre se implica a las personas allegadas y se les apoya.
- **Observación personal**: Experimento con gratitud que los tratamientos son una acción de dar y recibir, puesto que «nadie puede tocar sin ser también tocado».

31.19
Los dientes como campos de interferencia

31.19.1 Dolores en la articulación sacroilíaca/columna lumbar

Bailarina de competición de 28 años que tuvo que abandonar la danza por fuertes dolores en la región lumbar inferior. Los analgésicos no supusieron una mejoría. La osteopatía le aportó un alivio momentáneo.

Anamnesis: Latigazo cervical y asma alérgico desde que tuvo una neumonía en la infancia. Chasquido crónico de la mandíbula, dismenorrea, dientes muy sanos.

Exploración, zonas tratadas: Columna vertebral, especialmente articulación sacroilíaca, cintura escapular, intestino, vías urinarias, pelvis menor, plexo solar, movimiento eutónico en el hueso sacro. Lo que más le dolía eran las muelas del juicio superiores, a derecha a izquierda. La TZR de estas muelas y sus relaciones según Voll no supusieron una desaparición duradera del dolor.

Una medición energética realizada por un dentista neurofocal mostró que las muelas del juicio superiores molestaban considerablemente, por ser los maxilares demasiado pequeños. Para no tener que extraer los dientes sanos, se adaptó un Bionator según Balters [17].

Resultado: En la última sesión de TZR, la paciente afirmó que «todo estaba en movimiento». Los dolores de espalda han mejorado considerablemente, y las zonas de los dientes también son bastante menos sensibles. En el caso de que la terapia Bionator no aporte el resultado deseado, la paciente se hará extraer las muelas del juicio y luego se someterá a tratamiento posterior.

31.19.2 Dolores de rodilla

Paciente de 61 años que, tras un carcinoma de mama y una operación con conservación del pecho cuatro años atrás, acude a la consulta por dolores en la rodilla.

Transcurso del tratamiento: Trato todo el pie de forma neutral, incidiendo no obstante en las zonas de la rodilla, la columna vertebral y la cintura escapular. Trato el pecho con cuidado.

Reacciones: Tras la segunda sesión de TZR, «resfriado» que, siguiendo mis indicaciones de que se trataba más bien de una reacción, decide no tratar con medios que repriman los síntomas. Sorprendentemente, los dolores de rodilla han desaparecido. Pero tras la 3ª sesión de TZR, aparecen fuertes dolores de muelas debajo de sus fundas. De entrada, el dentista no puede detectar nada, pero días después retira las fundas y debe extraer los dientes 44 y 45 (relación energética con la rodilla) debido a una necrosis pulpar.

Resultado: Desde la 7ª sesión de TZR, las cinco sesiones restantes son puro placer para la paciente. Se siente bien, los nuevos dientes se han adaptado bien, y todo está tranquilo en la boca y en la rodilla.

31.20
Las cicatrices como campos de interferencia

31.20.1 Cicatriz clavicular como campo de interferencia en el caso de dolores en la columna lumbar y la articulación sacroilíaca

Paciente de 53 años, deportista, creativo, que desde hace aproximadamente medio año padece fuertes dolores. Se ha fracturado dos veces la clavícula y ambos codos, apendicectomía, amigdalectomía. Problemas de estómago.

Tratamientos previos: 5 visitas al ortopeda, varias visitas al acupuntor, sin mejoría.

Zonas alteradas y tratadas: Órganos de la región del epigastrio, intestino, región superior e inferior de la columna vertebral, cicatriz del apéndice, hombro/codo, cadera izquierda.

Reacciones y resultados: Remisión por poco tiempo de los dolores tras el tratamiento de la cicatriz del apéndice y de las relaciones dentales según Voll. La transición C7/D1 sigue mostrándose muy dolorosa. Tras el tratamiento de la **cicatriz clavicular** en la 7ª sesión de TZR, desaparece de forma repentina y permanente el dolor en la espalda, y los bloqueos en la columna lumbar/articulación sacroilíaca desaparecen para siempre.

31.20.2 Estado tras una operación de vesícula biliar, diarreas

Mujer de 63 años que desde hacía siete años tenía a diario entre seis y ocho diarreas líquidas y ardientes. Sorprendentemente, no presenta sequedad de los tejidos.

Exploración inicial: ¡Las zonas del intestino no llaman la atención! Pero sí la columna cervical, la linfa del cuello, ambas caderas y la pared abdominal.

Zonas tratadas: Primero maniobra sedante del intestino en su conjunto, ligamentos pélvicos, esfínteres, comprobaciones de las relaciones dentales, tratamiento linfático mediante TZR.

Reacciones: Aunque las zonas del intestino no parecían alteradas, las diarreas disminuyeron y las evacuaciones tomaron consistencia. Sudor de olor penetrante. **Tratamiento de cicatrices mediante TZR** (en parte, muy doloroso), puesto que las diarreas empezaron tras la operación de la vesícula biliar. Cicatriz in situ que al principio era muy fina y blanca y que, a lo largo de tres sesiones de tratamiento de cicatrices mediante TZR, se volvió más abultada y roja en su tercio inferior, quemando «como el fuego».

Resultado: La evacuación se normalizó totalmente tras 12 sesiones de TZR y la paciente está feliz.

31.20.3 Operación de mioma

Paciente de 41 años que desde la operación padece fuertes alteraciones de la sensibilidad en la región abdominal.

Exploración inicial, zonas tratadas: Tratamiento de cicatrices mediante TZR, maniobras de regulación frecuentes, columna dorsal, columna lumbar, pared abdominal, órganos de la pelvis menor, estómago, caderas y muslos. Más adelante, ligamentos pélvicos. Tres sesiones de tratamiento linfático mediante TZR.

Reacciones: Agresividad, diarrea, ataques de hambre. Tras la 3ª sesiones de TZR, la cicatriz apenas era perceptible, más sensibilidad en la región abdominal, mejor evacuación, adelantamiento del inicio del periodo. Tras el tratamiento de los ligamentos pélvicos, excreción de mucosidad clara y líquida del bajo vientre.

Resultado: Sensibilidad restablecida casi por completo. Se interrumpió la serie debido a factura de maléolo externo. Más adelante la paciente me informa de que la sensibilidad vuelve a ser totalmente normal.

Además, después de la fractura, prácticamente no había hinchazón en el tobillo, lo que la paciente atribuyó a la TZR previa.

31.21 Tratamientos postoperatorios

31.21.1 Estado tras una endoprótesis total de la rodilla derecha

Paciente de 84 años con buen estado físico y mental. Historial previo: enfermedad vascular coronaria, sustitución de válvula aórtica, hipertonía, varicosis.

Inicio del tratamiento el primer día tras la operación: Tonificación de los puntos de acupuntura en los dedos de los pies, puesto que todas estas vías abastecen energéticamente a la rodilla. Tratamiento linfático mediante TZR, incidiendo en la región del epigastrio y las vías urinarias. Rodilla colateral y contralateral, primero solo con un contacto suave «informativo», más adelante también tonificando. Maniobras de regulación frecuentes.

Transcurso posterior: Tratamiento de cicatrices mediante TZR durante y después de la rehabilitación, también la cicatriz in situ con pomada iónica. La paciente apenas presentaba hinchazón en la rodilla y ya en el hospital pudo empezar a andar sin padecer grandes dolores y con ayuda alternando los pasos.

Resultado: El proceso de curación fue sorprendentemente bueno, también desde el punto de vista de los médicos y del personal sanitario. Durante la rehabilitación, ya pudo empezar a andar sin ayuda, aunque la utilizaba de vez en cuanto para sentirse más segura.

31.21.2 Estado tras una resección sigmoidea en 2007

Farmacéutico de 74 años muy escéptico que, incluso dos años tras la operación y automedicación, sigue padeciendo fuertes flatulencias y ruidos intestinales muy llamativos. Solo acude a la consulta, porque su mujer le envía.

Exploración inicial y zonas tratadas: Musculatura de los pies totalmente tensa. Tracto gastrointestinal con hígado/vesícula biliar, columna dorsal, columna lumbar, cabeza plantar (similitud de formas entre intestino y cerebro), a menudo maniobras de regulación, sobre todo el plexo solar. Diez sesiones de TZR 1-2 veces por semana.

Reacciones: De una sesión a otra, el paciente se siente mejor. Tras la 6ª sesión de TZR, las flatulencias han mejorado considerablemente, menos ruidos intestinales.

Resultado: Al final de la serie, ausencia absoluta de molestias. El escepticismo inicial ha desaparecido, ahora viene una vez al año para realizar una serie para conservar su buen estado general.

31.22 Tratamientos combinados

31.22.1 Estado tras una operación por empiema y derrame pleural

Tengo la suerte de **poder trabajar** en una clínica en la unidad interdisciplinaria de cuidados intensivos con la combinación de **terapia psicotónica respiratoria, craneosacral y de zonas reflejas de los pies**.

Paciente de 66 años que acaba en nuestra unidad de cuidados intensivos tras varias operaciones (resección parcial de las costillas, vaciado del empiema, trasplante de piel).

Tratamiento: Como es habitual, realicé el tratamiento con la combinación arriba mencionada. De la TZR, elegí el tratamiento linfático para la curación de la herida del muslo (tras el trasplante de piel) y para lograr una relajación general, lo que tuvo unos efectos especialmente beneficiosos en la paciente.

Elección adicional de zonas y resultados: Los **movimientos sedantes** en el tórax disminuyeron los fuertes dolores en la herida y cerca de la misma.

La tonificación del ángulo hepático **del intestino grueso** y partes del tratamiento linfático mediante TZR hicieron que la evacuación fuese normal ya al día siguiente —antes era dura como «canicas de hormigón».

Tonificación del **intestino delgado y vesícula biliar**, movimiento sedante del músculo esternocleidomastoideo que hizo desaparecer su dolor de cabeza.

31.22.2 TDAH, hiperactividad

Experiencias generales: Aunque en gran parte trabajo a nivel **osteopático**, mis manos también **deben** pasar por los pies en todas las sesiones. A menudo los diagnósticos se confirman mutuamente. En este tipo de niños, a menudo las maniobras en los pies son el único contacto que toleran al principio.

Zonas importantes: A los niños no suele gustarles que les toquen la cabeza. En tales casos, trabajo en aquellas **zonas** que no he podido tratar in situ a nivel osteopático. Plexo solar y otras maniobras de regulación. Movilización de los dedos de los pies y metatarsianos, «maniobra para crear espacio».

A menudo cambio de postura para satisfacer la necesidad de movimiento. **Importante**: Al finalizar la sesión, tonifico toda la columna vertebral, lo que aporta estabilidad. Tras tres o cuatro sesiones de tratamiento, los padres acuden más satisfechos a la consulta, porque su hijo se ha tranquilizado. ¡Aunque resulta evidente que no podemos convertir a los niños pillos en angelitos!

Observación personal: No obstante, la práctica también muestra una **tendencia triste**: casi todos los niños despiertos, temperamentales y movidos son colocados en un mismo «cajón»: medicamentos, cambio de colegio y padres desbordados. Pero a menudo suele tratarse «tan solo» de una disfunción craneal provocada por el embarazo/parto, que no se ha corregido por sí sola.

31.22.3 Miogelosis múltiple

Informe propio: Acudí al curso para refrescar conocimientos con muchas miogelosis muy dolorosas entre el omóplato derecho y la columna vertebral, con irradiación del dolor al hombro y brazo derechos.

El primer día del curso, **tratamiento para estados agudos**: movimiento eutónico de hombro-brazo, zonas de la columna vertebral y linfa de la axila. Al hablar sobre las **relaciones con los meridianos**, caí en la cuenta de que en verano había padecido un aplastamiento del 4º dedo del pie derecho. A mí y a todo el grupo se nos encendió una luz: el **meridiano de la vesícula biliar** finaliza en el dedo 4 y abastece energéticamente al hombro. Tratamiento del dedo 4 del pie **izquierdo** y del dedo anular derecho.

Resultado: Al día siguiente, las molestias habían mejorado en un 80%, y el dolor agudo había desaparecido en su totalidad.

31.23 Otros y especiales

31.23.1 «Espolón calcáneo», estreñimiento crónico

Mujer de 35 años con diagnóstico de espolón calcáneo, describe en la región plantar (en las zonas del intestino) en ambos pies dolores, le cuesta andar. Deposiciones cada dos días, consistencia muy dura. Dolores de estómago con acidez desde el embarazo.

Zonas alteradas: Intestino, cardias y píloro, pelvis, columna lumbar, cintura escapular con columna cervical y apófisis mastoides, tórax.

Reacciones: Tras una primera sesión de tratamiento, fuertes ruidos intestinales y hormigueo en los pies. Estaba totalmente cambiada. Desde la 3ª sesión de TZR, evacuación diaria, menos dolores en los pies, pero brevemente dolores en la nuca.

Resultado: Tras seis sesiones de TZR dos veces a la semana, ausencia de dolor en las plantas de los pies, apenas acidez, duerme toda la noche seguida, la digestión es regular.

Observación personal: Desde entonces estoy muy atenta cuando alguien llega a la consulta con el diagnóstico «espolón calcáneo».

31.23.2 Ligamentos pélvicos y danza del vientre

Entre mis parientes turcas, he observado lo siguiente en muchas mujeres: en aquellas que practican la danza del vientre, a diferencia de mis otras pacientes, ¡las zonas de los **ligamentos pélvicos no presentan ningún tipo de alteración!**

31.23.3 Piercing

Informe propio de una terapeuta: desde hace unos 10 años llevo un piercing en el labio inferior. Me había acostumbrado tanto a él que, al sufrir diferentes dolencias, ni tan siquiera pensé en que pudiera estar relacionado.

Tratamiento: Durante los ejercicios prácticos del curso, me molestaba un hormigueo en los pies y las piernas; por la noche, tanto los pies como las piernas también estaban muy inquietos. A raíz de esto, me quité el piercing.

Resultado: Inmediatamente después mejoraron considerablemente los síntomas, ¡además empecé a ver y a oír mejor!

31.23.4 Astigmatismo, amígdalas inflamadas

En octubre traté a mi hijo de 8 años, porque tenía las amígdalas fuertemente inflamadas y estaba resfriado constantemente.

Zonas tratadas: Maniobra sedante en las amígdalas y el apéndice. Tonificación de oídos con trompas de Eustaquio, tracto gastrointestinal, riñones, articulaciones, corazón. Seis sesiones de TZR en total.

Resultado: A principios de noviembre llevé a mi hijo a la revisión ocular anual, puesto que tiene miopía y astigmatismo, y lleva gafas desde hace dos años. Para nuestra gran sorpresa, el oculista ya **no encuentra miopía** y tan solo un estrabismo muy leve.

Observación personal: Probablemente, la facultad visual de mi hijo se ha visto reforzada porque «de pasada» también traté las zonas de los ojos a través del sistema linfático, trompas de Eustaquio y estómago (el meridiano del estómago abastece energéticamente, entre otros, a los ojos).

31.23.5 Señales en el pie

Este otoño me operaron de urgencia: la rotura de un quiste ovárico, que inicialmente se había diagnosticado como tumor, provocó hemorragias internas —¡faltó poco!

Interesante: Dos días antes, de repente padecí dolores en el pie, que se produjeron exactamente en la zona del ovario. Apenas podía apoyar el pie y primero pensé que me había torcido el tobillo sin darme cuenta. ¡Y los dolores desaparecieron tras la operación con la misma rapidez con la que habían aparecido!

32 Resumen del método

1. La aplicación práctica de la TZR, así como sus principios teóricos básicos son, merced a la semejanza de formas «persona-pie», comprensibles y fáciles de aprender.
2. La TZR es algo más que un simple masaje local de los pies, ya que estos son un microsistema en constante interrelación con toda la persona.
3. Permite un acceso personal al paciente a través de las manos del terapeuta y transmite de esta manera el importante «medicamento» del contacto físico.
4. Puede combinarse con todos los demás métodos médico-terapéuticos, al tiempo que ayuda a reconocer la efectividad de lo sencillo.
5. Sus resultados convencen, ya que los efectos y cambios que produce son reconocibles espontáneamente tanto durante la sesión como al concluir una serie.
6. La TZR estimula directamente el poder de regeneración y la vitalidad de los enfermos, ya que evita recursos técnicos y otras alternativas.
7. Ahorra esfuerzos y resulta económica en su aplicación, ya que no reprime los síntomas sino que abarca también las causas que han provocado su aparición.
8. Transmite la experiencia real de que el dolor no debe ser combatido como un enemigo, sino más bien como la oportunidad que nos brinda de cambiar ciertos aspectos.
9. Según el tipo de formación que se posea, es posible emplearla como terapia y/o para el cuidado y la conservación de la salud, además de como diagnóstico complementario.
10. Puede ofrecerse a todos los grupos de edad, ya sea como terapia única o complementaria, y para un gran número de enfermedades tanto agudas como crónicas.
11. Está subordinada a importantes leyes vitales, ya que al aplicar las maniobras terapéuticas se tienen en cuenta los principios del ritmo y la dinámica.
12. Satisface al terapeuta y también al enfermo, puesto que la experiencia común durante el tratamiento crea relaciones vitales esenciales y constructivas.

Parte IV
Anexo

33	Estudios y publicaciones relativas a la terapia de las zonas reflejas de los pies	230
34	Centros de formación y perfeccionamiento autorizados de la Escuela Hanne Marquardt	231
35	Información adicional sobre las figuras	233
36	Bibliografía	234
37	Abreviaturas y términos técnicos	236
38	Índice temático	237

33 Estudios y publicaciones relativas a la terapia de las zonas reflejas de los pies

2010-2011
M. Zwick, «Terapia de las zonas reflejas de los pies en la unidad de maternidad», Escuela Superior de Profesiones Sanitarias, Bozen, Tirol del Sur, Austria.

2009
D. Loudovici, «La terapia de las zonas reflejas de los pies según Hanne Marquardt en tanto que enfoque terapéutico en niños con múltiples discapacidades graves», (trabajo de diplomatura en la Escuela Superior de Kiel, estudios de Fisioterapia).

2006
Ch. Uhlemann, «Terapia de las zonas reflejas de los pies en caso de gonartrosis», nota de prensa del Servicio de Información Científica, Universidad Friedrich-Schiller de Jena.

2001
E. Mur, J. Schmidseder, I. Egger, G. Bodner, G. Eibl, F. Hartwig, K.P. Pfeiffer, M. Herold, «Capacidad de influir en la irrigación sanguínea del intestino mediante masajes de las zonas reflejas de los pies, medición con sonografía Doppler codificada en color», *Forschende Komplementärmedizin*, nº 8, Clínica Universitaria de Innsbruck.

1999
I. Sudmeier, G. Bodner, I. Egger, E. Mur, H. Ulmer, M. Herold, «Modificación de la irrigación sanguínea de los riñones mediante terapia de las zonas reflejas de los pies asociada a los órganos, medida con sonografía Doppler codificada en color», *Forschende Komplementärmedizin*, nº 6, Clínica Universitaria de Innsbruck.

1998
K. Jung, «Efectos del masaje de las zonas reflejas de los pies en la capacidad de regeneración tras una sobrecarga física en estudiantes de deporte», Clínica Universitaria de Maguncia.

1996-2012
H. Marquardt, publicación de recopilación de informes de tratamiento mediant TZR.

1995
E. Casanovas Izquierdo, R. Cucala Carvajal, M. Armengou Fal-Conde, M. Caldés Llevot, N. Esmel, M.R. Juncosa Pámies, L. Gorrindo Lamban, A. Zarroca Martinez, «Aplicación de la terapia de las zonas reflejas de los pies según Hanne Marquardt en pacientes que requieren un tratamiento de diálisis para sustituir la función renal».

1993
G. Eichelberger, «Estudio sobre el masaje de las zonas reflejas de los pies en el caso de retención urinaria postoperatoria como alternativa a las pastillas», *Soins Infirmiers*, tomo 2.

1993
T. Oleson, W. Flocco, «Estudio controlado aleatorio de síntomas premenstruales tratados mediante las zonas reflejas de las orejas, la mano y los pies», *Obstetrics and Gynecology*, nº 82.

1992
L. N. Petersen, P. Faurschou, O. T. Olsen, U. G. Svendsen, «Tratamientos de las zonas reflejas de los pies en casos de asma bronquial», *Ugeskrift Laeger*, nº 154.

1990
M. Noguera, A. Lafuente, C. Puy, A. Molins, F. Titus, F. Sanz, «Efecto de la terapia de las zonas reflejas de los pies en relación con el tratamiento profiláctico con flunarizina en pacientes que padecen cefaleas», *Erfahrungsheilkunde*.

1981
N. Baerkgaard, H. Vibe-Hansen, «Masaje de las zonas reflejas de los pies en cólicos ureterales provocados por cálculos», *Ugeskrift Laegerk*, nº 143.

1977
A. Engquist, H. Vibe-Hansen, «Estudio experimental en el caso de aumento del cortisol plasmático en pacientes bajo estrés quirúrgico durante la colecistectomía», *Ugeskrift Laegerk*, nº 139.

34 Centros de formación y perfeccionamiento autorizados de la Escuela Hanne Marquardt

Centros autorizados en España

Centro de **Salamanca**
Marianne Kurz
c/ Azafranal 48-50, 2º E
Edificio OCASO
37001 Salamanca
Tel. (+34) 923 060 430
Móvil (+34) 686 123 147
www.reflexopodal.com
mariannekurz_tzr@hotmail.com

Centro de **Granollers/Barcelona**
Jan B. Repsold Carrillo
Temps de Salut
c/ del Sastre 6, 2º 3ª
08401 Granollers
Tel. (+34) 93 879 31 50
www.cursosreflexoterapia.com
info@ cursosreflexoterapia.com

Centros autorizados en el extranjero

Alemania

Centro **Schwarzwald** (Sede central)
Hanne Marquardt
Reinhard von Neipperg
Annemarie Oldach
Prof. Domagk-Weg 15
78126 Königsfeld-Burgberg
info@fussreflex.de
www.marquardt-fussreflex.de

Centro **Bayern-Allgäu**
Heidi Ebentheur
Schwalbenweg 11
87484 Nesselwang/Allgäu
heidi-ebentheur@t-online.de
www.fussreflex-allgaeu-muenchen.de

Centro **Berlin**
Dr. med. Heidrun Schmidt
Gerd Duffe
Klopstockstr. 17
12623 Berlin
info@fussreflex-berlin.de
www.fussreflex-berlin.de

Centro **Rheinland**
Daniel Quist
Birkenweg 28
53343 Wachtberg
info@fussreflex-rheinland.de
www.fussreflex-rheinland.de

Centro **Rhein-Main — Wiesbaden**
Sigrid Klotzbach
Sandbachstr. 12
65191 Wiesbaden
kurse@fussreflex-rhein-main.de
www.fussreflex-rheinmain.de

Centro **Norddeutschland**
Sigrun Burggraef
Henning Reinders
Tannenweg 23
23628 Krummesse
sigrun@burggraef.de
www.burggraef.de/fussreflex

Centro **Sachsen**
Gerd Duffe
Sonnenbogen-Gesundheitspraxis
Altkötzschenbroda 35
01445 Radebeul
gerdduffe@arcor.de
www.fussreflex-sachsen.de

Centro **Südwesten Saarland**
Info-Anschrift
Susan Callard
Burgberger Str. 24
78126 Königsfeld
s.callard@reflexzonentherapie.com
www.reflexzonentherapie.com

Centro **Bayern Franken**
Anette Freyhardt
Schleifweg 15
91085 Weisendorf
anette@fussreflex-bayern.de
www.fussreflexbayern.de

Centro **München**
Ursula Xylander
Giselastr. 12
80802 München
ursulaxylander@aol.com
www.fussreflex-muenchen.de

34 Centros de formación y perfeccionamiento autorizados de la Escuela Hanne Marquardt

Otros países

Centro **Armenia**
Dr. med. Ruzanna Manukyan
Paronyan Str. 9 apt. 3
375015 Erivan
ruzman30@yahoo.com

Centro **Austria**
Heidi Miehl
Tschrestal 7
9071 Köttmannsdorf
office@-fussreflex-austria.at
www.fussreflex-austria.at

Centro **Benelux**
Fons Veraart
St. Antoniusstraat 14
5854 CM Nieuw Bergen
Niederlande
fonsver@home.nl

Centro **Canadá**
Gabi Domes-Giebel
1109 Printery Road
St. Jacobs, ON
NOB 2N0
gabi.domes@giebel.ca

Centro **Italia — Centro**
Christine Felici-Kluge
Henrike Fischer
Viale Petrarca 38
04100 Latina
c.kluge@fastwebnet.it
www.riflessoterapiaalpiede.com

Centro **Italia — Norte**
Maria Kaserer
Tel. (+39) 339 13 75 242
info@kaserermaria.com
www.kaserermaria.com

Centro **Italia — Sur**
Henrike Fischer
Tel. (+39) 333 21 77 783
mail: alicudi9@gmail.com
www.lafischer.net

Centro **Namibia — Sudáfrica**
Susan Callard
P.O.Box 1020
Swapokmund / Namibia
s.callard@reflexzonentherapie.com
www.reflexzonentherapie.com

Centro **Chequia**
Mgr. Klara Bubenickova
Veletrzni 19
17000 Praha 7
k.bubenickova@iol.cz
www.rtn-fussreflex.cz

Centro **Suiza — Basilea**
Anna Maria Eichmann
Arlesheimerstrasse 12
CH-4053 Basel
info@fussreflex-rzf.ch
www.fussreflex-rzf.ch

Centro **Suiza — Berna**
Roland Rihs
Krähenbergstr. 6
CH-2543 Lengnau
info@reflexrihs.ch
www.reflexrihs.ch

En internet, en la dirección www.fussreflex.de, encontrará la relación de nuestros centros de formación en Alemania y en el extranjero, siempre actualizada y con toda la información correspondiente.

Dirección postal:
Ausbildungszentrum
Hanne Marquardt GmbH
Prof. Domagk-Weg 15
78126 Königsfeld-Burgberg
Teléfono: +49 7725 7117
Fax: +49 7725 7080
info@fussreflex.de

Bibliografía sobre la TZR en otros idiomas, información más avanzada:
www.verlaghannemarquardt.de
info@verlaghannemarquardt.de
Dirección postal: la anterior

35 Información adicional sobre las figuras

Fig. 1.2: de: FitzGerald WH, Bowers EF. *Zone Therapy or Relieving Pain at Home*. 1917

Fig. 1.3: de: Ingham E. *Stories the Feet can Tell*. Nueva York, 1938.

Fig. 21.1: de: Schünke M, Schulte E, Schumacher U. Prometheus. *LernAtlas der Anatomie. Allgemeine Anatomie und Bewegungssystem*. Ilustraciones de M. Voll y K. Wesker. 3ª edición. Stuttgart: Thieme, 2011.

Fig. 21.2: de: Angelika Brauner, Hohenpeißenberg

Fig. 21.5 y 22.2:
de: Mees. *Das menschliche Skelett. Form und Metamorphose*. Stuttgart: Urachhaus, 1981.

Fig. 27.1 modificado según: Rossaint A. *Medizinische Kinesiologie, Physio-Energetik und Ganzheitliche (Zahn-) Heilkunde. Das Handbuch für Therapeuten*. Kirchzarten: VAK, 2005.

Dibujos: Christiane Schott, Rottweil

Todas las demás figuras son de la autora.

36 Bibliografía

[1] Adler E., *Allgemein-Erkrankungen durch Störfelder (Trigeminusbereich)*, 3ª edición, E. Fischer, Heidelberg, 1983

[2] Alexander G., *Eutonie*, 8ª edición, Kösel, Múnich, 1992 (hay traducción al castellano: *La eutonía: camino hacia la experiencia total del cuerpo*, Paidós, Barcelona, 1992)

[3] Bossy J., Prat-Pradal D., Taillandier J., *Les microsystèmes de l'acupuncture*, Masson, París, 1984

[4] Boyesen G., Boyesen M. L., *Biodynamik des Lebens*, Sythesis, Essen, 1987

[5] Brodeur P., *Mikrowellen, die verheimlichte Gefahr*, Augustus, Augsburgo, s/f

[6] Brügger A., *Das sternale Syndrom*, Huber, Berna, 1971

[7] Calatin A., *Die Rotationsdiät*, Heyne, Múnich, 1987

[8] Chancellor P. M., *Handbook of the Bach-Flower-Remedies*, C.W. Daniel, Ashingdon, Rochford/Essex: s/f (sobre las flores de Bach, Urano ha publicado varios títulos: *La terapia floral de Bach, Experiencias con la terapia floral de Bach, Flores que curan el alma* y *Las flores de Bach: preguntas y respuestas*, todas de Mechthild Scheffer, y *La medicina floral de Edward Bach*, de María Luisa Pastorino)

[9] Dosch J. P., *Lehrbuch der Neuraltherapie nach Huneke*, 14ª edición, Haug, Heidelberg, 1995

[10] Feldenkrais M., *Bewuβtheit durch Bewegung*, Suhrkamp, Fráncfort, 1978 (hay traducción al castellano, *Autoconciencia por el movimiento*, Paidós, Barcelona, 1992)

[11] FitzGerald W. H., Bowers E. F., *Zone Therapy*. 1917

[12] Froneberg W., Fabian G., *Manuelle Neurotherapie*. Haug, Heidelberg,l 1992

[13] Glaser V., *Eutonie*, 4ª edición, Haug, Heidelberg. 1993

[14] Gleditsch J., *Reflexzonen und Somatotopien*, WBV Biol. Med. V.-G., Schorndorf, 1983

[15] Haase H., Ehrenberg H., Schweize M., *Die Lösungstherapie in der Krankengymnastik*, Pflaum, Múnich, 1985

[16] Halstenbach I., ed., *Wirkfelder des Atems*, 2ª edición, 2009. ISBN-13: 978-8-8370-4652-6

[17] Herrmann C., *Ganzheitliche Kieferorthopädie. Erweiterte Bionator-Therapie*, Hüthig, Heidelberg, 1997

[18] Huneke F., *Das Sekundenphänomen*, 6ª edición, Haug, Heidelberg, 1989

[19] Ingham E., *Stories the Feet can Tell*, 1983

[20] Ingham E., *Stories the Feet have Told* (de esta autora puede verse en castellano: *Método reflexológico Ingham*, Abraxas, Riells i Viabrea, 1999)

[21] Issel C., *Reflexology: Art, Science and History*, New Frontier Publishing, Frenchs Forest, 1990

[22] Klein-Vogelbach S., *Funktionelle Bewegungslehre. Rehabilitation und Prävention*, Tomo 1, 4ª edición, Springer, Berlín, Heidelberg, 1993

[23] Kramer F., *Lehrbuch der Elektroakupunktur*, Haug, Heidelberg, 1999

[24] Kübler-Ross E., *Verstehen, was Sterbende sagen wollen*, 7ª edición, Kreuz, Stuttgart, 1996 (de esta autora puede verse en castellano: *Sobre la muerte y los moribundos*, Grijalbo, Barcelona, 1993; y, *Elisabeth Kübler-Ross habla sobre la muerte*, 1993; *Morir es de vital importancia*, 1995; *La muerte, un amanecer*, 1990; *La niña y la muerte*, 1992; *Vivir hasta despedirnos*, 1993, todos ellos publicados por Luciérnaga, Barcelona)

[25] Laabs W. A., *Atlas der Bewegungstherapie. Chirogymnastik — CGI*, 5ª edición, Haug, Heidelberg, 1991

[26] Lange G., *Akupunktur der Ohrmuschel*, WBV Biol. Med. V.-G., Schorndorf, 1985

[27] Liem T., *Kraniosakrale Osteopathie*, 2ª edición, Hippokrates, Stuttgart, 1998

[28] Maciocia G., *Grundlagen der Chinesischen Medizin*, Verlag für Traditionelle chinesische Medizin E. Wühr, Kötzing,1994

[29] Marquardt H., *Unterm Dach der Füβe. Autobiografie*, 3ª edición. Editorial propia, 2010

[30] Marquardt H., *Reflexzonenarbeit am Fuβ*, 24ª edición, Haug, Stuttgart, 2012 [31] Mees L. F., *Das menschliche Skelett. Form und Metamorphose*, Urachhaus, Stuttgart, 1981 (agotado)

[32] Middendorf I., *Der erfahrbare Atem*, 2ª edición. Paderborn: Junfermann, 1985

[33] Mozer H., *Brennpunkte der Krankheiten*, 6ª edición, Haug, Heidelberg, 1980

[34] Nogier P., *Praktische Einführung in die Aurikulotherapie*, Maisonneuve, s/f

[35] Penzel W., *Meridian-Atlas*, Editorial propia, 2010

[36] Penzel W., *Energielehre*, Editorial propia, s/f
[37] Pischinger A., *Das System der Grundregulation,* 9ª edición, Haug, Heidelberg, 1998
[38] Raab K., *Dein Gesicht, der Spiegel deiner Gesundheit,* 2ª edición, PPV Verlag, Schwanstetten, 2001
[39] Rauch E., *Naturheilbehandlung der Erkältungs- und Infektionskrankheiten,* 16ª edición, Haug, Heidelberg, 1995
[40] Rauch E., *Die Darmreinigung nach Dr. Med. F.X. Mayr,* 40ª edición, Haug, Heidelberg, 1994
[41] Reckeweg H. H., *Homotoxinlehre,* Aurelia, Baden-Baden, s/f
[42] Riemkasten F., *Die Alexander-Methode. Bedeutung, Folgen und Abstellung der Haltungsschäden,* 10ª edición, Haug,.Heidelberg, 1994
[43] Risch G., *Homöopathik,* 3ª edición, Pflaum, Múnich 1998
[44] Schaub M., *Fundamente des Gesundbleibens,* Pro Salute, Zúrich, s/f
[45] Scheffer M., *Die Original Bach-Blüten-Therapie*. 3ª edición. Hugendubel, Múnich, 2004
[46] Schöttl W., *Die cranio-mandibuläre Regulation,* Hüthig, Heidelberg, 1991
[47] Stiefvater E., *Die Organuhr,* 9ª edición, Haug, Heidelberg, 1988
[48] Tanzberger R., *Der Beckenboden, seine Funktion, Anpassung und Therapie,* Urban, Múnich, 2004
[49] Voll R., *Topographische Lage der Meßpunkte der Elektroakupunktur,* En 3 tomos, ML-Verlag, Uelzen, 1976-1989
[50] Walb L., *Die Haysche Trennkost,* 44ª edición, Haug, Heidelberg, 1996
[51] Weber K, Wiese M., *Lehrbuch der Ortho-Bionomy,*Sonntag, Stuttgart, 2001
[52] Werner B., *Erfolgsrezept Mayr-Kur,* Überreuter,Viena, 2001
[53] Zhang Y., *Embryo Containing Information of the Whole Organism*

37 Abreviaturas y términos técnicos

Analogía	Semejanza
Articulación iliosacral	Articulación sacroilíaca
Articulación sacroilíaca	Unión del sacro con el ilion (parte posterior de la pelvis)
Bilateral	En ambos lados
Caudal	En dirección a la cola o el cóccix
Cifosis	Curvatura convexa hacia atrás de la columna dorsal alta
Craneal	En dirección a la cabeza o el cráneo
Distal	Remoto, alejado del cuerpo, del centro
Dorsal	Relativo al dorso o espalda, en la cara posterior
Esfínter	Anillo muscular que cierra un orificio
Falange	Cada uno de los huesos que componen los dedos de las manos o de los pies
Flexión dorsal	Movimiento del pie hacia el dorso
Flexión plantar	Movimiento del pie hacia la planta
Ficticio	Solo supuesto
Foco	Campo de interferencia
Hiperemia	Aumento de la circulación sanguínea
In situ	Localización natural en el cuerpo
Lateral	Hacia los lados, desde el centro hacia fuera
Línea de Lisfranc	Unión entre las bases de los 5 metatarsianos con los cuneiformes y el cuboides
Maléolo	Tobillo
Medial	Asignado al centro
Membrana interdigital	Piel situada entre los dedos
Paliativo	Que alivia los síntomas
Palpar	Tocar con las manos
Plantar	En la planta del pie
Rotación externa	Giro hacia fuera
Pronación	Rotación hacia arriba
Proximal	Cercano al cuerpo
Rotación	Giro
Rotación interna	Giro hacia dentro
Supinación	Rotación hacia abajo
TZR	Terapia de las zonas reflejas del pie
Unilateral	En un solo lado
ZR	Zonas reflejas

38 Índice temático

A
Abridor de la ingle 33
Accidente cerebrovascular 115
Acidez de estómago 124, 215, 227
Acompañamiento durante la fase terminal 223
Acupuntura 2, 6, 40, 109, 115, 123
Adenoma de próstata 152
Aftas 105
Agudo/a
– abdomen 129
– apendicitis 108
– ciática 47, 127
– cistitis 47
– cólico biliar 109
– cólico nefrítico 113
– fiebre del heno 112, 114
– insuficiencia circulatoria 114
– sinusitis 47
Alergia 134, 163, 184, 201, 202, 221
– crisis aguda 185
Alérgico 184
Alteraciones
– crónicas 151
– emocionales 37
– estático-musculares 196, 202
– linfáticas 173, 202, 220
– tóxicas 139, 159
Alteraciones de la sensibilidad 153, 178, 225
Alteraciones del ciclo, funcionales 25
– retrasos, adelantos 149
Alteraciones emocionales 186, 187
Alteraciones en la piel 184
Alteraciones en los meridianos 208
Alteraciones metabólicas 154, 163
Alteraciones venosas 44
Amenorrea 151, 215
Amígdalas, inflamadas 227
Amigdalitis, aguda 211
Amputación 123
– de pierna 126

Anamnesis, elaboración 39
Andar descalzo 124, 125
Angina
– de pecho 157
Anorexia nerviosa 183
Antagonistas 168
Antibióticos 106, 148
Anticonceptivos 104
Aparato de ortodoncia 194
Apopléticos 180
Articulación, verbal 180
Articulaciones 8, 200, 208
– anquilosamiento capsular de las 179
– bloqueo de las 141
Articuláciones de los dedos, hipermóviles 19
Artritis psoriásica 138
Artrosis 47, 138
Ascitis 145, 182, 205, 224
Asistencia a pacientes en la medicina paliativa 181
Asma 34, 107, 116, 155, 184
– alérgico 224
– crónico 155
Astigmatismo 227
Autotratamiento 127, 220
Ayudas para el aprendizaje 20
Ayudas para los pies 127, 128

B
Bazo 162, 163
– zona del 83
Bebés aletargados 170
Bimetalismo 182
Bronquitis 47, 105, 125, 155, 220
Bulimia nerviosa 183
Bursitis 212

C
Campo de interferencia 114, 146, 155, 186, 191, 224
– cicatriz 146, 186
– comprobación 191
Canal lagrimal, obstruido 217
Cáncer 117, 181, 222
Cápsulas suprarrenales 71

Capuchones energéticos 29
Carcinoma
– de estómago 182
– de mama 164, 223
– de pulmón 222
Caries dental 125
Ciática 112, 211
Cicatrices 191, 208
– como campos de interferencia 163, 186
– crema para las 164
– tratamiento de las 164, 186
– tratamiento posterior de las 121
– zonas de las 187
Cintura escapular 141
Cintura pelviana 142
Circulación
– alteraciones de la 203
– alteraciones funcionales de la 159
– enfermedades de la 155
– entrenamiento circulatorio 124
– estabilización de la 26
– insuficiencia circulatoria 159
– insuficiencia circulatoria aguda 114
– labilidad circulatoria 159
– sugerencias de tratamiento 157
Cistitis 47, 112, 134, 168, 213, 222
Climaterio 107, 116, 183
Colateral y contralateral, tratamiento 25, 123
Cólico
– biliar 107, 109, 112, 113, 116, 213
– de intestino 217
– de los tres meses 173
– de riñón y uréter 146
– nefrítico 107, 112, 113
– umbilical 173
Colitis
– mucosa 47, 105, 116
– ulcerosa 105, 116, 160
Colon irritable 160

Coma 45
Congestiones 83, 196
– en el pequeño circuito de energía 32
– en el tendón de Aquiles 88
– en la linfa 127
– en los sistemas de flujo 127
   – de la cabeza, del cuello 182
   – de las piernas 163
   – de las piernas, los pies 196
   – del brazo 164
– linfáticas y venosas 87
– venosas y linfáticas, pelvis, piernas 168
Congestiones linfáticas
– en el brazo 164
– en la cabeza y el cuello 182
– en las piernas 163
– en las piernas y los pies 196
Conjuntivitis 174
Constitución 175
Contracciones
– aparición prematura 168
– de dilatación, demasiado intensas 169
– falta de tono 168
Contraindicaciones 25
Corazón 155
Cordón umbilical 171
Coxartrosis 138
Cráneo
– fractura de 58
– traumatismo craneoencefálico 115, 138, 139
Criptorquidia 151
Crisis asmática 112
– aguda 155
Crónico, -a, -os, -as
– dolor intestinal 116
– enfermos 101, 102, 125, 131, 178, 181, 191
– estreñimiento 124, 160, 227
– procesos degenerativos 90
– sinusitis 27, 87
Culebrilla 142

D
Debilidad de las defensas 202
Dedos en martillo 87
Deformaciones 46
Dentición, dificultades en la 173, 191, 198
Derrame pleural 145, 224, 226
Descenso de estómago 46
Deshidratación 160, 179
Diabetes 47, 72, 153
– juvenil 153
– mellitus 152
Diabético en edad avanzada 153
Diabéticos 25, 116, 153, 198
Diafragma 73, 74, 75, 130, 133, 136, 146, 154, 155, 162, 167, 168, 179
Diafragma del suelo pelviano 170
Diagnóstico orientativo 129
Diarrea 104, 105, 107, 116, 127, 160, 191, 213, 214, 215, 225
Dificultades durante la lactancia 169, 202
Dificultades para procrear 149
Digestión
– alteraciones en la 79, 133
– molestias en la 213
– problemas con la 182, 213
– tracto digestivo 76
– tracto digestivo, enfermedades 213
Disfunciones, hormonales 67, 148, 163, 182
Dismenorrea 25, 149, 224
Dispepsia fermentativa 149
Dispositivo intrauterino (DIU) 104
Distrofia de Sudeck 25
Disuria 152
Diuresis 88, 145, 182
– aumento de la 105, 168, 215
Diverticulitis 213
División en 10 zonas 8
Dolor
– ataques de 23
– exteriorización del 23
– fantasma 123
– nivel del 93
– puntos dolorosos 182
– significado 39
– tratamiento del 112, 211
– umbral del 39
Dolor de cabeza 25, 34, 104, 107, 130, 133, 134, 136, 196, 214
Dolor de oído 112, 113, 126
Dolores de dientes 46, 83, 112, 114, 126, 127, 190
Dolores de garganta 125
Dosificación
– adaptada a la situación 22, 100
– indicaciones de, en niños 172
– propuesta de 22
– sobredosificación 58
– umbral de 22, 96
– valoración de la 23
Douglas, fondo de saco de 72

E
Eccemas 105
Edema 223, 224
– cardiaco 203
– en la pierna 145
– linfático 205, 220
Edemas 182
Electroacupuntura 125
Electroestrés 125, 183
Elevación del diafragma 157, 168
Embarazo 46, 66, 67, 88, 117, 134, 143, 166, 171, 194, 196, 198, 200, 215
– de riesgo 26
– molestias del 167, 203
– vómitos durante el 167
Embarazo de riesgo 26
Empiema pleural 226
Endodoncia 40, 89
Endometriosis 149
Endoprótesis
– de cadera 115, 144, 212
– de rodilla 225
Enfermedad
– de Basedow 152

- de Bechterew 179
- de Crohn 37, 105, 116, 160
- de Menière 136
- de Parkinson 179, 203
  - brote agudo 117
- de Sudeck 25
Enfermedades
- cancerígenas 117, 222
- cardiovasculares 155
- cutáneas 221
- de las vías respiratorias 214
- de las vías urinarias 213
- de los tejidos conjuntivos 138
- del tracto digestivo 213
- especiales 178
- infecciosas y con fiebre alta 26
- linfáticas 164, 202
- musculoesqueléticas 211
- neurológicas 96, 221
- psicosomáticas 26
- reumáticas 26, 138
Enfermo
- crónico 101, 102, 125, 131, 178, 181, 191
- de cáncer 181
- diabético 153
- en fase terminal 96
- personas ancianas 179
- personas que deben guardar cama 178
Enteroptosis 47
Enuresis nocturna 146
Epicondilitis 113, 123, 138, 142, 196
Epilepsia 115
Episiotomía 170
Erupción cutánea 217
Esclerosis múltiple 96, 178, 202, 222
- brote agudo 117, 178
Esfínter 37, 198
- de Oddi 37
- musculatura del 173
- músculo del 173
- tratamiento del 37, 223, 224
- zonas del 174
Espalda

- dolores 167, 168, 211
Espasmo 37, 179
- de vejiga 169
- pilórico 37, 112, 173, 198
Espolón calcáneo 227
Espondilitis anquilosante 138, 179
Esquema dental 190
Estado de ánimo 97, 99, 195
Estado vegetativo 45
Esterilidad 149, 196
Esternón 8, 62, 63, 139, 141, 142, 151, 154, 205
Estreñimiento 25, 160, 173, 213, 218
- crónico 160, 227
Eunice Ingham 3
Exantema 142
Expectoración 19, 75, 171
Exploración final 101
Exploración inicial 86
Exploración inicial
- duración de la 102
- situaciones excepcionales en la 96
Exploración mediante palpación 22, 90
Exploración visual 86
Exprimir 18

F

Fase de inspiración 18, 29
Fase silenciosa 47
Fase terminal 96, 179
Fenómeno de la rueda dentada 179
Fermentación, en el intestino 182
Fibromialgia 138
Fiebre 106, 108, 168, 173, 223
Fiebre del heno 112, 114, 126, 127, 163, 184, 221
Fiebre, subida de la 106
FitzGerald, William 2, 8, 109
Flora bacteriana intestinal 88, 159, 185
Flores de Bach 114, 119, 121, 157, 171
Flujo 105, 127, 149

Foco 129, 160
Foco dental 114, 136, 139, 153, 155, 160
Formas de uña 16
Fractura de calcáneo 212
Fractura de radio 219
Funciones protectoras 139

G

Ganas de orinar 152
Gangrena 25
Gastritis 92
Geriatría 179
Ginecología 215
Gingivitis 125
Glándulas, endocrinas 68, 93, 116, 146, 152, 157, 163, 174
Glaucoma 115, 137
Gota 138
Granuloma, maxilar superior 222
Grupos de zonas 53
- cabeza, cuello 132
- columna vertebral, cintura escapular, cintura pelviana 137
- órganos digestivos 159
- sistema hormonal 148
- sistema linfático 162
- vías urinarias 145

H

Hallux valgus 48, 71, 87, 138
Hemiplejía 96, 180
Hemogramas alterados 141, 163
Hemorragias, fuertes 26, 112, 227
Hemorroides 25, 160, 213
Hepatopatías 25, 76
Hernia de hiato 20, 37
Hernia discal 36, 139, 196
Hernias 20
Herpes zóster 142, 221
- estado tras un 221
Hígado 62, 74, 79, 113
Hiperacidez 107, 124, 142, 155, 157, 160, 183
Hiperactividad 203, 226

Hipertiroidismo 47, 104, 152, 198
Hipertonía 34, 184, 225
Hipoglucemia 153
Hipotonía 34, 159, 184
Homeopatía 119, 138
– clásica 26, 105, 106, 121, 171, 185
Homeostasis 14
Hongos 89, 134
Hyperemesis gravidarum 167

I
Ictericia del recién nacido 170
Íleo 182, 211
Implantes 117
Indicaciones 25
Inestabilidad emocional 203
Infarto cardiaco 157
Infección de las vías urinarias, ascendente 168
Infecciones 153, 159, 163, 202, 203
Infecciones
– del oído 174
– de vejiga (cistitis) y riñón 125
Infertilidad 149
Inflamación venosa 25
Inflamaciones
– de la región del abdomen y de la pelvis 196
– de la zona de la cabeza y del cuello 163
– de los tejidos conjuntivos 203
– del sistema linfático/venoso 203
– del sistema venoso/linfático 25
– del tracto digestivo 127
Ingesta de medicamentos 122
Ingham, Eunice 3
Inspección 131
Insuficiencia 202
– cardiaca 145
– circulatoria 114, 159
– coronaria 157
– hepática 89

Interacciones, pie-organismo 47
Intercambiabilidad derecha-izquierda 109
Involución de los órganos, tras el parto 169

L
Latigazo cervical 113, 115, 122, 136, 138, 139, 198, 224
Lavativa 132
Lemniscata 32
Lesiones deportivas 212
Lesiones medulares 115
Ley de Arndt-Schulz 184, 169
Ley de Hering 44, 103
Loquios 169
Lupus eritematoso 138

M
Macrosistema 5, 6, 7, 8, 10, 212, 219
Mama
– amputación de 105
– carcinoma de 164, 222, 223
– mastectomía 164, 205, 219
Maniobra básica
– del índice 16
– del pulgar 14
Maniobra básica del dedo índice 16
Maniobra básica del pulgar 14
Maniobra de hombro-brazo 35
Maniobra de palmas contra plantas 30
Maniobra de pelvis-pierna 35
Maniobra de regulación de la respiración 29
Maniobra de tracción de talones 28
Maniobra del hueso sacro 36
Maniobra para crear espacio 34
Maniobra sedante 18, 112
Maniobras
– abridor de la ingle 33
– capuchones energéticos 29
– lemniscata 32
– maniobra de exprimir 18

– maniobra de hombro-brazo 35
– maniobra de palmas contra plantas 30
– maniobra de pelvis-pierna 35
– maniobra de regulación 28
– maniobra de regulación de la respiración 29
– maniobra de tracción de talones 28
– maniobra del hueso sacro 36
– maniobra del plexo solar 31
– maniobra para crear espacio 34
– maniobra sedante 18, 112
– maniobras eutónicas 159
– movimiento de patita de terciopelo 83, 169
– pases yin-yang 30
– pequeño circuito de energía 32
Marcapasos 116
Mastitis 169
Medicina Tradicional China (MTC) 160, 162
Medidas complementarias 124
Menstruación 104
– molestias durante la 148
– dolores durante la 26, 104, 112, 148
Meridiano
– de la vejiga 134, 137, 143, 198
– de la vesícula biliar 136, 142, 143, 144, 200
– del bazo-páncreas 138
– del estómago 137, 198
– del hígado 138
– del intestino delgado 136, 200
– del intestino grueso 142
– del riñón 143
– yang 207, 208
– yin 207
Meridianos 143, 144, 186, 207
Metástasis 164
Meteorismo 25, 133, 173

Micosis 26, 35, 86
Micosis interdigital 88
Microsistema 5, 10, 22, 53, 91, 122, 124, 132, 190, 208, 219
Migraña 87, 107, 112, 132, 184, 196, 215
Miogelosis 104, 226
Mioma 225
Modelos de trabajo 8
Molestias al deglutir 179
Molestias en el climaterio 183
Molestias en la región del epigastrio 133
Molestias lumbares 92, 140
Molestias por ptosis en la mujer 122
Molestias
– en el embarazo 167
– en el climaterio 183
Movimiento de patita de terciopelo 83, 169
Movimiento respiratorio 154
Muelas del juicio 57, 89, 142, 208
Musculatura mímica 179

N
Nefritis glomerular 116
Neuralgia cervical 112
Neuralgia del trigémino 132
Neuralgia intercostal 112, 142
Neuralgia
– cervical 112
– del trigémino 132
– en facial 89
– intercostal 112, 142
Neurodermitis 185
Neuromiopatía 138
Niños con enuresis nocturna 146
Niños
– asma 88
– con alteraciones linfáticas 105, 173
– con mucoviscidosis 88
– con múltiples discapacidades 96

– con pseudocrup 88, 174
– hiperactivos 174
– superdotados 174
– que chillan y vomitan 198
– TDA 203
Nivel de azúcar en la sangre 72, 104, 116, 137, 153
Noxas (toxinas) 93, 106, 138

O
Operación de bypass 116
Operación de corazón 116, 136
Operación
– de bypass 116
– de endoprótesis 144, 225
Órganos respiratorios 72, 75, 87, 91, 93, 138, 141
Ortobionomía 58, 71, 121, 138, 139
Osteocondrosis 138
Osteopatía 121, 143, 168, 171
– craneosacral 168, 171

P
Pacientes con diálisis 116, 145
Pacientes de corazón 157
Pacientes
– en la medicina paliativa 223
– instrucción 39
Paliativa, -os
– asistencia 223
– medicina 181
– pacientes 223
Palpación 90
Paraplejia 45, 180
Pares de meridianos 157
Paresia 47, 178, 180
– espástica 178
Parodontosis 125
Parto 166, 215
– inducción al 216
– preparación al 216
– traumas en el 171, 175
Parto con fórceps 171
Parto con ventosa 171
Pases alternos 17
Pequeño circuito de energía 32
Pérdida de oído 136

Periartritis escapulohumeral 92, 115, 138
Peristaltismo insuficiente 218
Personas con múltiples discapacidades 96
Personas moribundas 224
Personas que deben guardar cama 178
Picor 88, 123, 137, 185, 206
Pie plano 48
Pie
– anomalías del 46
– estática del 86
– frío 90
– hongos en el 88, 134
– piel del 88
– sudoración en el 88, 89, 90
– tejidos del 87
– temperatura del 90
– uñas del 88, 89
Piercing 186, 227
Piernas de diferentes longitud 138
Piernas inquietas 222
Pies planos 48
Píldora anticonceptiva 40, 116, 148
Placenta, desprendimiento incompleto 169
Plejía 180
Plexo solar 80, 83, 84
– maniobra del 31
Polaquiuria 152
Poliartritis 138
Pólipos 162, 173
Posición de los dientes, corrección de la 194
Posición, durante el tratamiento 40
Postoperatorio 26, 37, 68, 108, 116, 130, 159, 182, 225
Postura sentada, estructura 41
Preclínico 43, 159, 163
Preoperatorio 37, 68
Preparados hormonales 40
Primera sesión de tratamiento 86
Primeros auxilios 113, 114, 127, 157

Problemas respiratorios 124, 214, 216, 222
- crónicos 34
Problemática en los hombros 141
Prolapso de útero 46
Prolapso discal 36, 37, 139, 196
Prolapso rectal 47, 162
Prolapso
- de vejiga 46
- de útero 46
- discal 36, 37, 139, 196
- rectal 47, 162
Pseudocrup 88, 174
Psicosis 25
Psoriasis 185
Ptosis 46

Q

Quimioterapia 164, 181
Quiropráctica 138
Quiste ovárico 151
Quiste
- del ovario derecho 219
- del ovario izquierdo 215

R

Radioterapia 164, 181
Reacciones
- alérgicas 163
- audibles y visibles 23
- de la piel 105
- desde la última sesión de tratamiento 98, 99
- emocionales 186
- emocionales, intensas 23
- entre las sesiones de tratamiento 97, 98, 103, 205
- especialmente fuertes 107
- fuertes 107, 119
- hiperreacción 31, 67, 117
  - vegetativa 91, 100, 130, 131
  - durante el tratamiento linfático 205
- intensamente emocionales 119, 120
- intensas 194

- marcadamente corporales 187
- marcadamente emocionales 118, 187
- negativas 108
- posibles, tratamiento linfático mediante TZR 205
Reacciones emocionales 118, 119, 120, 187
Receptores 14
Referencia orientativa 90
Reflexología 3
Regeneración 39, 98
- capacidad de 103, 178, 205
- fuerza de 23, 42, 172
- postoperatoria 146
- proceso de 103, 205
Regulación de la respiración 105, 136
Remedio Rescate - Rescue Remedy 114, 119, 157, 171, 187
Rescue Remedy 114
Resección sigmoidea 225
Resfriados 105
Respiración 75, 97, 103, 105, 116, 124, 145, 154, 167, 170, 178, 180, 182
- del terapeuta 41
Retención urinaria 145, 216
- postoperatoria 66, 145
Reumáticos 89
Rinitis, alérgica 221
Riñón 47
- arenilla en el 148
- cólico de 107, 112, 146
- enfermedades de 145, 198
  - crónico-degenerativas 115
  - degenerativas 203
- cálculos de 116, 146
- cápsulas suprarrenales 71
- ectópico 46, 47
- inflamaciones de 126
- insuficiencia de 89
- meridiano del 207
- zonas del 66, 67
Riñones ectópicos 46, 47, 131
Ritmo de trabajo 23, 44

Rodilla 142
- molestias en la 144, 224

S

Saneamiento dental, integral 87, 122, 124, 194, 203
Secuencias de reacciones, intensas 107
Senos paranasales 87, 132, 163
Sensación de pesadez 126, 213
Sesiones posteriores 99, 100, 148, 201
- duración de las 102
Shock 114, 136, 151, 164, 175
Síndrome cardiaco hipercinético 159
Síndrome cervical 139
Síndrome de burnout 37
Síndrome de déficit de atención 174
Síndrome de la cintura escapular 141
Síndrome de la vena cava inferior 36, 168
Síndrome de Menière 136
Síndrome de Parkinson 179
Síndrome de Roemheld 160
Síndrome del túnel carpiano 138
Síndrome lumbar 139
Sintomatología linfática 83
Sintrom 40, 116, 160
Sinusitis 25, 83, 127, 134, 151, 220
- crónica 87
Sistema linfático 80
Sofocos 215
Sordera 218
Sueño
- alteraciones del 37, 182
- dificultades para conciliar el 183
Sueños 103, 106, 120, 205
Sugerencias de tratamiento 131
- Cabeza, cuello 133
- Cintura escapular, tórax 141
- Cintura pelviana, rodilla 144
- Columna vertebral 139

- Corazón, circulación 157
- Trastornos menstruales, 148
- Sistema hormonal 148
- Sistema linfático 163
- Órganos digestivos 160
- Órganos respiratorios 155
- Vías urinarias 145

T

Taquicardia 22, 31, 105, 152, 153, 159, 200
TDA 174
TDAH 226
Tejidos linfáticos 18, 33
Temblor postural 179
Terapia de las zonas reflejas, mano 125
Terapia manual 121, 138
Terapia neural 26, 87, 109, 114, 121, 153, 186, 187
Testículos no descendidos 151
Tetraplejia 96, 180
Tics 218
Timo 71, 114, 134, 141, 153, 163
Tinnitus 196
Tonificar 113, 114, 134, 168, 169, 170, 174, 205
Tórax 141
Tortícolis 217
Tos 125, 214, 215
- alérgica 221
Tratamiento de extensión 87, 123
Tratamiento de lactantes 172, 216
Tratamiento de los pies, evolución histórica 2
Tratamiento linfático mediante TZR 202
Tratamiento para estados agudos 112, 211
Tratamiento
- colateral y contralateral 123
- Combinación 121
- Conclusión 96
- Dolores y estados agudos 112
- Duración, intervalos 102

- Embarazo 166
- Enfermos crónicos 178
- Intervalos 102
- Lactantes y niños 172
- Neonatos 170
- Personas de edad avanzada 218
- Personas que deben guardar cama 178
- Preparación 39
- Serie, duración 102
- Sesiones posteriores de tratamiento 100
- Sesiones posteriores y última sesión de tratamiento 99
- Última sesión de tratamiento 101
Tratamientos combinados 121
Traumatismo 47, 58, 151, 159
- al nacer 171, 175
- cervical 113, 115, 122, 136, 138, 139, 198
- craneal 115, 138, 139
Traumatismos cerebrales 58
Tromboangitis obliterante del fumador 47
Tromboflebitis 25
Trombosis venosa 25, 116
Trompas de Eustaquio 113, 133, 134, 136, 200, 218, 220, 227
Tumor en la cabeza 115

U

Úlcera crural 47, 88, 123, 208
Última sesión de tratamiento 99, 101
Una mejilla intensamente enrojecida 173
Unidad de niños prematuros 216
Uñas de aspecto leñoso 89
Uréter
- cálculos en el 214
- cólico de 146
Útero, prolapso de 46

V

Válvula ileocecal, 37
Varices 47

- arañas vasculares 88, 207
Vegetativo, -a, -os, -as
- estabilización 28, 155
- estado 73
- hiperreacciones 100, 130
- irritación 93, 186
- irritaciones 22, 93, 112, 194
- mal funcionamiento 28
- pacientes inestables 30
- reacciones 91
- señales 22, 96, 172
- sistema nervioso 31, 37, 131, 132, 151, 154
- situación inicial 84
Vejiga
- cistitis aguda 222
- función de la 145
- incontinencia de la 145, 169
- prolapso de 46
- irritable 104
- debilidad de la 145
- espasmo de 37, 169
Vejiga irritable 104
Vesícula biliar
- estado postoperatorio 225
- cálculos en la 26, 116
- cólico de 107, 112, 113, 116
Vías respiratorias 47, 74, 75, 155, 174, 214
- alteradas 170
Visita domiciliaria 40
Vómitos 19, 105, 211, 215, 223, 224
- en el embarazo 167

W

William, FitzGerald 2, 8, 109

Y

Yin-yang, pases 30

Z

Zonas
- cabeza y cuello 54
- columna vertebral, tórax, cintura escapular 59
- diferencias 46

- glándulas endocrinas 68
- órganos respiratorios, corazón 72
- plasmar por escrito 46
- registro en la ficha del paciente 94
- sistema linfático, plexo solar 80
- tracto digestivo 76
- vías urinarias, huesos, tejidos de la pelvis hasta la rodilla 63

Zonas corporales longitudinales 8

Zonas de irritación
- de la Tierra 125
- del entorno 125

Zonas de las manos, terapia 126

Zonas dentales 190

Zonas reflejas
- de la cara, del cuello 198
- de los ligamentos pélvicos 196
- de los pies y meridianos, correlaciones 207
- del sistema linfático 202

ECOSISTEMA DIGITAL

NUESTRO PUNTO DE ENCUENTRO

www.edicionesurano.com

2 AMABOOK
Disfruta de tu rincón de lectura y accede a todas nuestras **novedades** en modo compra.
www.amabook.com

3 SUSCRIBOOKS
El límite lo pones tú, **lectura sin freno**, en modo suscripción.
www.suscribooks.com

DISFRUTA DE 1 MES DE LECTURA GRATIS

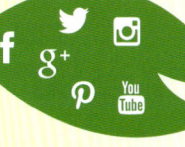

1 REDES SOCIALES:
Amplio abanico de redes para que **participes activamente**.

4 QUIERO LEER
Una App que te permitirá leer e **interactuar con otros lectores**.

 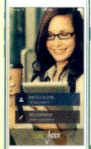